精编妇产科临床疾病诊断与治疗

陈振婷　等　主编

U0395963

上海科学普及出版社

图书在版编目（CIP）数据

精编妇产科临床疾病诊断与治疗／陈振婷等主编.—上海：上海科学普及出版社，2023.9

ISBN 978-7-5427-8578-7

Ⅰ.①精… Ⅱ.①陈… Ⅲ.①妇产科病-诊疗 Ⅳ.①R71

中国国家版本馆CIP数据核字（2023）第199553号

统　筹　张善涛
责任编辑　郝梓涵
整体设计　宗　宁

精编妇产科临床疾病诊断与治疗

主编　陈振婷　等

上海科学普及出版社出版发行

（上海中山北路832号　邮政编码200070）

http://www.pspsh.com

各地新华书店经销　　山东麦德森文化传媒有限公司印刷

开本　787×1092　1/16　印张　19.5　插页　2　字数　515 000

2023年9月第1版　　2023年9月第1次印刷

ISBN 978-7-5427-8578-7　定价：198.00元

本书如有缺页、错装或坏损等严重质量问题

请向工厂联系调换

联系电话：0531-82601513

Editorial Committee **编委会**

主　编

陈振婷　刘桂英　王升华　车艳芳

孙丽敏　宋冰冰　吴若愚

副主编

任　民　汪秀钗　李翠姣　黄佳蓉

李　玲　刘润靖　刘　刚

编　委（按姓氏笔画排序）

王升华（德州市立医院）

王志惠（桓台县中医院）

车艳芳（威海市环翠区张村镇卫生院）

朱荣坤（临朐县海浮山医院）

任　民（阳谷县妇幼保健计划生育服务中心）

刘　刚（湖北医药学院附属襄阳市第一人民医院）

刘桂英（德州市陵城区人民医院）

刘润靖（山东省成武县党集镇卫生院）

孙丽敏（高密市中医院）

李　玲（广州市黄埔区新龙镇中心卫生院）

李翠姣（菏泽市牡丹区西城街道办事处社区卫生服务中心）

吴若愚（武汉锦华医院）

汪秀钗（湖北省黄石市阳新县妇幼保健院）

宋冰冰（威海市妇幼保健院）

陈振婷（东营市人民医院）

黄佳蓉（四川省宜宾市妇幼保健计生服务中心）

前言

　　妇产科学是研究妇女特有的解剖、生理与其疾病的诊断、预防和处理的一门学科，是医学科学的一个重要组成部分。现代分子生物学、肿瘤学、遗传学、生殖内分泌学及免疫学等医学基础理论的深入研究和临床医学检测诊疗技术的进步，拓宽和深化了妇产科学的发展，对保障妇女身体和生殖健康及防治各种妇产科疾病起着重要的作用。妇产科医师需要不断更新妇产科学知识，学习并掌握妇产科学最新诊疗技术，才能更好地为患者提供高质量、高水平的医疗服务。为了帮助妇产科医师跟上时代发展的步伐，进一步提高临床诊断技能和治疗水平，我们特组织了一批经验丰富的妇产科医师精心编写了《精编妇产科临床疾病诊断与治疗》一书。

　　本书以服务临床为导向，首先介绍了妇产科疾病的基础理论知识，然后系统地介绍了女性生殖系统炎症、女性生殖内分泌疾病、女性生殖系统肿瘤等妇产科常见疾病的病因、临床表现、辅助检查、诊断和治疗等内容。本书在编写过程中不仅参考了国内外最新的文献资料，介绍了大量国内外研究成果，而且吸收了临床妇产科医师宝贵的工作经验，内容丰富、资料新颖、实用性及可读性强。本书可供各级医院妇产科医师及医学院校师生参考学习。

　　由于参编人员较多，风格不尽一致，加上编写时间和水平有限，书中疏漏和不足之处在所难免，恳请广大读者给予批评和指正，以便再版时修订。

《精编妇产科临床疾病诊断与治疗》编委会

2023 年 7 月

目录

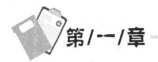

妇产科临床实践思维

第一节　妇科临床实践思维

著名医史学家西格里斯曾说："每一个医学行动始终涉及两类人群：医师和患者，或者更广泛地说，医学团体和社会，医学无非是这两群人之间多方面的关系。"要充分认识到传统、经济、政治和文化上的差异可影响医疗活动及医患关系。妇科临床实践中，每一次的接诊患者，均包括采集病史、体格检查、分析综合、诊断、制订处理计划、实施方案、观察与随访诊疗结果，其中每项内容都与诊治的整体效果密切相关。这一过程的周而复始，医学基础知识就能够不断转化，临床经验就能够不断积累。这一过程的每一步也都包含着医患间的理解、医患关系的相融，医患的相互尊重、相互配合不但有利于患者战胜病魔，也可提高医者的医术。

一、医患沟通

妇科医患沟通至关重要。妇科临床医疗常常会涉及患者的"隐私"。尽管社会文明的发展使人们的理念有了很大改观，但我国数千年的封建礼教思想仍不时地、或多或少地影响着现代的人们。不少女性即使身患妇科病痛，也羞于启齿，更不愿接受妇科检查，因而延误疾病诊治的病例屡见不鲜。女性在其青春期、性成熟期、绝经过渡期和绝经后期的心理和行为差异显著、各具特征。作为一名妇科医师在临床医疗实践过程中，一定要做到关注患者，更要做到尊重患者。

主诉是患者感受最主要的症状或体征，妇科患者（尤其是性成熟期、绝经过渡期女性）非常希望医师能够认真听取她的主诉、重视她讲述的病痛、了解她所患疾病对生活质量的影响，尤其是对生育能力或性功能的影响。在交流时，她会非常注意医师的衣着、神情、姿势变化及语言措辞。当患者感到医师朴实、认真、关心倾听她的叙述，并能耐心地回答她所提出的问题时，患者就会主动地提供尽可能多的、更加细致的病情。若患者对医师提供的诊治计划得到充分了解，那么患者就会非常信任医师，就会积极配合医师的诊治方案的贯彻实施。

在接诊患者、采集病史时，医师一定要做到真诚、耐心和具有同情心，认真听取患者的陈述，以静听或点头赞同鼓励患者提供的详细病情。同时要注意患者的情绪变化及所阐述的语言等。必要时给予适当启发或采用询问的方式调整或集中患者的诉说内容。切忌在采集病史时表现出心不在焉，避免以指责或粗鲁的态度打断患者讲话，一定要避免暗示和主观臆测。医师要学会用通俗的语言和患者交谈，尽量少用医学术语。对病情严重的患者要尽可能多地表示理解和同情，不要给予不适当的提醒或应用不恰当的措辞。要充分考虑到患者的隐私权,切不可反复追问与性生活有关的情节。对未婚患者,有的要经过肛门指诊和相应的化验检查,明确病情后再补充询问与性生活有关的问题。对不能口述的危重患者,可询问其家属或其亲友;遇病情危重患者时,应在初步了解病情后立即进行抢救,以免贻误治疗。外院转诊的患者,应重视外院书写的病情介绍。

二、妇科常见病症分析

许多妇科疾病可由产科问题引起(如分娩引起的生殖器官损伤),妇科疾病也可影响产科的正常过程(如宫颈肌瘤可造成难产)。同样,妇科疾病可合并外科、内科等学科的疾病,反之亦然。同时,妇科疾病与年龄关系密切。年龄对疾病的诊断具有重要的参考价值,如青春期与围绝经期发生的月经失调常由无排卵所致,而生育期多由黄体功能异常引起。

妇科患者就诊诉说的常见症状有阴道流血、异常白带、下腹痛、外阴瘙痒及下腹部肿块等。不同年龄女性所述症状虽相同,但其原因可能不同。

在诊断和处理妇科疾病时,应首先基于患者的年龄来考虑与患者诉说症状相关疾病的轻重、缓急,先排除致命的病变;其次综合病史与检查结果(包括辅助检查)鉴别其为妇科疾病,或外科、内科等学科的疾病,或两者兼有。

(一)阴道流血鉴别的思考

除外正常月经的阴道流血是女性生殖系统疾病最常见的一种症状,是指来自生殖道任何部位的出血,如阴道、宫颈、子宫等处。阴道流血也可为凝血障碍性疾病的一种临床表现,如特发性血小板减少性紫癜、白血病、再生障碍性贫血及肝功能损害等。

若患者为性成熟期女性,且性生活正常,则应首先排除与病理性妊娠相关的疾病,如异位妊娠、流产及滋养细胞疾病等。其次考虑卵巢内分泌功能变化引起的子宫出血,包括排卵障碍的异常子宫出血,以及月经间期卵泡破裂,雌激素水平短暂下降所致的子宫出血。最后考虑内生殖系统炎症,如阴道炎、子宫颈炎和子宫内膜炎等,以及生殖系统肿瘤,如子宫肌瘤、子宫颈癌、子宫内膜癌等。

若患者为绝经过渡期和绝经后期女性,则应首先排除内生殖系统肿瘤,如子宫颈癌、子宫内膜癌、具有分泌雌激素功能的卵巢肿瘤、子宫肉瘤、阴道癌及子宫肌瘤。其次考虑生殖系统炎症,如外阴炎、阴道炎、子宫颈炎和子宫内膜炎等,以及绝经过渡期的排卵障碍性异常子宫出血。

若患者为青春期女性,则应首先排除排卵障碍性异常子宫出血及雌激素水平短暂下降所致的子宫出血。其次考虑特发性血小板减少性紫癜、白血病、再生障碍性贫血及肝功能损害等。

若患者为儿童期女性,则应首先排除外伤、异物等因素,其次考虑宫颈葡萄状肉瘤和其他病变的可能。

(二)异常白带鉴别的思考

女性阴道内常有少量分泌液,主要由阴道黏膜渗出物,宫颈管、子宫内膜及输卵管腺体分泌物等混合而成,俗称白带。正常白带呈蛋清样或白色糊状,无腥臭味,量少。白带形成与雌激素的作用有关;一般在月经前后2~3天,排卵期及妊娠期增多;青春期前及绝经后较少。若出现阴道炎、子宫颈炎或内生殖器组织癌变时,白带量显著增多,性状改变或伴有臭味。

(三)下腹痛鉴别的思考

下腹痛多由妇科疾病导致,但也可以来自内生殖器以外的疾病。下腹痛通常分为急性下腹

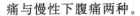

痛与慢性下腹痛两种。

1.急性下腹痛

起病急剧,疼痛剧烈,常伴有恶心、呕吐、出汗及发热等症状。

(1)下腹痛伴阴道流血:有或无停经史。此类急性下腹痛多与病理妊娠有关,常见于输卵管妊娠(流产型或破裂型)与流产(先兆流产或不全流产)。若由输卵管妊娠导致,下腹痛常表现为突然撕裂样疼痛,随后疼痛略有缓解或肛门坠胀感(里急后重),疼痛也可向全腹部扩散。若为流产所致,疼痛常位于下腹中部,呈阵发性。

(2)下腹痛伴发热:有或无寒战。由炎症导致,一般见于盆腔炎性疾病、子宫内膜炎或输卵管卵巢脓肿。右侧下腹痛还应考虑急性阑尾炎的可能。

(3)下腹痛伴附件肿块:可为卵巢肿瘤扭转,也可能是输卵管妊娠。此外,肿物部分破裂也不少见。右下腹痛伴肿块,还应考虑阑尾周围脓肿的可能。

2.慢性下腹痛

起病缓慢,多为隐痛或钝痛,病程长。60%～80%的患者并无盆腔器质性疾病。根据慢性下腹痛发作时间,可以分为非周期性与周期性两种。

(1)非周期性慢性下腹痛:常见于下腹部手术后组织粘连、子宫内膜异位症、慢性输卵管炎、残余卵巢综合征、盆腔静脉淤血综合征及晚期妇科癌肿等。

(2)周期性慢性下腹痛:疼痛呈周期性发作,与月经关系密切。

(四)外阴瘙痒鉴别的思考

外阴瘙痒可由妇科疾病所致,也可由全身其他疾病引起。应根据外阴瘙痒持续时间、是否伴有局部皮损及患者年龄加以思考。

(1)外阴瘙痒持续时间长,伴有局部皮损:可由外阴上皮良性或恶性病变引起,尤其是患者年龄较大,瘙痒和皮损久治不愈者。若外阴皮肤或大阴唇黏膜呈生牛肉状,要排除糖尿病的可能。必要时,皮损处活检,明确诊断。

(2)外阴瘙痒,伴有阴道排液:多为阴道排液刺激外阴所致,尤其是年轻患者,应检查阴道分泌的性状及致病菌。

(3)外阴瘙痒伴内裤点状血染:多为阴虱引起。

(五)下腹部肿块鉴别的思考

女性下腹部肿块可以来自子宫与附件、肠道、腹膜后、泌尿系统及腹壁组织。许多下腹部肿块患者并无明显的临床症状,可能仅是患者本人偶然发现或妇科普查时发现。

通常可以根据下腹部肿块的性状考虑其病因。

1.囊性肿块

一般为良性肿物或炎性肿块。肿块在短时期内增大显著时,应考虑有恶性的可能性。

(1)活动性囊性肿块:位于子宫一侧,边界清楚,囊壁薄、光滑,无触痛的肿块,一般为卵巢肿块。若囊肿内壁无乳头,直径<5 cm,增大缓慢,于月经净后略有缩小的肿块,多数为卵巢非赘生性囊肿,如卵泡囊肿、黄体囊肿;若囊肿壁有或无乳头,直径≥5 cm,有增大趋势的肿块,多数为卵巢赘生性囊肿。囊肿在短期内增大明显者应考虑卵巢恶性肿瘤可能。若肿块从右上到左下移动度大、部位较高,应考虑肠系膜囊肿。

(2)固定性囊性肿块:边界不清,囊壁厚或囊内见分隔组织,并固定于直肠子宫陷凹、子宫后壁的囊性肿块。若囊肿内压力高、伴压痛者,常见于子宫内膜异位症;肿块压痛明显伴发热者,多为附件炎性肿块、脓肿或盆腔结核性肿块。若肿块位于右下腹,有明显压痛伴发热,兼有转移下腹部疼痛史,还应考虑阑尾周围脓肿的可能。

2.半实半囊性肿块

囊性与实性相间的肿块多来自子宫附件组织。

(1)活动性半实半囊性肿块:肿块位于子宫一侧、边界清楚、表面光滑或呈分叶状、无压痛、一般无症状者,多见于卵巢肿瘤。若伴腹水,卵巢恶性肿瘤居多。

(2)固定性半实半囊性肿块:肿块位于子宫一侧或直肠子宫陷凹、边界不清楚、表面不规则。若伴腹水、肿块表面可扪及结节者,多数为卵巢恶性肿瘤;若肿块压痛明显且伴发热,应考虑输卵管卵巢脓肿或输卵管积脓的可能。

3.实性肿块

首先要排除恶性肿瘤的可能。

(1)活动性实性肿块:肿块边界清楚,表面光滑或呈分叶状、与宫体相连且无症状,多为子宫浆膜下肌瘤或卵巢肿瘤。

(2)固定性实性肿块:肿块固定于子宫一侧或双侧、表面不规则,尤其是盆腔内可扪及其他结节、伴有腹水或胃肠道症状的患者,多为卵巢恶性肿瘤。若肿块位于下腹部一侧,呈条块状、有轻压痛,伴便秘、腹泻或便秘腹泻交替及粪中带血者,应考虑结肠癌的可能。双子宫或残角子宫的患者,可于子宫一侧扪及与子宫对称或不对称的肿块,两者相连,质地相同。

三、妇科临床诊治的思维

妇科疾病诊断时,应注意患者症状、体征与年龄、月经史、生育史的相关性。例如,生育期阴道不规则流血患者应首先考虑妊娠相关性疾病的可能、绝经后阴道流血应首先排除生殖道癌肿的可能。拟定临床治疗方案时,首先考虑采用经过科学的、客观论证过的治疗指南,以指南规范临床实践。

同时需要考虑患者的生活质量、生育功能、各种并发症及妇科疾病给患者及其家人在心理上带来的影响和压力,及时给予解释和指导。

一旦疾病明确诊断后,需与患者充分沟通、告知疾病的概况与转归,并与患者共同确定治疗方案。对患者有指南外的需求,也应尊重患者,并以充分的依据分析其利与弊,例如风险、效价比等。

综上所述,临床思维是医师在为患者诊治的过程中,自己的医学知识和临床的具体情况不断磨合的思维活动。实践机会多、重复次数多是临床医学的一个特点,更是医师临床诊疗能力提高的基础。因此,学生不仅要学好医学理论知识、积极参加医疗实践,而且更要善于运用科学思维。

(刘 刚)

第二节 产科临床实践思维

产科学是最古老的医学学科之一,漫漫数千年的发展,使产科学从单纯的"接生"转变为集产科、新生儿科、小儿外科、内科、影像医学、临床遗传学、临床营养学及胚胎学为一体的母胎医学。

这一发展趋势使得产科从最简单的学科变为相当复杂的学科,也决定了产科具有其独特的临床思维方式,这要求产科医师不但要具备产科学临床与基础知识,而且应有其他相关学科的基础知识。产科医师要像内科医师一样思考问题,像遗传科医师一样分析问题,像外科医师一样解决问题,像心理科医师一样讨论问题。

产科临床医疗关系到母胎的安危,处理稍有疏忽就会给两条生命带来意外,可见产科工作的责任重大。就诊的妊娠妇女虽可分为正常妊娠和病理妊娠,但在妊娠的进展过程中,可因母体潜在病变的激化,或出现妊娠的特有病变,由初始的"正常妊娠"转变为病理妊娠。产科医师的主要责任:①风险评估;②促进妊娠健康进展;③给予必要的医疗和心理干预;④妊娠后特定时期内的随访和指导。

产科风险评估包括产科完整病史、体格检查、相关辅助检查及母胎安危的分析。

一、信息交流

与妊娠妇女之间的产科信息交流是产科医师采集完整病史的基础。每一位妊娠妇女初诊时的心情都是非常兴奋的:想知道胎儿发育如何;为了胎儿的健康发育,自己应采取什么样的生活方式等。产科医师应能顺其心情,耐心回答问题,告知必要的医学知识。同时,要仔细询问妊娠前的身体状况及曾患的任何疾病(包括其配偶和直系亲属)。切勿因妊娠是"生理"的、"正常"的,而疏于了解一些可能会影响妊娠健康发展的细节问题,如妊娠前血压、体重的数值等。要充分告知正常妊娠对母体的影响、母体潜在疾病的激化,或发生妊娠特有病变的可能性,使妊娠妇女、配偶及其亲属了解妊娠是具有一定的风险的。

与有合并其他疾病的妊娠妇女沟通时,更要耐心回答问题,要"有理、有节"地告知妊娠发展中母胎可能发生的问题,尤其是产科合并症的突变性和不可预见性。必要时,可先与其配偶沟通。

另外,要注意医疗卫生的特定法规。

二、产科临床诊断和治疗思维

产科临床实践中,产科医师的任务是预见和处理妊娠期间母体和胎儿可能发生的异常情况。根据病史、检查、实验室检查及各种特殊诊断仪器的检查结果可以区分正常妊娠和病理妊娠。

大部分正常妊娠最适宜的处理是密切随访、观察;必要时,给予相应的干预。在妊娠期间,一般的处理原则是非手术治疗为主,所以思考和处理问题时基本上以内科思维方式为主。

病理妊娠则是根据病情给予相应的处理。但其具有诸多特点。

(一)突变性
产科危重患者的病情变化快,在短时间内,患者的情况可能急转直下,会突然发生心力衰竭或突然出现胎心消失。

(二)不可控性
例如,自然临产的时间不受医师控制,随时都有可能发生,而且晚间临产的概率比较大。

(三)不可预见性
例如,分娩过程中可能会出现各种意外:胎心减速、脐带脱垂、胎盘早剥、羊水栓塞、难产、产后出血等。

（四）可治愈性

若给予及时、正确的处理，患者及胎儿的险情会短期内很快解决。因此，产科医师必须具备一个优秀外科医师的基本素质和能力。

产科这些特点决定了产科医师需要有非常果断的决策力、准确的判断力、熟练的临床技能和善于处理突发事件的能力。因此，不仅要学好医学伦理知识、积极参加医疗实践，更要在产科临床实践中磨炼判断力，培养解决问题和处理突发事件的能力。

（汪秀钗）

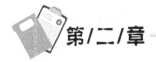

妇产科常用检查技术

第一节　妇科体格检查

妇科体格检查是妇产科的一种基本检查方法,是正确诊断妇科疾病的重要手段,包括腹部检查、外阴阴道检查、双合诊、三合诊及直肠-腹部诊。通过视诊和触诊了解女性内生殖器、外生殖器的情况。

一、检查前注意事项

(1)详细了解病情,对初次受检或精神过度紧张者应耐心解释,解除其思想顾虑和紧张情绪,取得患者的合作。

(2)检查前必须排空膀胱,必要时排空大便,以免误诊。

(3)月经期一般不做阴道检查,以免带进细菌而导致感染或引起子宫内膜异位症。如有不正常阴道出血须做阴道检查时,应先消毒外阴,用消毒的润滑剂、窥器和手套检查。

(4)对未婚者禁做窥器检查及双合诊,限做直肠-腹部诊。若确有必要,应先征得患者本人及家属同意后,方可进行。

二、检查内容和步骤

(一)腹部检查

观察腹部外形,有无蛙腹或隆起。触诊如有肿块,注意其部位、外形、大小、软硬度、活动度、压痛等。然后叩诊注意有无移动性浊音。

(二)外阴阴道检查

1.外阴部检查

观察外阴发育、阴毛多少和分布情况。有无畸形、水肿、皮炎、溃疡、赘生物或肿块。注意皮肤颜色、软硬度,有无增厚、变薄或萎缩。注意阴蒂长短,有无肥大、水肿、赘生物。未婚者处女膜多完整未破,经产妇的处女膜仅留处女膜痕。检查时注意尿道旁腺和前庭大腺有无肿胀,若有脓性分泌物应做涂片检菌和培养。

2.窥器检查

观察阴道及宫颈情况,常用的为两叶窥阴器。若有条件应采用一次性窥阴器,避免交叉感染。

放置窥器时应将窥器两叶合拢,蘸润滑剂,避开敏感的尿道口周围,沿阴道侧后壁缓慢斜插入阴道内,待窥器进入一半后,逐渐将两叶转平并张开,暴露宫颈及阴道壁和穹隆部。若取阴道分泌物或做宫颈刮片,宜用生理盐水作为润滑剂,以免影响检查结果。

检查阴道时应观察阴道壁黏膜的色泽、弹性及是否光滑,有无阴道隔或双阴道等先天畸形,有无溃疡、肿物、膨出、异物、瘘管,注意穹隆部有无裂伤,注意阴道分泌物的多少、性质、颜色、有无臭味等。

检查子宫颈时应观察子宫颈大小、颜色、外口形状,有无糜烂、撕裂、外翻、腺囊肿、息肉、肿块,有无子宫颈延长、脱垂。

(三)阴道检查

主要检查阴道及子宫颈。检查者戴消毒手套,示指、中指蘸润滑剂后轻轻进入阴道,在通过阴道口时,用示指和拇指扣触阴道口两侧有无肿块或触痛(如前庭大腺炎或囊肿存在)。然后进一步检查阴道的松紧度、长度,有无狭窄、瘢痕、结节、肿块、畸形(阴道横隔、阴道纵隔),以及穹隆部有无触痛、饱满、硬结。扣触子宫颈时注意其大小、硬度,有无接触性出血。若拨动子宫颈时患者感疼痛,称宫颈举痛。如怀疑宫颈管有肿瘤,则应伸一指入松弛的宫颈管内触摸。

(四)双合诊

阴道内手指触诊的同时用另一手在腹部配合检查称为双合诊,主要检查子宫及附件。

1.子宫

将阴道内手指放在前穹隆,另一手压下腹部,如两手间摸到子宫体,则为前位子宫。如在前穹隆未触及子宫体则将阴道内手指放在后穹隆,两手配合,如能摸到子宫体,则为后位子宫。检查时注意子宫的位置、大小、形状、软硬度、活动度及有无压痛,表面是否光滑等。

2.附件

将阴道内手指置于一侧穹隆,另一手移向同侧下腹部,向下深压使两手能对合,以了解附件区情况。正常时输卵管不能扣及,而卵巢偶可扣及,应注意其位置、大小、软硬度、活动度及有无触痛。若扣及肿块,应注意其位置、大小、形状、表面情况、活动度、囊性或实性、与子宫的关系。

(五)三合诊

腹部、阴道、肛门联合检查称为三合诊。一手示指放入阴道、中指放入直肠,另一手放置下腹部联合检查。三合诊的目的在于弥补双合诊的不足,可以更清楚地了解位于盆腔较后部及直肠子宫陷凹窝、子宫后壁、宫骶骨韧带、直肠阴道隔、主韧带、子宫颈旁、盆腔内侧壁及直肠本身的情况。

(六)直肠-腹部诊

一手示指伸入直肠,另一手在腹部配合检查,称为直肠-腹部诊。一般适用于未婚、阴道狭窄或闭锁者。

(刘润靖)

第二节 产科体格检查

一、全身检查

应注意全身发育、营养状况,身高和体重、步态、精神状况,有无全身水肿,各器官有无病灶,特别注意血压测量、心肺检查(心脏有无扩大、杂音、心力衰竭现象、肺部有无呼吸音变化或啰音)、乳房检查(乳房发育、乳头大小及是否凹陷,能否矫正),腹壁有无妊娠纹、静脉怒张,有无腹水,肝、脾是否肿大,四肢有无畸形、活动度有无限制,下肢有无静脉曲张或水肿,外阴部有无瘢痕、畸形、水肿或静脉曲张。全身检查对于发现有关疾病,判断妊娠能否允许继续,或孕期中需要特别注意的事项,及时矫治并发症,甚至对分娩处理方法的决定都有重要关系,不容忽视。值得特别提出的是体重测量与血压测定。

二、胎儿检查

探测胎儿在宫内的情况及其大小、产式、先露部与胎位,有以下几种检查方法。

(一)视诊

观察腹部(实为子宫)大小及形状,借以估计胎儿大小。

(二)触诊

除查知胎儿的产式与胎位外,可测知先露部是否入盆,鉴别异常情况,进一步了解胎儿大小。一般在妊娠3个月以后做腹部检查,6个月以后可做四步诊查。

1.第一步

检查子宫底至腹壁的高度及子宫底部为胎儿的哪一部分。

2.第二步

主要鉴别胎背与胎肢的部位。检查者用两手掌分别向下移动至子宫两侧,左右手交替按触子宫胎背平整,胎肢为不规则的隆凸且有移动性。

3.第三步

检查者将右手拇指及其他四指展开,深探耻骨联合上方,触摸先露部,注意其大小及性状,以鉴别是胎头还是胎臀;并从其深陷程度判断衔接情况。

4.第四步

检查者两手放在先露部两侧,沿骨盆入口方向向下缓缓探入,可查知先露部下降程度。

(三)听诊

子腹壁(相当于胎儿背部)听取胎心音最清晰,其心率为120～160次/分,一般须至妊娠5个月才能听到胎心音,借以了解胎儿在子宫内的生活状况,并能作为判断胎位的参考。

(四)腹围与子宫底的测量

测量腹围与子宫底以估计胎儿的大小。腹围可用带尺环绕脐周围测量,子宫底高度为子宫底部距耻骨联合上缘的距离,可用骨盆测量计测量,也可用横指粗测子宫底距耻骨联合上缘(耻骨上)或脐(脐上或脐下)或剑突(剑突下)的距离(横指数)。

三、肛诊

孕期一般不做肛诊,仅在妊娠后期经腹部检查胎位不能明确时行之。

四、阴道检查

阴道检查常在妊娠早期进行。除了解子宫变化外,还要注意阴道、附件、盆腔及骨盆有无异常。妊娠 28 周后,腹部检查与肛诊不能明确胎位时,可于外阴消毒下进行阴道检查。

五、骨盆测量

骨盆测量可以大致估计骨产道是否能容许足月胎儿娩出。骨盆测量一般有内测量、外测量及 X 线测量 3 种。

(一)外测量

1.髂棘间径

髂棘间径为两髂前上棘外缘间的距离,平均为 23 cm。

2.髂嵴间径

髂嵴间径为两髂嵴外缘间最宽距离,平均为 26 cm。

3.大转子间径(粗隆间径)

大转子间径为左右股骨大转子间的距离,平均为 30 cm。

4.骶耻外径

自第五腰椎棘突至耻骨联合上缘中点的距离,平均为 19 cm。

5.出口横径

两坐骨结节前端内缘的距离,平均为 9 cm,为唯一可直接测量到的真骨盆主要经线。

(二)内测量

内测量仅在外测量发现骨盆径线小于正常及先露部受阻时应用。内测量时,孕妇取仰卧位,两腿弯曲,孕妇的外阴部须先消毒。检查者戴无菌手套,涂滑润剂,伸示指与中指入阴道检查。

1.骨盆入口前后径

骶岬中心至耻骨联合上缘稍下处,平均值为 11 cm。

2.骶尾关节

触诊骶尾关节是否可动。如固定,即为病态。

3.骨盆中段前后径

检查行以示指、中指自耻骨联合下缘触抵第 4～5 骶椎关节前,距离为 10.0～11.5 cm。

4.坐骨棘间径

阴道诊时用手指向左右探测坐骨棘是否突出,估计其间之距离,此径线长 10.0～10.5 cm。

5.骨盆壁

通过阴道诊(也可肛诊),体会骨盆壁是否对称,有无向内倾突的情况(所谓内聚感)。

(三)X 线测量

当骨盆外测量及内测量疑有异常,或需进一步了解胎儿与骨盆的关系时,可转有条件医院行 X 线骨盆测量。

六、实验室检查

(一)尿

主要检查尿蛋白、糖及其沉淀物的显微镜像,以便及时发现肾炎、妊娠中毒症或糖尿病,应在擦洗外阴后,接中段尿检查,必要时可行导尿术收集尿液。

(二)血常规

对于合并贫血者应做血常规检查,以便根据情况及早治疗。

(三)其他

如阴道分泌物异常,应结合临床检查,或取阴道分泌物做微生物检查(如滴虫、真菌),或做阴道细胞学检查,或在必要时做病理组织学检查等。

(李 玲)

第三节 输卵管通畅检查

输卵管通畅检查的主要目的是检查输卵管是否畅通,了解子宫和输卵管腔的形态及输卵管的阻塞部位。常用的方法有输卵管通气术、输卵管通液术、子宫输卵管造影术。其中,输卵管通气术因有发生气栓的潜在危险,且准确率仅为45%~50%,故临床上已逐渐被其他方法所取代。近年来随着内窥镜的临床应用,已普遍采用腹腔镜直视下输卵管通液检查、宫腔镜下经输卵管口插管通液试验和腹腔镜联合检查等方法。

一、输卵管通液术

输卵管通液术是检查输卵管是否通畅的一种方法,并具有一定的治疗功效。即通过导管向宫腔内注入液体,根据注液阻力大小、有无回流及注入液体量和患者感觉等判断输卵管是否通畅。由于操作简便,无须特殊设备,广泛应用于临床。

(一)适应证

(1)不孕症,男方精液正常,疑有输卵管阻塞者。

(2)检验和评价输卵管绝育术、输卵管再通术或输卵管成形术的效果。

(3)对输卵管黏膜轻度粘连有疏通作用。

(二)禁忌证

(1)内外生殖器急性炎症或慢性炎症的急性或亚急性发作者。

(2)月经期或有不规则阴道流血者。

(3)可疑妊娠期者。

(4)严重的全身性疾病,如心、肺功能异常等,不能耐受手术者。

(5)体温高于37.5 ℃者。

(三)术前准备

(1)月经干净3~7天,禁止性生活。

(2)术前半小时肌内注射阿托品0.5 mg解痉。

（3）患者排空膀胱。

（四）方法

1.器械

阴道窥器、宫颈钳、长弯钳、宫颈导管、20 mL 注射器、压力表、Y 形管等。

2.常用液体

生理盐水或抗生素溶液（庆大霉素 8 万 U、地塞米松 5 mg、透明质酸酶 1 500 U，注射用水 20～50 mL），可加用 0.5％的利多卡因 2 mL，以减少输卵管痉挛。

3.操作步骤

（1）患者取膀胱截石位，外阴、阴道、宫颈常规消毒，铺无菌巾，双合诊了解子宫的位置及大小。

（2）放置阴道窥器充分暴露子宫颈，再次消毒阴道穹隆部及宫颈，以宫颈钳钳夹宫颈前唇。沿宫腔方向置入宫颈导管，并使其与宫颈外口紧密相贴。

（3）用 Y 形管将宫颈导管与压力表、注射器相连，压力表应高于 Y 形管水平，以免液体进入压力表。

（4）将注射器与宫颈导管相连，并使宫颈导管内充满生理盐水，缓慢推注，压力不可超过 21.3 kPa（160 mmHg）。观察推注时阻力大小，经宫颈注入的液体是否回流，患者下腹部是否疼痛。

（5）术毕取出宫颈导管，再次消毒宫颈、阴道，取出阴道窥器。

（五）结果评定

1.输卵管通畅

顺利推注 20 mL 生理盐水无阻力，压力维持在 8.0～10.7 kPa（60～80 mmHg）；或开始稍有阻力，随后阻力消失，无液体回流，患者也无不适感，提示输卵管通畅。

2.输卵管阻塞

勉强注入 5 mL 即感有阻力，压力表见压力持续上升而不见下降，患者感下腹胀痛，停止推注后液体又回流至注射器内，表明输卵管阻塞。

3.输卵管通而不畅

注射液体有阻力，再经加压注入又能推进，说明有轻度粘连已被分离，患者感轻微腹痛。

（六）注意事项

（1）所用无菌生理盐水温度以接近体温为宜，以免液体过冷造成输卵管痉挛。

（2）注入液体时必须使宫颈导管紧贴宫颈外口，防止液体外漏。

（3）术后 2 周禁盆浴及性生活，酌情给予抗生素预防感染。

二、子宫输卵管造影

子宫输卵管造影（HSG）是通过导管向子宫腔及输卵管注入造影剂，X 线下透视及摄片，根据造影剂在输卵管及盆腔内的显影情况了解输卵管是否通畅、阻塞的部位及子宫腔的形态。该检查损伤小，能对输卵管阻塞作出较正确诊断，准确率可达 80％，且具有一定的治疗作用。

（一）适应证

（1）了解输卵管是否通畅及其形态、阻塞部位。

（2）了解宫腔形态，确定有无子宫畸形及类型，有无宫腔粘连、子宫黏膜下肌瘤、子宫内膜息肉及异物等。

(3)内生殖器结核非活动期。

(4)不明原因的习惯性流产,于排卵后做造影了解宫颈内口是否松弛,宫颈及子宫是否畸形。

(二)禁忌证

(1)内、外生殖器急性或亚急性炎症。

(2)严重的全身性疾病,不能耐受手术者。

(3)妊娠期、月经期。

(4)产后、流产、刮宫术后 6 周内。

(5)碘过敏者。

(三)术前准备

(1)造影时间以月经干净 3～7 天为宜,术前 3 天禁止性生活。

(2)做碘过敏试验,阴性者方可造影。

(3)术前半小时肌内注射阿托品 0.5 mg 解痉。

(4)术前排空膀胱,便秘者术前行清洁灌肠,以使子宫保持正常位置,避免出现外压假象。

(四)方法

1.设备及器械

X 线放射诊断仪、子宫导管、阴道窥器、宫颈钳、长弯钳、20 mL 注射器。

2.造影剂

目前国内外均使用碘造影剂,分油溶性与水溶性两种。油剂(40%碘化油)密度大,显影效果好,刺激小,过敏少,但检查时间长,吸收慢,易引起异物反应,形成肉芽肿或形成油栓;水剂(76%泛影葡胺液)吸收快,检查时间短,但子宫输卵管边缘部分显影欠佳,细微病变不易观察,有的患者在注药时有刺激性疼痛。

3.操作步骤

(1)患者取膀胱截石位,常规消毒外阴、阴道,铺无菌巾,检查子宫位置及大小。

(2)以窥器扩张阴道,充分暴露宫颈,再次消毒宫颈及阴道穹隆部,用宫颈钳钳夹宫颈前唇,探查宫腔。

(3)将 40%碘化油充满宫颈导管,排出空气,沿宫腔方向将其置入宫颈管内,徐徐注入碘化油,在 X 线透视下观察碘化油流经输卵管及宫腔情况并摄片,24 小时后再摄盆腔 X 线片,以观察腹腔内有无游离碘化油。若用泛影葡胺液造影,应在注射完后立即摄片,10～20 分钟后第二次摄片,观察泛影葡胺液流入盆腔情况。

(4)注入碘油后子宫角圆钝而输卵管不显影,则考虑输卵管痉挛,可保持原位,肌内注射阿托品 0.5 mg 或针刺合谷、内关穴,20 分钟后再透视、摄片;或停止操作,下次摄片前先使用解痉药物。

(五)结果评定

1.正常子宫、输卵管

宫腔呈倒三角形,双侧输卵管显影形态柔软,24 小时后摄片,盆腔内见散在造影剂。

2.宫腔异常

患宫腔结核时子宫失去原有的倒三角形态,内膜呈锯齿状不平;患子宫黏膜下肌瘤时可见宫腔充盈缺损;子宫畸形时有相应显示。

3.输卵管异常

患输卵管结核时显示输卵管形态不规则、僵直或呈串珠状,有时可见钙化点;有输卵管积水时输卵管远端呈气囊状扩张;24小时后盆腔X线摄片未见盆腔内散在造影剂,说明输卵管不通;输卵管发育异常,可见过长或过短的输卵管、异常扩张的输卵管、输卵管憩室等。

(六)注意事项

(1)碘化油充盈宫颈导管时,必须排尽空气,以免空气进入宫腔造成充盈缺损,引起误诊。

(2)宫颈导管与子宫内口必须紧贴,以防碘油流入阴道内。

(3)导管不要插入太深,以免损伤子宫或引起子宫穿孔。

(4)注入碘化油时用力不可过大,推注不可过快,防止损伤输卵管。

(5)透视下发现造影剂进入异常通道,同时患者出现咳嗽,应警惕发生油栓,立即停止操作,取头低脚高位,严密观察。

(6)造影后2周禁止盆浴及性生活,可酌情给予抗生素预防感染。

(7)有时可因输卵管痉挛而造成输卵管不通的假象,必要时重复进行造影。

三、妇产科内镜输卵管通畅检查

近年来,随着妇产科内镜的大量采用,为输卵管通畅检查提供了新的方法,包括腹腔镜直视下输卵管通液检查、宫腔镜下经输卵管口插管通液试验和腹腔镜联合检查等方法,其中腹腔镜直视下输卵管通液检查准确率可达90%～95%。但由于内镜手术对器械要求较高,且腹腔镜仍是创伤性手术,故并不推荐作为常规检查方法。通常在对不孕、不育患者行内镜检查时例行输卵管通液(加用亚甲蓝染液)检查。内镜检查注意事项同上。

(吴若愚)

第四节　宫腔镜检查

宫腔镜检查直接检视宫腔内病变,并可以定位取材,较传统的诊刮、子宫输卵管碘油造影及B超检查更为直观、准确,明显提高了诊断的准确率,被誉为宫腔内病变诊断的金标准。

一、术前评估与准备

宫腔镜检查前应先对患者进行全面评估并完善各项术前检查。

(1)确认检查指征。

(2)询问病史:尤其是有无糖尿病、高血压及重要脏器疾病,有无出血倾向,能否耐受较长时间的膀胱截石位,能否耐受检查术造成的不适,宫颈松弛程度,有无发生并发症的高危因素等,决定是否采取麻醉及麻醉方式,是否预防性应用抗生素并选择适合的手术器械。

(3)查体:常规测量体温、血压、脉搏,妇科检查有无生殖道急性炎症。

(4)化验检查:血、尿常规,凝血功能,肝、肾功能,乙肝表面抗原,HIV等多项指标检查,阴道分泌物检查。

(5)充分沟通:向患者讲解宫腔镜检查的必要性及操作过程,以取得患者的理解及配合。签署检查术协议书。

（6）检查时间选择：除特殊情况外，一般以月经干净 5 天内为宜。此时子宫内膜薄，黏液少，不易出血，观察效果满意。对于不规则流血患者可在血止后任何时间进行检查。在子宫出血时如有必要检查，可酌情给予抗生素后进行。

二、适应证与禁忌证

（一）适应证

对任何疑有宫腔内病变或要对宫腔内病变作出诊断及治疗的患者，均为宫腔镜检查的适应证。

（1）异常子宫出血（abnormal uterine bleeding，AUB）是宫腔镜检查的主要适应证，包括生育期、围绝经期及绝经后的异常子宫出血。对于怀疑子宫内膜癌的患者，因宫腔镜检查可能造成癌细胞向腹腔内扩散，实施检查时膨宫压力不宜过高。

（2）怀疑宫腔内占位性病变，如息肉、肌瘤等。

（3）怀疑子宫畸形，如单角子宫、子宫中隔等。

（4）宫腔粘连的诊断及分型。

（5）检查不孕症的宫内因素。

（6）检查习惯性流产及妊娠失败的子宫颈管及子宫内原因。

（7）宫内异物。

（8）诊断及纠正节育器位置异常，节育器嵌顿、断裂等。

（9）检查与妊娠有关的疾病，如多次清宫后仍考虑不全流产者、胎盘或胎骨残留、葡萄胎、绒癌等。

（10）检查幼女阴道异物及恶性肿瘤。

（11）判定子宫颈癌的范围及放射治疗（简称放疗）的效果。

（12）宫腔镜手术后的疗效观察。

（13）经宫腔镜放置输卵管镜检查输卵管异常。

（14）评估药物对子宫内膜的影响。

（二）禁忌证

（1）体温达到或超过 37.5 ℃时，应暂缓手术。

（2）严重心、肺、肝、肾疾病，难以耐受宫腔镜检查者。

（3）血液系统疾病无后续治疗措施。

（4）急性、亚急性生殖道炎症。

（5）近期子宫穿孔史。

（6）子宫大量出血。

（7）宫颈过硬，难以扩张或宫腔过度狭小难以膨宫影响观察。

（8）浸润性宫颈癌。

（9）早孕欲继续妊娠者。

三、宫腔镜检查操作

（一）麻醉及镇痛

麻醉及镇痛对于保障手术安全至关重要，可减少迷走神经功能亢进的发生，避免心脑综合征等并发症的发生。

常用的镇痛、麻醉方法如下。

1.吲哚美辛栓

检查前 20 分钟将吲哚美辛栓 50～100 mg 塞入肛门深处。

2.扶他林

检查前 30 分钟口服扶他林 25～50 mg。

3.宫颈管黏膜表面麻醉

用长棉签浸 2%利多卡因插入宫颈管内,上达内口水平,保留 1 分钟。

4.子宫内膜喷淋麻醉

将利多卡因凝胶经宫颈管喷注于子宫内膜表面,5 分钟后检查。

5.宫颈旁神经阻滞麻醉

于两侧宫颈旁各注入 1%普鲁卡因 5～10 mL 或 0.5%利多卡因 5～10 mL。

6.静脉麻醉

静脉注入异丙酚等药物。

(二)检查方法

(1)体位:截石位;双合诊或 B 超检查确定子宫位置、大小。

(2)常规消毒外阴、阴道,铺无菌巾,外阴部覆盖带袋的粘贴手术巾;暴露宫颈,宫颈管内置入无痛碘长棉签消毒。

(3)接通宫腔镜:确认宫腔镜检查设备连接正确,置镜前必须排空注水管及鞘套、光学视管间的空气;膨宫压力设定为 9.3～13.3 kPa(70～100 mmHg),液体流速为 200～300 mL/min。

(4)宫颈局部麻醉:将宫颈扩张至大于检查镜镜鞘直径 0.5～1.0 mm 为宜。

(5)检查顺序:①镜体自宫颈沿宫颈管、宫腔自然腔道方向缓慢、轻柔推入,避免推起子宫内膜或形成假道,观察宫颈管。②镜体缓慢进入宫腔,观察整个宫腔形态。边观察边转动镜轴柄,顺序观察宫腔前壁、左侧宫壁、后壁、右侧宫壁。观察内膜有无发育异常、宫内占位、宫腔粘连等异常情况。③镜体到达宫底,转动镜轴柄将检查镜分别对向宫腔两侧,观察双侧宫角及输卵管子宫开口。对于有生育要求的患者,可调节膨宫压力,观察输卵管开口蠕动情况。④检查完毕,在退出镜体时再次观察宫颈管。

(6)对无性生活女性进行宫腔镜检查,可不放置阴道窥器及宫颈钳,保留处女膜的完整性,满足患者需要。

(三)宫腔镜检查中的常见问题及处理

1.宫腔镜进入困难

宫颈狭窄、宫颈管粘连及子宫曲度过大均可导致宫腔镜进入困难。如宫颈管粘连、子宫曲度过大,可使用探针探寻宫腔方向;如宫颈狭窄,可使用 Hegar 扩张器扩张宫颈。必要时可使用麻醉。

2.宫腔内有血凝块或出血

可加大膨宫压力及液体流速将血块及血液冲出。

3.膨宫不良导致视野不清

多因宫颈过松,膨宫液外漏造成。可调整宫颈钳,钳闭宫颈外口,加大膨宫压力及液体流速。

四、宫腔镜检查的并发症及预防

(一)损伤

1.原因

在扩宫及插入宫腔镜时,由于子宫曲度过大、动作粗暴可能发生宫颈撕裂、子宫穿孔。子宫穿孔的发生率约为 0.1%,镜体进入宫颈内口,发生子宫穿孔的机会明显减少。因膨宫压力过高导致已闭塞的输卵管破裂,极为罕见。

2.预防措施

(1)警惕发生子宫穿孔、宫颈裂伤的高危因素,如哺乳期、绝经后妇女及子宫曲度过大、疑有恶性肿瘤的患者。高危患者可于检查前放置宫颈扩张棒,或阴道放置米索前列醇 200 μg,促使宫颈软化,防止损伤。

(2)注意膨宫压力设置,一般在 13.3 kPa(100 mmHg)以下。

(3)B超监护引导下置镜可减少因置镜方向错误导致的损伤。

(4)如有出血增多或患者有剧烈腹痛时,应用 B 超全面扫查盆腔,注意子宫周围有无游离液体,结合镜下图像,判断有无子宫穿孔及假道形成。

(二)心脑综合征

扩张宫颈及膨胀宫腔可导致迷走神经张力增加,表现出与人工流产时相同的心脑综合征,临床出现眩晕、胸闷、流汗、恶心、呕吐、脉搏、心率减慢等症状,一般给予阿托品 0.5～1.0 mg 肌内注射或静脉推注后症状均可缓解。术前对患者的心理护理、术中轻柔操作、避免过度牵拉宫颈及快速膨宫可减少心脑综合征的发生。

(三)气体栓塞

膨宫时注水管内空气未排净,可能引起空气栓塞,表现为胸闷、气急、呛咳等,应立即停止操作,对症处理。

(四)出血

一般宫腔镜检查后均可有少量出血,多在术后 1 周内干净。出血较多可对症处理。

(五)感染

若严格按照正规程序操作,感染发生率很低。据报道发生率约为 0.2%。偶发病例均有慢性盆腔炎史。因此,术前应详细询问病史、盆腔检查,必要时术中及术后酌情给予抗生素。

(任 民)

第五节 腹腔镜检查

腹腔镜检查是融现代妇科手术和内镜诊治技术为一体的微创妇科诊治技术,也是当今妇科医师必备的一种手术技巧。腹腔镜手术是在密闭的盆、腹腔内进行检查或治疗的内镜手术。将接有冷光源照明的腹腔镜经腹壁进入腹腔,连接摄像系统,将盆腔、腹腔内脏器官显示于监视屏幕上。手术医师通过监视屏检查、诊断疾病称为诊断性腹腔镜;在腹腔外操纵进入盆、腹腔的手术器械,在屏幕直视下对疾病进行手术治疗称为手术性腹腔镜。

一、适应证

（一）诊断性腹腔镜

（1）怀疑盆腔子宫内膜异位症，腹腔镜检查是最佳的方法。

（2）盆腔粘连伴有腹痛症状。

（3）治疗无效及不明原因急、慢性腹痛和盆腔痛。

（4）不孕、不育。可明确或排除盆腔疾病及了解输卵管外观、判断输卵管通畅程度。

（5）绝经后或青春期前持续存在的＜5 cm 的盆腔肿块。

（6）进行辅助生育技术治疗前了解输卵管阻塞与否。

（7）治疗无效的痛经。

（二）手术性腹腔镜

FIGO（国际妇产科联盟）提出应有 60％以上的妇科手术在内镜下完成。以下疾病是目前国内可用腹腔镜手术治疗的适应证。

（1）输卵管妊娠：可进行输卵管切除术或行切开输卵管去除胚胎及妊娠囊，局部注射药物治疗的手术。

（2）输卵管系膜囊肿切除手术。

（3）输卵管因素的不孕症（输卵管粘连、积水等）：行输卵管粘连分离和整形、输卵管造口手术。

（4）卵巢良性肿瘤：可行卵巢肿瘤剥除术、患侧卵巢或附件切除术。

（5）多囊卵巢综合征：有生育要求患者由于排卵障碍，在药物治疗无效或在氯米芬治疗出现药物抵抗时行卵巢打孔治疗以替代卵巢楔形切除。

（6）子宫肌瘤：行子宫肌瘤切除术、子宫切除术及腹腔镜辅助的阴式子宫切除手术。也可行肌瘤消融术、子宫动脉阻断等手术。

（7）盆腔子宫内膜异位症：进行盆腔腹膜病灶电凝或切除，剥除卵巢子宫内膜异位囊肿，分离粘连、深部浸润型子宫内膜异位症病灶切除手术等。

（8）输卵管卵巢囊肿或盆腔脓肿：可在腹腔镜下行输卵管卵巢囊肿或盆腔脓肿切开引流、开窗或切除术，以增加抗生素疗效，缩短应用抗生素的时间及减少盆腔粘连。

（9）早期子宫内膜癌和早期宫颈癌：可在腹腔镜下行筋膜外全子宫切除或广泛全子宫切除术、保留子宫的宫颈根治手术及腹主动脉旁、盆腔淋巴结切除手术。

（10）生殖道畸形：明确诊断后行有功能内膜的残角子宫切除、人工阴道成形等手术治疗。

（11）优生优育：节育环外游取出、子宫穿孔创面修补、绝育术、绝育术后输卵管复通治疗——输卵管端端吻合手术。

（12）盆底功能障碍与妇科泌尿手术：子宫骶韧带折叠术、子宫骶骨固定术、阴道骶骨固定术、骶棘韧带固定术、阴道旁侧修补术、耻骨后膀胱尿道悬吊术或 Burch 手术。

（13）剖宫产憩室修补手术。

二、禁忌证

（1）严重心血管疾病及呼吸系统疾病不能耐受麻醉者。

（2）Ⅱ度以上的心脏左束支传导阻滞。

(3)凝血系统功能障碍。

(4)膈疝。

三、术前准备

(一)详细采集病史

准确掌握诊断性或手术性腹腔镜指征。

(二)术前检查

行全身体格检查、盆腔检查。辅助检查包括阴道分泌物检查、宫颈刮片细胞学检查,术前一周内心电图及胸部 X 线检查除外心血管疾病,术前 3 个月内肝、肾功能检查示正常,常规进行血生化检查及乙肝病毒抗原、抗体检测。卵巢肿瘤患者常规进行 CA125、CA199、CA153、CEA、AFP、HCG 等肿瘤标志物测定。

(三)肠道、泌尿道、阴道准备

诊断性手术或无明显盆腔粘连的治疗性腹腔镜术前一天肥皂水灌肠或口服 20% 甘露醇 250 mL 及 2 000 mL 生理盐水或聚乙二醇电解质散溶液清洁肠道。疑有盆腔粘连的治疗性腹腔镜手术前 3 天行肠道准备:无渣、半流质饮食 2 天,手术前一天双份流质或禁食并根据情况补液 2 000～3 000 mL,清洁灌肠;手术当日禁食。术前留置导尿管。拟行阴道操作者,术前行阴道冲洗。

(四)腹部皮肤准备

注意脐孔的清洁。

(五)体位、麻醉

在手术时取头低臀高(脚高)并倾斜 15°～25°,使肠管滑向上腹部,暴露盆腔手术野。诊断性腹腔镜可在硬膜外麻醉＋静脉辅助用药或全身麻醉下进行。手术性腹腔镜应选择全身麻醉为宜。

四、操作步骤

(一)腹腔镜检查

1.人工气腹

距脐孔旁 2 cm 处用布巾钳向上提起腹壁,可直接纵向切开脐孔中央皮肤放置腹腔套管,也可用气腹针于脐孔正中处与腹部皮肤呈 90°穿刺进入腹腔;连接自动 CO_2 气腹机,以 CO_2 充气流量 1～2 L/min 的速度充入 CO_2,腹腔压力达 1.9～2.0 kPa(14～15 mmHg),机器自动停止充气,拔去气腹针。

2.放置腹腔套管

根据套管针外鞘直径,切开脐孔正中皮肤 10～12 mm,布巾钳提起腹壁,与腹部皮肤成 90°,用套管针从切开处穿刺进入腹腔;去除套管针芯,将腹腔镜自套管鞘进入腹腔,确认腹腔镜已经进入腹腔后连接好 CO_2 气腹机,并开始充气,打开冷光源,即可见盆腔内器官。

3.置举宫器

有性生活者常规消毒外阴、阴道后,放置举宫器。

4.盆腔探查

认识正常盆腔内各器官是辨别盆腔内器官疾病和进行腹腔镜手术的基础。取头低臀高(脚高)并倾斜 15°～25°,使肠管滑向上腹部,暴露盆腔手术野,按顺序常规检查盆腔内各器官。探查后根据盆腔内各器官疾病进行输卵管通液、卵巢活检等进一步检查。

(二)腹腔镜手术

人工气腹及进入腹腔方法同诊断性腹腔镜操作。进行腹腔镜下治疗性手术需要在腹壁不同部位穿刺形成 2～3 个放置手术器械的操作孔,其步骤如下。

1.操作孔穿刺

常规妇科腹腔镜手术需要进行第二、第三穿刺,一般选择在脐孔中央做 10 mm 纵形切口置入腹腔镜,在左右下腹部相当于麦氏切口位置的上下。根据手术需要还可以在耻骨联合上正中 2～4 cm 部位进行第四穿刺。将腹腔镜直视下对准穿刺部位,通过透光,避开腹壁血管,特别是腹壁下动脉,根据手术器械直径切开皮肤 5 mm 或 10 mm,垂直于腹壁用 5 mm 或 10 mm 的套管穿刺针在腹腔镜的监视下穿刺进入盆腔。耻骨联合上的穿刺一定在膀胱空虚的条件下进行穿刺以防损伤膀胱。

2.手术操作基础

必须具备以下操作技术方可进行腹腔镜手术治疗:①用腹腔镜跟踪、暴露手术野;②熟悉腹腔镜下组织解剖结构;③组织分离;④注水分离;⑤组织切开;⑥止血;⑦套圈结扎;⑧腔内打结、腔外打结;⑨缝合;⑩掌握各种电能源手术器械及其他能源使用技术,如激光、超声刀、血管闭合系统等。

3.手术操作原则

按经腹手术的操作步骤进行腹腔镜下手术。

4.手术结束

用生理盐水冲洗盆腔,检查无出血,无内脏损伤,停止充入 CO_2 气体,并放尽腹腔内 CO_2 气体,取出腹腔镜及各穿刺点的套管鞘,10 mm 以上的穿刺切口需要缝合。

五、术后处理

(一)穿刺口

用无菌创可贴覆盖。

(二)导尿管

手术当日需要留置导尿管,根据手术方式决定术后留置导尿管时间。

(三)饮食

术后数小时后恢复正常饮食。

(四)抗生素

根据手术类型决定应用抗生素,预防感染。盆腔炎及盆腔脓肿引流者可适当延长抗生素使用时间。

六、并发症及其防治

(一)大血管损伤

妇科腹腔镜手术穿刺部位临近腹膜后腹主动脉、下腔静脉和髂血管,损伤这些大血管,可能危及患者生命,应该严格避免此类并发症发生。一旦发生,应立即开腹止血,修补血管。

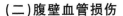

（二）腹壁血管损伤

腹壁下动脉损伤是较严重的并发症。第二或第三穿刺应在腹腔镜直视下避开腹壁血管进行。对腹壁血管损伤应及时发现，并在腹腔镜监视下电凝或进行缝合止血。

（三）术中出血

出血是手术性腹腔镜手术中最常见的并发症，特别是进行腹腔镜全子宫切除时容易发生。手术者应熟悉盆腹腔解剖，熟练掌握手术操作技术、应用各种腹腔镜手术能源。

（四）脏器损伤

主要指与内生殖器官邻近的脏器损伤，如膀胱、输尿管及直肠损伤，多在手术操作不熟练或由于组织粘连导致解剖结构异常时发生。未能在手术中发现的肠道损伤，特别是脏器电损伤将导致术后数天发生肠瘘、腹膜炎，严重者可导致全身感染、中毒性休克。患者预后差。

（五）与 CO_2 气腹相关的并发症

皮下气肿、术后上腹部不适及肩痛是常见的与腹腔 CO_2 气腹有关的并发症。上腹部不适及右肩疼痛，是由于 CO_2 气腹对膈肌刺激所致，术后数天内症状减轻或消失。如术中发现胸壁上部及颈部皮下气肿，应该及时检查各穿刺孔是否存在腹腔气腹皮下泄漏，并及时降低气腹压力，以防 CO_2 气体蓄积体内。

（六）其他术后并发症

穿刺口不愈合、穿刺口痛、术后尿潴留可发生于术后，但较少出现。

（李翠姣）

第六节　阴道镜检查

阴道镜是一种体外双目立体放大镜式的光学窥镜，可将局部放大 10～40 倍。其用于外阴、阴道和宫颈上皮结构及血管形态的观察，可以发现与癌有关的异型上皮、异型血管，指导可疑病变部位的定位活组织检查，辅助诊断宫颈上皮内瘤变（CIN）及早期宫颈癌，也用于外阴皮肤和阴道黏膜的相应病变和相关疾病的观察，以提高宫颈疾病及外阴阴道疾病的确诊率。阴道镜分为3 种：光学阴道镜、电子阴道镜和光-电一体的阴道镜，均可与计算机和监视器相连。现代电子阴道镜由摄像机、监视屏、冷光源、支架及一些辅助配件构成，可将被检查的部位显示在监视屏上进行观察。阴道镜观察不到宫颈管，对鳞-柱状上皮交界处位于宫颈管内者（多发生在绝经后）的应用受到限制。

一、适应证

（1）宫颈刮片细胞学检查巴氏 II 级以上、TBS 示 LSIL 及以上、ASCUS 伴 HPV DNA 阳性或 AGC 者。

（2）HPV DNA 检测 16 或 18 阳性者。

（3）临床可疑病史或体征：如接触性出血、异常排液；宫颈外观异常，如慢性宫颈炎（宫颈假性糜烂或不对称糜烂、息肉）、白斑、红区或可疑癌等。

（4）宫颈锥切术前确定病变范围。

（5）可疑病变处指导性活检。

（6）宫颈糜烂、尖锐湿疣等。

（7）慢性宫颈炎长期治疗无效。

（8）阴道和外阴病变：阴道和外阴上皮内瘤样变、早期阴道癌、阴道腺病、梅毒、结核、尖锐湿疣等。

（9）宫颈、阴道及外阴疾病治疗后的复查和评估。

（10）其他，如 CIN 及早期宫颈癌术前了解阴道壁受累情况等。

二、操作步骤

阴道镜检查前应排除阴道毛滴虫、假丝酵母菌、淋病奈瑟菌等感染。检查部位出血或阴道、子宫颈急性炎症，不宜进行检查，应先治疗。检查前 24 小时内应避免阴道、宫颈操作及治疗（冲洗、上药、妇科检查、活检、性交等），以减少对检查部位的刺激和干扰。遇有检查部位出血或阴道、宫颈急性炎症，不宜进行检查。

（1）患者取膀胱截石位，用生理盐水湿润阴道窥器（不使用润滑剂），暴露宫颈穹隆部及阴道穹隆部。首先肉眼检查宫颈形态、大小、色泽，有无糜烂、白斑、赘生物及分泌物性质等。棉球轻轻擦除宫颈分泌物。

（2）调整阴道镜和检查台高度以适合检查，将镜头放置距外阴 10 cm 的位置（镜头距宫颈 15～20 cm 处），镜头对准宫颈或病变部位，打开光源（使用电子阴道镜，连接好监视器），调节阴道镜物镜焦距使物像清晰。先用低倍镜观察宫颈外形、颜色、血管及有无白斑。必要时用绿色滤光镜片并放大 20 倍观察，使血管图像更清晰；进行更精确的血管检查时，可加红色滤光镜片。

（3）为区分正常与异常、鳞状上皮和柱状上皮，可借助于以下溶液。①3％醋酸溶液（蒸馏水 97 mL＋纯冰醋酸 3 mL）：即醋酸白试验，用 3％醋酸棉球浸湿宫颈表面，使柱状上皮迅速肿胀、发白，呈葡萄样改变，数秒钟后，鳞-柱状上皮交界处非常清晰。有上皮内瘤变时，细胞含蛋白质较多，涂醋酸后蛋白质凝固，上皮变白。②碘溶液（蒸馏水 100 mL＋碘 30 g＋碘化钾 0.6 g）：即碘试验，用复方碘溶液棉球浸湿宫颈，使富含糖原的成熟鳞状上皮被碘染成棕褐色，称为碘试验阳性；未成熟化生上皮、角化上皮及非典型增生上皮、癌变上皮内不含糖原而均不被碘着色，柱状上皮因雌激素水平低也不着色，称为碘试验阴性。观察不着色区域的分布，在异常图像部位或可疑病变部位取多点活检送病理检查。③40％三氯醋酸（蒸馏水 60 mL＋纯三氯醋酸 40 mL）：使尖锐湿疣呈刺状突起，与正常黏膜界限清楚。

（4）观察内容：宫颈大小、糜烂样组织范围、宫颈黏膜有无外翻；上皮有无异常、病变范围；血管形态、毛细血管间距离等。

三、检查注意事项

（1）签署知情同意书。

（2）阴道镜检查前应有细胞学检查结果，至少 48 小时内不宜做阴道冲洗、细胞学刮片、妇检、用药及性生活，以免影响阴道镜观察。

（3）宫颈阴道有严重炎症时，应先行抗感染治疗。

（4）宜在月经干净 3～4 天后进行，月经期前不宜做。

（5）检查时应全面观察宫颈、颈管下段、阴道或外阴和肛周，以防遗漏病变。

(6)注重时间量化,包括醋酸反应和观察的时间,行动态观察;应用5%醋酸30～60秒后,观察宫颈上皮和血管变化,至少观察3分钟。若观察时间太短,则会影响阴道镜的评价;必要时3～4分钟后重复用醋酸。

(7)细胞学持续可疑或阳性,或高危HPV(16/18)持续阳性,阴道镜检查未发现异常或未见鳞-柱状上皮交界(或未见整个转化区时),除宫颈四象限随机活检外,应常规做颈管内膜刮术(ECC),必要时做诊断性锥切,协助诊断。

(8)根据阴道镜所见图像中多方面特征,结合临床有关信息加以综合评估。若难以诊断时,将病变区上皮和血管与周围正常黏膜进行对比观察,力求获得与组织学较为一致的阴道镜诊断。最后确诊需根据病理检查。

(9)妊娠期妇女除怀疑浸润癌时需取宫颈活检处,一般延期至产后6～8周,复查细胞学后决定是否阴道镜检查。妊娠期禁止宫颈管刮术(ECC)。

(10)充分认识阴道镜检查的局限性。

四、诊断标准

(一)正常图像

1.正常上皮

(1)鳞状上皮:粉红色,光滑。醋酸白试验上皮不变色,碘试验阳性。

(2)柱状上皮:原始鳞-柱状上皮交界处位于宫颈管外口(柱状上皮外移),镜下明显呈微小乳头状。醋酸白试验后,乳头肿胀呈葡萄状,涂碘不着色。乳突合并炎症时,可见表面血管增多、水肿,临床上将这种柱状上皮称为假性糜烂(pseudo erosion)。绝经后,女性激素减少,原始鳞-柱状上皮交界处回缩至宫颈管内,一般在镜下无法见到。

(3)正常转化区:又称移行带区,是原始鳞-柱状上皮交界处与生理鳞-柱状上皮交界处之间的化生区。阴道镜下见毛细血管丰富,形态规则,呈树枝状;由化生上皮环绕柱状上皮形成葡萄状小岛,厚度不等的新生鳞状上皮,呈粉红色;在化生上皮区内可见针眼状的凹陷为腺体开口,常被新生上皮覆盖致黏液潴留而形成潴留囊肿(宫颈腺囊肿),呈环形灰色斑。醋酸白试验后化生上皮与圈内的柱状上皮界限明显。涂碘后,碘着色深浅不一。病理学检查为鳞状上皮化生。

2.正常血管

血管图像为均匀分布的微小血管点。

(二)异常图像

包括上皮及血管的异形改变,几乎均出现在转化区内,碘试验均为阴性。

1.上皮变化

(1)白斑:又称单纯性白斑、真性白斑、角化病。呈白色斑片,边界清楚,略隆起,表面无血管,不涂醋酸也可见;病理学检查为角化不全或角化过度,故又称角化病,有时为人乳头瘤病毒感染。在白斑深层或周围可能有恶性病变,应常规取活组织检查。

(2)白色上皮:涂醋酸后呈白色斑块,边界清楚,无血管区多为化生上皮或棘上皮。白色上皮越厚,细胞不典型性越明显。有时,HPV亚临床感染亦呈白色上皮改变。病理学检查可能为化生上皮或上皮内瘤变。

(3)角化腺开口分5型:Ⅰ型为腺口凹凸无白环;Ⅱ型为腺口周围呈细白环;Ⅲ型为腺口边界模糊不隆起的白环;Ⅳ型为腺口周围粗大明显隆起的白环;Ⅴ型为腺口呈明显实性白点(白色腺

体）。白色腺体及其开口处白环主要见于炎症及不典型增生，大而成堆的白色腺体结合其他异常图像应考虑原位癌及早期浸润癌。

2.血管改变

（1）点状血管：血管异常增生的早期变化，是位于乳头中的毛细血管，表现为醋酸白背景下有极细的红色小点（点状毛细血管），常与上皮性质有关。细点状血管与低级别上皮内瘤变或炎症有关；粗点状血管常与高级别上皮内瘤变和原位癌有关。

（2）镶嵌（mosaic）：又称白斑镶嵌。由与表面平行的血管构成，血管之间为病变上皮，形成不规则镶嵌。醋酸白试验呈白色，边界清。若表面呈不规则突出，将血管推向四周，提示细胞增生过速，应注意癌变。病理学检查常为上皮内瘤变。

（3）异型血管：血管管径、大小、形态、分支、走向及排列等极不规则，血管间距离明显增大，分布紊乱，形态各异，可呈螺旋形、逗点形、发夹形、树叶形、线球形、杨梅形等改变。病理学检查可以为各种级别的宫颈上皮内瘤变及浸润癌。

（三）早期宫颈浸润癌

常见醋白上皮、点状血管、镶嵌的"三联征"。醋白上皮浓厚，呈灰白色或牡蛎白，表面结构不清，呈云雾、脑回、猪油状，表面稍高或稍凹陷。醋白上皮出现快，持续时间长，常＞3分钟，病变广泛。点状血管和/或镶嵌粗大而不规则。局部血管异常增生，血管扩张，失去正常血管分支形态，间距增加，走向紊乱，形态特殊，血管突破镶嵌结构是早期的先兆征象，可见异型血管呈螺旋形、发夹或逗点形、蝌蚪形等。醋酸白试验后，表面呈玻璃样水肿或熟肉状，常合并有异形上皮。碘试验阴性或着色极浅。

五、优势与局限

（一）主要优势

（1）发现肉眼不能识别的宫颈病变，与细胞学检查合用，CIN和早期宫颈癌的早诊率达98.0％～99.4％。

（2）阴道镜直视下定位活检比盲目活检的命中率高，其活检的准确率达83.6％～99.5％。

（3）迅速鉴别良、恶性肿瘤，减少或避免不必要的活检，对妊娠期妇女尤为重要。

（4）阴道镜下多点活检＋颈管刮术可减少锥切率，妊娠期阴道镜检查满意，看到整个病变及完整SCJ排除浸润癌时，可避免诊断性锥切。

（5）对临床处理宫颈病变有一定的指导意义：①阴道镜图像可综合评估病变的大小、范围、程度及选择合适的诊断方法；②根据阴道镜下转化区类型，为临床医师选择治疗模式提供参考依据；③CIN和早期宫颈癌治疗前行阴道镜检查，有助于了解宫颈病变是否累及阴道或合并阴道/外阴病变，以免漏诊。

（6）用于CIN和早期宫颈癌等治疗后随诊。

（7）用于宫颈、阴道和外阴上皮内瘤变（CIN、VaIN、VIN）的动态观察。

（8）与细胞学和/或HPV检测联合用于宫颈癌筛查。

（二）局限性

（1）阴道镜不能观察颈管内病变，假阴性率可达14％，中国医学科学院肿瘤医院报道的假阴性率为9.5％。且不易鉴别有无宫颈间质浸润，30％的镜下浸润被漏诊。

（2）对阴道镜图像的解释有一定的主观性，有报道阴道镜诊断CIN 1、2级与病理的符合率低

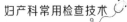

于无 CIN 或 CIN 3 级的病变。近年报道,阴道镜下活检病理为 CIN 1 级的漏诊率≥CIN 2 级。

(3)掌握阴道镜检查技术须经专门培训,应具有相关学科如细胞学、病理学的知识。

六、临床应用价值

(1)阴道镜最主要的临床应用价值是进一步评价异常细胞学。由于阴道镜检查不能观察细胞的细微结构,只能观察病变引起的局部上皮及血管的形态学改变,因此,不能确诊病变性质,只能提供可能的病变部位。凡阴道镜下怀疑宫颈、阴道癌变,均应在阴道镜指导下行活组织检查,根据病理学明确诊断,提高活检的阳性率。

(2)宫颈刮片细胞学检查和阴道镜检查的联合应用,可以提高宫颈癌的早期诊断水平,对指导宫颈活检、早期诊断宫颈癌有重要临床价值。细胞学检查阳性而活检阴性者,应做阴道镜检查。

(黄佳蓉)

25

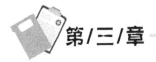

女性生殖系统炎症

第一节　外　阴　炎

外阴与阴道、尿道、肛门相毗邻,经常受到阴道分泌物、经血、尿液和粪便的刺激,若不注意局部清洁,常诱发外阴皮肤与黏膜的炎病。

一、非特异性外阴炎

凡由一般化脓性细菌引起的外阴炎称为非特异性外阴炎,大多为混合性细菌感染,常见病原菌有金黄色葡萄球菌、乙型溶血性链球菌、大肠埃希菌、变形杆菌、厌氧菌等。临床上可分为单纯性外阴炎、毛囊炎、外阴脓疱病、外阴疖病、蜂窝织炎及汗腺炎等。

(一)单纯性外阴炎

1.病因

当宫颈或阴道发炎时,阴道分泌物流出刺激外阴可引起外阴炎;穿着透气性差的化纤内裤,外阴皮肤经常湿润或尿瘘、粪瘘患者外阴长期被尿液、大便浸渍均可继发感染而导致外阴炎。

2.临床表现

炎病多发生于小阴唇内、外侧或大阴唇甚至整个外阴部,急性期表现为外阴发红、肿胀、灼热、疼痛,亦可发生外阴糜烂、表皮溃疡或成片湿疹样变。有时并发腹股沟淋巴结肿大、压痛。慢性患者由于长期刺激可出现皮肤增厚、粗糙、皲裂,有时呈苔藓化或色素减退。

3.治疗

(1)去除病因:积极治疗宫颈炎、阴道炎;改穿棉质内裤;有尿瘘或粪瘘者行修补术;糖尿病尿液刺激引起的外阴炎则应治疗糖尿病。

(2)局部用药:1:5 000高锰酸钾温热水坐浴,每天2次,清洁外阴后涂1%硫酸新霉素软膏或金霉素软膏。

(3)物理疗法:红外线、微波或超短波局部治疗,均有一定的疗效。

(二)外阴毛囊炎

1.病因

外阴毛囊炎为细菌侵犯毛囊及其所属皮脂腺引起的急性化脓性感染。病原体多为金黄色葡萄球菌,其次为白色葡萄球菌。当全身抵抗力下降,外阴局部不洁或肥胖使表皮摩擦受损均可诱发此病。屡发者应检查有无糖尿病。

2.临床表现

最初出现一个红、肿、痛的小结节,逐渐增大,呈锥状隆起,数天后结节中央组织坏死变软,出现黄色小脓栓,再过数天脓栓脱落,排出脓液,炎病逐渐消退,但常反复发作。

3.治疗

(1)保持外阴清洁,勤换内裤,勤洗外阴,避免进食辛辣食物或饮酒。

(2)出疹较广泛时,可口服头孢类大环内酯类抗生素。已有脓疱者,可用消毒针刺破,并局部涂上1%新霉素软膏或2%莫匹罗星软膏。

(三)外阴疖病

1.病因

由金黄色葡萄球菌或白色葡萄球菌引起。屡发者应检查有无糖尿病。

2.临床表现

开始时毛囊口周围皮肤轻度充血肿痛,逐渐形成高于周围皮肤的紫红色硬结,皮肤表面紧张,有压痛,硬结边缘不清楚,常伴腹股沟淋巴结肿大,之后疖肿中央变软,表面皮肤变薄,并有波动感,继而中央顶端出现黄白色点,不久溃破,脓液排出后,疼痛减轻,红肿消失,逐渐愈合。

3.治疗

保持外阴清洁,早期用1:5 000高锰酸钾温热水坐浴后涂敷抗生素软膏,以促使炎病消散或局限化,亦可用红外线照射以促使疖肿软化。有明显炎病或发热者应口服抗生素,有人主张用青霉素20万~40万溶于0.5%普鲁卡因10~20 mL做封闭治疗,封闭时应在疖肿边缘外2~3 cm处注射。当疖肿变软,有波动感时,应切开引流。切口要适当大,以便脓液及坏死组织能顺利排出。但切忌挤压,以免炎病扩散。

(四)外阴急性蜂窝织炎

1.病因

外阴急性蜂窝织炎为外阴皮下、筋膜下、肌间隙或深部蜂窝组织的一种急性弥漫性炎病。致病菌以溶血性链球菌为主,其次为金黄色葡萄球菌及厌氧菌。炎病由皮肤或软组织损伤引起。

2.临床表现

特点是病变不易局限化,迅速扩散,与正常组织无明显界限。表浅的急性蜂窝织炎局部明显红肿、剧痛,并向四周扩大,病变中央常因缺血而坏死。深部的蜂窝织炎,局部红肿不明显,只有局部水肿和深部压痛,疼痛较轻,但病情较严重,有高热、寒战、头痛、全身乏力、白细胞计数升高,压迫局部偶有捻发音。蜂窝组织和筋膜有坏死,之后可有进行性皮肤坏死,脓液恶臭。

3.治疗

早期采用头孢类或青霉素类抗生素口服或静脉滴注。局部可采用热敷或中药外敷,若不能控制,应多处切开引流(切忌过早引流),去除坏死组织,伤口用3%过氧化氢溶液冲洗和湿敷。

(五)外阴汗腺炎

1.病因

青春期外阴部汗腺分泌旺盛,分泌物黏稠,加上继发性葡萄球菌或链球菌感染,致使腺管堵塞导致外阴汗腺炎。

2.临床表现

外阴部有多个瘙痒的皮下小结节,若不及时治疗则会形成脓疱,最后穿破。

3.治疗

保持外阴清洁,宣传教育了解外阴清洁的重要性,避免穿尼龙内裤。早期治疗可用1:5 000高锰酸钾液温热坐浴,每天2～3次。外阴清洁后保持干爽。严重时口服或肌内注射抗生素,形成脓疱时切开排脓。

二、婴幼儿外阴炎

(一)病因

由于婴幼儿卵巢功能尚未成熟,外阴发育较差,自我防御机制不健全,因而外阴易受到各种病原体感染导致婴幼儿外阴炎。常见病原体为大肠埃希菌、葡萄球菌、链球菌、淋病奈瑟菌、假丝酵母菌、滴虫或蛲虫等。传播方式为母亲或保育员的手、衣物、毛巾、浴盆等间接传播;也可由于自身大便污染或外阴不洁等。

(二)临床表现

局部皮肤红肿、疼痛或瘙痒致使婴幼儿烦躁不安及哭闹。检查发现外阴、阴蒂部红肿,尿道口或阴道口充血、水肿或破溃,严重时可致小阴唇粘连,因阴唇粘连覆盖尿道口,尿液由粘连部上方或下方裂隙排出,婴幼儿排尿时因尿液刺激致使疼痛加重而哭闹。

(三)治疗

(1)注意卫生,不穿开裆裤,减少外阴受污染机会。婴幼儿大小便后尤其大便后应清洗外阴,避免用刺激性强的肥皂。清洁外阴后撒布婴儿浴粉或氧化锌粉,以保持外阴干燥。

(2)急性炎病时,用1:5 000高锰酸钾液坐浴,每天2～3次。坐浴后擦干外阴,可选用下列药物涂敷:①40%紫草油纱布;②炉甘石洗剂;③15%氧化锌粉;④瘙痒明显者可用10%氢化可的松软膏。

(3)阴唇粘连时,粘连处可用两大拇指将两侧阴唇向外、向下轻轻按压使粘连分离。分离后创面用40%紫草油涂敷,以免再度粘连,也可涂擦0.1%雌激素软膏。

(4)口服或静脉滴注抗生素治疗。

三、老年性外阴炎

(一)病因

绝经后,雌激素水平明显降低,外阴脂肪减少,大小阴唇变平,皮肤变薄,弹性消失,阴毛稀疏,腺体减少,容易出现老年性外阴炎。

(二)临床表现

外阴因干枯发痒而搔抓,抓破后易导致感染,轻度摩擦均会引起外阴皮肤损伤。若外阴萎缩范围达肛门周围,导致肛门括约肌张力降低而发生轻度大便失禁,亦可因粪便污染而致炎病。

(三)治疗

保持外阴清洁。外阴瘙痒时可用氢化可的松软膏外涂以缓解瘙痒,而且软膏的润滑作用可使皮肤不会因干燥而发生磨损。病状严重者,如无禁忌证可给予雌激素治疗,口服倍美力(结合雌激素)0.625 mg,每晚1次,亦可用倍美力阴道软膏局部涂搽。

四、慢性肥厚性外阴炎

(一)病因

慢性肥厚性外阴炎又称外阴象皮肿。病原体为丝虫。其微丝蚴寄生于外阴淋巴系统中,引起淋巴管炎性阻塞,导致皮肤增厚。

(二)临床表现

外阴部皮肤(阴蒂、大小阴唇)呈局限性或弥漫性增厚,表面粗糙,有时凹凸不平呈结节状、乳头状或疣状。因外阴皮肤肥厚肿大,导致患者坐立不安、大小便困难、性生活受影响。病变局部瘙痒,抓破后容易引起继发性感染,出现溃疡、渗液、疼痛等。患者可有丝虫感染史或乳糜尿。

(三)治疗

乙胺嗪,4～6 mg/kg,每天 3 次,7 天为 1 个疗程,也有人主张用短程疗法,即每天 1.5 g 分2 次口服,连服 2 天。局部病灶要注意干燥清洁,预防继发性感染,病灶增大及肥厚严重者,可考虑手术切除。

五、前庭大腺炎

(一)病因

前庭大腺为一对管泡状结构的腺体,位于两侧大阴唇下 1/3 深部,腺管开口于处女膜与小阴唇之间。因解剖部位的特点,在性交、流产、分娩等情况污染外阴时,病原体易侵入引起前庭大腺炎。炎病一般发生于生育年龄妇女。病原体多为金黄色葡萄球菌、大肠埃希菌、厌氧菌(类杆菌)或淋病奈瑟菌等混合感染。

(二)临床表现

前庭大腺炎可分为 3 种类型:前庭大腺导管炎、前庭大腺脓肿和前庭大腺囊肿。

1.前庭大腺导管炎

初期感染阶段多为导管炎,局部红肿、疼痛及性交痛,检查可见患侧前庭大腺开口处呈白色小点,有明显压痛。

2.前庭大腺脓肿

导管开口处闭塞,脓性分泌物不能排出,积聚于导管及腺体中,并逐渐扩大形成前庭大腺脓肿。脓肿直径达 3～6 cm,多为单侧,局部有红肿热痛,皮肤变薄,触痛明显,有波动感,脓肿继续增大,壁薄,可自行破溃,病状随之减轻,若破口小,脓液引流不畅,病状可反复发作。全身病状可有发热,白细胞计数增高,患侧腹股沟淋巴结肿大。

3.前庭大腺囊肿

前庭大腺导管因非特异性炎病阻塞,使腺体内分泌物积聚,形成囊性扩张所致,但腺体无炎病。小者长期存在而无自觉病状,大者囊肿阻塞阴道口,导致患者行动不便,有肿胀感。检查可见大阴唇下方有囊性块状物,椭圆形,肿物大小不等,囊肿内含清澈透明液体,感染时可呈脓性。

(三)治疗

1.前庭大腺导管炎

多卧床休息;口服青霉素类、头孢菌素类、喹诺酮类抗生素;局部可用 1∶5 000 高锰酸钾液坐浴。

2.前庭大腺脓肿

待脓肿成熟有波动感时行切开引流术。消毒外阴后,在脓肿表面皮肤最薄处(大阴唇内侧)做一半弧形切口,切口不宜过小,便于脓液充分引流排出,术后应置纱条于脓腔内引流,防止切口过早闭合。但治愈后可能反复发作,故可在再次复发炎症消除后行前庭大腺脓肿剥除术。目前该病亦可行微创治疗,如小切口后运用引流支架进行充分的引流治疗,可有效降低患者疼痛程度。

3.前庭大腺囊肿

有感染时,按前庭大腺脓肿处理。无继发感染,则可行囊肿造口术。于大阴唇内侧皮肤与黏膜交界处行半弧形切口,剪去菱形状黏膜及囊壁一小块,然后将黏膜与囊壁间断缝合。由于前庭大腺开口未闭塞,故腺体仍有正常分泌功能。亦可采用 CO_2 激光造口术,复发率较低。

六、外阴前庭炎

外阴前庭炎为一慢性持续性临床综合征,其特点为外阴前庭部发红,性交时阴道口有剧痛不适,或触摸、压迫前庭时局部疼痛。

(一)病因

尚不清楚。可能与感染尤其是人乳头瘤病毒(HPV)感染、尿液中尿酸盐刺激及心理因素有关。

(二)临床表现

好发于性生活活跃的妇女。主要病状为性交时阴道口剧痛或长期阴道口处烧灼感,可伴有尿痛、尿频,严重者导致性交畏惧感。检查见前庭部充血、肿胀,压痛明显。

(三)治疗

由于病因不明,治疗效果不理想。对病状较轻者,可采用药物治疗;对病变严重或药物治疗无效者,可采用手术治疗。

1.药物治疗

1:5 000 高锰酸钾温水坐浴,性交前液状石蜡润滑前庭部,1%氢化可的松或 0.025%氟轻松软膏局部外涂,亦可同时应用 2%～5%利多卡因溶液外涂。近年报道前庭局部黏膜下注射 α-干扰素有一定疗效,有效率为 50%。

2.手术治疗

切除前庭部疼痛处黏膜层,然后潜行游离部分阴道黏膜予以覆盖。前庭大腺开口处被切除后仍能自行重建。

七、外阴接触性皮炎

(一)病因

外阴皮肤直接接触某些刺激性物质或变应原而发生的炎病,如接触消毒剂、卫生巾、肥皂、阴茎套、紧身内裤等。

(二)临床表现

外阴接触刺激物或变应原后,局部有灼热感、疼痛、瘙痒,检查见皮肤潮红、皮疹、水肿、水疱甚至坏死、溃疡。

(三)治疗

去除病因,避免用刺激性物质。可口服赛庚啶、阿司咪唑或肾上腺皮质激素,局部用 3%硼酸溶液冲洗后,涂抹炉甘石洗剂。若有继发感染时,可给予 1%新霉素软膏涂抹。 **(宋冰冰)**

第二节 阴 道 炎

　　女性阴道及其特定的菌群共同形成了一个巧妙的平衡生态体系,当此平衡被破坏时,即可导致阴道炎。改变阴道生态平衡的药物和其他因素有抗生素、激素、避孕药、阴道冲洗、阴道用药、性交、性传播疾病、紧张和多性伴侣等。

　　阴道内主要需氧菌有革兰阳性乳酸杆菌、类白喉杆菌、革兰阳性表皮葡萄球菌、链球菌、肠球菌和革兰阴性大肠埃希菌及阴道杆菌。主要厌氧菌有革兰阳性消化球菌属及消化链球菌属、革兰阴性类杆菌属、梭状芽孢杆菌。除细菌外尚有衣原体、支原体、病毒、原虫、真菌等。

　　阴道炎主要病因:①外阴阴道假丝酵母菌病;②滴虫性阴道炎;③细菌性阴道病;④老年性阴道炎;⑤阿米巴性阴道炎;⑥婴幼儿阴道炎;⑦过敏性阴道炎。

一、外阴阴道假丝酵母菌病

　　外阴阴道假丝酵母菌病是由假丝酵母菌引起的一种常见外阴阴道炎,约75％妇女一生中至少患过1次外阴阴道假丝酵母菌病。

(一)病因

　　假丝酵母菌呈卵圆形,有芽生孢子及细胞发芽伸长而形成的假菌丝,80％～90％病原体为白色假丝酵母菌,10％～20％为光滑假丝酵母菌、近平滑假丝酵母菌、热带假丝酵母菌等。假丝酵母菌系阴道内常驻菌种,也可源自肠道传染,其繁殖、致病、发病取决于宿主抵抗力及阴道内环境的变化。当阴道内糖原增多,酸度增高时,最适宜假丝酵母菌繁殖而引起炎病。妊娠、避孕药、抗生素、激素和免疫抑制剂的使用均有利于假丝酵母菌繁殖,阴道和子宫颈有病理改变时,假丝酵母菌发病率亦增高,肥胖及甲状旁腺、甲状腺和肾上腺功能减退等均影响假丝酵母菌的繁殖和生长且与发病有关,亦与大量雌激素应用、糖尿病、穿紧身化纤内裤、性交过频、性传播、偏嗜甜食有关。

(二)临床表现

　　主要表现为外阴阴道瘙痒,严重时抓破外阴皮肤,可有外阴烧灼感、阴道痛、性交疼痛及排尿灼热感,排尿或性交可使病状加剧,阴道分泌物增多,典型的白带为白色豆渣样,稠厚,无臭味。

　　检查时可见阴道黏膜被白色膜状豆渣样分泌物覆盖,擦除后见黏膜充血、水肿或为表浅糜烂面,外阴因搔抓或分泌物刺激可出现抓痕、表皮剥脱、肿胀和红斑。

(三)诊断

　　典型病例不难诊断,若在分泌物中找到假丝酵母菌的芽孢及菌丝即可确诊。检查时可用悬滴法(加1滴生理盐水或10％氢氧化钾)在显微镜下找芽孢和假菌丝。若有病状而多次检查阴性时,可改用培养法。顽固病例应检查尿糖,必要时查血糖,并详细询问有无服用大量皮质激素和长期应用抗生素的病史,以寻找发病的可能诱因。

(四)治疗

1.去除诱因

　　及时了解存在的诱因并及时消除,如停服广谱抗生素、雌激素等。合并糖尿病时要同时予以治疗,宜选用棉质内裤,患者的毛巾、内裤等衣物要隔离洗涤,用开水烫,以免传播。假丝酵母菌培养阳性但无病状者无须治疗,因为10%～20%妇女阴道内有假丝酵母菌寄生。

2.改变阴道酸碱度

假丝酵母菌在pH 5.5～6.5环境下最适宜生长繁殖,因此可改变阴道酸碱度造成不利于其生长的环境。方法是用碱性溶液如2%～4%碳酸氢钠溶液冲洗阴道或坐浴,每天2次,10天为1个疗程。

3.药物治疗

(1)制霉菌素栓(米可定泡腾阴道片):每枚10万U,每晚置阴道内1枚,10～14天为1个疗程,怀疑为肠道假丝酵母菌传播致病者,应口服制霉菌素片剂,每次50万～100万U,每天3次,7～11天为1个疗程,以消灭自身的感染源。

(2)咪唑类药物,包括布康唑、咪康唑、克霉唑、酮康唑、益康唑、伊曲康唑、特康唑、氟康唑等,已成为治疗外阴阴道假丝酵母菌病的推荐疗法。①布康唑:阴道霜,5 g/d,睡时阴道内用,共3天。②咪康唑:阴道栓剂,每晚1粒,每粒200 mg,共7天或每粒400 mg,共3天。2%咪康唑乳膏,5 g/d,睡时阴道内用,共7天。③克霉唑:又称三苯甲咪唑,克霉唑阴道片100 mg,每晚1次,7天为1个疗程,或200 mg,每晚1次,3天为1个疗程;亦有用1%克霉唑阴道乳膏5 g每晚涂于阴道黏膜上,7～14天为1个疗程。油膏亦可涂在外阴及尿道口周围,以减轻瘙痒病状及小便疼痛。克霉唑500 mg单剂阴道给药,疗效与上述治疗方案相近。④酮康唑:是一种新型口服吸收的抗真菌药物,200 mg,每天1次或2次口服,5天为1个疗程,疗效与克霉唑或咪康唑阴道给药相近。对于复发性外阴阴道假丝酵母菌病患者,现主张用酮康唑口服治疗。⑤益康唑:为咪唑类药物,抗菌谱较广、对深部或浅部真菌均有效,制剂有50 mg或150 mg的阴道栓剂,1%的阴道霜剂,3天为1个疗程。⑥伊曲康唑:每片200 mg,口服每天2次,每次1片即可,也可200 mg口服,每天1次,共3天。⑦特康唑:0.4%霜剂,5 g/d阴道内给药,共7天;0.8%霜剂,5 g/d,阴道内给药,共3天;阴道栓剂80 mg/d,共3天。⑧氟康唑:唯一获得FDA许可的治疗假丝酵母菌感染的口服药物,每片150 mg,仅需服用1片即可。

(3)顽固病例的治疗:外阴阴道假丝酵母菌病患者经过治疗,临床病状及体征消失,真菌学检查阴性后,又出现病状,真菌学检查阳性,并且一年内发作4次或4次以上者,称为复发性外阴阴道假丝酵母菌病,复发原因可能与性交传播或直肠假丝酵母菌感染有关。①查尿糖、血糖,除外糖尿病。②月经期间不能中断治疗,治疗期间不能性交。③最佳方案尚未确定,推荐一开始给予积极治疗10～14天,随即维持治疗6个月。如酮康唑每次100 mg,每天1次,维持6个月;或者治疗1个疗程结束后6个月内,每次经前用阴道栓剂,共3天。④应用广谱抗生素治疗其他感染性疾病期间,应同时用抗真菌软膏涂抹阴道,以防复发。⑤口服氟康唑、伊曲康唑、制霉菌素治疗直肠假丝酵母菌感染。⑥当与滴虫性阴道炎并存时,应注意同时治疗。

(4)妊娠期感染的治疗:为避免新生儿感染,应进行局部治疗。目前认为制霉菌素或咪康唑妊娠期局部用药对胎儿无害,可用2%碳酸氢钠溶液冲洗外阴后,阴道置上述栓剂,孕中期阴道给药时不宜塞入过深。

二、滴虫性阴道炎

(一)病因

滴虫性阴道炎由阴道毛滴虫引起。阴道毛滴虫为厌氧可活动的原虫,梨形,全长15～

20 μm,虫体前端有 4 根鞭毛,在 pH 5.5～6.0 时生长繁殖迅速。月经前后阴道 pH 发生变化时,隐藏在腺体及阴道皱襞中的滴虫常得以繁殖,引起炎病发作。滴虫能消除或吞噬阴道细胞内的糖原,阻碍乳酸的生成。本病可因性交引起,也与使用不洁浴具或穿着污染衣裤、接触污染便盆、被褥等有关。

(二)临床表现

20％～50％患者无病状,称为带虫者。滴虫单独存在时可不导致炎病反应。但由于滴虫消耗阴道细胞内糖原,改变阴道酸碱度,破坏其防御机制,故常在月经前后、妊娠期或产后等阴道 pH 改变时,继发细菌感染,引起炎病发作。

临床病状表现为阴道分泌物异常增多,常为稀薄泡沫状,有臭味,当混合细菌感染时分泌物呈脓性。10％患者诉外阴、阴道口瘙痒,有时伴性交痛、尿频、尿痛、血尿。

检查可见阴道黏膜呈散在红色点状皮损或草莓状宫颈,后穹隆有较多的泡沫状分泌物。单纯带虫者阴道黏膜可无异常发现。

(三)诊断

采用悬滴法在阴道分泌物中找到滴虫即可确诊。阴道分泌物涂片可见大量白细胞而未能从镜下检出滴虫者,可采用培养法。采集分泌物前 24～48 小时应避免性交、阴道冲洗或局部用药,且不宜行双合诊检查,窥阴器不涂抹润滑剂。近来开始运用荧光标记单克隆抗体检测、酶联免疫吸附法和多克隆抗体乳胶凝集法诊断,敏感度为 76％～95％。

(四)治疗

1.甲硝唑

传统治疗方案:200 mg 口服,每天 3 次,7 天为 1 个疗程;或 400 mg 口服,每天 2 次,5 天为 1 个疗程。亦可 2 g 单次口服。单剂量治疗的好处是总药量少,患者乐意接受,但因剂量大,可出现不良反应,因此选用单剂量疗法一定要慎重。用药期间或用药后 24 小时内不能饮用含酒精的饮料,配偶亦需同时采用甲硝唑口服治疗。

2.替代方案

有以下几种:①替硝唑 500 mg,每天 2 次,连服 7 天;②甲苯达唑 100 mg,每天 2 次,连服 3 天;③硝呋拉太 200 mg,每天 3 次,连服 7 天。

3.阴道局部用药

阴道局部用药病状缓解相对较快,但不易彻底杀灭滴虫,停药后易复发。先采用 0.5％醋酸清洗阴道后,将甲硝唑 200 mg 置入阴道内,每晚 1 次,7 天为 1 个疗程,或用甲硝唑泡腾片 200 mg,滴维净(每片含乙酰胂胺 250 mg、硼酸30 mg),卡巴胂 200 mg,曲古霉素栓 10 万 U,每晚 1 枚置阴道内,7 天为 1 个疗程。

4.治疗中的注意事项

月经干净后阴道 pH 偏碱性,利于滴虫生长,因而可能在月经干净后复发,故应在下次月经净后再治疗 1 个疗程,以巩固疗效。

三、细菌性阴道病

(一)病因

细菌性阴道病为阴道内正常菌群失调所致的一种混合感染。以往曾称非特异性阴道炎、嗜血杆菌性阴道炎、棒状杆菌性阴道炎、加德纳菌性阴道炎、厌氧性阴道病,后被正式命名为细菌性阴道病。此病非单一致病菌引起,而是多种致病菌大量繁殖导致阴道生态系统失调的一种阴道病理状态,因局部无明显炎病反应,分泌物中白细胞少,故而称作阴道病。

细菌性阴道病为生育妇女最常见的阴道感染性疾病。有统计在性传播疾病门诊的发生率为15%~64%,年龄在15~44岁,妊娠妇女发病率16%~29%。正常阴道内以产生过氧化氢的乳杆菌占优势,细菌性阴道病时,乳杆菌减少而其他细菌大量繁殖,主要有加德纳菌、动弯杆菌、普雷沃菌、类杆菌等厌氧菌,以及人型支原体,其数量可增加100~1 000倍。阴道生态环境和pH的改变,是加德纳菌等厌氧菌大量繁殖的致病诱因,其发病与妇科手术、既往妊娠数、性伴侣数目有关。口服避孕药有支持乳杆菌占优势的阴道环境的作用,对细菌性阴道病起到一定防护作用。

(二)临床表现

20%~50%患者无症状,有症状者表现为阴道分泌物增多,呈灰白色或灰黄色,稀薄,腥臭味,尤其是性交后更为明显,因碱性黏液可使阴道pH升高,促进加德纳菌等厌氧菌的生长,引起胺类释放所致。少数患者可有外阴瘙痒及灼热感。细菌性阴道炎可引起宫颈上皮不典型增生、子宫内膜炎、输卵管炎、盆腔炎、异位妊娠与不孕。孕期细菌性阴道炎感染可引起早产、胎膜早破、绒毛膜羊膜炎、产褥感染、新生儿感染。

检查见阴道口有分泌物流出,可闻到鱼腥味,分泌物稀薄并黏着于阴道壁,易擦掉,阴道黏膜无充血等炎病改变。

(三)诊断

根据临床特征和阴道分泌物镜检多能明确诊断。临床上如按滴虫性阴道炎、外阴阴道假丝酵母菌病治疗无效时,应考虑细菌性阴道炎。细菌性阴道炎诊断的4项标准,有其中的3项即可诊断:①阴道分泌物增多,均匀稀薄。②阴道pH>4.5。③胺试验阳性,取阴道分泌物少许置玻片上,加入10%氢氧化钾溶液1~2滴,立即可闻及一种鱼腥味即为阳性。这是由于厌氧菌产生的胺遇碱释放氨所致,但非细菌性阴道炎患者性生活后由于碱性精液的影响,胺试验也可为阳性。④线索细胞阳性,取少许阴道分泌物置玻片上,加1滴生理盐水于高倍镜下观察,视野中见到20%以上的线索细胞即为阳性。线索细胞系阴道壁脱落的表层细胞,于细胞边缘吸附大量颗粒状物质,即各种厌氧菌尤其是加德纳菌,以致细胞边缘不清,呈锯齿状。

(四)治疗

治疗目的是缓解阴道病状和体征。治疗原则:①无症状者无须治疗;②性伴侣不必治疗;③妊娠期间细菌性阴道炎应积极治疗;④经阴道手术如子宫内膜活检、宫腔镜、节育环放置、子宫输卵管碘油造影检查、刮宫术等应在术前积极治疗。

1.全身治疗

(1)首选药物为口服甲硝唑。甲硝唑有助于细菌性阴道炎患者重建正常阴道内环境。美国疾病控制中心的推荐方案是:甲硝唑500 mg口服,每天2次,或400 mg口服,每天3次,共7天,治愈率达82%~97%。备用方案有:甲硝唑2 g单次顿服,治愈率47%~85%。

(2)克林霉素对厌氧菌及加德纳菌均有效。用法:300 mg口服,1天2次,共7天,治愈率97%,尤其适用于妊娠期细菌性阴道炎患者及甲硝唑治疗失败或不能耐受者。不良反应有腹泻、皮疹、阴道刺激症状,均不严重,无须停药。

2.局部治疗

(1)甲硝唑500 mg置于阴道内,每晚1次,7~10天为1个疗程,或0.75%甲硝唑软膏(5 g)阴道涂布,每天2次,5~7天为1个疗程。

（2）2％克林霉素软膏 5 g 阴道涂布,每天 1 次,7 天为 1 个疗程,治愈率 80％～85％,适用于妊娠期细菌性阴道炎治疗。

（3）乳酸(pH＝3.5)5 mL 置入阴道内,每天 1 次,7 天为 1 个疗程。

（4）3％过氧化氢冲洗阴道,每天 1 次,7 天为 1 个疗程。

（5）对于混合感染如合并滴虫性阴道炎、外阴阴道假丝酵母菌病患者,可采用聚甲酚磺醛阴道栓 1 枚,每天 1 次,或保菌清阴道栓(含硫酸新霉素、多黏菌素 B、制霉菌素、乙酰胂胺)1 枚,每天 1 次,6 天为 1 个疗程。

3.妊娠期细菌性阴道炎的治疗

推荐方法为甲硝唑 200 mg,每天 3 次,共 7 天。替代疗法为甲硝唑 2 g 顿服或克林霉素 300 mg,每天 2 次,共 7 天。妊娠期不宜阴道内给药,有可能增加早产的危险。

四、老年性阴道炎

(一)病因

绝经后妇女由于卵巢功能衰竭,雌激素水平下降,阴道黏膜变薄,皱褶消失,细胞内缺乏糖原,阴道内 pH 多呈碱性,杀灭病原菌能力降低,加之血供不足,当受到刺激或被损伤时,毛细血管容易破裂,出现阴道不规则点状出血,如细菌侵入繁殖,可引起老年性阴道炎。

(二)临床表现

阴道分泌物增多,水样、脓性或脓血性。可有下腹坠胀不适及阴道灼热感。由于分泌物刺激,患者感外阴及阴道瘙痒。

检查见阴道呈老年性改变,皱襞消失,上皮菲薄,阴道黏膜充血,有点状出血,严重时形成表浅溃疡。若溃疡面相互粘连,阴道检查分离时可引起出血,粘连严重者可导致阴道闭锁,闭锁段上端分泌物不能排出可形成阴道或宫腔积脓。长期炎性刺激后可因阴道黏膜下结缔组织纤维化,致使阴道狭窄。

(三)诊断

根据临床表现不难诊断,但必须除外滴虫性阴道炎或外阴阴道假丝酵母菌病。此外,发现血性白带时还需警惕子宫恶性肿瘤的存在,必要时应行分段诊断性刮宫或局部活检予以确诊。

(四)治疗

治疗原则为增强阴道抵抗力和抑制细菌生长。

1.保持外阴清洁和干燥

分泌物多时可用 1％乳酸或 0.5％醋酸或 1∶5 000 高锰酸钾坐浴或冲洗阴道。

2.雌激素制剂全身给药

尼尔雌醇,每半月 2～4 mg 口服;结合雌激素,每天 0.625 mg 口服;戊酸雌二醇,每天 1～2 mg 口服;克龄蒙(每片含戊酸雌二醇 2 mg,醋酸环丙孕酮 1 mg),每天 1 片;诺更宁(每片含雌二醇 2 mg,醋酸炔诺酮 1 mg),每天 1 片。以上药物可任意选用一种。

3.雌激素制剂局部给药

己烯雌酚 0.5 mg,每晚 1 次,7 天为 1 个疗程;或结合雌激素阴道软膏 0.5～2 g/d,7 天为 1 个疗程。

4.抗生素软膏或粉剂局部给药

甲硝唑、氧氟沙星、磺胺异唑、氯霉素局部涂抹,隔天 1 次,7 次为 1 个疗程。

五、婴幼儿阴道炎

(一)病因

婴幼儿卵巢尚未发育,阴道细长,黏膜仅由数层立方上皮组成,阴道上皮糖原很少,阴道pH 6.0～7.5,故对细菌的抵抗力弱,阴道内乳杆菌极少,而杂菌较多,这些细菌作用于抵抗力较弱或受损的阴道时,极易产生婴幼儿阴道炎。婴幼儿阴道炎常与外阴炎并存,多见于1～5岁的幼女。80%为大肠埃希菌属感染,葡萄球菌、链球菌、变形杆菌、淋病奈瑟菌、滴虫、假丝酵母菌、蛲虫也可引起感染。年龄较大儿童阴道内异物亦常致继发性感染。

(二)临床表现

主要病状为阴道口处见脓性分泌物,味臭。由于阴道分泌物刺激可导致外阴瘙痒,患者常用手搔抓外阴,甚至哭闹不安。检查可见外阴红肿、破溃、前庭黏膜充血。慢性外阴炎可致小阴唇粘连,慢性阴道炎可致阴道闭锁。

(三)诊断

根据病状、体征,临床诊断并不困难。应取分泌物找滴虫、假丝酵母菌或涂片染色查找致病菌,必要时做细菌培养。还应做肛门检查以排除阴道异物及肿瘤。

(四)治疗

(1)保持外阴清洁、干燥,不穿开裆裤。如阴道分泌物较多,可在尿布内垫上消毒棉垫并经常更换棉垫与尿布。

(2)婴幼儿大小便后用1∶5 000高锰酸钾温热水冲洗外阴,年龄较大的小儿可用1∶5 000高锰酸钾温水坐浴,每天3次。外阴擦干后,可用下列药物:15%氧化锌粉、15%滑石粉、炉甘石洗剂、紫草油。瘙痒剧烈时可用制霉菌素软膏或氢化可的松软膏,外阴及阴道口可适量涂抹雌激素霜剂或软膏,也可口服己烯雌酚0.1 mg,每晚1次,连服7天。

(宋冰冰)

第三节 子宫颈炎

子宫颈炎(简称宫颈炎)是妇科常见疾病之一。正常情况下,宫颈具有多种防御功能,包括黏膜免疫、体液免疫及细胞免疫,是阻止病原菌进入上生殖道的重要防线,但宫颈也容易受分娩、性交及宫腔操作的损伤,且宫颈管柱状上皮抗感染能力较差,易发生感染。临床上一般将宫颈炎分为急性和慢性两种类型。

一、急性宫颈炎

(一)病因

急性宫颈炎常发生于不洁性交后,分娩、流产、宫颈手术等亦可导致宫颈损伤而继发感染。此外,接触高浓度刺激性液体、药物,阴道内异物如遗留的纱布、棉球也是引起急性宫颈炎的原因。最常见病原体为淋病奈瑟菌和沙眼衣原体,淋病奈瑟菌感染时45%～60%常合并沙眼衣原体感染,其次为一般化脓菌如链球菌、葡萄球菌、肠球菌、大肠埃希菌、假丝酵母菌、滴虫、阿米巴原虫等。淋病奈瑟菌及沙眼衣原体主要侵犯宫颈管柱状上皮,如直接向上蔓延可导致上生殖道黏膜感染,亦常侵袭尿道移行上皮、尿道旁腺和前庭大腺。一般化脓菌则侵入宫颈组织较深,并可沿两侧宫颈淋巴管向上蔓延导致盆腔结缔组织炎。

(二)临床表现

主要表现为白带增多,呈脓性或脓血性,常伴有下腹坠痛、腰背痛、性交疼痛和尿路刺激病状,体温可轻微升高。妇科检查见宫颈充血、红肿,颈管黏膜水肿,宫颈黏膜外翻,宫颈触痛,脓性分泌物从宫颈管内流出。若尿道、尿道旁腺、前庭大腺感染,则可见尿道口、阴道口黏膜充血、水肿及大量脓性分泌物。沙眼衣原体性宫颈炎则病状不典型或无病状,有病状者表现为宫颈分泌物增多,点滴状出血或尿路刺激病状,妇科检查宫颈口可见黏液脓性分泌物。

(三)诊断

根据病史、病状及妇科检查,诊断急性宫颈炎并不困难,关键是确定病原体。疑为淋病奈瑟菌感染时,应取宫颈管内分泌物做涂片检查(敏感性50%～70%)或细菌培养(敏感性80%～90%),对培养可疑的菌落,可采用单克隆抗体免疫荧光法检测。检测沙眼衣原体感染时,可取宫颈管分泌物涂片染色查找细胞质内包涵体,但敏感性不高,培养法技术要求高,费时长,难以推广,目前推荐的方法是直接免疫荧光法或酶免疫法,敏感性为89%～98%。注意诊断时要考虑是否合并上生殖道感染。

(四)治疗

采用抗生素全身治疗。抗生素选择、给药途径、剂量和疗程则根据病原体和病情严重程度决定。目前,淋菌性宫颈炎推荐的首选药物为头孢曲松钠,备用药物有大观霉素、青霉素、氧氟沙星、左旋氧氟沙星、依诺沙星等,治疗时需同时加服多西环素。沙眼衣原体性宫颈炎推荐的首选药物为阿奇霉素或多西环素,备用药物有米诺环素、氧氟沙星等。一般化脓菌感染最好根据药敏试验进行治疗。急性宫颈炎的治疗应力求彻底,以免形成慢性宫颈炎。

二、慢性宫颈炎

(一)病因

慢性宫颈炎常由于急性宫颈炎未予治疗或治疗不彻底转变而来。急性宫颈炎容易转为慢性的原因主要是宫颈黏膜皱褶较多,腺体呈葡萄状,病原体侵入腺体深处后极难根除,导致病程反复、迁延不愈所致。阴道分娩、流产或手术损伤宫颈后继发感染亦可表现为慢性过程。此外,不洁性生活、雌激素水平下降、阴道异物均可引起慢性宫颈炎。病原体一般为葡萄球菌、链球菌、沙眼衣原体、淋病奈瑟菌、厌氧菌等。

(二)病理

1.宫颈糜烂

宫颈外口处的宫颈阴道部外观呈细颗粒状的红色区,称为宫颈糜烂。目前,已废弃宫颈糜烂这一术语,而改称为宫颈柱状上皮异位,并认为其不是病理改变,而是宫颈生理变化。在此沿用宫颈糜烂一词,专指病理炎性糜烂。宫颈糜烂是慢性宫颈炎最常见的一种表现,糜烂面呈局部细小颗粒状红色区域,其边界与正常宫颈上皮的界限清楚,甚至可看到交界线呈现一道凹入的线沟,有的糜烂可见到毛细血管浮现在表面上,表现为局部慢性充血。镜下见黏膜下有白细胞及淋巴细胞浸润,间质有小圆形细胞和浆细胞浸润。

根据糜烂面外观和深浅常分为3种类型:①单纯型糜烂,糜烂面仅为单层柱状上皮覆盖,浅而平坦,外表光滑。②颗粒型糜烂,由于腺体和间质增生,糜烂表面凹凸不平,呈颗粒状。③乳突型糜烂,糜烂表面组织增生更明显,呈乳突状。

根据糜烂区所占宫颈的比例可分为3度。①轻度糜烂:糜烂面积占整个宫颈面积的1/3以内。②中度糜烂:糜烂面积占宫颈的1/3~2/3。③重度糜烂:糜烂面积占宫颈的2/3以上。

宫颈糜烂愈合过程中,柱状上皮下的基底细胞增生,最后分化为鳞状上皮。邻近的鳞状上皮也可向糜烂面的柱状上皮生长,逐渐将腺上皮推移,最后完全由鳞状上皮覆盖而痊愈。糜烂的愈合呈片状分布,新生的鳞状上皮生长于炎性糜烂组织的基础上,故表层细胞极易脱落而变薄,稍受刺激又可恢复糜烂,因此愈合和炎病的扩展交替发生,不容易彻底治愈。

2.宫颈肥大

由于慢性炎病的长期刺激,宫颈组织充血、水肿,腺体和间质增生,纤维结缔组织增厚,导致宫颈肥大,但表面仍光滑,严重者较正常宫颈增大1倍以上。

3.宫颈息肉

慢性炎病长期刺激,使宫颈管局部黏膜增生并向宫颈外口突出而形成一个或多个息肉,直径在1 cm左右,色红,舌形,质软而脆,血管丰富易出血,蒂长短不一,蒂根附着于宫颈外口或颈管壁内。镜检特点为息肉表面被柱状上皮覆盖,中心为充血、水肿及炎性细胞浸润的结缔组织。息肉的恶变率不到1%,但极易复发。

4.宫颈腺囊肿

宫颈糜烂愈合过程中,宫颈腺管口被新生的鳞状上皮覆盖,腺管口堵塞,导致腺体分泌物排出受阻,液体潴留而形成囊肿。检查时见宫颈表面突出数毫米大小青白色囊泡,内含无色黏液。

5.宫颈管内膜炎

炎病局限于宫颈管黏膜及黏膜下组织,宫颈口充血,有脓性分泌物,而宫颈阴道部外观光滑。

(三)临床表现

主要病状为白带增多,常刺激外阴引起外阴不适和瘙痒。由于病原体种类、炎病的范围、程度和病程不同,白带的量、颜色、性状、气味也不同,可为乳白色黏液状至黄色脓性,可有血性白带或宫颈接触性出血。若白带增多,似白色干酪样,应考虑可能合并假丝酵母菌感染;若白带呈稀薄泡沫状,有臭味,则应考虑滴虫性阴道炎。严重感染时可有腰骶部疼痛、下腹坠胀,由于慢性宫颈炎可直接向前蔓延或通过淋巴管扩散,当波及膀胱三角区及膀胱周围结缔组织时,可出现尿路刺激病状。较多的黏稠脓性白带有碍精子上行,可导致不孕。妇科检查可见宫颈不同程度的糜烂、肥大,有时可见宫颈息肉、宫颈腺囊肿等,宫颈口多有分泌物,亦可有宫颈触痛和宫颈触血。

(四)诊断

宫颈糜烂诊断并不困难,但必须除外宫颈上皮内瘤样病变、早期宫颈癌、宫颈结核、宫颈尖锐湿疣等,因此应常规进行宫颈细胞学检查。目前已有电脑超薄细胞检测系统,准确率显著提高。必要时须作病理活检以明确诊断,电子阴道镜辅助活检对提高诊断准确率很有帮助。宫颈息肉、宫颈腺囊肿可根据病理活检确诊。

(五)治疗

局部治疗为主,方法有物理治疗、药物治疗及手术治疗。

1.物理治疗

目的在于使糜烂面坏死、脱落,原有柱状上皮为新生鳞状上皮覆盖。

(1)电灼(熨)治疗:采用电灼器或电熨器对整个病变区电灼或电熨,直至组织呈乳白色或微黄色为止。一般近宫口处稍深,越近边缘越浅,深度为 2 mm 并超出病变区 3 mm,深入颈管内 0.5~1.0 cm,治愈率为 50%~90%。术后涂抹磺胺粉或呋喃西林粉,用醋酸冲洗阴道,每天 1 次,有助于创面愈合。

(2)冷冻治疗:利用液氮快速达到超低温(-196 ℃),使糜烂组织冻结、坏死、变性、脱落,创面修复而达到治疗目的。一般采用接触冷冻法,选择相应的冷冻头,覆盖全部病变区并略超过其范围 2~3 mm,根据快速冷冻、缓慢复温的原则,冷冻 1 分钟、复温 3 分钟、再冷冻 1 分钟。进行单次或重复冷冻,治愈率 80%左右。

(3)激光治疗:采用 CO_2 激光器使糜烂部分组织炭化、结痂,痂皮脱落后,创面修复而达到治疗目的。激光头距离糜烂面 3~5 cm,照射范围应超出糜烂面 2 mm,轻病的烧灼深度为 2~3 mm,重病可达 4~5 mm,治愈率为 70%~90%。

(4)微波治疗:微波电极接触局部病变组织时,瞬间产生高热效应(44~61 ℃)而达到组织凝固的目的,并可出现凝固性血栓形成而止血,治愈率 90%左右。

(5)波姆光治疗:采用波姆光照射糜烂面,直至变为均匀灰白色为止,照射深度为 2~3 mm,治愈率可达 80%。

(6)红外线凝结法:红外线照射糜烂面,局部组织凝固、坏死,形成非炎性表浅溃疡,新生鳞状上皮覆盖溃疡面而达到治愈,治愈率 90%以上。

(7)高强度聚焦超声治疗:高强度聚焦超声是治疗宫颈糜烂的一种新方法,通过超声波在焦点处产生的热效应、空化效应和机械效应,破坏病变组织。与传统物理治疗方法有所不同的是,利用聚焦超声良好的组织穿透性和定位性,将声波聚焦在宫颈病变深部,对宫颈组织的损伤部位是在表皮下的一定深度,而不是直接破坏表面黏膜层,深部病变组织被破坏后,由深及浅,促进健康组织的再生和表皮的重建。

物理治疗的注意事项:①治疗时间应在月经干净后 3~7 天进行。②排除宫颈上皮内瘤样病变、早期宫颈癌、宫颈结核和急性感染期后方可进行。③术后阴道分泌物增多,甚至有大量水样排液,有时呈血性,脱痂时可引起活动性出血,如量较多先用过氧化氢清洗伤口,用消毒棉球局部压迫止血,24 小时后取出。④物理治疗的次数、持续时间、强度、范围应严格掌握。⑤创面愈合需要一段时间(2~8 周),在此期间禁止盆浴和性生活。⑥定期复查,随访有无宫颈管狭窄。

2.药物治疗

药物治疗适用于糜烂面积小和炎病浸润较浅的病例。

(1)硝酸银或重铬酸钾液:为强腐蚀剂,局部涂擦进行治疗,方法简单,但因疗效不佳,现基本已弃用。

(2)聚甲酚磺醛浓缩液或栓剂:目前临床上应用较多,聚甲酚磺醛是一种高酸物质,可使病变组织的蛋白质凝固脱落,对健康组织无损害且可增加阴道酸度,有利于乳酸杆菌生长。用法为将浸有聚甲酚磺醛浓缩液的棉签插入宫颈管,转动数次取出,然后将浸有浓缩液的纱布块轻轻敷贴于病变组织,纱布块应稍大于糜烂面,浸蘸的药液以不滴下为度,持续 1~3 分钟,每周 2 次,1 个月经周期为 1 个疗程;聚甲酚磺醛栓剂每隔天晚阴道放置 1 枚,12 次为 1 个疗程。

(3)免疫治疗:采用重组人 α 干扰素栓,每晚一枚,6 天为 1 个疗程。近年报道用红色奴卡放线菌细胞壁骨架 N-CWs 菌苗治疗宫颈糜烂,该菌苗具有非特异性免疫增强及消炎作用,能促进鳞状上皮化生,修复宫颈糜烂病变达到治疗效果。

(4)宫颈管内膜炎时,根据细菌培养和药敏试验结果,采用抗生素全身治疗。

3.手术治疗

对于糜烂面积广而深,或用上述方法久治不愈的患者可考虑行宫颈锥形切除术,多采取宫颈环形电切除术。锥形切除范围从病灶外缘 0.3～0.5 cm 开始,深入宫颈管 1～2 cm,锥形切除,术后压迫止血。宫颈息肉可行息肉摘除术或电切术。

(宋冰冰)

第四节　生殖器结核

结核病是由结核分枝杆菌引起的慢性传染病,严重危害人民健康。全世界约 1/3 人口感染结核菌,每年约 900 万人口患结核,发展中国家更常见。我国属世界上 22 个结核病高流行国家之一,全国约有 3 亿以上人口受到结核杆菌感染的威胁。据统计,我国目前约有 500 万活动性结核病患者,其中传染性肺结核患者数达 200 余万人,每年新增 113 万新结核病患者。由于流动人口的增加、HIV 感染、耐药性结核增多,使结核病的治疗遇到了巨大的挑战。女性生殖器结核(female genital tuberculosis,FGTB)是全身结核的一种表现,常继发于肺结核、肠结核、腹膜结核等,约 10% 的肺结核伴有生殖器结核。生殖器结核的发病率在过去 10 年成倍增加,占肺外结核的 11.9%,占盆腔炎性疾病的 37%,占所有结核病患者的 1.32%,占所有妇产科疾病的 0.45%,占不孕症患者的 4.2%～15%。80%～90% 的患者为 20～40 岁生育年龄妇女。有报道显示,发病年龄有后延趋势。

一、发病机制

(一)病原菌

结核杆菌属放线菌目分枝杆菌科分枝杆菌属。因涂片染色具有抗酸性,故称抗酸杆菌。对人类有致病力的结核杆菌有人型及牛型两种亚型,其中以人型结核杆菌为主要致病菌。人型结核杆菌首先感染肺部,牛型结核杆菌首先感染消化道,然后再传播至其他器官。由于对食用牛的严格检疫,目前人类的牛型结核杆菌感染已极少见。但近年来非结核杆菌感染引起的结核样病变有增加趋势。

机体初次遭结核杆菌感染后,随即产生两种形式的免疫反应,即细胞介导免疫反应和迟发超敏反应。结核菌的致病性、病变范围及发病时间常取决于人体免疫状态,尤其是过敏性与免疫力两者间的平衡。免疫力强,结核杆菌可被吞噬清除,免于发病或病变趋于局限。

结核杆菌亦可长期潜伏于巨噬细胞内,待日后复苏时播散致病。若免疫力不足或入侵菌量大、毒力强,又因迟发超敏反应,则导致结核发病或病变扩散。目前多认为再次感染的结核杆菌几乎全部为初次感染灶内细胞经内源性播散所引起。

绝大多数生殖器结核属继发性;感染主要来源于肺或腹膜结核。据文献报道,生殖器结核合并肺部或胸膜结核者占 20%～50%。部分患者发病时虽未见肺部或其他器官的结核病灶,但不排除原发结核病灶已消失的可能。是否有原发性生殖器结核尚有争论。

(二)传播途径

生殖器结核的主要传播途径有以下几种。

1.血行传播

血行传播是主要的传播途径。结核杆菌首先侵入呼吸道,在肺部、胸膜或淋巴结等处形成病灶,随后在短期内进入血液循环,传播至体内其他器官。青春期正值生殖器发育,血供丰富,结核杆菌多经血行传播累及内生殖器。但各个器官受感染的机会不等,这与器官的组织构造是否有利于结核杆菌的潜伏有关。输卵管黏膜的构造有利于结核杆菌潜伏,结核杆菌可在局部隐伏1～10年甚至更长,一旦机体免疫力低下,方才重新激活而发病。输卵管结核多为双侧性,双侧输卵管可能同时或先后受到感染。

2.直接蔓延

结核性腹膜炎、肠道或肠系膜淋巴结结核的干酪样病灶破裂或与内生殖器广泛粘连时,结核病变可直接蔓延至生殖器表面。输卵管结核与腹膜结核亦可通过直接蔓延而相互感染。生殖器结核患者中约50%合并腹膜结核。

3.淋巴传播

肠结核可能通过淋巴管逆行传播而感染内生殖器,但较少见。

二、病理

女性生殖器结核大多数首先感染输卵管,然后逐渐蔓延至子宫内膜、卵巢、子宫颈等处。

(一)输卵管结核

最多见。女性生殖器结核中输卵管受累者占90%～100%。病变多为双侧性,两侧的严重程度不一定相同。血行播散者,首先累及输卵管内膜,黏膜充血肿胀,黏膜皱襞有肉芽肿反应及干酪样坏死,在镜下可见到典型的结核结节。直接蔓延者先侵犯输卵管浆膜,在浆膜面散布灰白色粟粒样小结节。随病情发展,可表现为两种类型。

1.增生粘连型

增生粘连型较常见。输卵管增粗、僵直,伞端肿大、外翻,状如烟斗嘴,管腔狭窄或阻塞,黏膜及肌壁见干酪样结节样病变,浆膜表面散布多量黄白色粟粒样结节。病程迁延的慢性患者可能发生钙化。输卵管、卵巢、盆腔腹膜、肠曲及网膜等可有广泛紧密粘连,期间可有渗液积聚,形成包裹性积液。严重者可并发肠梗阻。

2.渗出型

渗出型输卵管显著肿胀,黏膜破坏明显,伞端粘连闭锁,管壁有干酪样坏死,管腔内充满干酪样物质及渗出液,形成输卵管积脓,或波及卵巢形成输卵管卵巢脓肿。此时容易合并化脓性细菌感染。急性期输卵管浆膜面及盆腔腹膜散布粟粒样结节,可有草黄色腹水。

(二)子宫结核

子宫结核占女性生殖器结核的50%～60%。多由输卵管结核蔓延而来。主要侵犯子宫内膜,常累积于内膜基底层。因此,即使部分结核病灶随着子宫内膜周期性脱落而排出,增生的功能层内膜仍会再度感染,致使病程迁延。

病程早期内膜充血水肿,仅散在少量肉芽肿性结节。随着病情进展,可出现干酪样坏死及表浅溃疡,进而大部分内膜层遭破坏,甚至侵及肌层。子宫腔内大量瘢痕形成,致使宫腔粘连、变形、挛缩。子宫内膜结核结节周围的腺体对性激素的反应不良,表现为持续性增生期或分泌不足状态。

(三)卵巢结核

由于卵巢表面其感染率较低,卵巢结核在女性生殖器结核中占20%~30%。一旦感染常双侧受累。可表现为两种类型。①卵巢周围炎:由输卵管结核蔓延而来,卵巢表面或皮质区有结核性肉芽肿,可见干酪样坏死;②卵巢炎:通常经血行感染,在卵巢深部间质中形成结核结节或干酪样脓肿,但少见。

(四)子宫颈结核

子宫颈结核较少见,占5%~15%。大多数由子宫内膜结核直接蔓延,可表现为不规则的表浅溃疡,其边界清晰,基底呈灰黄色,高低不平,触之出血。亦有呈乳头状或结节状增生,状如菜花。

(五)外阴、阴道结核

外阴、阴道结核少见,仅占1%~2%。由子宫及子宫颈结核向下蔓延或由血行感染。病灶表现为单个或多个浅表溃疡,经久不愈,可能形成窦道,偶尔可见灰白色肉芽肿或灰黄色结节。

三、临床表现

生殖器结核的临床表现同急性PID后遗症,依病情轻重而异。

(一)症状

1.不孕

生殖器结核患者基本上均有原发或继发性不孕,尤其以原发不孕多见。根据学者相关研究结果显示,在1 878例原发性不孕症患者中发现FGTB 350例(18.64%);在继发不孕症患者1 422例中发现FGTB 122例(8.58%),总体生殖器结核性不孕的患病率为14.30%。以不孕为唯一症状者占生殖器结核患者的40%~50%。不孕主要由于输卵管黏膜遭结核破坏,伞端或管腔粘连闭锁;或纤毛受损、管壁僵硬,周围粘连致蠕动输送功能障碍。子宫内膜受累,也是导致不孕的原因。

2.月经异常

与病情严重程度及病程长短有关。早期因子宫内膜炎症充血及溃疡形成而有经量增多、经期延长或不规则子宫出血。随着内膜破坏逐渐加剧,渐次表现为经量减少,乃至闭经。据国内早期报道,闭经者占29.9%,然而国外报道及近年所见,则以经量增多、经期延长等早期症状多见,约占40%。

3.下腹疼痛

由于盆腔炎症和粘连,约35%的患者有轻中度的下腹坠痛,经期腹痛加重,甚至可有较重的痛经。

4.全身症状

结核病变活跃者,可有发热、盗汗、乏力、食欲缺乏、体重减轻等症状。发热多表现为午后低热,部分患者可有经期发热。

5.其他症状

子宫颈或阴道结核患者可有白带增多、血性白带或接触性出血等症状。外阴结核者则可因溃疡而伴有阴部疼痛。

(二)体征

由于病变轻重程度及受累范围不同,体征差异颇大。约50%的患者可无异常发现。伴有腹膜结核存在时,腹部有压痛、柔韧感或腹水积液征。形成包裹性积液时,可扪及不活动包块,包块多与肠管粘连,可有轻度触痛。若发育期即遭结核感染,子宫小于正常大小。随病情进展,可在附件区扣及呈索条状增粗的输卵管或大小不等、质地不均的肿块,与子宫粘连甚紧,固定而有触痛,其周围组织增厚,甚至质硬如板状。

四、辅助检查

(一)病理组织学诊断

(1)诊断性刮宫、子宫内膜病理检查:是诊断子宫内膜结核可靠而常用的方法,有重要的诊断价值。在月经期前1~3天进行诊断性刮宫,注意刮取子宫两侧角部的内膜,将部分组织送结核杆菌培养并做动物接种,其余部分可进行病理组织学检查。但阴性结果亦不能排除结核可能,必要时可重复刮宫2~3次。闭经时间长、内膜大部分破坏者可能刮不出内膜。为预防刮宫导致结核病变扩散,应在手术前后每天肌内注射链霉素0.75 g各3天。

(2)子宫颈、外阴及阴道结核均通过活检组织病理检查确诊。

(二)影像学诊断

1.B超检查

发现腹水、包裹性积液、腹膜增厚、附件包块或子宫内膜受累等征象时,应警惕生殖器结核的可能。

2.X线检查

(1)子宫输卵管碘油造影:有助于内生殖器结核的诊断。实用价值较大。造影显示内生殖器结核较典型的征象如下。①子宫腔呈不同程度的狭窄或变形,边缘不规则呈锯齿状;②输卵管腔内有多处狭窄呈串珠状或管腔细小、僵直,远端阻塞;③造影剂进入子宫壁间质或宫旁淋巴管、血管;④卵巢钙化,呈环状钙化影或盆腔散在多个钙化阴影。

碘油造影检查前后肌内注射链霉素数天,防止病变扩散。有发热或附件炎性包块者不宜行子宫输卵管碘油造影检查。

(2)盆腔X线平片:发现多个散在的钙化阴影,即提示盆腔结核可能。但阴性不能排除结核。

(3)胸部X线片:必要时行消化道或泌尿道造影检查。

3.CT、MRI

有一定的参考价值,但无特异性。

(三)腹腔镜和宫腔镜检查

对于根据病史和体格检查高度怀疑结核性不孕但细菌学或病理学检查阴性者,可考虑行腹腔镜检查,这对经常规方法诊断困难的、非活动期结核患者尤为适用。腹腔镜用于诊断盆腔疾病直观而又准确。对于除不孕外无其他明显症状、体征的早期结核病变,其诊断价值高于内膜活检。但腹腔镜检查属于有创伤性检查,有一定的风险性,特别是盆腔、腹腔广泛粘连时更有损伤脏器之虞。故应严格掌握指征,并由有经验的医师操作。宫腔镜检查已成为多数医院诊断结核性不孕的常规手段之一,可评价宫腔和内膜情况并进行定点活检,其诊断效能较盲目诊断性刮宫大为提高。采用低压膨宫技术一般不会导致结核播散。

(四)实验室检查

1.结核菌素试验

结核菌素试验阳性表明曾经有过结核感染,其诊断意义不大。若为强阳性,则提示有活动性病灶存在,但不表明病灶部位。阴性结果亦不能排除结核病。

2.血清学诊断

活动性结核病患者血清抗体水平明显升高,其升高的程度与病变活动程度成正比,且随病情好转而恢复。特异性强的脱氧核糖核酸(DNA)探针技术与灵敏性高的聚合酶链反应(PCR)技术结合,形成诊断结核病的新途径。但开发敏感性与特异性俱佳的方法仍旧是个棘手问题。

3.结核菌培养与动物接种

可用月经血或刮宫所获的子宫内膜进行结核菌培养或动物接种。但阳性率不高,耗时长,临床很少采用。

4.其他

白细胞计数一般不高,分类计数中淋巴细胞增多。结核活动期红细胞沉降率可增快,但红细胞沉降率正常亦不能除外结核。

五、诊断

重症患者有典型症状、体征,诊断一般无困难。但生殖器结核大多为慢性炎症,缺乏典型的结核中毒症状,腹胀、腹水、盆腔包块易被误诊为卵巢肿瘤、子宫内膜异位症或盆腔炎性疾病,又因临床上相对不多见,认识不足,警惕性不够,因此早期诊断很困难,误诊率可达85%。应注意详细询问病史,拓宽诊断思路。若患者对抗生素治疗无效时应怀疑生殖器结核可能。原发不孕患者伴有月经改变:经量增多、经期延长或月经稀少甚至闭经;盆腔炎久治不愈;未婚女青年有低热、盗汗、盆腔炎或腹水,皆应高度怀疑生殖器结核。既往曾患有肺结核、胸膜结核、肠结核或有结核接触史者应警惕。根据可能的病史、体征,进一步借助子宫内膜活检及子宫输卵管造影等辅助检查可明确诊断。经血和内膜组织的结核杆菌培养是诊断的"金标准",但技术要求高、阳性率低、需时也较长。

六、鉴别诊断

临床上常需与生殖器结核鉴别的病变有以下几种。

(一)盆腔炎性疾病后遗症

既往多有急性 PID 病史,有宫腔手术史或流产史,月经量减少和闭经少见。诊断性刮宫、子宫输卵管碘油造影及腹腔镜检查有助于明确诊断。

(二)子宫内膜异位症

两者亦有很多相似之处。但子宫内膜异位症患者痛经更明显,妇科检查可在子宫后壁或骶韧带处扪及有触痛的小结节,输卵管大多通畅。

(三)卵巢肿瘤

结核性包裹性积液应与卵巢囊性肿瘤鉴别。卵巢囊性肿瘤大多表面光滑、活动,再结合病程、临床表现、B超特征等予以鉴别。卵巢恶性肿瘤伴盆、腹腔转移时,患者可有发热、消瘦,检查可发现与子宫粘连的不规则肿块,可有乳头状或结节样突起,伴腹水。血清 CA125 值明显升高。此时与严重内生殖器结核或合并腹膜结核者常难以区分。诊断困难时,应及早剖腹探查,以免延误治疗。

(四)子宫颈癌

子宫颈结核可有乳头状增生或溃疡,出血明显,肉眼观察与子宫颈癌不易区分。通过子宫颈活检即可明确诊断。

七、治疗

生殖器结核一经明确诊断,不论病情轻重均应积极治疗,由于结核分枝杆菌的特性,对结核病的治疗应坚持长期用药。

(一)一般治疗

适当休息,加强营养,增强机体抵抗力,提高免疫功能有利于恢复。急性期有发热或重症患者需卧床休息,住院治疗。

(二)预防性治疗

结核菌素试验阳性而无临床症状阶段应给予预防性治疗,既可防止具有明显临床症状的活动性病例出现,又可阻止细菌的传播。可选择异烟肼每天 300 mg 和维生素 B_6 每天 50 mg 同服,持续服用 3~6 个月。已证实异烟肼预防活动性结核的有效率为 60%~90%(甚至有实验结果有效率高达 98%)。

(三)活动性结核的治疗

抗结核药物对绝大多数生殖器结核有效,是最重要的首选治疗。抗结核疗效好、不良反应少的药物有异烟肼、利福平、乙胺丁醇、吡嗪酰胺及链霉素等,多作为初治的首选药物,称为一线药。对氨基水杨酸钠、乙硫异烟胺、丙硫异烟肼和卡那霉素等为二线药物。异烟肼联合利福平可治愈85%的结核患者,但对耐多药结核病无效。近年研究表明,氟喹诺酮类药物具有抗分枝杆菌活性,疗效良好。某些品种(如环丙沙星、司帕沙星、氧氟沙星和左氧氟沙星)被作为二线抗 TB 药物,在治疗耐多药结核病以及对耐受一线抗 TB 药物的患者使用中发挥着重要作用。

1.常用抗结核药

(1)异烟肼(Isoniazid,H):对结核杆菌有选择性抗菌作用,对生长旺盛的结核菌有杀灭作用,能杀灭细胞内外的结核菌,但对静止期结核菌仅有抑制作用。其用量较小,疗效较好,毒性相对较低。口服吸收快而完全,生物利用度为 90%,服药后 1~2 小时血药浓度达峰值。通常每天 300 mg 一次顿服,需要时可肌内注射或静脉注射。不良反应可有周围神经炎、肝损害等,多在大量或长期应用时发生。加服维生素 B_6 30 mg/d 可预防神经炎。用药时注意监测肝功能。

(2)利福平(Rifampicin,R):为利福霉素的半合成衍生物,是对结核菌有明显杀菌作用的全效杀菌药。对增殖期结核菌作用最强,浓度较高时对静止期结核菌亦有杀菌作用。能渗入细胞内,对吞噬细胞内的结核菌亦有杀灭作用。口服吸收迅速而完全,生物利用度为 90%~95%。每天 0.45~0.60 g 空腹顿服。不良反应轻,可有胃肠道症状、药疹热、皮疹等,少数有肝损害、粒细胞和血小板计数减少等。

(3)乙胺丁醇(Ethambutol,E):对增殖期结核菌有较强的抑制作用。口服吸收约为 80%,常用剂量 15~25 mg/(kg·d),一次顿服。不良反应较少,大剂量长时间用药偶可见视神经炎,用 15 mg/(kg·d)则很少发生。

(4)吡嗪酰胺(Pyrazinamide,Z):对细胞内结核杆菌有杀灭作用,在酸性环境中杀菌作用更强。口服易吸收,每天剂量 0.75~1.50 g。不良反应少,可有高尿酸血症及肝毒性。

(5)链霉素(Streptomycin,S):对细胞外结核菌的杀灭作用大于对细胞内菌群的作用。其抗结核菌作用弱于异烟肼和利福平,口服不吸收,剂量 0.75 g 肌内注射,疗程以 2~3 个月为宜,主要不良反应为听觉器官及前庭功能损害,偶见肾脏损害。

2.氟喹诺酮类药物

氧氟沙星、左氧氟沙星、环丙沙星等为常用药物。该类药物主要通过抑制结核菌的 DNA 旋转酶(拓扑异构酶Ⅱ)A 亚单位,从而抑制细菌 DNA 的复制和转录,达到抗菌目的。氟喹诺酮类药物对细胞内外的结核菌均有杀灭作用,且在巨噬细胞内聚积的趋势。与其他抗结核药多呈协同或相加作用。氧氟沙星用量 300～800 mg/d,口服吸收迅速,生物利用度高,不良反应少。

3.其他新型抗结核药

如利福霉素类药物中的利福喷汀、克拉霉素、阿奇霉素、罗红霉素以及近年开发的 5-硝基咪唑衍生物等均具有肯定的抗结核作用。

抗结核治疗应严格遵照"早期、联合、适量、规律、全程"的原则,制定合理的化学治疗(简称化疗)方案。20 世纪 70 年代以来,短疗程方案日益盛行,其用药时间短,剂量减少,患者经济负担减轻,疗效好。大多以异烟肼、利福平和吡嗪酰胺为基础,在开始 2 个月内可加用链霉素或乙胺丁醇,进行 6～9 个月的短程化疗。活动性结核病常用治疗方案如下。

(1)2SHRZ/4HRE,世界卫生组织提出的短程化疗方案即每天用链霉素(S)、异烟肼(H)、利福平(R)、吡嗪酰胺(Z)2 个月,以后用异烟肼(H)、利福平(R)、乙胺丁醇(E)4 个月。在此基础上改良的服药方法有多种。

(2)2HRSZ/6H3R3E3,即每天用 HRSZ 2 个月后再改为 HRE,每周 3 次,用 6 个月。

(3)2SHR/2S2H2R2/5S2H2,每天用药 SHR 2 个月,每周用 SHR 2 次 2 个月,每周用 SH 2 次 5 个月。

(4)2SHRZ/4～6TH,每天给 SHRZ 治疗 2 个月,以后 4～6 个月给氨硫脲(T)和异烟肼。

(5)2SHRE/4H3R3,每天链霉素、异烟肼、利福平、乙胺丁醇口服,连续应用 2 个月,然后每周 3 次给予异烟肼、利福平,连续应用 4 个月。

(四)手术治疗

由于药物治疗可获得满意疗效,大多数生殖器结核患者不需手术治疗。

1.手术适应证

手术治疗主要适用于以下几方面。

(1)输卵管卵巢炎经药物治疗无效或治疗后又反复发作者。

(2)多种药物耐药。

(3)瘘管形成,药物治疗未能愈合。

(4)怀疑有生殖道肿瘤并存。

2.手术范围

手术范围依据患者的年龄及病灶范围而定。为求彻底治疗,一般以双附件及全子宫切除为宜,年轻患者应尽量保留卵巢功能。术前做好肠道准备,术时注意解剖关系,细心分离粘连,避免损伤邻近脏器。为了避免手术导致感染扩散,减少炎症反应所致手术操作困难,术前应给予抗结核药物 1～2 个月,术后视结核活动情况及手术是否彻底而决定是否继续抗结核治疗。若盆腔病灶已全部切除,又无其他器官结核并存者,术后再予抗结核药物治疗 1～2 个月即可。有生育要求的宫腔粘连患者可行宫腔镜下宫腔粘连松解术。

八、预防

生殖器结核多为继发性感染,原发病灶以肺结核为主,因此积极防治肺结核,对预防生殖器结核有重要意义。加强防痨宣传,新生儿接种卡介苗,3 个月以后的婴儿直至青春期少女结核菌素阴性者应行卡介苗接种。结核活动期应避免妊娠。此外,生殖器结核患者其阴道分泌物及月经血内可能有结核菌存在,应加强隔离,避免传染。

九、生殖器结核与妊娠

绝大多数生殖器结核患者均并发不孕。个别早期轻症输卵管结核或腹膜结核患者偶尔受孕,但妊娠可能使原已静止的结核病变再度活动甚至经血行播散,同时导致流产。

十、临床特殊情况的思考和建议

(一)生殖器结核的早期诊断

因生殖器结核多发生于年轻女性,疾病的迁延不愈导致输卵管结构和子宫内膜组织破坏严重,严重影响日后的生育功能,因此如何提高该病的早期诊断尤为重要。生殖器结核发病部位90%～100%在输卵管,多为双侧性,一般始发于输卵管壶腹部,逐渐向近端扩散,约50%累及子宫内膜。病程早期,局限于输卵管的结核多为粟粒样结节,病灶主要在输卵管的表面,由于期别早,结核杆菌的数量相对较少,耐药菌株少等,此时得以早期诊断并及时治疗,治疗效果是最理想的。仍强调仔细询问病史,对既往有结核病史或有接触史者应警惕,对原发不孕患者伴有月经改变者(经量增多、经期延长逐渐月经稀少甚至闭经),盆腔炎久治不愈,未婚女青年有低热、盗汗、盆腔炎或腹水,皆应高度怀疑生殖器结核。传统的病原学诊断阳性率低,临床意义不大。随着分子生物学的发展,将特异性强的 DNA 探针和灵敏度高 PCR 技术相结合,有利于早期诊断生殖器结核。对不孕患者尽早进行子宫输卵管碘油造影有助于协助早期诊断。及时进行腹腔镜检查有助于疾病的早期诊断和及时治疗。采取月经血进行 PCR 检测因其无创、方便,有望成为未来结核杆菌检测的重要方法。

(二)耐药结核病及其治疗

目前抗结核药物治疗的难点是迅速出现的耐药,尤为多重耐药性问题。结核病治疗不当或治疗管理不当是多重耐药的关键。耐多药结核病(multidrug resistance tuberculosis,MDR-TB)是指对两种或更多的一线抗结核药耐药;泛耐药结核病(extensively drug resistance tuberculosis,XDR-TB)是指在耐多药结核病的基础上,同时对氟喹诺酮类药物中的 1 种和对3 种二线注射药物(硫酸卷曲霉素、卡那霉素和阿米卡星)中至少 1 种具有耐药的结核病。由于耐多药结核的出现,美国 CDC 推荐初始治疗应同时应用 5 种药物,直至结核杆菌培养结果明确后将抗结核药减少至 2～3 种。对于 MDR-TB 者应给予 5 种药物抗结核治疗。

(三)生殖器结核与不孕

生殖器结核可导致生殖道解剖学的异常、胚胎着床障碍和卵巢功能的异常而严重影响生育能力,绝大多数患者均并发不孕。对导致不孕的患者除了抗结核的药物治疗、手术治疗外,必要时需助孕治疗。但因双侧输卵管的结构及功能往往严重受损,人工授精不能提高妊娠率,体外受精-胚胎移植(IVF-ET)虽能提高受孕能力,但明显低于非生殖器结核合并不孕者。生殖器结核患者能否恢复生育能力,取决于治疗是否及时彻底。病变轻微者,经积极治疗可能恢复生育能力,但由于早期诊断不易,正常妊娠机会少。有学者综合 7 000 余例患者的妊娠,获正常宫内妊娠者仅 31 例,占0.44%,其余为输卵管妊娠125 例,流产 67 例。张丹等研究表明,早期生殖器结核中妊娠率为 42.11%(16/38),中晚期结核患者妊娠率仅 6.19%,流产率高达 39.29%。因此须强调结核的早期诊断和严格遵照"早期、联合、适量、规律、全程"的治疗原则。

(宋冰冰)

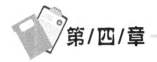

第/四/章

女性生殖内分泌疾病

第一节 痛 经

痛经是指伴随着月经的疼痛。疼痛可以出现在行经前后或经期,主要集中在下腹部,常呈痉挛性,通常还伴有其他症状,包括腰腿疼、头痛、头晕、乏力、恶心、呕吐、腹泻、腹胀等。痛经是育龄期妇女常见的疾病,发生率很高,文献报道为30%~80%,每个人的疼痛阈值差异及临床上缺乏客观的评价指标使得人们对确切的发病率难以评估。全国抽样调查结果表明:痛经发生率为33.19%,其中原发性痛经占36.06%,其余为继发性痛经。不同年龄段痛经发生率不同,初潮时发生率较低,随后逐渐升高,16~18岁达顶峰,30~35岁时下降,生育期稳定在40%左右,以后更低,50岁时为20%左右。

痛经分为原发性和继发性两种。原发性痛经是指不伴有其他明显盆腔疾病的单纯性功能性痛经;继发性痛经是指因盆腔器质性疾病导致的痛经。

一、原发性痛经

青春期和年轻的成年女性的痛经大多数是原发性痛经,是功能性的,与正常排卵有关,没有盆腔疾病;但有大约10%的严重痛经患者可能会查出有盆腔疾病,如子宫内膜异位症或先天性生殖道发育异常。原发性痛经的发病原因和机制尚不完全清楚,研究发现原发性痛经发作时有子宫收缩的异常,而造成收缩异常的原因有局部前列腺素、白三烯类物质、血管升压素、缩宫素的增高等。

(一)病因和病理生理

1.子宫收缩异常

正常月经期子宫的基础张力<1.33 kPa,宫缩时可达16 kPa,收缩频率为3~4次/分。痛经时宫腔的基础压力提高,收缩频率增高且不协调。因此原发性痛经可能是子宫肌肉活动增强、过渡收缩所致。

2.前列腺素(PG)的合成和释放过多

子宫内膜是合成前列腺素的主要场所,子宫合成和释放前列腺素过多可能是导致痛经的主要原因。PG的增多不仅可以刺激子宫肌肉过度收缩,导致子宫缺血,并且使神经末梢对痛觉刺激敏感化,使痛觉阈值降低。

3.血管紧张素和缩宫素过高

原发性痛经患者体内的血管紧张素增高,血管紧张素可以引起子宫肌层和血管的平滑肌收缩加强,因此,被认为是引起痛经的另一重要因素。缩宫素是引起痛经的另一原因,临床上应用缩宫素拮抗剂可以缓解痛经。

4.其他因素

主要是精神因素,紧张、压抑、焦虑、抑郁等都会影响对疼痛的反应和主观感受。

(二)临床表现

原发性痛经主要发生在年轻女性身上,自初潮或初潮后数月开始,疼痛发生在月经来潮前或来潮后,在月经期的48～72小时持续存在,疼痛呈痉挛性,集中在下腹部,有时伴有腰痛,严重时伴有恶心、呕吐、面色苍白、出冷汗等,影响日常生活和工作。

(三)诊断与鉴别诊断

诊断原发性痛经,首先要排除器质性盆腔疾病的存在。全面采集病史,进行全面的体格检查,必要时结合辅助检查,如B超、腹腔镜、宫腔镜、子宫输卵管碘油造影等,排除子宫器质性疾病。鉴别诊断主要排除子宫内膜异位症、子宫腺肌症、盆腔炎等疾病引起的于继发性痛经,还要与慢性盆腔痛相区别。

(四)治疗

1.一般治疗

对痛经患者,尤其是青春期少女,必须进行有关月经的生理知识教育,消除其对月经的心理恐惧。痛经时可卧床休息,热敷下腹部,还可服用非特异性的止痛药。研究表明,对痛经患者施行精神心理干预可以有效减轻症状。

2.药物治疗

(1)前列腺素合成酶抑制剂:非甾体抗炎药是前列腺素合成酶抑制剂,通过阻断环氧化酶通路,抑制前列腺素合成,使子宫张力和收缩力下降,达到止痛的效果。有效率60%～90%,服用简单,不良反应小,还可以缓解其他相关症状,如恶心、呕吐、头痛、腹泻等。一般于月经来潮、痛经出现前开始服用,连续服用2～3天,因为前列腺素在月经来潮的最初48小时释放最多,连续服药的目的是减少前列腺素的合成和释放。因此疼痛时临时间断给药效果不佳,难以控制疼痛。

常用于治疗痛经的非甾体类药物及剂量见表4-1。

表4-1　常用治疗痛经的非甾体类止痛药

药物	剂量
甲芬那酸	首次 500 mg,250 mg/6 h
氟芬那酸	100～200 mg/6～8 h
吲哚美辛(消炎痛)	25～50 mg/6～8 h
布洛芬	200～400 mg/6 h
酮洛芬	50 mg/8 h
芬必得	300 mg/12 h

布洛芬和酮洛芬的血药浓度30～60分钟达到峰值,起效很快。吲哚美辛等对胃肠道刺激较大,容易引起消化道大出血,不建议作为治疗痛经的一线药物。

(2)避孕药具:短效口服避孕药和含左炔诺孕酮的宫内节育器(曼月乐)适用于需要采用避孕

措施的痛经患者,可以有效地治疗原发性痛经。口服避孕药可以使50%的患者疼痛完全缓解,40%明显减轻。曼月乐对痛经的缓解的有效率也高达90%左右。避孕药的主要作用是抑制子宫内膜生长、抑制排卵、降低前列腺素和血管升压素的水平。各类雌、孕激素的复合避孕药均可以减少痛经的发生,它们减轻痛经的程度无显著差异。

(3)中药治疗:中医认为痛经是由于气血运行不畅引起,因此一般以通调气血为主,治疗原发性痛经一般用当归、川芎、茯苓、白术、泽泻等组成的当归芍药散,效果明显。

3.手术治疗

以往对原发性痛经药物治疗无效者的顽固性病例,可以采用骶前神经节切除术,效果良好,但有一定的并发症。近年来,主要用子宫神经部分切除术。无生育要求者,可进行子宫切除术。

二、继发性痛经

继发性痛经是指与盆腔器官的器质性病变有关的周期性疼痛。常在初潮后数年发生。

(一)病因

有许多妇科疾病可能引起继发性痛经,它们包括以下几种。

1.典型周期性痛经的原因

处女膜闭锁、阴道横隔、宫颈狭窄、子宫异常(先天畸形、双角子宫)、子宫腔粘连(Asherman综合征)、子宫内膜息肉、子宫平滑肌瘤、子宫腺肌病、盆腔淤血综合征、子宫内膜异位症、IUD等。

2.不典型的周期性痛经的原因

子宫内膜异位症、子宫腺肌病、残留卵巢综合征、慢性功能性囊肿形成、慢性盆腔炎等。

(二)病理生理

研究表明,子宫内膜异位症和子宫腺肌症患者体内产生过多的前列腺素,可能是痛经的主要原因之一。前列腺素合成抑制剂可以缓解该类疾病的痛经症状。环氧化酶(COX)是前列腺素合成的限速酶,在子宫内膜异位症和子宫腺肌症患者体内表达量过度增高。这些均说明前列腺素合成代谢异常与继发性痛经的疼痛有关。

宫内节育器(IUD)的不良反应主要是月经过多和继发痛经,其痛经的主要原因可能是子宫的局部损伤和IUD局部的白细胞浸润导致的前列腺素合成增加。

(三)临床表现

继发性痛经一般发生在初潮后数年,生育年龄妇女较多见。疼痛多发生在月经来潮之前,月经前半期达到高峰,此后逐渐减轻,直到结束。继发性痛经症状常有不同,伴有腹胀、下腹坠痛、肛门坠痛等。但子宫内膜异位症引起的痛经也有可能发生在初潮后不久。

(四)诊断和鉴别诊断

诊断继发性痛经,除了详细询问病史外,主要通过盆腔检查,相关的辅助检查,如B超、腹腔镜、宫腔镜及生化指标的化验等,找出相应的病因。

(五)治疗

继发性痛经的治疗主要是针对病因进行治疗,具体方法请参阅相关章节。

(孙丽敏)

第二节 性 早 熟

一、性早熟的发生机制和分类

对女孩来说,8岁之前出现第二性征就称为性早熟。根据发病机制,性早熟可分为GnRH依赖性性早熟和非GnRH依赖性性早熟两大类。

(一)正常青春期的启动机制

了解正常的青春期启动机制是理解性早熟发生机制的基础。正常女孩的青春期启动发生在8岁以后,临床上表现为8岁以后开始出现第二性征的发育。性早熟患儿在8岁前就出现青春期启动。

正常青春期启动是由两个生理过程组成,它们分别被称为性腺功能初现和肾上腺皮质功能初现。女性性腺功能初现是指青春期下丘脑-垂体-卵巢轴(H-P-O轴)被激活,卵巢内有卵泡的发育,卵巢性类固醇激素分泌显著增加,临床上表现为乳房发育和月经初潮。肾上腺皮质功能初现是指肾上腺皮质雄激素分泌显著增加,临床上主要表现为血脱氢表雄酮(DHEA)和硫酸脱氢表雄酮(DHEAS)水平升高及阴毛出现,青春期阴毛出现称为阴毛初现。目前认为,性腺功能初现和肾上腺功能初现是两个独立的过程,两者之间不存在因果关系。对女性来讲,青春期启动主要是指卵巢功能被激活。

青春期出现的最主要的生理变化是第二性征的发育和体格生长加速。女性第二性征的发育表现为乳房发育、阴毛生长和外阴发育。乳房是雌激素的靶器官,乳房发育反映的是卵巢的内分泌功能,Tanner把青春期乳房发育分成5期(表4-2)。阴毛生长是肾上腺皮质分泌的雄激素作用的结果,因此反映的是肾上腺皮质功能初现,Tanner把青春期阴毛生长也分成5期。Tanner 2期为青春期启动的标志。一般来说,肾上腺皮质功能初现的时间较性腺功能初现的时间早,月经初潮往往出现在乳房开始发育后的2～3年。

表 4-2　女孩青春发育分期(Tanner分期)

女性	乳房发育	阴毛发育	同时的变化
1期	青春前	无阴毛	
2期	有乳核可触及,乳晕稍大	有浅黑色阴毛稀疏地分布在大阴唇	生长速度开始增快
3期	乳房和乳晕继续增大	阴毛扩展到阴阜部	生长速度达高峰,阴道黏膜增厚角化,出现腋毛
4期	乳晕第二次凸出于乳房	类似成人,但范围小,阴毛稀疏	月经初潮(在3期或4期时)
5期	成人型	成人型	骨骺闭合,生长停止

青春期体格生长加速又称为生长突增,女孩青春期生长突增发生的时间与卵巢功能初现发生的时间一致,临床上表现为生长突增发生在乳房开始发育的时候。青春期启动前女孩生长速度约为每年5cm,生长突增时可达9～10cm。生长突增时间持续2～3年,初潮后生长速度明显减慢,整个青春期女孩身高可增加25cm。

(二)性早熟的发生机制及病因分类

性早熟的病因分类见表 4-3。GnRH 依赖性性早熟又称为真性性早熟或中枢性性早熟 (CPP),是由下丘脑-垂体-卵巢轴提前激活引起的。其中未发现器质性病变的 GnRH 依赖性性早熟,称为特发性 GnRH 依赖性性早熟。非 GnRH 依赖性性早熟又称为假性性早熟或外周性性早熟,该类性早熟不是由下丘脑-垂体-卵巢轴功能启动引起的,患者体内性激素水平的升高与下丘脑 GnRH 的作用无关。所谓同性性早熟是指提前出现的第二性征与患者的性别一致,如女性提前出现乳房发育等女性第二性征。异性性早熟是指提前出现的第二性征与其性别相反或不一致,如女性提前出现男性的第二性征。不完全性性早熟又称为部分性性早熟。单纯乳房早发育可以认为是正常的变异,其中一部分可以发展为中枢性性早熟,因此需要长期随访。单纯性阴毛早现是由肾上腺皮质功能早现引起的,多数单纯的月经初潮早现与分泌雌激素的卵巢囊肿有关。

表 4-3　性早熟的病因分类

GnRH 依赖性性早熟
1.特发性
2.中枢性神经系统异常
先天性:如下丘脑错构瘤、中隔神经发育不良、蛛网膜囊肿等
获得性:化疗、放疗、炎症、外伤、手术等
肿瘤
3.原发性甲状腺功能减退
非 GnRH 依赖性性早熟
1.女性同性性早熟
McCune-Albright 综合征
自发性卵泡囊肿
分泌雌激素的卵巢肿瘤
分泌雌激素的肾上腺皮质肿瘤
异位分泌促性腺激素的肿瘤
外源性雌激素
2.女性异性性早熟
先天性肾上腺皮质增生症
分泌雄激素的卵巢肿瘤
分泌雄激素的肾上腺皮质肿瘤
外源性雄激素
不完全性性早熟
1.单纯性乳房早发育
2.单纯性阴毛早现
3.单纯性月经初潮早现

McCune-Albright 综合征是一种少见的 G 蛋白病,临床上以性早熟、多发性骨纤维异常增殖

症及皮肤斑片状色素沉着为最常见的症状,病因是胚胎形成过程中的鸟嘌呤核苷酸结合蛋白(G蛋白)α亚基(Gsα)基因发生突变,使α亚基的GTP酶活性增加,引起腺苷酸环化酶活性持续被激活,导致cAMP水平升高,最后出现卵巢雌激素分泌。McCune-Albright综合征是一个典型的假性性早熟,它还可以有其他内分泌异常:结节性甲状腺增生伴甲状腺功能亢进、甲状旁腺腺瘤、多发性垂体瘤伴巨人症或高催乳素血症、肾上腺结节伴皮质醇增多症等。

原发性甲状腺功能减退引起性早熟的机制与促甲状腺素释放激素(TRH)有关。一般认为TRH水平升高时不仅使促甲状腺素(TSH)和催乳素分泌增加,也可使促卵泡生长激素(FSH)和促黄体生成素(LH)分泌增加,这可能是原发性甲状腺功能减退引起性早熟的原因。有学者认为原发性甲状腺功能减退引起性早熟的机制与过多的TSH和FSH受体结合,导致雌激素分泌有关。

(三)诊断及鉴别诊断

8岁之前出现第二性征就可以诊断为性早熟。为区别性早熟的类型和病因,临床上要做一系列辅助检查。

1.骨龄测定

骨龄超过实际年龄1年或1年以上就视为提前,是判断骨质成熟度最简单的指标。

2.超声检查

可了解子宫和卵巢的情况。卵巢功能启动的标志是卵巢容积＞1 mL,并有多个直径＞4 mm的卵泡。另外盆腔超声可鉴别卵巢肿瘤,肾上腺超声可鉴别肾上腺肿瘤。

3.头颅MRI检查

对6岁以下的女性性早熟患者应常规做头颅MRI检查,目的是除外中枢神经系统病变。

4.激素测定

性早熟儿体内的雌激素水平明显升高,升高程度与Tanner分期相关。另外肿瘤患者体内的激素水平异常升高,21-羟化酶患者体内的睾酮水平常≥2 ng/mL,17-羟孕酮水平超过正常水平的数十倍或数百倍。

非GnRH依赖性性早熟患者体内的促性腺激素水平通常不升高,但异位分泌促性腺激素的肿瘤患者例外。从理论上讲,GnRH依赖性性早熟患者体内的促性腺激素水平升高,但临床上测定时却可能发现GnRH依赖性性早熟患者体内的促性腺激素水平并无升高。这与青春期启动早期促性腺激素分泌存在昼夜差别有关,在青春期早期促性腺激素分泌增加只出现在晚上。因此,白天测定出来的促性腺激素水平并无增加。

测定甲状腺功能对鉴别甲状腺功能减退是必要的。

5.促性腺激素释放激素(GnRH)兴奋试验

该试验是鉴别GnRH依赖性性早熟和非GnRH依赖性性早熟的重要方法:GnRH 50～100 μg或2.5～3.0 μg/kg静脉注射,于0、30、60和90分钟分别采集血样,测定血清FSH和LH浓度。如果LH峰值＞12 U/L,且LH峰值/FSH峰值＞1,则考虑诊断为GnRH依赖性性早熟。

(四)性早熟的处理原则

性早熟的处理原则是去除病因,抑制性发育,减少不良心理影响,改善最终身高。对由中枢神经系统病变引起的GnRH依赖性性早熟,有手术指征者给予手术治疗,无手术指征者治疗原则同特发性GnRH依赖性性早熟。特发性GnRH依赖性性早熟主要使用GnRH类似物

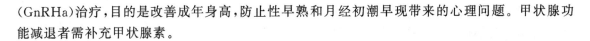

(GnRHa)治疗,目的是改善成年身高,防止性早熟和月经初潮早现带来的心理问题。甲状腺功能减退者需补充甲状腺素。

二、特发性 GnRH 依赖性性早熟的治疗

特发性 GnRH 依赖性性早熟的治疗目的是阻止性发育,使已发育的第二性征消退;抑制骨骺愈合,提高最终身高;消除不良心理影响,避免过早性交。目前,临床上常用的药物有孕激素、GnRH 类似物、达那唑和生长激素等,首选 GnRH 类似物。

(一)孕激素

用于治疗特发性 GnRH 依赖性性早熟的孕激素有甲羟孕酮、甲地孕酮和环丙孕酮。

1.甲羟孕酮

主要作用机制是通过抑制下丘脑-垂体轴抑制促性腺激素的释放,另外甲羟孕酮还可以直接抑制卵巢类固醇激素的合成。可使用口服或肌内注射给药。口服,10～40 mg/d;肌内注射 100～200 mg/m²,每周 1 次或每 2 周 1 次。临床上多选口服制剂。

长期大量使用甲羟孕酮的主要不良反应有:①皮质醇样作用,能抑制 ACTH 和皮质醇的分泌;②增加食欲,使体重增加;③可引起高血压和皮质醇增多症样表现。

2.甲地孕酮

其作用机制和不良反应与甲羟孕酮相似。用法:甲地孕酮 10～20 mg/d,口服。

3.环丙孕酮

环丙孕酮有抗促性腺激素、孕激素活性,作用机制和不良反应与甲羟孕酮相似。环丙孕酮最大的特点是有抗雄激素活性。用法:每天 70～100 mg/m²,口服。

由于孕激素无法减缓骨龄增加速度,因此对改善最终身高没有益处。另外,许多患儿不能耐受长期大量使用孕激素。目前临床上更主张用 GnRH 类似物来代替孕激素。

(二)达那唑

达那唑能抑制下丘脑-垂体-卵巢轴,增加体内雌二醇的代谢率,因此能降低体内的雌激素水平。临床上常用达那唑治疗雌激素依赖性疾病,如子宫内膜异位症、子宫内膜增生症和月经过多等。有研究用达那唑治疗 GnRH 依赖性性早熟也取得了不错的疗效。北京市儿童医院李文京等用 GnRH 激动剂治疗特发性 CPP 1～2 年后,改用达那唑治疗 1 年,剂量为 8～10 mg/kg,结果发现达那唑药物治疗可以促进骨龄超过12岁的性早熟患儿身高生长。另外,达那唑还可以作为 GnRH 激动剂停药后继续用药的选择(表 4-4)。

表 4-4　GnRH 激动剂治疗最后 1 年与达那唑治疗 1 年后的比较

项目	GnRH 激动剂治疗的最后 1 年	达那唑治疗 1 年后
生物年龄(CA)(岁)	(9.76±1.7)	(10.6±1.7)
骨龄(BA)(岁)	(11.85±0.99)	(12.81±0.78)
△BA/△CA	(0.58±0.36)	(0.95±0.82)
身高增长速度(厘米/年)	(4.55±2.63)	(6.78±3.11)
预测身高(PAH)(cm)	(156.79±7.3)	(158.01±6.66)

达那唑的主要不良反应如下。①胃肠道反应:恶心、呕吐等不适;②雄激素过多的表现:皮脂

增加、多毛等;③肝功能受损。由于达那唑的不良反应比较明显,因此许多患儿无法耐受。事实上,在临床上达那唑也很少用于治疗性早熟。

(三)GnRH 类似物

根据作用机制可以将 GnRH 类似物分为 GnRH 激动剂和 GnRH 拮抗剂两种,它们均可用于治疗 GnRH 依赖性性早熟。目前,临床上最常用的是长效 GnRH 激动剂,如亮丙瑞林、曲普瑞林、戈舍瑞林等,一般每 4 周肌内或皮下注射一次。长效 GnRH 激动剂对改善第二性征、抑制下丘脑-垂体-卵巢轴有非常好的疗效。另外,由于它能延缓骨龄增加速度,增加骨骺愈合时间,所以能改善最终身高。

1.GnRH 激动剂治疗规范

关于 GnRH 激动剂的使用,中华医学会儿科学分会内分泌遗传代谢学组提出以下建议供参考。

(1)GnRH 激动剂的使用指征。为改善成年身高,建议使用指征如下。①骨龄:女孩≤11.5 岁,骨龄>年龄 2 岁或以上;②预测成年身高:女孩<150 cm;③骨龄/年龄>1,或以骨龄判断身高的标准差积分(SDS)≤-2;④发育进程迅速,骨龄增长/年龄增长>1。

(2)慎用指征。有以下情况时,GnRH 激动剂改善成年身高的疗效差,应酌情慎用。①开始治疗时骨龄:女孩>11.5 岁;②已有阴毛显现;③其靶身高低于同性别、同年龄正常身高平均值 2 个标准差($\overline{x}-2S$)。

(3)不宜使用指征。有以下情况不宜应用 GnRH 激动剂,因为治疗几乎不能改善成年身高。①骨龄:女孩≥12.5 岁;②女孩月经初潮。

(4)不需应用的指征。因性发育进程缓慢(骨龄进展不超越年龄进展)而对成年身高影响不大的中枢性性早熟(CPP)不需要治疗,但需定期复查身高和骨龄变化。

(5)GnRH 激动剂使用方法。

剂量:首剂为 80~100 $\mu g/kg$,2 周后加强 1 次,以后每 4 周 1 次,剂量为 60~80 $\mu g/kg$,根据性腺轴功能抑制情况(包括性征、性激素水平和骨龄进展)而定,抑制差者可参照首次剂量,最大剂量为每次3.75 mg。为确切了解骨龄进展的情况,临床医师应自己对治疗前后的骨龄进行评定和对比,不宜只按放射科的报告。

治疗监测:首剂 3 个月末复查 GnRH 激发试验,LH 激发值在青春前期水平说明剂量合适,以后对女孩只需定期复查基础血清雌二醇(E_2)浓度判断性腺轴功能抑制状况。治疗过程中每 2~3 个月测量身高和检查第二性征。每 6 个月复查骨龄,同时超声复查子宫和卵巢。

疗程:为改善成年身高,GnRH 激动剂的疗程至少需要 2 年。一般在骨龄 12~12.5 岁时可停止治疗。对年龄较小开始治疗者,在年龄已追赶上骨龄,且骨龄已达正常青春期启动年龄时可停药,使其性腺轴功能重新启动。

停药后监测:治疗结束后第 1 年内应每 6 个月复查身高、体重和第二性征。

2.GnRH 激动剂的不良反应

GnRH 激动剂没有明显的不良反应。少部分患者有变态反应及注射部位硬结或感染等。临床上人们最关心的是 GnRH 激动剂对患者的远期影响,目前的研究表明长期使用 GnRH 激动剂不会给下丘脑-垂体-卵巢轴造成永久性的抑制。一旦停用 GnRH 激动剂,受抑制的下丘脑-垂体-卵巢轴会很快恢复活动。另外,有患者担心使用 GnRH 激动剂可造成将来的月经失调,目前尚无证据说明患者以后的月经失调与 GnRH 激动剂治疗之间存在着联系。

3.GnRH 拮抗剂

GnRH 拮抗剂也可用于治疗 GnRH 依赖性性早熟，它与 GnRH 激动剂的区别在于开始使用时就会对下丘脑-垂体-卵巢轴产生抑制作用。

(四)生长激素

生长激素(GH)是由垂体前叶生长激素细胞产生的一种蛋白激素，循环中的生长激素可以单体、二聚体或聚合体的形式存在。80%为相对分子质量 $22×10^3$ 单体，含有 191 个氨基酸，20%为相对分子质量 $20×10^3$ 单体，含有 176 个氨基酸。GH 对正常的生长是必需的。青春期性激素和 GH 的水平同步增加提示这两类激素之间存在着相互调节作用，一般认为是性激素驱动 GH 的分泌和促生长作用。

GnRH 激动剂可以减慢生长速率及骨骼成熟、提高患儿最终身高，但一部分患儿生长速率过缓，以致不能达到成年预期身高。近年来，为了提高 CPP 患者的最终身高，采取了与生长激素联合治疗的方案。Pasquino 等用曲普瑞林治疗 20 例特发性中枢性性早熟(ICCP)患者 2～3 年后发现，这些患儿的身高比正常同龄儿童低 25 个百分点，随后他们把这些患儿平均分成两组：一组继续单用曲普瑞林，而另一组同时加用 GH。继续治疗 2～4 年后发现，GnRH 激动剂加生长激素组的平均成年身高比治疗前预期成年身高高(7.9±1.1)cm，而单用 GnRH 激动剂组只比治疗前预期成年身高高(1.6±1.2)cm。国内一些学者的研究也得出了类似的结果。这说明 GnRH 激动剂联合生长激素治疗可提高患者的成年身高。

临床上使用的生长激素是用基因重组技术合成的，与天然生长激素具有完全相同的药效学和药代学的人生长激素(HGH)。HGH 半衰期为 3 小时，皮下注射后 4～6 小时出现 GH 峰值。用法：每周皮下注射 0.6～0.8 U/kg，分 3 次或 6 次给药，晚上注射。一般连续治疗 6 个月以上才有意义。

不良反应：①注射部位脂肪萎缩，每天更换注射部位可避免；②亚临床型甲状腺功能减退，约 30%的用药者会出现，此时需要补充甲状腺激素；③少数人会产生 GH 抗体，但在多数情况下抗体不会影响生长速度。

(五)心理教育

青春期过早启动可能会对儿童的心理产生不利影响。为了避免这种情况的发生，家长和医师应告诉患儿有关知识，让她们对性早熟产生正确的认识。另外，还应对患儿进行适当的性教育。

三、其他性早熟的治疗

对于除特发性 GnRH 依赖性性早熟以外的性早熟治疗来说，治疗的关键是去除原发病因。

(一)颅内疾病

颅内疾病包括颅内肿瘤、脑积水及炎症等。颅内肿瘤主要是下丘脑和垂体部位的肿瘤，这些肿瘤可以引起 GnRH 依赖性性早熟，治疗主要采用手术、放疗或化疗。脑积水者应行引流减压术。

(二)自发性卵泡囊肿

自发性卵泡囊肿是非 GnRH 依赖性性早熟的常见病因。青春期前儿童卵巢内看到生长卵泡属于正常现象，但这些卵泡直径通常小于 10 mm。个别情况下，卵泡增大成卵泡囊肿，直径可大于 5 cm。如果这些卵泡囊肿反复存在且分泌雌激素，就会导致性早熟的出现。

自发性卵泡囊肿发生的具体机制尚不清楚,有研究提示部分患者可能与 FSH 受体或 LH 受体基因突变,导致受体被激活有关。

自发性卵泡囊肿有时需要与卵巢颗粒细胞瘤相鉴别。另外,自发性卵泡囊肿与其他卵巢囊肿一样,也可出现扭转或破裂,临床上表现为急腹症,此时需要手术治疗。

自发性卵泡囊肿的处理:可以在超声监护下行卵泡囊肿穿刺术。另外,也可口服甲羟孕酮抑制雌激素的合成。

(三)卵巢颗粒细胞瘤

青春期儿童可以发生卵巢颗粒细胞瘤,由于卵巢颗粒细胞瘤能分泌雌激素,因此这些儿童会发生性早熟。一旦诊断为卵巢颗粒细胞瘤,应立即手术,术后需要化疗。

卵巢颗粒细胞瘤能分泌抑制素和抗苗勒管激素(AMH),这两种激素被视为卵巢颗粒细胞瘤的肿瘤标志物,可用于诊断和治疗后随访。

(四)McCune-Albright 综合征

McCune-Albright 综合征的发病机制和临床表现见前面所述。治疗为对症处理。对性早熟可用甲羟孕酮治疗。

(五)先天性肾上腺皮质增生症

先天性肾上腺皮质增生症会导致肾上腺皮质雄激素分泌过多,患者会发生女性异性性早熟,临床上表现为女性儿童有男性化体征。这些疾病中最常见的是 21-羟化酶缺陷。

(六)芳香化酶抑制剂的使用

芳香化酶是合成雌激素的关键酶,其作用是将雄激素转化成雌激素。芳香化酶抑制剂可以抑制芳香化酶的活性,阻断雌激素的合成,从而降低体内的雌激素水平。目前临床上有作者认为可用芳香化酶抑制剂如来曲唑等治疗非 GnRH 依赖性性早熟,如 McCune-Albright 综合征等。

(孙丽敏)

第三节　高催乳素血症

机体受到内外环境因素(生理性或病理性)的影响,血中催乳素(PRL)水平升高,其升高值达到或超过 30 ng/mL 时,称高催乳素血症(HPRL)。发生高催乳素血症时,除有泌乳外常伴性功能低下,女性则有闭经不孕等表现。若临床上妇女停止授乳半年到 1 年仍有持续性溢乳,或非妊娠妇女有溢乳伴有闭经者,称闭经-溢乳综合征(AGS)。HPRL 在妇科内分泌疾病中较常见,其发病率约 29.8%。引起催乳素增高的原因十分复杂。

一、催乳素的来源和内分泌调节

PRL 来源于垂体前叶分泌细胞,妊娠和产褥期此种分泌细胞占垂体 20%～40%,其余时间占 10%。下丘脑分泌多巴胺,经门脉系统进入垂体抑制 PRL 的分泌。也有人认为下丘脑分泌 PRL 抑制因子(PIF)抑制 PRL 分泌。下丘脑的促甲状腺释放激素(TRH)在促使垂体释放促甲状腺激素(TSH)的同时又能促使 PRL 的释放。5-羟色胺也可促使 PRL 的分泌。通常 PRL 的分泌是受下丘脑的控制和调节。正常情况下,PRL 主要受下丘脑的持续性抑制控制。

二、病因

正常情况,PRL 的分泌呈脉冲式释放,其昼夜节律对乳腺的发育、泌乳和卵巢功能起重要调节作用,一旦此调节作用失衡即可引起 HPRL。

(一)生理性高催乳素血症

日常的生理活动可使 PRL 暂时性升高,如夜间睡眠(2～6 AM),妊娠期、产褥期 3～4 周,乳头受吸吮性刺激、性交、运动和应激性刺激、低血糖等均可使 PRL 有所升高,但升高幅度不会太大,持续时间不会太长,否则可能为病理状态。

(二)病理性高催乳素血症

1.下丘脑-垂体病变

垂体 PRL 腺瘤是造成高催乳素血症主要原因,一般认为大于 10 mm 为大 PRL 腺瘤,小于 10 mm 称 PRL 微腺瘤,一般说来血中 PRL 大于 250 ng/mL 者多为大腺瘤,100～250 ng/mL 多为微腺瘤。随着 CT、MRI、放免测定使 PRL 腺瘤的检出率逐年提高。微小腺瘤有时临床长期治疗观察中才能确诊。

颅底炎症、损伤、手术,空泡蝶鞍综合征,垂体柄病变、压迫等也可引起发病。

2.原发性和/或继发性甲状腺功能低下

由于甲状腺素分泌减少,解除了下丘脑-垂体的抑制作用,使 TRH 分泌增加,从而使 TSH 分泌增加,也刺激 PRL 分泌增加并影响卵巢与生殖功能。

(三)医源性高催乳素血症

药物治疗其他疾病时往往造成 PRL 的增高。

1.抗精神失常药物

氯丙嗪、阿米替林、丙咪嗪、舒必利、苯海索(安坦)、索拉西泮(罗拉)、奋乃静、甲丙氨酯(眠尔通)、甲氧氯普胺(灭吐灵)等,以上药物可影响多巴胺的产生,影响 PIF 的作用而导致 PRL 分泌增多。

2.甾体激素

雌激素和口服避孕药可通过对丘脑抑制 PIF 的作用或直接刺激 PRL 细胞分泌,使 PRL 升高。

3.其他药物

α-甲基多巴、利血平、苯丙胺、异烟肼、吗啡等也可使 PRL 升高。

(四)其他因素

其他因素也可同时引起 PRL 的升高,例如:未分化支气管肺癌、肾上腺瘤、胚胎癌、艾迪生病、慢性肾衰竭、肝硬化、乳头炎、胸壁外伤、带状疱疹等。

(五)特发性闭经-溢乳综合征

此类患者与妊娠无关,临床也查不到垂体肿瘤或其他器质性病变,许多学者认为可能系下丘脑-垂体功能紊乱,促性腺激素分泌受到抑制,而 PRL 分泌增加。其中部分病例经数年临床观察,最后发现垂体 PRL 腺瘤,故此类患者可能有无症状性潜在垂体瘤。所以对所有 HPRL 患者应定期随诊,早期发现肿瘤。

三、临床表现

(一)月经失调-闭经

当 PRL 升高超过生理水平时,则对性功能有影响,可表现为功能性出血、月经稀发以至闭经。有学者报道 PRL 小于 60 ng/mL 仅表现月经稀发,PRL 大于 60 ng/mL 易产生闭经。月经的改变可能是渐进而非急剧的变化,病早期时可能有正常排卵性月经,然后发展到虽有排卵而黄体功能不全、无排卵月经、月经稀发以至闭经。

(二)溢乳

溢乳的程度可表现不同,从挤压出一些清水或乳汁到自然分泌出不等量的乳汁。多数患者在检查乳房时挤压乳房才发现溢乳。有人报道,当 PRL 很高时则雌激素很低,而泌乳反停止,故溢乳与 PRL 水平不呈正相关。

(三)不孕/习惯性早期流产史

(1)高 PRL 血症伴无排卵,即使少数患者不闭经,但从基础体温(BBT)、宫内膜活检及孕酮测定均证实无排卵,所以常有原发不孕。

(2)高 PRL 血症伴黄体功能不全,主要表现为:①BBT 示黄体期短于 12 天,黄体期温度上升不到 0.3 ℃;②宫内膜活检显示发育迟缓;③黄体中期孕酮值小于 5 ng/mL。故高 PRL 血症患者易不孕,有习惯性早期流产史。

(四)其他表现

若发病在青春期前,第二性征不发育。成年妇女可有子宫萎缩,性功能减退,部分患者由于雌激素水平低落而出现更年期症状。微小腺瘤(小于 1 cm 直径)时,很少有自觉症状,肿瘤长大向上压迫视交叉时,则有头痛、视力障碍、复视、偏盲,甚至失明等。

四、诊断

(一)病史及体格检查

重点了解月经史、婚育史、闭经和溢乳出现的始因、诱因、全身疾病史和引起 HPRL 相关的药物治疗史。查体时应注意有无肢端肥大和黏液性水肿。妇科检查了解器官和性征有无萎缩或器质性病变。乳房检查注意乳房发育、形态、有无肿块、炎症、观察溢乳(多用双手轻挤压乳房)溢出物性状和数量。

(二)内分泌检查

1.PRL 的测定

取血前患者至少 1 个月未服用激素类药物或多巴胺拮抗剂,当天未做乳房检查,一般在晨 8～10点空腹取血,取血前静坐 0.5 小时,两次测定值均不低于 30 ng/mL 为异常。药物引起的 HPRL 很少超过80 ng/mL,停药后则 PRL 恢复正常。当 PRL 大于 100 ng/mL 时应首先除外垂体瘤可能性。一般认为 PRL 值的升高与垂体瘤体积呈正相关。巨大腺瘤出血坏死时 PRL 值可不升高。需指出的是目前所用 PRL 放射免疫试剂盒仅测定小分子 PRL(相对分子质量25 000),而不能测定大/大大分子(相对分子质量5 万～10 万)PRL,故某些临床症状明显而 PRL 正常者,不能排除所谓隐匿型高催乳素血症。

2.其他相关内分泌测定

各种原发的或继发的内分泌疾病均可能与高催乳素血症有关。除测定 PRL 外应测 FSH、LH、E_2、P,了解卵巢及垂体功能。TRH 测定除外原发性甲状腺功能低下,肾上腺功能检查和生长激素测定等。

(三)催乳素功能试验

1.催乳素兴奋试验

(1)促甲状腺激素释放激素试验(TRH Test):正常妇女 1 次静脉注射 TRH 100～400 μg

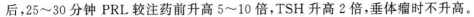

后,25~30分钟PRL较注药前升高5~10倍,TSH升高2倍,垂体瘤时不升高。

(2)氯丙嗪试验:氯丙嗪促进PRL分泌。正常妇女肌内注射25~50 mg后60~90分钟血PRL较用药前升高1~2倍。持续3小时,垂体瘤时不升高。

(3)灭吐灵兴奋试验:该药为多巴胺受体拮抗剂,促进PRL合成和释放。正常妇女静脉注射10 mg后30~60分钟,PRL较注药前升高3倍以上。垂体瘤时不升高。

2.催乳素抑制试验

(1)左旋多巴试验:该药为多巴胺前体物,经脱羧酶作用生成多巴胺,抑制PRL分泌。正常妇女口服500 mg后2~3小时PRL明显降低。垂体瘤时不降低。

(2)溴隐亭试验:该药为多巴胺受体激动剂,强力抑制PRL合成和释放。正常妇女口服2.5~5 mg后2~4小时PRL下降达到50%,持续20~30小时,特发性HPRL和PRL腺瘤时下降明显。

(四)医学影像学检查

1.蝶鞍断层扫描

正常妇女蝶鞍前后径小于17 mm、深度小于13 mm、面积小于130 mm^2,若出现以下现象应做CT或MRI检查:①蝶鞍风船状扩大;②双蝶底或重像;③鞍内高/低密度区或不均质;④平面变形;⑤鞍上钙化灶;⑥前后床突骨质疏松或鞍内空泡样变;⑦骨质破坏。

2.CT和MRI扫描

可进一步确定颅内病灶定位和放射测量。

3.各种颅内造影

各种颅内造影包括海绵窦造影、气脑造影和脑血管造影。

(五)眼科检查

明确颅内病变压迫现象,包括视力、眼压、眼底检查等。

五、治疗

针对病因不同,治疗目的不同,合理选择药物和手术方式等。

(一)病因治疗

若病因是由原发性甲状腺功能低下引起的HPRL,可用甲状腺素替代疗法。由药物引起者,停药后一般短期PRL可自然恢复正常,如停药后半年PRL仍未恢复,再采用药物治疗。

(二)药物治疗

1.溴隐亭

溴隐亭为治疗高PRL血症的首选药物,它是麦角生物碱的衍生物,多巴胺受体激动剂,直接作用于下丘脑和垂体,抑制PRL合成与分泌,且抑制垂体瘤的生长使肿瘤缩小或消失。用药方法较多,一般先每天2.5 mg,5~7天,若无不良反应可增加到5~7.5 mg/d(分2~3次服),根据PRL水平增加剂量,连续治疗3~6个月或更长时间。一般治疗4周左右,血PRL降到正常。2~14周溢乳停止,月经恢复。治疗期间一旦妊娠即应停药。

不良反应:治疗初期有恶心、头痛、眩晕、腹痛、便秘、腹泻,有时尚可出现直立性低血压等。不良反应一般症状不重,在1~2周内自行消失。

2.溢乳停(甲磺酸硫丙麦角林)

20世纪80年代新开发的拟多巴胺药物,其药理作用和临床疗效与溴隐亭相似,但剂量小,毒副作用少,作用时间长。目前已由天津药物研究院完成Ⅱ期临床研究,并开始临床试用,剂量每片 50 μg。用法每天 25～50 μg,1 周后无不良反应加量,根据 PRL 水平增加剂量,直至 PRL 水平降至正常。

3.左旋多巴

左旋多巴在体内转化为多巴胺作用于下丘脑,抑制 PRL 分泌,但作用时间短,需长期服药。剂量每天 0.5 mg,3 次/天,连续半年。大部分患者用药后 1 个月恢复月经,1.5～2 个月溢乳消失。此药对垂体瘤无效。

4.维生素 B₆ 可抑制泌乳

其作用机制可能是作为多巴脱羧酶的辅酶,增加下丘脑内多巴向多巴胺转化,刺激 PIF 作用,而抑制 PRL 分泌。用法为每天 200～600 mg,可长期应用。

5.其他药物

长效溴隐亭(LA)注射剂每次 50 mg,每天肌内注射 1 次,最大剂量可达 100 mg。

CV205-502(苯并喹啉衍生物)是一种新的长效非麦角类多巴胺激动剂,作用时间长达 24 小时。剂量每天 0.06～0.075 mg。

(三)促排卵治疗

对 HPRL 患者中无排卵和不孕者,单纯用以上药物不能恢复排卵和妊娠。因此,除用溴隐亭治疗外,应配伍促排卵药物治疗,具体方法有以下 3 种方式。①溴隐亭-CC-HCG。②溴隐亭-HMG-HCG。③GnRH 脉冲疗法-溴隐亭。

综合治疗,除缩短治疗的周期外,还可提高排卵率和妊娠率。

(四)手术治疗

对垂体瘤患者手术切除效果良好,对微腺瘤治疗率可达 85%。目前经蝶鞍显微手术切除垂体瘤安全、方便、易行,损伤正常组织少,多恢复排卵性月经。但对较大垂体瘤,因垂体肿瘤没有包膜,与正常组织界限不清,不易切除彻底,故遗留 HPRL 血症,多伴有垂体功能不全症状。因此有人建议对较大肿瘤术前选用溴隐亭治疗,待肿瘤缩小再手术,可提高手术疗效。如术后肿瘤切除不完全,症状未完全消除,服用溴隐亭等药物仍可获得疗效,术后出现部分垂体功能不全、PRL 仍高可用 HMG/HCG 联合治疗,加用溴隐亭等药物,若有其他内分泌腺功能不全现象,可根据检查结果补充甲状腺素、泼尼松等。

(五)放疗

放疗适用肿瘤已扩展到蝶鞍外或手术未能切除干净术后持续 PRL 高水平者。方法可行深部X 线、⁶⁰Co、α-粒子和质子射线治疗,同位素¹⁹⁸Au 种植照射。

(六)综合疗法

综合疗法对那些 HPRL 合并有垂体瘤患者单纯手术或单纯放疗疗效均不满意。Chun 报道垂体瘤单纯手术、放疗、手术后加放疗,肿瘤的控制率分别为 85%、50%、93%,而平均复发时间为 3 年、4 年、4.5 年。因此,有人主张对浸润性 PRL 大腺瘤先用溴隐亭治疗使肿瘤缩小再手术,术后加放疗,可提高肿瘤的治愈率。对溢乳闭经综合征患者,不论采用何种疗法均应定期随访检查,包括 PRL 测定和蝶鞍 X 线复查。

(王志惠)

第四节　围绝经期综合征

围绝经期综合征是指妇女在自然绝经前后或因其他原因丧失卵巢功能,而出现一系列性激素减少所致的症状,包括自主神经功能失调的表现。

一、病因及病理生理

更年期的变化包括两个方面:一方面是卵巢功能衰退,此时期卵巢逐渐趋于排卵停止,雌激素分泌减少,体内雌激素水平低落;另一方面是机体老化,两者常交织在一起。神经血管功能不稳定的综合征主要与性激素水平下降有关,但发生机制尚未完全阐明。

二、诊断

(一)临床表现

临床表现主要根据患者的自觉症状,而无其他器质性疾病。

(1)血管舒缩综合征:潮热、面部发红、出汗,瞬息即过,反复发作。

(2)精神神经症状:情绪不稳定、易激动,自己不能控制,忧郁失眠,精力不集中等。

(3)生殖道变化:外阴与阴道萎缩,阴道干燥疼痛,外阴瘙痒。子宫萎缩、盆底松弛导致子宫脱垂及阴道膨出。

(4)尿频急或尿失禁;皮肤干燥、弹性消失;乳房萎缩、下垂。

(5)心血管系统:胆固醇、甘油三酯和致动脉粥样硬化脂蛋白增高,抗动脉粥样硬化脂蛋白降低,可能与冠心病的发生有关。

(6)全身骨骼发生骨质疏松。

(二)鉴别诊断

必须排除心血管、神经精神和泌尿生殖器各处的病变;潮热、出汗、精神症状、高血压等需与甲状腺功能亢进症和嗜铬细胞瘤相鉴别。

(三)辅助检查

(1)血激素测定:FSH 及 LH 增高、雌二醇下降。

(2)X 线检查:脊椎、股骨及掌骨可发现骨质疏松。

三、治疗

(一)一般治疗

加强卫生宣教,解除不必要的顾虑,保证劳逸结合与充分的睡眠。轻症者不必服药治疗,必要时可选用适量镇静药,如地西泮2.5～5 mg/d或氯氮卓 10～20 mg/d 睡前服,谷维素 20 mg,每天 3 次。

(二)性激素治疗

绝经前主要用孕激素或雌孕激素联合调节月经异常;绝经后用替代治疗。

1.雌激素

对于子宫已切除的妇女,可单纯用妊马雌酮0.625 mg 或 17β-雌二醇 1 mg,连续治疗3 个月。

对于存在子宫的妇女,可用尼尔雌醇片每次 5 mg,每月 1 次,症状改善后维持量 1～2 mg,每月 2 次,对稳定神经血管舒缩活动有明显的疗效,而对子宫内膜的影响少。

2.雌激素、孕激素序贯疗法

雌激素用法同上,后半期加用 7～10 天炔诺酮,每天 2.5～5 mg;或黄体酮 6～10 mg,每天 1 次;或甲羟孕酮 4～8 mg,每天 1 次,可减少子宫内膜癌的发生率。但周期性子宫出血的发生率高。

3.雌激素、雄激素联合疗法

妊马雌酮 0.625 mg 或 17β-雌二醇 1 mg,每天 1 次,加甲睾酮 5～10 mg,每天 1 次,连用 20 天,对有抑郁型精神状态患者较好,且能减少对子宫内膜的增殖作用,但有男性化作用,而且常用雄激素有成瘾可能。

4.雌激素替代治疗的注意事项

(1)激素替代治疗(HRT)应该是维持围绝经期和绝经后妇女健康的全部策略(包括饮食、运动、戒烟和限酒)中的一部分。在没有明确应用适应证时,比如雌激素不足导致的明显症状和身体反应,不建议使用 HRT。

(2)绝经后 HRT 不是一个给予女性的标准单一的疗法,HRT 必须根据临床症状,预防疾病的需要,个人及家族史,相关试验室检查,女性的偏好和期望做到个体化治疗。

(3)没有理由强制性限制 HRT 使用时限。她们也可以有几年时间中断 HRT,但绝经症状可能会持续许多年,应该给予她们最低有效的治疗剂量。是否继续 HRT 治疗取决于具有充分知情权的医患双方的审慎决定,并视患者特殊的目的或对后续的风险与收益的客观评估而定。只要女性能够获得症状的改善,并且了解自身情况及治疗可能带来的风险,就可以选择 HRT。

(4)使用 HRT 的女性应该至少 1 年进行一次临床随访,包括体格检查、更新病史和家族史、相关试验室和影像学检查、与患者进行生活方式和预防及减轻慢性病策略的讨论。

(5)总体来说,在有子宫的所有妇女中,全身系统雌激素治疗中应该加入孕激素,以防止子宫内膜增生或是内膜癌。无子宫者,无须加用孕激素。用于缓解泌尿生殖道萎缩的低剂量阴道雌激素治疗,可被全身吸收,但雌激素还达不到刺激内膜的水平,无须同时给予孕激素。

(6)乳腺癌与绝经后 HRT 的相关性程度还存在很大争议。但与 HRT 有关的可能增加的乳腺癌风险是很小的(少于每年 0.1％),并小于由生活方式因素如肥胖、酗酒所带来的风险。

(7)禁忌证,如血栓栓塞性疾病、镰状细胞贫血、严重肝病、脑血管疾病、严重高血压等。

(宋冰冰)

第五节 卵巢过度刺激综合征

卵巢过度刺激综合征(ovarian hyperstimulation syndrome,OHSS)是一种以促排卵为目的而进行卵巢刺激时,特别在体外受精(IVF)辅助生育技术中,所发生的医源性疾病,是辅助生殖技术最常见且最具潜在危险的并发症,严重时可危及生命,偶有死亡病例报道。

OHSS 为自限性疾病,多发生于超促排卵周期中的黄体期与早妊娠期,发病与 HCG 的应用密不可分。按发病时间分为早发型与晚发型两种;早发型多发生于 HCG 应用后的 3～9 天,其病情严重程度与卵泡数目、E_2 水平有关。如无妊娠,10 天后缓解,如妊娠则病情加重。晚发型多发生于 HCG 应用后 10～17 天,与妊娠尤其是多胎妊娠有关。

一、流行病学

大多数 OHSS 病例的发生与应用促性腺激素进行卵巢刺激有关,尤其发生在体外受精助孕技术应用促性腺激素进行卵巢刺激后;也有病例在应用氯米芬后被观察到;非常个别的病例报道发生在未行卵巢刺激而自然受孕的早孕期,称为自发性 OHSS。

(一)OHSS 的高危因素

OHSS 的高危因素包括原发性高危因素和继发性高危因素。

1.原发性高危因素

(1)年龄<35 岁。

(2)身体瘦弱。

(3)PCOS 患者或 B 超下卵巢表现为“项链”征的患者。

(4)既往有 OHSS 病史。

2.继发性高危因素

(1)血 E_2＞3 000 pg/mL。

(2)取卵日卵泡数＞20 个。

(3)应用 HCG 诱导排卵与黄体支持。

(4)妊娠。

(二)发病率

OHSS 发病率的不同依赖于患者因素、监测方法与治疗措施。轻度 20％～33％;中度 3％～6％;重度 0.1％～2％。轻度病例的发生在用促性腺激素进行控制性卵巢刺激的 IVF 中将近 30％或更多,但由于症状与体征的温和往往不被认识。通常 IVF 中少于 5％的患者将可能发展为中度症状,1％患者将发展为重度症状。妊娠患者的发病率是非妊娠患者的 4 倍。

二、病理生理学

OHSS 是在促排卵后卵泡过度反应的结果,但发生在黄体期 LH 峰后或外源性 HCG 应用后。其严重性与持续时间因为应用外源性 HCG 进行黄体支持及内源性 HCG 水平的升高而加重与延长。其病理生理机制由 Haning 等首次提出,现已认为促排卵后卵巢内生成一种或几种由黄体颗粒细胞分泌的血管活性因子,其释放入血,可以引起血管通透性升高、液体渗出,导致第三腔隙液体积聚,从而形成胸腔积液、腹水,继而导致血液浓缩与血容量减少,甚至血栓形成(图 4-1)。

可能参与 OHSS 病理生理的因子目前研究认为有肾素-血管紧张素系统(RAS)中的活性肾素与血管紧张素Ⅱ、血管内皮生长因子(VEGF)、其他细胞因子家族与内皮素等。较多文献报道这些因子参与了卵泡与黄体生成的正常生理过程。促排卵后过多卵泡被刺激生长,HCG 应用后形成的黄体使这些血管活性因子生成量增加,它们直接或间接进入血循环甚至腹腔,引起广泛的血管内皮通透性增加从而形成胸腔积液与腹水,偶有严重者发生心包积液、全身水肿。胸腔、腹腔穿刺后这些物质的减少有助于毛细血管通透性的降低,临床上可改善病情。

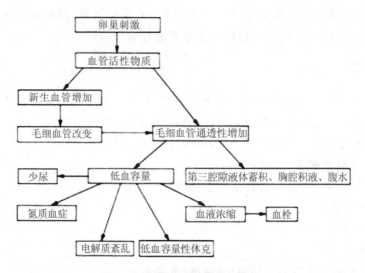

图 4-1　OHSS 的病理生理改变

　　文献报道表明血管紧张素Ⅱ在 OHSS 患者的血清、卵泡液中含量比促排卵未发生 OHSS 者显著升高,并且随着病情好转明显降低;免疫组化显示排卵前卵泡的颗粒细胞与黄体细胞内均存在血管紧张素Ⅱ与其两型受体 AT_1、AT_2;动物实验中应用 ACEI 阻断血管紧张素Ⅱ生成,降低了 OHSS 的发生率。因此我们的研究提示卵巢内 RAS 以自分泌的形式引起或参与了 OHSS 的发病。

　　与 OHSS 发生的相关因子还包括 VEGF。过多的 VEGF 引起的血管过度新生导致血管通透性增加。颗粒细胞生成的 VEGF 可被 HCG 升高调节,血与腹水中非结合性 VEGF 的水平随 OHSS 的发展而升高,因此有作者认为非结合性 VEGF 的水平与 OHSS 的严重性相关。VEGF 的作用是通过 VEGFR-2 完成的,动物实验中应用 VEGFR-2 的特异抗体(SU5416)可以阻断 VEGFR-2 的细胞内磷酸化而致血管通透性降低,从而抑制 OHSS 的发展。

　　家族自发性 OHSS 可能是由于 FSH 受体的变异,导致其对 HCG 的过度敏感所致,因此本病多在同一患者重复发生,或同一家族中多人发病。发病与妊娠相关,其中最多一例患者 6 次妊娠均发病。与医源性 OHSS 不同,其发病时间多在妊娠 8～14 周,也即内源性 HCG 升高之后,作用于变异的 FSH 受体,引发卵巢内窦卵泡生长发育,之后 HCG 又作用于 LH 受体,而致卵泡黄素化,启动 OHSS 的病理生理过程。

三、对母儿的影响

(一)OHSS 与妊娠
1.OHSS 对妊娠率的影响

　　OHSS 的发生与妊娠密切相关,妊娠是晚发型 OHSS 的发病因素之一,因此在 OHSS 人群妊娠率往往高于非 OHSS 人群。有资料显示 OHSS 患者妊娠率约 82.8％,明显高于非 OHSS 人群 32.5％,符合 OHSS 的发病患者群的倾向性。但是对于早发型 OHSS 对移植后是否影响胚胎着床一直存在争议。有学者认为 OHSS 患者中过高的 E_2 水平以及 P/E_2 比例的改变,尤其是后者对内膜的容受性产生影响,从而降低妊娠率;过高的细胞因子如 IL-6 也将降低妊娠率;OHSS 患者的卵子与胚胎质量较非 OHSS 患者差,从而影响妊娠率;但也有研究发现相反结论:OHSS 妊娠患者与未妊娠患者相比 E_2 水平反而略高;OHSS 患者虽高质量卵子比例低于非 OHSS

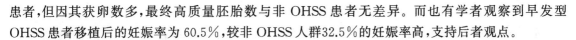

患者,但因其获卵数多,最终高质量胚胎数与非 OHSS 患者无差异。而也有学者观察到早发型 OHSS 患者移植后的妊娠率为 60.5%,较非 OHSS 人群32.5%的妊娠率高,支持后者观点。

2.妊娠对 OHSS 的影响

有研究发现妊娠与晚发型 OHSS 密切相关,并影响了 OHSS 病程的长短;妊娠与病情轻重虽无显著性相关,但病情重者与多次腹腔穿刺患者均为妊娠患者,进一步说明了妊娠影响了 OHSS 病情的发展与转归。

(二)中重度 OHSS 对孕期流产的影响

中重度 OHSS 是否会增加妊娠流产率,文献报道较少。多数研究认为过高的 E_2 水平,血管活性因子包括肾素-血管紧张素、细胞因子、前列腺素水平改变,以及 OHSS 病程中的血流动力学变化、血液浓缩、低氧血症、肝肾功能异常等,都将增加早期妊娠流产率。有学者对同期 OHSS 与非 OHSS 患者进行了对比分析,两组总体流产率(早期流产+晚期流产)相近,分别为 16.9% 与 18.7%,与 Mathur 的结果相同。我们同时观察到妊娠丢失与患者的继发妊娠所致病情加重、病程延长有一定的相关性,但并未改变总体流产率。这一点可能与我们在发病早期就积极进行扩容治疗有关,扩容后改变了原先的血液浓缩状态,甚至降低了妊娠期的血液浓缩状态,减轻了因高凝状态、低氧血症等对妊娠的不良影响,因此中度、病程短的患者妊娠丢失率降低,而病情越重、病程越长,引起的血液改变、肝功能转氨酶升高等持续时间延长,相应地增加了妊娠丢失。

(三)中重度 OHSS 对远期妊娠的影响

有文献报道 OHSS 患者因血液浓缩,血栓素与肾素-血管紧张素水平升高,孕期并发症如子痫前期与妊娠糖尿病的发生率升高;但 Wiser 的研究显示 OHSS 患者中子痫前期与妊娠糖尿病的发病率与对照组无差异。也有研究发现妊娠期并发症包括妊娠高血压(PIH)、妊娠糖尿病(GDM)与前置胎盘的发病率略高于对照组,但无统计学差异,支持后者观点;且与对照组相比正常分娩比例、出生缺陷率相同;早产与低体重儿比例略高于对照组,但无统计学差异,这点可能与 OHSS 组双胎率略高有关;发病早晚、病情轻重、病程长短也均未影响早产率与低体重儿比例,而双胎与早产、双胎与低体重儿均显著性相关,此结果与常规妊娠结局相同。因此,我们认为 OHSS 的发生并未影响远期的妊娠发展,未增加妊娠期并发症,对妊娠的分娩结局(包括早产率与低体重儿率)也未产生不良影响。

四、临床表现

(一)胃肠道症状

轻度患者可有恶心、呕吐、腹泻,因卵巢增大与腹水增多,腹胀逐渐加重。

(二)腹水

腹胀加重,腹部膨隆,难以平卧;腹壁紧绷即称为张力性腹水,有腹痛感;膈肌被压迫上抬可出现呼吸困难。

(三)胸腔积液

多数单独发生,30%患者合并有腹水;胸腔积液可单侧或双侧发生;表现为咳嗽,胸腔积液加重致肺组织萎缩出现呼吸困难。

(四)呼吸系统症状

胸腔积液与大量腹水可致胸闷、憋气、呼吸困难;发生肺栓塞或成人呼吸窘迫综合征(ARDS)时出现呼吸困难,并有低氧血症。

（五）外阴水肿

张力性腹水致腹部压力增大，特别是久坐或久立后，压迫下腔血管使其回流受阻，甚至引起整个大阴唇水肿。

（六）肝功能异常

液体渗出可致肝水肿，约 25％患者出现肝酶升高，AST↑，ALT↑，ALP 往往处于正常值上限。肝酶升高水平与 OHSS 病情轻重相关，并随病情的好转恢复正常。

（七）肾功能异常

血容量减少或因大量腹水致腹腔压力增大，导致肾灌注减少，出现少尿、低钠血症、高钾血症与酸中毒，严重时出现 BUN↑，Cr↑，也会随病情好转恢复正常。

（八）电解质紊乱

液体渗出同时入量不足，出现少尿甚至无尿；另外，可能出现低钠、高钾血症或酸中毒表现。

（九）低血容量性休克

液体渗出至第三腔隙，血容量减少可发生低血容量性休克。

（十）血栓

发病率在重度 OHSS 患者中约占 10％，多发生于下肢、脑、心脏与肺，出现相应部位症状，发病时间甚至出现在 OHSS 好转后的数周。血栓形成是 OHSS 没有得到及时正确的治疗而发生的极严重后果，危及患者生命，甚至可留下永久性后遗症，必须予以积极防治。

OHSS 具有自限性，如未妊娠它将在月经来潮时随着黄体溶解自然恢复。表现为腹水的进行性减少与尿量的迅速增多。如果妊娠，在排卵后的第 2 周，由于升高的内源性 HCG，症状与体征将进一步持续或加重，如果胚胎停育，OHSS 症状也可自行缓解。临床处理经常需要持续 2～4 周时间，一般在孕 6 周后逐渐改善。

五、诊断

依据促排卵史、症状与体征，结合 B 超下腹水深度与卵巢大小的测量，检测血细胞比容（Hct）、WBC、电解质、肝功能、肾功能等，以诊断 OHSS 及其分度，并确定病情严重程度。

六、临床分级

1989 年 Golan 等根据临床症状、体征、B 超以及实验室检查将其分为轻、中、重三度及 5 个级别（表 4-5）。

表 4-5　OHSS 的 Golan 分级

分级	轻	中	重
Ⅰ	仅有腹胀及不适		
Ⅱ	Ⅰ＋恶心、呕吐，腹泻，卵巢增大（5～12 cm）		
Ⅲ		Ⅱ＋B 超下有腹水	
Ⅳ			Ⅲ＋临床诊断胸腔积液/腹水，呼吸困难
Ⅴ			Ⅳ＋低血容量改变，血液浓缩，血液黏度增加，凝血异常，肾血流减少，少尿、肾功能异常，低血容量休克

Navot 等于 1992 年又将重度 OHSS 分为严重与危重 2 组，其依据更为重视实验室检查（表 4-6）。

表 4-6　OHSS 的 Navot 分级

重度症状	严重	危重
卵巢增大	≥12 cm	≥12 cm
腹水、呼吸困难	大量腹水，伴或不伴呼吸困难	大量腹水致腹部胀痛，伴或不伴呼吸困难
血液浓缩	Hct>45%，WBC>15×10⁹/L	Hct>55%，WBC>25×10⁹/L
少尿	少尿	少尿
血肌酐	0~133 μmol/L	≥141.4 μmd/L
重度症状	严重	危重
肌酐清除率	≥50 mL/min	<50 mL/min
低蛋白血症	重度	重度
	肝功能异常	肾衰竭
	全身水肿	血栓
		AIDS

2010 年 Peter Humaidan 等根据 OHSS 各项客观与主观指标将其分为轻、中、重三度，这一分度临床应用似更简便、明晰（表 4-7）。

表 4-7　OHSS 的 Peter Humaidan 分级

指标	轻	中	重
客观指标			
直肠窝积液	√	√	√
子宫周围积液（盆腔）		√	√
肠间隙积液			√
Hct>45%		√ [a]	√
WBC>15×10⁹/L		± [a]	√
低尿量（<600 mL/d）		± [a]	√
Cr>133 μmol/L		± [a]	±
肝酶升高		± [a]	±
凝血异常			± [c]
胸腔积液			± [c]
主观指标			
腹胀	√	√	√
盆腔不适	√	√	√
呼吸困难	± [b]	± [b]	√
急性疼痛	± [b]	± [b]	± [b]
恶心、呕吐	±	±	±
卵巢增大	√	√	√
妊娠	±	±	√

±可有可无；a≥2 次，住院；b≥1 次，住院；c≥1 次，加强监护。

七、治疗

(一)治疗原则

OHSS 为医源性自限性疾病,OHSS 的病情发展与体内 HCG 水平相关,未妊娠患者随着月经来潮病情好转;妊娠患者早孕期病情加重。

1.轻度 OHSS

被认为在超促排卵中几乎不可避免,患者无过多不适,可不予处理,但需避免剧烈活动以防止卵巢扭转,也应警惕长期卧床休息而致血栓。

2.中度 OHSS

可在门诊观察,记 24 小时尿量,称体重,测腹围。鼓励患者进食,多饮水,尿量应不少于 1 000 mL/d,2 000 mL/d 以上最佳,必要时可于门诊静脉滴注扩容。

3.重度 OHSS

早期与中度 OHSS 相同,可在门诊观察与治疗,适时监测血常规、电解质与肝功能、肾功能,静脉滴注扩容液体,必要时行腹腔穿刺;病情加重后应住院治疗。

(1)住院指征:①严重的腹痛与腹膜刺激征;②严重的恶心呕吐,以致影响每天食水摄入;③严重少尿(<30 mL/h)甚至无尿;④张力性腹水;⑤呼吸困难或急促;⑥低血压、头昏眼花或晕厥;⑦电解质紊乱(低钠,血钠<135 mmol/L;高钾,血钾>5.5 mmol/L);⑧血液浓缩(Hct>45%,WBC>15×10^9/L);⑨肝功能异常。

(2)病情监护:每天监测 24 小时出入量、腹围、体重,监测生命体征,检查腹部或肺部体征;每天或隔天检测血细胞比容(Hct)、WBC、尿渗透压;每 3 天或 1 周监测电解质、肝功能、肾功能,B 超监测卵巢大小及胸腔积液及腹水变化,必要时监测 D-二聚体或血气分析,以了解治疗效果,病情危重时随时复查。

(二)治疗方法

1.扩容

OHSS 因液体外渗第三腔隙致血液浓缩,扩容是最主要的治疗。扩容液体包括晶体液与胶体液。晶体液可选用 5% 葡萄糖、10% 葡萄糖、5% 葡萄糖盐水或乳酸林格液,但避免使用盐林格液;一般晶体液用量 500～1 500 mL。只用晶体液不能维持体液平衡,因此需加用胶体液,如清蛋白、羟乙基淀粉注射液(贺斯)、低分子右旋糖酐、冰冻血浆等胶体液扩容。

(1)清蛋白:为低分子量蛋白质,由肝产生,75% 的胶体渗透压由其维持,50 g 的清蛋白可以使大约800 mL液体 15 分钟内回流至血循环中;同时可以结合并运送大分子物质如一些激素、脂肪酸、药物等,以减少血中血管活性物质的生物浓度。OHSS 患者因液体外渗,血中清蛋白浓度降低,因此最初选用清蛋白作为扩容药物,可用 10～20 g/d 静脉滴注,如病情加重,最大剂量可用至 50 g/d。但因清蛋白为血液制品,有传播病毒等风险,现在临床应用已严格控制,因此仅用于低蛋白血症的患者。

(2)羟乙基淀粉:平均分子量为 200 000,半衰期大于 12 小时,可有效降低血液黏度、血细胞比容,减少红细胞聚集;因其为糖原结构,在肝内分解,因此不影响肝肾功能,并可显著改善肌酐清除率;因无抗原性,是血浆代用品中变态反应率最低的一种。静脉滴注剂量为 500～1 000 mL/d,应缓慢静脉滴注以避免肺部充血。因其价格低于清蛋白,且为非血液制品,现已作为中重度 OHSS 时首选扩容药物。

(3)低分子右旋糖酐:可以增加肾灌注量、尿量,降低血液黏滞度,改善微循环,防止血栓形成。但低分子右旋糖酐有降低血小板黏附的作用,有出血倾向者禁用,个别患者存在变态反应,且有临床死亡病例报道,因此临床使用应慎重,一般应用剂量为 500 mL/d。

2.保肝治疗

肝酶升高者需用保肝药物治疗,轻度升高者可用葡醛内酯 400～600 mg/d、维生素 C 2～3 g/d 静脉滴注;肝酶升高,ALT>100 U/L 时,可加用注射用还原型谷胱甘肽钠(古拉定)0.6～1.2 g/d 静脉滴注。经治疗后肝功能一般不会进一步恶化,并随 OHSS 症状的好转而恢复。

3.胸腔、腹腔穿刺

适应证:①中等量以上胸腔积液伴明显呼吸困难。②重度腹水伴呼吸困难。③纠正血液浓缩后仍少尿(<30 mL/h)。④张力性腹水。但是在有腹腔内出血或血流动力学不稳定的情况下禁忌腹腔穿刺;腹腔穿刺放水可采用经腹与经阴道两途径,一般多采用经腹途径。穿刺应在扩容后进行,要在 B 超定位下施行,避免损伤增大的卵巢。穿刺不仅可以减少腹腔压力,增加肾血流灌注,从而增加尿量,还减少了与发病相关的血管活性因子从而缩短病程。腹水慢放至不能留出为止,有研究表明最多曾放至约 6 000 mL。穿刺后症状明显缓解,且不增加流产率。有学者认为穿刺后临床治疗效果好于扩容效果,故建议适应证适宜时尽早穿刺。

4.多巴胺

肾衰竭或扩容并腹腔穿刺后仍少尿的患者可应用低剂量多巴胺静脉滴注,用法为多巴胺 20 mg+5% 葡萄糖 250 mL 静脉滴注,速度为 0.18 mg/(kg·h)(不影响血压和心率),同时监测中心静脉压、肺楔压。但应注意的是大剂量多巴胺静脉滴注作用于 α 受体,有收缩外周血管作用;而低剂量多巴胺作用于 $β_1$ 受体与 DA 受体,具有扩血管作用,特别是直接扩张肾血管,增加肾血流,同时抑制醛固酮释放,减少肾小管上皮细胞对水钠的重吸收,从而起到排钠利尿的作用。

有文献报道口服多卡巴胺 750 mg/8 h,临床症状与腹水逐渐好转。也有人曾于腹腔穿刺时于腹腔内应用多巴胺,同样起到增加尿量作用。

5.利尿剂

已达到血液稀释仍少尿(Hct<38%)的患者可静脉应用呋塞米 20 mg。血液浓缩、低血容量、低钠血症时禁用。过早、过多应用利尿剂,将加重血液浓缩与低血容量而致血栓,视为禁忌。

6.肝素

个人或家族血栓史或确诊血栓者可静脉应用肝素 5 000 U/12 h,另外也有学者认为 48 小时扩容后仍不能纠正血液高凝状态,也应该静脉滴注肝素。如妊娠则肝素用至早孕末,或依赖于 OHSS 病程及高危因素的存在与否。为了防止血栓栓塞综合征,对于各种原因需制动的患者,可以应用低剂量阿司匹林,但是腹腔穿刺时有出血风险。

7.卵巢囊肿抽吸

B 超下抽吸卵巢囊肿可以减少卵巢内血管活性物质的生成,但有引起囊肿破裂、出血可能,因此原则上不建议囊肿抽吸。促排卵后多个卵泡未破裂但妊娠的患者,如病情危重,卵巢>12 cm,放腹水后病情无改善时,可行 B 超指引下卵巢囊肿抽吸,术后应严密观察有无腹腔内出血征象。

8.终止妊娠

合并严重并发症,如血栓、ARDS、肾衰竭或多脏器衰竭,在持续扩容并反复多次放腹水后仍不能缓解症状时,也可考虑终止妊娠。终止妊娠是 OHSS 不得已而行的有效治疗方法,随着HCG 的下降,OHSS 症状迅速好转。终止妊娠的方法首选人工流产术,同时应监测中心静脉压、肺楔压、尿量、血肌酐,以及肌酐清除率、血气分析。

八、预防

(一)个体化刺激方案

首先确认 OHSS 高危人群。对于瘦小、年轻、有 PCO 卵巢表现的患者,以及既往发生过OHSS 的高危人群,在刺激方案上应慎重。对于 PCO 患者多采用 r-FSH 75~150 U 起始,同时可用去氧孕烯炔雌醇片(妈富隆)等避孕药物抑制卵巢反应性。促排卵后一定要 B 超监测卵泡生长,并应根据个体对药物的敏感性不同及时调整药物剂量。需注意长方案、短方案与拮抗剂方案都可能发生 OHSS,即使氯米芬促排卵也有可能。

(二)HCG 的应用

因 OHSS 与 HCG 密切相关,故 HCG 的应用与否、应用剂量及使用时间与 OHSS 的发生密切相关。

1.不用 HCG 促卵子成熟

在高危人群中不用 HCG,可抑制排卵与卵泡黄素化,避免 OHSS 的发生;但是未应用GnRH 激动剂降调节的患者,停用 HCG 并不能避免自发性 LH 峰的出现,不能完全防止 OHSS的发生。

2.减少 HCG 量

HCG 剂量减至 5 000 U 甚至 3 000 U,与 10 000 U 相同,均可达到促卵泡成熟效果,并可减少 OHSS 的发病率并减轻病情,但不能完全避免 OHSS 的发生。

3.GnRHa 替代 HCG 促排卵

对未用 GnRH 激动剂降调节患者,或应用 GnRH 拮抗剂的患者,可用短效 GnRHa 代替HCG 激发内源性 LH 峰,促卵泡成熟。因其作用持续时间明显短于 HCG,从而减少 OHSS 的发生。但 GnRHa 有溶黄体作用,为避免临床妊娠率下降,应相应补充雌、孕激素,同时监测血中E_2 与 P 水平,及时调整雌孕激素剂量,维持 $E_2 > 200$ pg/mL,$P > 20$ ng/mL,文献报道临床妊娠率较 HCG 组无显著性降低。也有文献报道在使用 GnRHa 同时加用小剂量 HCG 1 000~2 000 U,使得临床妊娠率可不受影响。GnRHa 可用 Triptorelin(商品名达菲林)0.2~0.4 mg,或 Buserelin 200 mg×3 次。

4.Coasting

对于 OHSS 高危人群,当有 30% 卵泡直径超过 15 mm,血 $E_2 > 3$ 000 pg/mL,总卵泡数 >20 个时,停止促性腺激素的使用,而继用 GnRHa,此后每天测定血中 E_2 浓度,当 E_2 再次降到 3 000 pg/mL 以下时,再应用 HCG,可明显降低 OHSS 的发生率。其理论是根据 FSH 阈值学说,停用促性腺激素后,部分小卵泡因为"饥饿"而闭锁,但大卵泡生长不受影响,从而使得活性卵泡数量减少,以及生成血管活性因子的颗粒细胞数量减少,因而 OHSS 发生率降低。Coasting 的时间如过长则会影响卵母细胞质量、受精率、胚胎质量及妊娠率,因此一般不超过 3 天。

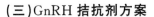

(三)GnRH 拮抗剂方案

对易发生 OHSS 高危人群,促排卵可采用 GnRH 拮抗剂方案,因为此方案可用短效 GnRHa 代替 HCG 促卵泡成熟,以降低 OHSS 发生。

(四)黄体支持

HCG 的应用增加了 OHSS 的发病率,因而对于高危人群不用 HCG 支持黄体,仅用孕激素支持黄体,可降低 OHSS 发病率。

(五)静脉应用清蛋白

对于高危患者在取卵时静脉应用有渗透活性的胶体物质可以降低 OHSS 的危险与严重程度。对于雌激素峰值达到 3 000 pg/mL 的患者,或大量中小卵泡的患者,推荐在取卵时或取卵后即刻静脉应用清蛋白(25 g)。基于 meta 分析,估计每 18 例清蛋白治疗的患者,有 1 例患者将避免 OHSS。然而对高危患者预防性应用清蛋白仍存在争议,就像关于它的花费与安全性问题存在争议一样。

(六)静脉应用贺斯

取卵后应用贺斯 500～1 000 mL 替代清蛋白静脉滴注,同样可以减少 OHSS 的发生。在我们的随机对照研究中,取卵后静脉滴注贺斯 1 000 mL×3 天,与静脉滴注清蛋白 20 g×3 天,同样起到了减少 OHSS 发病的作用。因其为非生物制品,可避免应用清蛋白所致的感染问题。

(七)选择性一侧卵泡提前抽吸术(ETFA)

应用 HCG 后 10～12 小时行选择性一侧卵泡提前抽吸,可降低 OHSS 发生率,但因结果的不确定性并不过多推荐使用。

(八)多巴胺激动剂

文献报道血管内皮生长因子(VEGF)是参与 OHSS 病理生理机制的重要血管活性因子,内皮细胞上的 VEGFR-2 是其引起血管通透性增加的作用受体;经研究证实多巴胺激动剂可以减少 VEGFR-2 酪氨酸位点的磷酸化,而磷酸化对于 VEGFR-2 的下游信号传导至关重要。因此,多巴胺激动剂通过抑制了 VEGF 的生物学活性而起到减少 OHSS 发病的作用。因此文献报道高危患者自 HCG 应用日开始使用多巴胺激动剂卡麦角林0.5 mg/d×8 天,OHSS 的发病率、腹水与血液浓缩显著性降低,而着床率与妊娠率并未受影响。

(九)二甲双胍

对于有胰岛素抵抗的 PCOS 患者,口服二甲双胍 1 500 mg/d,可以降低胰岛素与雄激素水平,相应地降低了 OHSS 发病率。

(十)腹腔镜 PCOS 患者卵巢打孔

对于 OHSS 高危的 PCOS 患者可以采用腹腔镜进行双侧卵巢打孔的方法,术后血中雄激素与 LH 水平下降,从而在超促排卵后 OHSS 的发病率得以下降,且妊娠率增加,流产率降低,打孔时应注意控制打孔操作的时间与电功率,避免过度损伤卵巢组织。

(十一)单囊胚移植

对于已有中度 OHSS 的患者可以观察到取卵后 5～6 天,如症状未加重,可行单囊胚移植,以避免多胎妊娠对 OHSS 发病的影响。

(十二)未成熟卵体外成熟培养(IVM)

此技术最早由 Cha 等提出并报道了妊娠个案。其将卵巢中不成熟卵母细胞取出,使之脱离高雄激素环境于体外培养,成熟后应用卵胞浆内单精子注射(ICSI)技术使之受精,从而避免了超排卵所致 OHSS 的发生。

(十三)冷冻胚胎

　　OHSS 高危者可冷冻胚胎,从而避免因妊娠产生的内源性 HCG 的作用,避免了晚发型 OHSS 的发生。虽然不可以完全避免早发型 OHSS 的发生,但因其避免了妊娠致病情的进一步加重,从而缩短了病程。

(宋冰冰)

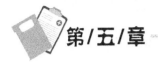

第/五/章

女性生殖系统肿瘤

第一节 外阴肿瘤

一、外阴良性肿瘤

外阴良性肿瘤较少见。根据良性肿瘤的性状可划分为两大类:囊性或实质性。根据肿瘤的来源也可将其划分为五大类:①上皮来源的肿瘤;②上皮附件来源的肿瘤;③中胚叶来源的肿瘤;④神经源性肿瘤。⑤瘤样病变,包括疣巴氏样肿瘤、血管瘤、肾管囊肿,外阴子宫内膜异位症。本节将常见的外阴良性肿瘤按肿瘤的来源归类,介绍如下。

（一）上皮来源的肿瘤

1.外阴乳头瘤

外阴部鳞状上皮的乳头瘤较少见。病变多发生在大阴唇,也可见于阴阜、阴蒂和肛门周围。外阴乳头瘤多见于中老年妇女,发病年龄大多在40～70岁。

(1)病理特点。①大体所见:单发或多发的突起,呈菜花状或乳头状,大小可由数毫米至数厘米直径,质略硬。②显微镜下所见:复层鳞形上皮中的棘细胞层增生肥厚,上皮向表面突出形成乳头状结构,上皮脚变粗向真皮层伸展。但上皮细胞排列整齐,细胞无异型性。

(2)临床表现:常常无明显的症状,有一些患者有外阴瘙痒;如肿瘤较大,因反复摩擦,表面可溃破、出血和感染。有时,妇科检查时才发现外阴部有乳头状肿块,可单发或多发,质略硬。

(3)诊断和鉴别诊断:根据临床表现,可作出初步的诊断。确诊应根据活检后病理学结果。诊断时应与外阴尖锐湿疣进行鉴别。外阴尖锐湿疣系 HPV 病毒感染,在显微镜下可见典型的挖空细胞。据此,可进行鉴别。

(4)治疗:以局部切除为主要的治疗方法,在病灶外 0.5～1.0 cm 处切除整个肿瘤,切除物必须送病理组织学检查。

2.软垂疣

软垂疣有时也称为软纤维瘤、纤维上皮性息肉或皮垂,常常较小且软,多见于大阴唇。

(1)病理特点。①大体所见:外形呈球形,直径为 1～2 cm,可有蒂。肿瘤表面有皱襞,肿瘤质地柔软。②显微镜下所见:肿瘤由纤维结缔组织构成,表面覆盖较薄的鳞形细胞上皮层,无细胞增生现象。

（2）临床表现：通常无症状，当蒂扭转或破溃时出现症状，主要为疼痛、破溃、出血和感染。有时肿块受摩擦而有不适感。妇科检查时可见外阴部有肿块，质地偏软。

（3）诊断和鉴别诊断：根据临床表现，基本可作出诊断。如肿瘤表面皱襞较多，需与外阴乳头瘤进行鉴别，显微镜下检查可鉴别。

（4）治疗：如患者因肿瘤而担忧、有症状，或肿瘤直径超过 2 cm，则肿瘤应予以切除。同样，切除物应送病理组织学检查。

（二）上皮附件来源的肿瘤

1.汗腺瘤

汗腺瘤是由汗腺上皮增生而形成的肿瘤，一般为良性，极少数为恶性。由于大汗腺在性发育成熟后才有功能，因此这种汗腺瘤发生于成年之后。生长部位主要在大阴唇。

（1）病理特点。①大体所见：肿块直径一般小于 1 cm，结节质地软硬不一。有时囊内的乳头状生长物可突出于囊壁。②显微镜下所见：囊性结节，囊内为乳头状结构的腺体和腺管，腺体为纤维小梁所分隔。乳头部分表面有两层细胞，近腔面为立方形或低柱状上皮，胞质淡伊红色，呈顶浆分泌状，核圆形位于底部；其外为一层梭形或圆形、胞质透亮的肌上皮细胞。

（2）临床表现：汗腺瘤病程长短不一，有些汗腺瘤可长达十余年而无变化。汗腺瘤小而未破时，一般无症状，仅偶然发现外阴部一肿块。有时患者有疼痛、刺痒、灼热等症状。如继发感染则局部有疼痛、溢液、出血等症状。

妇科检查时可发现外阴部肿块，肿块可为囊性、实质性或破溃而成为溃疡型。

（3）诊断和鉴别诊断：诊断常常需要根据病理组织学检查。因汗腺瘤易与皮脂腺囊肿、女性外阴癌、乳头状腺癌等混淆，若单凭肉眼观察，确实不易鉴别，故必须在活组织检查以后才能确诊。

（4）治疗：汗腺瘤一般为良性，预后良好，故治疗方法大都先做活组织检查，明确诊断后再做局部切除。

2.皮脂腺腺瘤

皮脂腺腺瘤为一圆形或卵圆形的肿块，发生于外阴者较少，一般为黄豆大小，单发或多发，稍隆起于皮肤。

（1）病理特点。大体所见：肿块为黄色，直径 1～3 mm 大小，有包膜，表面光滑，质地偏硬。显微镜下所见：镜下见皮脂腺腺瘤的细胞集合成小叶，小叶的大小轮廓不一。瘤细胞有三种：①成熟的皮脂腺细胞，细胞大，呈多边形，胞质透亮空泡；②较小色深的鳞形样细胞，相当于正常皮脂腺的边缘部分细胞，即生发细胞；③介于两者之间的为成熟中的过渡细胞。

（2）临床表现：一般无症状。妇科检查时可发现肿块多发生于小阴唇，一般为单个，扪之质偏硬。

（3）诊断和鉴别诊断：诊断可根据临床表现而作出。有时需行切除术，术后病理检查才能确诊。

（4）治疗：一般可行手术切除。

（三）中胚叶来源的肿瘤

1.粒细胞成肌细胞瘤

粒细胞成肌细胞瘤可发生于身体的很多部位，其中 35％发生于舌，30％在皮肤及其邻近组织，7％发生于外阴，其余的发生于其他部位，包括上呼吸道、消化道和骨骼肌等。

（1）病理特点。①大体所见：肿瘤直径一般为 0.5～3.0 cm 大小，肿块质地中等，淡黄色。

②显微镜所见:瘤细胞集合成粗条索状或巢状,为细纤维分隔,细胞大,胞质丰富,含有细伊红色颗粒,核或大或小,位于中央,核仁清晰。

特殊染色提示细胞质颗粒并非黏液,也不是糖原,但苏丹黑B染色结果为阳性,经PAS染色经酶消化后仍为阳性,说明细胞质颗粒很有可能是糖蛋白并有类脂物,这一点支持其为神经源性的组织来源学说。

(2)临床表现:一般无特异的症状,有时患者偶然发现外阴部的肿块,生长缓慢,无压痛,较常发生于大阴唇。妇科检查时可见外阴部肿块质地中等,常为单个,有时为多个,无压痛。

(3)诊断和鉴别诊断:一般需病理检查后才能确诊。同时,需与纤维瘤、表皮囊肿进行鉴别。

(4)治疗:治疗原则是要有足够的手术切除范围,一般在切除标本的边缘应做仔细的检查,如切缘有病变存在,则需再做扩大的手术切除范围。一般预后良好。

2.平滑肌瘤

平滑肌瘤发生于外阴部者还是很少见的。可发生于外阴的平滑肌、毛囊的立毛肌或血管的平滑肌组织中。外阴平滑肌瘤与子宫平滑肌瘤有相似的地方,如好发于生育年龄的妇女。如肌瘤小,可无任何症状。

(1)病理特点。①大体所见:肿块为实质性,表面光滑,切面灰白色,有光泽。②显微镜所见:平滑肌细胞排列成束状,内含胶原纤维,有时可见平滑肌束形成旋涡状结构,有时也可见肌瘤的变性。

(2)临床表现:患者一般无不适症状,有时会感到外阴不适,外阴下坠感,也有患者因自己发现外阴肿块而就诊。外阴平滑肌瘤常常发生在大阴唇,有时可位于阴蒂、小阴唇。妇科检查可见外阴部实质性肿块,边界清楚,可推动,无压痛。

(3)诊断和鉴别诊断:外阴平滑肌瘤的诊断并不困难,有时需与纤维瘤、肉瘤进行鉴别。纤维瘤质地较平滑肌瘤更硬。而肉瘤边界一般不清,有时在术前鉴别困难。

(4)治疗:手术切除,如果肌瘤位于浅表,可行局部切除;如果位置较深,可打开包膜,将肌瘤剜出。切除之组织物送病理组织学检查。

3.血管瘤

血管瘤实际上是先天性血管结构异常形成的,所以,应该说它不是真正的肿瘤。多见于新生儿或幼儿。

(1)病理特点。①大体所见:肿块质地柔软,呈红色或暗红色。②显微镜下所见:常表现为两种结构,一种为无数毛细血管,有的血管腔不明,内皮细胞聚积在一起,有人称其为毛细血管瘤;另一种为腔不规则扩大,壁厚薄不一的海绵状血管瘤,管壁衬以单层扁平内皮细胞,扩大的腔内常有血栓形成,有人称此种血管瘤为海绵状血管瘤。

(2)临床表现:多见于婴幼儿,直径从数毫米至数厘米。常高出皮肤,色鲜红或暗红,质软,无压痛。有时因摩擦而出血。

(3)诊断和鉴别诊断:主要根据临床表现进行初步的诊断。有时需与色素痣进行鉴别诊断。

(4)治疗:如果血管瘤不大,可手术切除;如果面积大或部位不适合手术,则可用冷冻治疗,也可应用激光进行治疗。

(四)神经源性肿瘤

1.神经鞘瘤

发生于外阴部的神经鞘瘤常为圆形,生长缓慢。目前一般认为它是来源于外胚层的雪旺细胞。以往有人认为其来源于中胚层神经鞘。

(1)病理特点。①大体所见:肿块大小不等,一般中等大小,有完整的包膜。②显微镜所见:肿瘤组织主要由神经鞘细胞组成。此种细胞呈细长的梭形或星形,细胞质嗜酸,胞核常深染,大小一致,疏松排列成束状、螺旋状或旋涡状结构。

(2)临床表现:外阴部的神经鞘瘤常表现为圆形的皮下结节,一般无症状,质地偏实。

(3)诊断:根据临床表现进行初步的诊断,确诊需要病理组织学检查结果。

(4)治疗:手术切除,切除物送病理组织学检查。

2.神经纤维瘤

外阴神经纤维瘤为孤立的肿块,常位于大阴唇。它主要由神经束衣、神经内衣和神经鞘细胞组成。此肿瘤为中胚层来源。

(1)病理特点。①大体所见:肿瘤无包膜,边界不清。②显微镜下所见:主要为细纤维,平行或交错排列,其中有鞘细胞和轴索的断面,还有胶原纤维。

(2)临床表现:一般无症状,检查发现肿块质地偏实,与周围组织分界不清。

(3)诊断:根据临床表现,进行初步的诊断,确诊需要病理组织学检查结果。

(4)治疗:手术切除,切除物送病理组织学检查。

(五)瘤样病变

1.疣

主要是尖锐湿疣,为人乳头瘤病毒(HPV)感染形成的局部疣状增生性病变,好发于外阴、肛周、阴道、宫颈等部位,外观为单发或多发小丘疹状、乳头状、菜花状或鸡冠花状赘生物,表面多毛刺,根部有蒂或融合成片,柔软,易出血。尖说湿疣的治疗主要为激光等物理烧灼,也可以选择三氯醋酸烧灼或干扰素等药物治疗,复发率较高。

尖锐湿究需要与假性湿疣、寻常疣、扁平湿疣等鉴别。假性湿疣由慢性炎症刺激而致,HPV阴性、一般没有不洁性接触史、局部瘙痒明显、病变位于双侧小阴唇内侧、病变对称且均匀分布、为粟粒样大小的淡红色丘疹,与尖锐湿疣外观上有明显不同。寻常疣由 HPV 的其他亚型引起,好发于手背、指背、足缘及甲周等部位,其病变为皮肤上有针尖大小到豆粒大小圆形或多角形肉样小结节,表面有许多肉刺样丝状突起,干燥而粗糙,摸时较硬,多 2 年内自行消退。扁平湿疣是二期梅毒的一种特征性损害,不是一种独立疾病,皮肤外表呈弥漫性浸润并可互相融合,迅速增大,形成扁平隆起、疣状隆起或乳头状隆起,由于浸润迅速,其外表往往破溃,而形成溃疡,溃疡外表常覆盖一层苔藓样被膜,具有恶臭味,梅毒相关检测阳性。

2.巴氏腺囊肿

是外阴较常见的病变,多为巴氏腺导管阻塞、腺体分泌物聚集形成,表现为大阴唇下 1/3 的囊性肿物,边界清楚,活动好,可继发感染形成脓肿。需要与中肾管囊肿鉴别。治疗上现在多采用造口术。

3.血管瘤

少见,为血管结构异常形成,由无数毛细血管或海绵状血管所构成的良性肿瘤。外阴血管瘤好发于婴幼儿,多在生后 2~3 个月时出现,在婴儿期生长迅速,可造成显著的婴儿外阴变形,但是,除非大出血,此时一般不需要治疗,因为绝大部分可以逐渐消退。临床上可以表现为两种类型:毛细血管瘤,外观似草莓样,凸起、红色、质地软,肿瘤直径从几毫米到几厘米不等;海绵状血管瘤,海绵样,形状不规则,深紫色,界线分明,按之退色,放松后即恢复,面积大小不一,其大小可以从几平方毫米到几平方厘米面积,甚至可延伸至阴道,膨出于阴道黏膜下。一般不需要治疗,如果观察数年仍不消退,可以采取硬化剂、糖皮质类固醇激素、手术切除、放疗等。成人几乎没有新发的外阴血管瘤,多是小的外阴静脉曲张,一般也不需要处理。

4.中肾管囊肿

中肾管囊肿是中肾管残留来源的囊肿,多见于中肾管途经之地,如输卵管系膜、子宫旁、阴道旁等,因为中肾管遗迹的末端部分只到达处女膜和阴道口,因此这种囊肿只发生于外阴的处女膜、阴蒂或尿道周围,外阴更表浅的地方罕见此类肿瘤。发生于尿道口下方的又称为加氏囊肿。发生于阴道侧壁近处女膜的囊肿有时向外突出,需要与巴氏腺囊肿鉴别。这类囊肿一般中等大小,也有的可以较大,直径达十余厘米,肿物壁薄柔软,波动感较强,一般无症状。无症状的一般不需要治疗,有症状者可以手术切除。需要注意的是,这类囊肿有时一直向上延伸到子宫旁,给手术带来很大麻烦。

5.外阴子宫内膜异位症

少见,有时巴氏腺囊肿造口处或分娩侧切伤口,甚至外阴活检伤口处,可继发此类疾病,表现为周期性痛性结节。小的、症状轻的可以观察;大的、症状重者往往需要手术切除;治疗子宫内膜异位症的各种药物也有一定效果。

二、外阴恶性肿瘤

外阴恶性肿瘤主要发生于老年妇女,尤其 60 岁以上者。外阴恶性肿瘤占女性生殖系统恶性肿瘤的 3%～5%。外阴恶性肿瘤包括来自表皮的癌,例如,外阴鳞状细胞癌、基底细胞癌、Paget病、汗腺癌和恶性黑色素瘤;来自特殊腺体的腺癌,例如,前庭大腺癌和尿道旁腺癌;来自表皮下软组织的肉瘤,例如,平滑肌肉瘤、横纹肌肉瘤、纤维肉瘤和淋巴肉瘤。

(一)外阴鳞状细胞癌

外阴鳞状细胞癌是外阴最常见的恶性肿瘤,占外阴恶性肿瘤的 90%,好发于大、小阴唇和阴蒂。

1.发病因素

确切的病因不清,可能与下列因素有一定的关系。

(1)人乳头状瘤病毒感染:人乳头状瘤病毒感染与宫颈癌的发生有密切的关系。目前研究发现,人乳头状瘤病毒与外阴癌前病变及外阴癌也有相关性。

(2)外阴上皮内非瘤变:外阴上皮内非瘤变中的外阴鳞状上皮细胞增生及硬化性苔藓合并鳞状上皮细胞增生,有一定的恶变率,其恶变率为 2%～5%。有时,对可疑病变需行活检以明确诊断。

(3)吸烟:吸烟抑制了人体的免疫力,导致人体的抵抗力下降,不能抵抗病毒等感染,可导致肿瘤的发生。

(4)与 VIN 关系密切:如 VIN 未及时发现和治疗,可缓慢发展至浸润癌,尤其是 VIN3 的患者。

(5)其他:性传播性疾病和性卫生不良也与此病的发生有一定的关系。

2.病理

大体检查:肿瘤可大可小,直径一般为 1～8 cm 大小,常为质地较硬的结节,常有破溃而成溃疡,周围组织僵硬。显微镜下可分为:①角化鳞形细胞癌。细胞大而呈多边形,核大而染色深,在底部钉脚长短大小和方向不一,多而紊乱,侵入间质。癌细胞巢内有角化细胞和角化珠形成。②非角化鳞形细胞癌。癌细胞常为多边形大细胞,细胞排列紊乱,核质比例大,核分裂多,无角化珠,角化细胞偶见。③基底样细胞癌。由类似鳞形上皮基底层组成。癌细胞体积小,不成熟,核质比例很大。角化细胞偶见或见不到。

3.临床表现

(1)症状:最常见的症状是外阴瘙痒、外阴疼痛或排尿时灼痛,自己发现外阴肿块,肿瘤破溃出血和渗液;若肿瘤累及尿道,可影响排尿;偶尔患者扪及腹股沟肿大的淋巴结而就诊。

(2)体征:病灶可发生于外阴的任何部位,常见于大小阴唇。肿瘤呈结节状质硬的肿块,与周围分界欠清。可见破溃和出血。检查时,需注意有无腹股沟淋巴结的肿大,还需注意阴道和宫颈有无病变。

4.转移途径

以直接浸润和淋巴转移为主,晚期可血行转移。

(1)直接浸润:肿瘤在局部不断增殖和生长,体积逐渐增大,并向周围组织延伸和侵犯,向前方扩散可波及尿道和阴蒂,向后方扩散可波及肛门和会阴,向深部可波及脂肪组织和泌尿生殖膈,向内扩散至阴道。进一步还可累及到膀胱和直肠。

(2)淋巴转移:外阴淋巴回流丰富,早期单侧肿瘤的淋巴回流多沿同侧淋巴管转移,而位于中线部位的肿瘤,如近阴蒂和会阴处的淋巴回流多沿双侧淋巴管转移,一般先到达腹股沟浅淋巴结,再回流至腹股沟深淋巴结,然后进入盆腔淋巴结。若癌灶累及直肠和膀胱,可直接回流至盆腔淋巴结。

(3)血行转移:肿瘤细胞进入静脉,常播散至肺和脊柱,也可播散至肝脏。

5.诊断

(1)根据患者病史、症状和检查结果,初步得出结果。

(2)活组织检查:在病灶处取活检,送病理学检查。取活检时,需一定的组织,组织少,会给病理诊断造成困难;同时,也应避开坏死处活检。

(3)其他辅助检查:宫颈细胞学检查,CT或MRI了解腹股沟和盆腔淋巴结的情况。必要时可行膀胱镜检查或直肠镜检查,了解有无膀胱黏膜或直肠黏膜的侵犯情况。

6.鉴别诊断

需与外阴鳞状上皮细胞增生、外阴尖锐湿疣和外阴良性肿瘤相鉴别,确诊需根据活检病理学检查结果。

7.治疗

外阴癌的治疗强调个体化和综合治疗,了解病史和体格检查,血常规,活检、影像学检查、麻醉下膀胱镜或直肠镜检查、HPV检测。对早期患者,在不影响预后的基础上,尽量缩小手术范围,以减少手术创伤和手术的并发症。对晚期的患者则采用手术＋化疗＋放疗,以改善预后,提高患者的生活质量。

(1)T_1,T_2(肿块≤4 cm),浸润深度≤1 mm,局部广泛切除。

(2)T_1,T_2(肿块≤4 cm),浸润深度>1 mm,离中线≥2 cm,根治性外阴切除和单侧腹股沟淋巴结评估或切除;中线型,根治性外阴切除和双侧腹股沟淋巴结评估或切除;切缘阴性,手术结束;切缘阳性,能切则继续切,不能切则手术结束,选择术后辅助治疗。

(3)肿块>4 cm或累及尿道、阴道和肛门,影像学检查淋巴结无转移,可行腹股沟淋巴结切除,切除淋巴结有转移,针对原发肿瘤及腹股沟及盆腔淋巴结放化疗;切除淋巴结无转移可行针对原发肿瘤放化疗±腹股沟淋巴结放疗;影像学检查淋巴结疑转移,可行细针穿刺行活检,再针对原发肿瘤及腹股沟、盆腔淋巴结放化疗。

(4)远处转移,放化疗及支持治疗。

8.治疗注意点

(1)手术治疗。手术切口:目前一般采用三个切口的手术方式,即双侧腹股沟各一个切口,广泛外阴切除则为一个切口。也有双侧腹股沟淋巴结切除应用腔镜进行。若尿道口累及,则可以切除1 cm的尿道,一般不影响排尿。切缘距肿瘤边缘1～2 cm,<8 mm建议再切,但也需注意尿道、肛门的情况及淋巴结有无累及。影像学检查淋巴结有无转移,对治疗有一定的指导作用。

危险因素:淋巴血管浸润;切缘距肿瘤边缘<8 mm;肿瘤大小;浸润深度;浸润方式(spray或 diffuse);淋巴结累及。

前哨淋巴结切除:由于淋巴结清扫增加了死亡率,增加伤口感染的机会及导致淋巴水肿,目前也推荐选择合适的患者行前哨淋巴结切除。

(2)放疗:外阴鳞状细胞癌对放疗敏感,但外阴皮肤不易耐受放疗。所以,放疗仅在肿块大、肿块位于特殊部位(如近尿道口或肛门)、腹股沟淋巴结有转移等情况下应用。放疗一般作为术前缩小病灶或术后辅助治疗。

(3)化疗:晚期患者可采用静脉或介入化疗。常用的药物有顺铂、博莱霉素及表柔比星等。

9.预后

预后和肿瘤的分期有密切关系:临床期别早,预后好;肿块小,无转移,预后好;淋巴结无转移,预后好;如有淋巴结转移,则转移的个数和包膜有无累及,均与预后相关。

(二)外阴恶性黑色素瘤

外阴恶性黑色素瘤发生率仅次于外阴鳞状细胞癌,最常发生的部位是小阴唇或阴蒂部。

1.临床表现

(1)症状:外阴瘙痒,以往的色素痣增大,破溃出血,周围出现小的色素痣。

(2)体征:病灶稍隆起,结节状或表面有溃破,黑色或褐色。仔细检查可见肿块周围有小的色素痣。

2.临床分期

FIGO分期并不适合外阴恶性黑色素瘤,因为与恶性黑色素瘤预后相关的主要是肿瘤浸润的深度。目前常用的分期方法为Clark分期法或Breslow分期法(表5-1)。

表5-1 Clark **分期法**、Breslow **分期法**

级别	Clark	Breslow(浸润深度)
Ⅰ	局限在上皮层内(原位癌)	<0.76 mm
Ⅱ	侵入乳头状的真皮层	0.76～1.50 mm
Ⅲ	乳头状及网状真皮层交界处	1.51～2.25 mm
Ⅳ	侵犯网状真皮层	2.26～3.00 mm
Ⅴ	侵犯皮下脂肪层	>3.00 mm

也可参考美国癌症联合会(AJCC)和国际抗癌联盟(UICC)制定的皮肤黑色素瘤分期系统,见表5-2。

表 5-2　UICC 皮肤黑色素瘤分期法

分期	肿瘤侵犯深度(mm)	区域淋巴结转移	远处转移
ⅠA 期	≤0.75	—	—
ⅠB 期	0.76~1.40	—	—
ⅡA 期	1.50~4.00	—	—
ⅡB 期	>4.00	—	—
Ⅲ 期		+*	
Ⅳ 期			+#

注:* 包括卫星转移;# 包括远处淋巴结或其他部位转移。

3.诊断

根据临床表现及病理检查可明确诊断。建议外阴色素痣切除送病理,不建议激光气化。医师检查时需仔细观察有无卫星病灶。

4.治疗

外阴恶性黑色素瘤的治疗一般采用综合治疗。由于肿瘤病灶一般较小,故可行局部广泛切除,切除的边缘要求离病灶 1 cm。是否行腹股沟淋巴结清扫术目前仍有争议。有研究认为:如肿瘤侵犯深度超过 1~2 mm,则建议行腹股沟淋巴结清扫术。晚期肿瘤考虑给予化疗和免疫治疗。目前,应用免疫治疗恶性黑色素瘤有一些有效的报道,如 anti-CTLA 或 PD-1 也可考虑临床应用。

(三)外阴前庭大腺癌

外阴前庭大腺癌是一种较少见的恶性肿瘤,常发生于老年妇女。肿瘤既可以发生于腺体,也可以发生在导管。因此,可有不同的病理组织类型,可以为鳞状细胞癌及腺癌,也可以是移行细胞癌或腺鳞癌。

1.临床表现

(1)症状:患者可扪及肿块而就诊。早期常无症状,晚期肿瘤可发生出血和感染。

(2)体征:外阴的后方前庭大腺的位置可扪及肿块,早期边界尚清晰,晚期则边界不清。

2.诊断

早期肿瘤的诊断较困难,与前庭大腺囊肿难以鉴别,需将肿块完整剥出后送病理检查确诊。晚期肿瘤可根据肿瘤发生的部位及临床表现、经肿瘤活检而作出诊断。

3.治疗

治疗原则为外阴广泛切除术及腹股沟淋巴结清扫术。有研究发现,术后给予放射辅助治疗可降低局部的复发率,如淋巴结阳性,则可行腹股沟和盆腔的放疗。

4.预后

由于前庭大腺位置较深,诊断时临床病期相对较晚,预后较差。

(四)外阴基底细胞癌

外阴基底细胞癌为外阴少见的恶性肿瘤,常发生于老年妇女。病灶常见于大阴唇,也可发生于小阴唇或阴蒂。病理组织学显示:瘤组织自表皮的基底层长出,伸向真皮或间质,边缘部有一层栅状排列的基底状细胞。常发生局部浸润,较少发生转移,为低度恶性肿瘤。

1.临床表现

(1)症状:可扪及外阴局部肿块,伴局部的瘙痒或烧灼感。

(2)体征:外阴部肿块,边界可辨认,肿块为结节状,若发病时间长,肿块表面可破溃成溃疡。

2.诊断

根据肿瘤发生的部位及临床表现、肿瘤活检而作出诊断。

3.治疗

手术为主要治疗手段,可行局部广泛切除术,一般不需行腹股沟淋巴结切除。

4.预后

预后较好,若肿瘤复发,仍可行复发病灶的切除。

(王升华)

第二节 阴 道 肿 瘤

一、阴道良性肿瘤

阴道良性肿瘤相对少见。阴道壁主要是由鳞形上皮、结缔组织和平滑肌组织所组成,鳞形上皮发生肿瘤则为乳头瘤;平滑肌组织增生成为平滑肌瘤;发生于结缔组织的有纤维瘤、神经纤维瘤、血管瘤等。若肿瘤较小,则患者可无不适,仅在妇科检查时发现。

(一)阴道乳头瘤

阴道乳头瘤可见于阴道的任何部位,呈单灶性或多灶性生长。

1.临床表现

常无症状,合并感染时出现分泌物增多或出血。妇科检查可发现阴道壁有单灶性或多灶性乳头状突起、质中、大小不等,触之可有出血。

2.病理

(1)大体所见:呈乳头状突起、质中、大小不等。

(2)显微镜下所见:表面覆有薄层鳞形上皮,中心为纤维结缔组织。

3.诊断与鉴别诊断

根据临床表现可作出初步诊断。常常需与尖锐湿疣及阴道壁其他良、恶性肿瘤相鉴别,确诊需病理组织学检查。

4.处理

单纯手术切除,肿瘤需送病理组织学检查。

(二)阴道平滑肌瘤

阴道平滑肌瘤是良性实质性肿瘤,常发生于阴道前壁,呈单个生长。

1.病理

(1)大体所见:实质性肿块,常为球形,质地偏实。

(2)显微镜下所见:肿瘤由平滑肌细胞组成,中间由纤维结缔组织分隔。

2.临床表现

临床症状取决于肿瘤大小和生长部位。小的可无症状,大的可产生压迫症状,并有坠胀感或性交困难。妇科检查可扪及阴道黏膜下偏实质的肿块,常有一定的活动度。

3.诊断与鉴别诊断

根据临床表现可作出基本诊断,在临床上需与阴道纤维瘤、阴道平滑肌肉瘤等鉴别,确诊需病理组织学检查。

4.处理

行肿瘤摘除术,即切开阴道黏膜,将肌瘤剥出,并将肿瘤送病理组织学检查。

(三)其他少见的肿瘤

除上述两种良性的肿瘤外,尚可见其他良性肿瘤,例如,纤维瘤、血管瘤、脂肪瘤、颗粒细胞成肌细胞瘤和神经纤维瘤等。此外阴道结节及肿瘤应与阴道内膜异位症相鉴别。总之,任何一种肿瘤,均应予以切除,并将切除之肿瘤送病理检查以明确诊断。

二、阴道恶性肿瘤

阴道恶性肿瘤约占女性生殖道恶性肿瘤的2%,包括原发性恶性肿瘤和继发性恶性肿瘤,后者发生率远多于原发性恶性肿瘤。肿瘤扩散至宫颈阴道部,并且宫颈外口有肿瘤应归为宫颈癌。肿瘤仅在尿道内生长应归为尿道癌。肿瘤侵及外阴时应归为外阴癌。这些疾病都应通过组织学验证。

(一)原发性阴道恶性肿瘤

原发性阴道恶性肿瘤有鳞状细胞癌、透明细胞腺癌、恶性黑色素瘤和肉瘤。

1.原发性阴道鳞状细胞癌

大约90%的原发阴道癌为鳞状细胞癌,但总体发病率较外阴癌和宫颈癌低,国外学者估计阴道癌与宫颈癌之比为1∶45,与外阴癌之比为1∶3。据统计,每年阴道癌的发生率约为5/100万。

(1)确切的发病原因尚不清楚,可能与下列因素有关:大多数阴道癌发生于绝经后或者老年女性,超过50%阴道癌患者为70岁以上女性。既往曾报道阴道癌的发生与老年女性放置子宫托或阴道脱垂导致阴道黏膜局部炎症有一定关系。目前阴道癌发生相关报道公认的因素还包括初次性行为年龄、终生性伴侣数目、吸烟、宫内己烯雌酚暴露等。

当发生于年轻女性时,从病因学上可能与宫颈肿瘤相关,因此与HPV感染相关。高达30%的原发阴道癌患者至少有5年以上的宫颈原位癌或浸润癌病史。虽然阴道上皮内瘤变(VAIN)的真正恶性潜能现在尚未明确,仍认为其为一部分阴道癌的癌前病变。

既往接受过盆腔放疗也被认为是阴道癌发生的可能的病因。

(2)病灶部位:阴道自处女膜环向上延伸至子宫颈。当肿瘤生长原发部位位于阴道内时,应当归类为阴道癌。阴道癌最常发生的部位是阴道上1/3处。

(3)病理。①大体所见:肿瘤可呈结节样、菜花样及硬块,有时可见溃疡。②显微镜下所见:原发性阴道癌可分为角化大细胞癌、非角化大细胞癌和低分化梭形细胞癌。以非角化大细胞癌多见。

(4)临床表现。①阴道流血:大约60%的患者主诉无痛性阴道流血,表现为点滴状阴道流血,有时也可有多量流血。20%的患者主诉阴道排液(伴或不伴阴道流血)、5%有疼痛、5%~

10％患者在初次检查时无症状。70％的患者出现症状在6个月之内。②阴道排液增多:这与肿瘤表面坏死组织感染或分泌物刺激有关。排液可为水样、米汤样或混有血液。有症状的患者75％为晚期。

(5)诊断:确诊需病理组织学检查。检查时需注意如下事项。①用窥阴器及扪诊仔细地探查整个阴道黏膜,并记录发病的部位及病灶的大小。有时需在麻醉下行检查,做阴道镜和直肠镜检查对分期有帮助。同时应认真检查宫颈、外阴和尿道,如发现在上述部位有肿瘤,就不能作原发性浸润性阴道癌的诊断,而且还需要排除转移病灶。②双合诊对估计病变的范围是重要的,如病灶累及阴道周围组织的范围、直肠阴道隔的浸润、盆壁浸润等,肿瘤及其边缘和宫颈应常规行活检。③检查时还需注意双侧腹股沟淋巴结转移的可能性,应根据组织学检查结果才能确诊有无转移。

原发性阴道癌的诊断标准:①原发病灶在阴道;②宫颈活检未发现恶性肿瘤;③其他部位未发现肿瘤。

(6)临床分期:目前主要采用FIGO分期(表5-3)。

表5-3 原发性阴道癌的FIGO分期

分期	描述
Ⅰ	癌瘤局限于阴道壁
Ⅱ	癌瘤侵及阴道黏膜下组织,但尚未扩散到盆壁
Ⅲ	癌瘤扩散到盆壁
Ⅳ	肿瘤扩散超出真骨盆,或已见侵及膀胱或直肠黏膜;大泡样水肿则不能被归为Ⅳ期
ⅣA	癌瘤侵及膀胱和/或直肠黏膜,和/或直接扩散至真骨盆外
ⅣB	播散到远处器官

(7)转移途径:阴道癌的转移途径主要是直接浸润和淋巴转移。阴道壁组织血管及淋巴循环丰富,且黏膜下结缔组织疏松,使肿瘤易迅速增大并转移。

直接浸润:阴道前壁癌灶向前累及膀胱及尿道,后壁病灶向后可累及直肠及直肠旁组织,向上累及宫颈,向外累及外阴,向两侧累及阴道旁组织。

淋巴转移:阴道上2/3淋巴回流至盆腔淋巴结,与子宫动脉和阴道动脉并行至闭孔、下腹(髂内)和髂外淋巴结。阴道下1/3淋巴回流至腹股沟淋巴结。有些区域,尤其是阴道后壁的区域,可能通过直肠旁淋巴通道回流至骶前淋巴结。

(8)治疗:原发性阴道癌的治疗必须个体化。由于阴道位于膀胱和直肠中间,阴道壁很薄,很容易转移至邻近的淋巴和支持组织,以及应用放疗技术的困难性,如此种种,使阴道癌成为难以治疗的恶性肿瘤之一。

1)治疗方法的选择依据:①疾病的期别;②肿瘤的大小;③位于阴道的部位;④是否有转移;⑤如患者年轻应尽量考虑保存阴道功能。

2)手术治疗:根据肿瘤的期别及患者的具体情况,可选择不同的手术范围及方式。

手术适应证:①阴道任何部位的较浅表的病灶;②阴道上段较小的肿瘤;③局部复发病灶(尤其是放疗后);④腹股沟淋巴结转移病灶;⑤近阴道口较小的病灶;⑥晚期肿瘤放疗后病灶缩小,可考虑行手术治疗。

手术范围及方式:①阴道后壁上部受累的Ⅰ期患者,如果子宫无下垂,可行广泛子宫切除、阴道上部切除,达肿瘤外至少1 cm,可同时行盆腔淋巴结清扫。如果子宫已切除,或可行阴道上部广泛切除及盆腔淋巴结清扫。②Ⅳa期患者,尤其是患者有直肠阴道瘘或膀胱阴道瘘,合适的治疗是全盆腔清除术,可同时行盆腔淋巴结切除术或者行术前放疗。当阴道下1/3受累时,应考虑行双侧腹股沟淋巴结切除术。③放疗后中央型复发的患者需切除复发灶,可同时给予全盆腔清除术。④一些年轻的需行放疗的患者,治疗前行开腹或腹腔镜手术可行卵巢移位手术,或者对有选择手术的病例,行手术分期和可疑阳性的淋巴结切除。⑤近阴道口较小的病灶,可行广泛外阴切除术＋腹股沟深、浅淋巴结清除术。

手术注意点:①严格掌握手术适应证;②根据病变范围选择合适的手术范围;③年轻患者如希望保留阴道功能可行皮瓣重建阴道术;④年龄大、病期晚的患者行广泛手术需慎重。

手术并发症:除一般的手术并发症外,由于阴道的解剖、组织学特点、与直肠、尿道的密切关系,使阴道手术较其他手术更容易损伤尿道及直肠,形成膀胱阴道瘘或尿道阴道瘘、直肠阴道瘘。术后阴道狭窄也可能影响年轻患者的性功能。

3)放疗:放疗有以下特点。①全身危险性较小;②有可能保存膀胱、直肠及阴道;③治愈率与宫颈和子宫内膜癌的放疗效果相似。所以,对于大多数阴道癌患者来说,放疗是常用的治疗方式,而且通常需要综合体外放疗和腔内或间隙内近距离照射。

对于病灶小的Ⅰ期(甚至Ⅱ期)肿瘤患者,尽管有些研究者提倡可仅行近距离放疗,但联合体外放疗和近距离放疗可降低局部复发的风险。对于较大的肿瘤,体外放疗的量为45~50 Gy,可减小肿瘤体积并同步治疗盆腔淋巴结。

腔内照射和外照射联合方案可改善治疗效果。根据放射的质量及病灶大小及部位选择不同的放射源。

放疗常见轻微并发症包括阴道和宫旁组织纤维化、放射性膀胱炎和直肠炎、尿道狭窄、局部坏死。6%~8%患者可出现一些严重的并发症,如直肠、阴道狭窄和直肠阴道瘘,膀胱阴道瘘及盆腔脓肿。最严重的并发症常常发生于晚期患者,并且与肿瘤进展有关。放疗Ⅰ～Ⅳ期的5年存活率为50%。

随着肿瘤期别的增加死亡率上升。Ⅰ期死亡率大约为10%,Ⅱ期为50%,Ⅲ期加Ⅳ期约80%。Ⅰ期复发80%发生于48个月内,Ⅱ期为30个月,Ⅲ期和Ⅳ期为18个月内。

因此,原发性阴道鳞形细胞癌期别对预后有重要的意义,直接影响患者的生存率和复发率。由此,也说明了肿瘤早期诊断及治疗的重要性。

2.阴道透明细胞腺癌

发生于阴道的透明细胞癌约占原发阴道恶性肿瘤的10%。大多数阴道透明细胞腺癌患者的发病年龄为18~24岁。一般认为患者在胚胎期暴露于己烯雌酚,尤其是孕18周以前。大约70%的阴道透明细胞癌患者其母亲孕期曾服用雌激素,阴道腺病与阴道透明细胞癌有一定的关系。

(1)病理:大体检查可见肿瘤呈息肉状或结节状,有的呈溃疡;显微镜下可见癌细胞胞质透亮,细胞结构排列呈实质状,可呈腺管状、囊状、乳头状及囊腺型。

(2)临床表现:20%的患者无自觉症状,一旦出现症状,常主诉异常阴道流血,量时多时少,常被误诊为无排卵性功能失调性子宫出血而未予重视。白带增多也是常见的症状。在窥视检查时可见息肉样、结节状或乳头状赘生物、表面常有溃疡、大小不一,甚至有10 cm直径大小的肿块。常向腔内生长,深部浸润不常见,最常发生于上1/3阴道前壁。应用窥阴器检查时,必须旋转

90°,以便看清整个阴道壁的情况。阴道镜检查是有效的辅助诊断方法,确诊需根据病理检查结果。

(3)治疗:目前尚无有效的治疗方案,必须考虑能否保留阴道功能和卵巢功能。因此,如病灶侵犯阴道上段,应行广泛子宫切除、部分阴道切除和盆腔淋巴结清扫术。卵巢正常者可以保留。晚期病例,放疗也是有一定效果的,应行全盆腔外照射及腔内放疗。年轻患者如需行全阴道切除术,应同时考虑重建阴道,阴道重建可应用厚皮瓣建立。近年来有采用化疗的报道,但因例数较少,很难判断疗效。常用药物有 CTX、VCR、5-FU、MTX、孕酮制剂等。

(4)预后:与疾病的期别、组织学分级、病灶大小、盆腔淋巴结是否转移有关,其中以疾病的期别最为重要。复发及死亡常发生于淋巴结转移的患者。

3.阴道恶性黑色素瘤

阴道恶性黑色素瘤少见,而且几乎所有的病例均发生于白人女性。最常见的发病部位为阴道远端,尤其是阴道前壁。

(1)发病原因:关于恶性黑色素瘤的来源有三种意见。①来自原有的痣,尤其为交界痣是恶性黑色素瘤的主要来源。②来自恶性前期病变(恶性雀斑)。③来自正常皮肤。

至于恶变的原因尚有争论,一般认为与内分泌和刺激有密切关系。文献报道恶性黑色素瘤的发病与种族、免疫系统状态及遗传有关。有人认为免疫系统状态是一个附加因素,将决定一个除了有遗传倾向的人是否最后发生恶性黑色素瘤,任何免疫缺陷都可能是一个触发因素。一些恶性黑色素瘤具有遗传性,称为遗传性黑色素瘤或家族性恶性黑色素瘤。恶性黑色素瘤患者的近亲中恶性黑色素瘤的发生率尤其高。

(2)病理。①大体所见:在黏膜表面形成黑色或棕黑色肿块,肿块大小不定,有时在肿块表面有溃疡,仔细检查可发现在主要肿瘤的四周有多个小的子瘤,为瘤组织向外浸润所致。②显微镜下所见:瘤细胞形状不一,呈圆形、多角形及梭形。并呈各种排列,成串、假腺泡样或成片,细胞质较透明,内含黑素颗粒,以及表皮真皮交界处上皮细胞团生长活跃现象都有助于诊断。如无色素,可用特殊染色来检测,包括 Fontana 组化染色、新鲜组织做多巴反应及酪氨酸酶反应、免疫组织化学以 HMB45 来检测。

(3)临床表现。①症状:常为阴道流血(65%),阴道异常分泌物(30%)和阴道肿块(20%)。阴道肿块易发生溃疡,常常导致感染及分泌物混浊。如出现坏死,则患者的阴道分泌物中有异常组织并含有污血。其他的症状有疼痛、解尿不畅、排便不畅、下腹部不适及腹股沟扪及肿块。自出现症状到诊断明确平均时间约为 2 个月。②体征:阴道黑色素瘤可发生于阴道的任何部位,最常见发生于下 1/3 的阴道前壁。肿瘤常呈乳头状及息肉样生长,可伴溃疡及坏死。肿瘤表面通常为蓝黑色或黑色,仅 5%表面为无色素。病灶周围常常有小的卫星病灶。Morrow 等报道,初次检查时 70%肿瘤的直径>2 cm。必须彻底检查生殖道或生殖道外的原发部位,因为较多的阴道黑色素瘤是转移性的而不是原发的。

(4)治疗:阴道恶性黑色素瘤的治疗首选手术。

手术治疗:手术范围应根据病灶的部位、大小、深浅而决定。对可疑病例一定要做好广泛手术的准备工作,然后做局部切除送冰冻检查。根据冷冻检查结果决定手术范围。如病灶位于阴道上段,除切除阴道外,还需做广泛子宫切除及双侧盆腔淋巴结清除术。如病灶位于阴道下段,在阴道口附近,则需做阴道切除术及双侧腹股沟淋巴结清扫术。如病变晚、浸润深,则可能需行更广泛的手术,如前、后或全盆腔清扫术。

放疗：阴道恶性黑色素瘤对放疗不十分敏感，因此，放疗不宜作为首选的治疗方法。转移及复发的患者可采用放疗，可以起到姑息及延长生命的作用。

化疗：作为手术治疗后的辅助治疗，起到消除残存病灶的作用，以提高生存率。

免疫治疗：近年来，免疫治疗恶性黑色素瘤取得较好的疗效。应用 γ-干扰素或白细胞介素治疗，也有应用非特异的免疫治疗如卡介苗。

（5）预后：阴道恶性黑色素瘤的预后较差，肿瘤生长非常迅速，短期内肿瘤可发生腹股沟淋巴结转移，5 年生存率 15％～20％。

（二）继发性阴道恶性肿瘤

由于发生于阴道的继发性肿瘤远多于原发性肿瘤，因此，如诊断为阴道恶性肿瘤，首先需排除转移性肿瘤的可能。继发性阴道恶性肿瘤可由宫颈或外阴肿瘤直接扩散；或由淋巴或血管转移而来，如子宫内膜癌和妊娠滋养细胞疾病；亦可由非生殖系统肿瘤转移或直接扩散至阴道，如来自膀胱、尿道、尿道旁腺、直肠等部位；极少数来源于乳腺、肺，以及其他部位。

（王升华）

第三节　卵巢肿瘤

一、卵巢原发上皮性肿瘤

卵巢上皮性肿瘤为最常见的卵巢肿瘤，多见于中老年妇女，很少发生在青春期前女孩和婴幼儿。卵巢上皮性肿瘤分为良性、交界性和恶性。交界性肿瘤是指上皮细胞增生活跃及核异型，核分裂象增加，表现为上皮细胞层次增加，但无间质浸润，是一种低度潜在恶性肿瘤，生长缓慢，转移率低，复发迟。卵巢上皮性癌发展迅速，不易早期诊断，治疗困难，死亡率高。

（一）发病原因及高危因素

卵巢上皮癌的发病原因一直未明。近年的研究证据表明，卵巢癌由卵巢表面上皮起源假说缺乏科学依据，卵巢外起源学说则引起高度重视，并提出了上皮性卵巢癌发生的二元理论。二元论将卵巢上皮癌分为两型，Ⅰ型卵巢癌包括了低级别卵巢浆液性癌及低级别卵巢子宫内膜样癌、透明细胞癌、黏液性癌和移行细胞癌；Ⅱ型卵巢癌包括了高级别卵巢浆液性癌及高级别卵巢子宫内膜样癌、未分化癌和恶性中胚叶混合性肿瘤（癌肉瘤）。Ⅰ型卵巢癌起病缓慢，常有前驱病变，多为临床早期，预后较好；Ⅱ型卵巢癌发病快，无前驱病变，侵袭性强，多为临床晚期，预后不良。两型卵巢癌的发生、发展可能有两种不同的分子途径，因而具有不同的生物学行为。高级别卵巢浆液性癌大多起源于输卵管的观点已被国际上多数学者所接受。

此外，下列因素也可能与卵巢上皮癌的发病密切相关。

1.遗传因素

5％～10％的卵巢上皮癌具有遗传异常。上皮性卵巢癌的发生与三个遗传性癌综合征有关，即遗传性乳腺癌-卵巢癌综合征（HBOC）、遗传性位点特异性卵巢癌综合征（HSSOC）和遗传性非息肉性结直肠癌综合征（HNPCC），最常见的是 HBOC。真正的遗传性卵巢癌和乳腺癌一样，主要是由于 BRCA1 和 BRCA2 基因突变所致，属于常染色体显性遗传。

2.子宫内膜异位症

相关的形态学和分子遗传学的证据提示,卵巢子宫内膜样癌和透明细胞癌可能来源于子宫内膜异位症的病灶恶变。抑癌基因 ARID1A 基因突变不仅见于卵巢子宫内膜样癌和透明细胞癌的癌组织,同时见于邻近的子宫内膜异位症和癌变前期病灶,这是卵巢子宫内膜样癌和透明细胞癌起源异位子宫内膜的有力证据。

3.持续排卵

持续排卵使卵巢表面上皮不断损伤与修复,在修复过程中卵巢表面上皮细胞突变的可能性增加。减少或抑制排卵可减少卵巢上皮由排卵引起的损伤,可能降低卵巢癌发病危险。流行病学调查发现卵巢癌危险因素有未产、不孕,而多次妊娠、哺乳和口服避孕药有保护作用。

(二)病理

1.组织学类型

卵巢上皮肿瘤组织学类型主要有以下几类。

(1)浆液性肿瘤。①浆液性囊腺瘤:约占卵巢良性肿瘤的 25%。多为单侧,球形,大小不等,表面光滑,囊性,壁薄,内充满淡黄色清亮液体。有单纯性及乳头状两型,前者多为单房,囊壁光滑;后者常为多房,可见乳头,向囊外生长。镜下见囊壁为纤维结缔组织,内为单层柱状上皮,乳头分支较粗,间质内见砂粒体(成层的钙化小球状物)。②交界性浆液性囊腺瘤:中等大小,多为双侧,乳头状生长在囊内较少,多向囊外生长。镜下见乳头分支纤细而密,上皮复层不超过 3 层,细胞核轻度异型,核分裂象<1/HP,无间质浸润,预后好。对于存在浸润性种植患者,晚期和复发概率增加。③浆液性囊腺癌:占卵巢恶性肿瘤的 40%~50%。多为双侧,体积较大,半实质性。结节状或分叶状,灰白色,或有乳突状增生,切面为多房,腔内充满乳头,质脆,出血、坏死。镜下见囊壁上皮明显增生,复层排列,一般在 4~5 层以上。癌细胞为立方形或柱状,细胞异型明显,并向间质浸润。

(2)黏液性肿瘤。黏液性肿瘤组织学上分为肠型、宫颈型或混合型,由肠型黏膜上皮或宫颈管黏膜上皮组成。①黏液囊腺瘤:占卵巢良性肿瘤的 20%。多为单侧,圆形或卵圆形,体积较大,表面光滑,灰白色。切面常为多房,囊腔内充满胶冻样黏液,含黏蛋白和糖蛋白,囊内很少有乳头生长。镜下见囊壁为纤维结缔组织,内衬单层柱状上皮;可见杯状细胞及嗜银细胞。恶变率为 5%~10%。偶可自行破裂,瘤细胞种植在腹膜上继续生长并分泌黏液,在腹膜表面形成胶冻样黏液团块,极似卵巢癌转移,称腹膜假黏液瘤。腹膜假性黏液瘤主要继发于肠型分化的肿瘤,瘤细胞呈良性,分泌旺盛,很少见细胞异型和核分裂,多限于腹膜表面生长,一般不浸润脏器实质。手术是主要治疗手段,术中应尽可能切净所有肿瘤。然而,手术很少能根治,本病复发率高,患者需要多次手术,患者常死于肠梗阻。②交界性黏液性囊腺瘤:一般较大,少数为双侧,表面光滑,常为多房。切面见囊壁增厚,有实质区和乳头状形成,乳头细小、质软。镜下见上皮不超过 3 层,细胞轻度异型,细胞核大、染色深,有少量核分裂,增生上皮向腔内突出形成短粗的乳头,无间质浸润。③黏液性囊腺癌:占卵巢恶性肿瘤的 10%。多为单侧,瘤体较大,囊壁可见乳头或实质区,切面为囊、实性,囊液混浊或血性。镜下见腺体密集,间质较少,腺上皮超过 3 层,细胞明显异型,并有间质浸润。

(3)卵巢子宫内膜样肿瘤:良性瘤较少见,为单房,表面光滑,囊壁衬以单层柱状上皮,似正常子宫内膜。囊内被覆扁平上皮,间质内可有含铁血黄素的吞噬细胞。子宫内膜样交界性瘤很少见。卵巢子宫内膜样癌占卵巢恶性肿瘤的 10%~24%,肿瘤单侧多,中等大,囊性或实性,有乳头生长,囊液多为血性。镜下特点与子宫内膜癌极相似,多为高分化腺癌或腺棘皮癌,常并发子宫内膜异位症和子宫内膜癌,不易鉴别何者为原发或继发。

(4)透明细胞肿瘤:来源于苗勒氏管上皮,良性罕见,交界性者上皮由 1~3 层多角形靴钉状细胞组成,核有异型性但无间质浸润,常合并透明细胞癌存在。透明细胞癌占卵巢癌 5%~11%,患者均为成年妇女,平均年龄 48~58 岁,10%合并高血钙症。常合并子宫内膜异位症(25%~50%)。易转移至腹膜后淋巴结,对常规化疗不明感。呈囊实性,单侧多,较大;镜下瘤细胞质丰富或呈泡状,含丰富糖原,排列成实性片、索状或乳头状;瘤细胞核异型性明显,深染,有特殊的靴钉细胞附于囊内及管状结构。

(5)勃勒纳瘤:由卵巢表面上皮向移行上皮分化而形成,占卵巢肿瘤 1.5%~2.5%。多数为良性,单侧,体积小(直径<5 cm),表面光滑,质硬,切面灰白色漩涡或编织状。小肿瘤常位于卵巢髓质近卵巢门处。亦有交界性及恶性。

(6)未分化癌:在未分化癌中,小细胞癌最有特征。发病年龄 9~43 岁,平均 24 岁,70%患者有高血钙。常为单侧,较大,表面光滑或结节状,切面为实性或囊实性,质软、脆,分叶或结节状,褐色或灰黄色,多数伴有坏死出血。镜检癌细胞为未分化小细胞,圆形或梭形,胞质少,核圆或卵圆有核仁,核分裂多见。细胞排列紧密,呈弥散、巢状、片状生长。恶性程度极高,预后极差,90%患者在 1 年内死亡。

2.组织学分级

2014 年版 WHO 女性生殖道肿瘤分类中,对卵巢上皮癌的组织学分级达成共识。浆液性癌分为低级别癌与高级别癌两类。子宫内膜样癌根据 FIGO 分级系统分 3 级,1 级实性区域<5%,2 级实性区域 5%~50%,3 级实性区域>50%。黏液性癌不分级,但分为 3 型:非侵袭性(上皮内癌)、侵袭性(膨胀性或融合性)、侵袭性(浸润型)。浆黏液性癌按不同的癌成分各自分级。透明细胞癌和未分化癌本身为高级别癌,不分级。恶性 Brenner 瘤其恶性成分参照尿路上皮癌分级,分为低级别和高级别。

肿瘤组织学分级对患者预后有重要的影响,应引起重视。

(三)治疗

1.良性肿瘤

若卵巢肿块直径<5 cm,疑为卵巢瘤样病变,可作短期观察。一经确诊为卵巢良性肿瘤,应手术治疗。根据患者年龄、生育要求及对侧卵巢情况决定手术范围。年轻、单侧良性肿瘤应行患侧卵巢囊肿剥出或卵巢切除术,尽可能保留正常卵巢组织和对侧正常卵巢;即使双侧良性囊肿,也应争取行囊肿剥出术,保留正常卵巢组织。围绝经期妇女可行单侧附件切除或子宫及双侧附件切除术。术中剖开肿瘤肉眼观察区分良、恶性,必要时做冷冻切片组织学检查明确性质,确定手术范围。若肿瘤大或可疑恶性,尽可能完整取出肿瘤,防止囊液流出及瘤细胞种植于腹腔。巨大囊肿可穿刺放液,待体积缩小后取出,穿刺前须保护穿刺周围组织,以防囊液外溢,放液速度应缓慢,以免腹压骤降发生休克。

2.交界性肿瘤

手术是卵巢交界性肿瘤最重要的治疗,手术治疗的目标是将肿瘤完全切除。卵巢交界瘤建议行全面分期手术,是否要行腹膜后淋巴结系统切除或取样活检,多数学者倾向否定意见,尤其是卵巢黏液性肿瘤。年轻患者可考虑行保留生育功能治疗。晚期复发是卵巢交界瘤的特点,78%在 5 年后甚至 10~20 年后复发。复发的肿瘤一般仍保持原病理形态,即仍为交界性肿瘤,

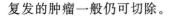

复发的肿瘤一般仍可切除。

卵巢交界性瘤一般不主张进行术后化疗,化疗仅在以下几种情况考虑应用:①肿瘤期别较晚,有广泛种植,术后可施行3～6个疗程化疗;②有大网膜,淋巴结或其他远处部位浸润性种植的患者更可能发生早期复发,这些患者应按照低级别浆液性癌进行化疗。

3.恶性肿瘤

治疗原则是手术为主,辅以化疗、放疗及其他综合治疗。

(1)手术:是治疗卵巢上皮癌的主要手段。应根据术中探查及冷冻病理检查结果,决定手术范围,卵巢上皮癌第一次手术彻底性与预后密切相关。

早期(FIGO I-II期)卵巢上皮癌应行全面确定分期的手术,包括以下几方面:留取腹水或腹腔冲洗液进行细胞学检查;全面探查盆、腹腔,对可疑病灶及易发生转移部位多处取材做组织学检查;全子宫和双附件切除(卵巢动静脉高位结扎);盆腔及腹主动脉旁淋巴结清除;大网膜和阑尾切除。一般认为,对于上皮性卵巢癌施行保留生育功能(保留子宫和对侧附件)的手术应是谨慎和严格选择的,必须具备以下条件方可施行:①患者年轻,渴望生育;②I A期;③细胞分化好(G1);④对侧卵巢外观正常、剖探阴性;⑤有随诊条件。亦有主张完成生育后视情况再行手术切除子宫及对侧附件。对于有高危因素而要求保留生育功能的患者则需充分知情。

晚期卵巢癌(FIGO III-IV期),应行肿瘤细胞减灭术,术式与全面确定分期的手术相同,手术的主要目的是尽最大努力切除卵巢癌之原发灶和转移灶,使残余肿瘤直径<1 cm,必要时可切除部分肠管或脾脏等。对于手术困难的患者可在组织病理学确诊为卵巢癌后,先行1～2程先期化疗后再进行手术。

复发性卵巢癌的手术治疗价值尚有争议,主要用于以下几方面:①解除肠梗阻;②对二线化疗敏感的复发灶(化疗后间隔>12月)的减灭;③切除孤立的复发灶。对于复发癌的治疗多数只能缓解症状,而不是为了治愈,生存质量是最应该考虑的因素。

(2)化学药物治疗:为主要的辅助治疗。常用于术后杀灭有残留癌灶,控制复发;也可用于复发病灶的治疗。化疗可以缓解症状,延长患者存活期。暂无法施行手术的晚期患者,化疗可使肿瘤缩小,为以后手术创造条件。

一线化疗是指首次肿瘤细胞减灭术后的化疗。常用化疗药物有顺铂、卡铂、紫杉醇、环磷酰胺、异环磷酰胺、氟尿嘧啶、博来霉素、长春新碱、依托泊苷(VP16)等。近年来多以铂类药物和紫杉醇为主要的化疗药物。根据病情可采用静脉化疗或静脉腹腔联合化疗。腹腔内化疗不仅能控制腹水,又能使小的腹腔内残存癌灶缩小或消失。化疗疗程数一般为6～9疗程。二线化疗主要用于卵巢癌复发的治疗。选择化疗方案前应了解一线化疗用什么药物及药物累积量;一线化疗疗效如何,毒性如何,反应持续时间及停药时间。患者一线治疗中对铂类的敏感性对选择二线化疗具重要参考价值。二线化疗的用药原则:①以往未用铂类者可选用含铂类的联合化疗;②在铂类药物化疗后6个月以上出现复发用以铂类为基础的二线化疗通常有效;③难治性患者不应再选用以铂类为主的化疗,而应选用与铂类无交叉耐药的药物,如紫杉醇、托扑替康、异环磷酰胺、六甲蜜胺、吉西他滨、脂质体阿霉素等。

(3)放疗:外照射对于卵巢上皮癌的治疗价值有限,可用于锁骨上和腹股沟淋巴结转移灶和部分紧靠盆壁的局限性病灶的局部治疗。对上皮性癌不主张以放疗作为主要辅助治疗手段,但在I C期,或伴有大量腹水者经手术后仅有细小粟粒样转移灶或肉眼看不到有残留病灶的可辅以放射性同位素^{32}P腹腔内注射以提高疗效,减少复发,腹腔内有粘连时禁用。

（4）免疫治疗：靶向药物治疗是目前改善晚期卵巢癌预后的主要趋势。近几年，贝伐珠单抗在卵巢癌的一线治疗及复发卵巢癌的治疗中都取得了较好的疗效，可提高患者的无瘤生存期，但其昂贵的价格还需进行价值医学方面的评价。

（四）预后

预后与分期、组织学分类及分级、患者年龄及治疗方式有关。以分期最重要，期别越早预后越好。据文献报道Ⅰ期卵巢癌，病变局限于包膜内，5年生存率达90％。若囊外有赘生物、腹腔冲洗液找到癌细胞降至68％；Ⅲ期卵巢癌，5年生存率为30％～40％；Ⅳ期卵巢癌仅为10％。低度恶性肿瘤疗效较恶性程度高者为佳，细胞分化良好者疗效较分化不良者好。对化疗药物敏感者，疗效较好。术后残余癌灶直径＜1 cm者，化疗效果较明显，预后良好。

（五）预防

卵巢上皮癌的病因不清，难以预防。但若能积极采取措施对高危人群严密监测随访，早期诊治可改善预后。

（1）高危人群严密监测：40岁以上妇女每年应行妇科检查；高危人群每半年检查一次，早期发现或排除卵巢肿瘤。若配合超声检查、CA125检测等则更好。

（2）早期诊断及处理：卵巢实性肿瘤或囊肿直径＞5 cm者，应及时手术切除。重视青春期前、绝经后或生育年龄口服避孕药的妇女发现卵巢肿大，应及时明确诊断。盆腔肿块诊断不清或治疗无效者，应及早行腹腔镜检查或剖腹探查，早期诊治。

（3）乳癌和胃肠癌的女性患者，治疗后应严密随访，定期做妇科检查，确定有无卵巢转移癌。

（4）家族史和基因检测是临床医师决定是否行预防性卵巢切除的主要考虑因素，基因检测是最关键的因素。对BRCA1（＋）的HOCS家族成员行预防性卵巢切除是合理的。

二、卵巢生殖细胞肿瘤

卵巢生殖细胞肿瘤是指来源于胚胎性腺的原始生殖细胞而具有不同组织学特征的一组肿瘤，其发病率仅次于上皮性肿瘤，多发生于年轻的妇女及幼女，绝经后仅占4％。卵巢恶性生殖细胞肿瘤恶性程度大，病死率高。找到有效的化疗方案可使其预后大为改观。卵巢恶性生殖细胞肿瘤的存活率由过去的10％提高到目前90％，大部分患者可行保留生育功能的治疗。

（一）病理分类

1.畸胎瘤

畸胎瘤是由多胚层组织结构组成的肿瘤，偶见含一个胚层成分。肿瘤组织多数成熟，少数未成熟；多数为囊性，少数为实性。肿瘤的良、恶性及恶性程度取决于组织分化程度，而不决定于肿瘤质地。

（1）成熟畸胎瘤：又称皮样囊肿，属良性肿瘤，占卵巢肿瘤的10％～20％，占生殖细胞肿瘤的85％～97％，占畸胎瘤的95％以上。可发生于任何年龄，以20～40岁居多。多为单侧，双侧占10％～17％。中等大小，呈圆形或卵圆形，壁光滑、质韧。多为单房，腔内充满油脂和毛发，有时可见牙齿或骨质。囊壁内层为复层鳞状上皮，壁上常见小丘样隆起向腔内突出称"头节"。肿瘤可含外、中、内胚层组织。偶见向单一胚层分化，形成高度特异性畸胎瘤，如卵巢甲状腺肿，分泌甲状腺激素，甚至引起甲亢。成熟囊性畸胎瘤恶变率为2％～4％，多见于绝经后妇女；"头节"的上皮易恶变，形成鳞状细胞癌，预后较差。

（2）未成熟畸胎瘤：属恶性肿瘤，含2～3胚层，占卵巢畸胎瘤1％～3％。肿瘤由分化程度不同的未成熟胚胎组织构成,主要为原始神经组织。多见于年轻患者,大多数为 11～19 岁。肿瘤多为实性,可有囊性区域。肿瘤的恶性程度根据未成熟组织所占比例、分化程度及神经上皮含量而定。该肿瘤的复发及转移率均高,但复发后再次手术可见未成熟肿瘤组织具有向成熟转化的特点,即恶性程度的逆转现象。

2.无性细胞瘤

无性细胞瘤为中度恶性的实性肿瘤,占卵巢恶性肿瘤的 5%。好发于青春期及生育期妇女,单侧居多,右侧多于左侧。肿瘤为圆形或椭圆形,中等大,实性,触之如橡皮样。表面光滑或呈分叶状。切面淡棕色,镜下见圆形或多角形大细胞,细胞核大,胞质丰富,瘤细胞呈片状或条索状排列,有少量纤维组织相隔,间质中常有淋巴细胞浸润。对放疗特别敏感,纯无性细胞瘤的 5 年存活率可达 90%。混合型(含绒癌,内胚窦成分)预后差。

3.卵黄囊瘤

来源于胚外结构卵黄囊,其组织结构与大鼠胎盘的内胚窦特殊血管周围结构相似,又名内胚窦瘤。卵黄囊瘤占卵巢恶性肿瘤 1%,但是恶性生殖细胞肿瘤的常见类型,其恶性程度高,常见于儿童及年轻妇女。多为单侧,肿瘤较大,圆形或卵圆形。切面部分囊性,组织质脆,多有出血坏死区,呈灰红或灰黄色,易破裂。镜下见疏松网状和内皮窦样结构。瘤细胞扁平、立方、柱状或多角形,产生甲胎蛋白(AFP),故患者血清 AFP 浓度很高,其浓度与肿瘤消长相关,是诊断及治疗监测时的重要标志物。肿瘤生长迅速,易早期转移,预后差,既往平均生存期仅 1 年,现经手术及联合化疗后,生存期明显延长。

4.胚胎癌

胚胎癌是一种未分化并具有多种分化潜能的恶性生殖细胞肿瘤。极少见,发生率占卵巢恶性生殖细胞瘤的 5% 以下。胚胎癌具有向胚体方向分化的潜能,可形成不同程度分化的畸胎瘤;向胚外方向分化则形成卵黄囊结构或滋养细胞结构。形态上与睾丸的胚胎癌相似,但发生在卵巢的纯型胚胎癌远较在睾丸少见,其原因尚不明。肿瘤体积较大,有包膜,质软,常伴出血、梗死和包膜破裂。切面为实性,灰白色,略呈颗粒状;与其他生殖细胞瘤合并存在时,则依所含的成分和占的比例不同呈现出杂色多彩状,囊性变和出血坏死多见。瘤组织由较原始的多角形细胞聚集形成的实性上皮样片块和细胞巢与原始幼稚的黏液样间质构成。肿瘤细胞和细胞核的异型性突出,可见瘤巨细胞。在稍许分化的区域,瘤细胞有形成裂隙和乳头的倾向,细胞略呈立方或柱状上皮样,但不形成明确的腺管。胚胎癌具有局部侵袭性强、播散广泛及早期转移的特性;转移的途径早期经淋巴管,晚期合并血行播散。

5.绒癌

原发性卵巢绒癌也称为卵巢非妊娠性绒癌,是由卵巢生殖细胞中的多潜能细胞向胚外结构(滋养细胞或卵黄囊等)发展而来的一种恶性程度极高的卵巢肿瘤,它可分为单纯型或混合型。混合型,即除绒癌成分外,还同时合并存在其他恶性生殖细胞肿瘤,如未成熟畸胎瘤、卵黄囊瘤、胚胎癌及无性细胞瘤等。原发卵巢绒癌多见的是混合型,单纯型极为少见。妊娠性绒癌一般不合并其他恶性生殖细胞肿瘤。典型的肿瘤体积较大,单侧,实性,质软,出血坏死明显。镜下形态如同子宫绒癌,由细胞滋养细胞和合体滋养细胞构成。因其他生殖细胞肿瘤特别是胚胎性癌常有不等量的合体细胞,诊断必须同时具备两种滋养细胞。非妊娠性绒癌预后较妊娠性绒癌差,治疗效果不好,病情发展快,短期内即死亡。

(二)诊断

卵巢恶性生殖细胞肿瘤在临床表现方面具有一些特点,如发病年龄轻,肿瘤较大,肿瘤标记物异常,很易产生腹水,病程发展快等。若能注意到这些肿瘤的特点,诊断并不难。特别是血清甲胎蛋白(AFP)和人绒毛膜促性腺激素(HCCT)的检测可以起到明确诊断的作用。卵黄囊瘤可以合成 AFP,卵巢绒癌可分泌 HCCT,这些都是很特异的肿瘤标志物。血清 AFP 和 HCCT 的动态变化与癌瘤病情的好转和恶化是一致的,临床完全缓解的患者其血清 AFP 或 HCCT 值轻度升高也预示癌瘤的残存或复发。虽然血清 AFP 和 HCCT 的检测对卵巢内胚窦瘤和卵巢绒癌有明确诊断的意义,但卵巢恶性生殖细胞肿瘤的最后确诊还是依靠组织病理学的诊断。

(三)治疗

1.良性生殖细胞肿瘤

单侧肿瘤应行卵巢肿瘤剥除或患侧附件切除术;双侧肿瘤争取行卵巢肿瘤剥除术;围绝经期妇女可考虑行全子宫双附件切除术。

2.恶性生殖细胞肿瘤

(1)手术治疗:由于绝大部分恶性生殖细胞肿瘤患者是希望生育的年轻女性,常为单侧卵巢发病,即使复发也很少累及对侧卵巢和子宫,更为重要的是卵巢恶性生殖细胞肿瘤对化疗十分敏感。因此,手术的基本原则是无论期别早晚,只要对侧卵巢和子宫未受肿瘤累及,均应行保留生育功能的手术,即仅切除患侧附件,同时行全面分期探查术。对于复发的卵巢生殖细胞仍主张积极手术。

(2)化疗:恶性生殖细胞肿瘤对化疗十分敏感。根据肿瘤分期、类型和肿瘤标记物的水平,术后可采用 3～6 疗程的联合化疗。

(3)放疗:为手术和化疗的辅助治疗。无性细胞瘤对放疗最敏感,但由于无性细胞瘤的患者多年轻,要求保留生育功能,目前放疗已较少应用。对复发的无性细胞瘤,放疗仍能取得较好疗效。

三、卵巢性索间质肿瘤

卵巢性索间质肿瘤来源于原始性腺中的性索及间质组织,占卵巢肿瘤的 4.3%～6%。在胚胎正常发育过程中,原始性腺中的性索组织,在男性将演变成睾丸曲细精管的支持细胞,在女性将演变成卵巢的颗粒细胞;而原始性腺中的特殊间叶组织将演化为男性睾丸的间质细胞及女性卵巢的泡膜细胞。卵巢性索间质肿瘤即是由上述性索组织或特殊的间叶组织演化而形成的肿瘤,它们仍保留了原来各自的分化特性。肿瘤可由单一细胞构成,如颗粒细胞瘤、泡膜细胞瘤、支持细胞瘤、间质细胞瘤;肿瘤亦可由不同细胞组合形成,当含两种细胞成分时,可以形成颗粒-泡膜细胞瘤、支持-间质细胞瘤;而当肿瘤含有上述四种细胞成分时,此种性索间质肿瘤称为两性母细胞瘤。许多类型的性索间质肿瘤能分泌类固醇激素,临床出现内分泌失调症状,但是肿瘤的诊断依据是肿瘤特有的病理形态,临床内分泌紊乱和激素水平异常仅能做参考。

(一)病理分类和临床表现

1.颗粒细胞-间质细胞瘤

由性索的颗粒细胞及间质的衍生成分如成纤维细胞及卵泡膜细胞组成。

(1)颗粒细胞瘤:在病理上颗粒细胞瘤分为成人型和幼年型两种。95%的颗粒细胞瘤为成人型,属低度恶性的肿瘤,可发生于任何年龄,高峰为 45～55 岁。肿瘤能分泌雌激素,故有女性化作用。青春期前患者可出现假性性早熟,生育年龄患者出现月经紊乱,绝经后患者则有不规则阴道流血,常合并子宫内膜增生过长,甚至发生腺癌。肿瘤多为单侧,圆形或椭圆形,呈分叶状,表面光滑,实性或部分囊性;切面组织脆而软,伴出血坏死灶。镜下见颗粒细胞环绕成小圆形囊腔,菊花样排列、中心含嗜伊红物质及核碎片(Call-Exner 小体)。瘤细胞呈小多边形,偶呈圆形或圆柱形,胞质嗜淡伊红或中性,细胞膜界限不清,核圆,核膜清楚。预后较好,5 年生存率达 80% 以上,但有远期复发倾向。幼年型颗粒细胞瘤罕见,仅占 5%,是一种恶性程度极高的卵巢肿瘤。主要发生在青少年,98% 为单侧。镜下呈卵泡样,缺乏核纵沟,胞质丰富,核分裂更活跃,极少含Call-Exner 小体,10%～15% 呈重度异型性。

(2)卵泡膜细胞瘤:卵泡膜细胞瘤为有内分泌功能的卵巢实性肿瘤,因能分泌雌激素,故有女性化作用。常与颗粒细胞瘤合并存在,但也有纯卵泡膜细胞瘤。为良性肿瘤,多为单侧,圆形、卵圆形或分叶状,表面被覆薄的有光泽的纤维包膜。切面为实性,灰白色。镜下见瘤细胞短梭形,胞质富含脂质,细胞交错排列呈漩涡状。瘤细胞团为结缔组织分隔。常合并子宫内膜增生过长,甚至子宫内膜癌。恶性卵泡膜细胞瘤较少见,可直接浸润邻近组织,并发生远处转移。其预后较一般卵巢癌为佳。

(3)纤维瘤:纤维瘤为较常见的良性肿瘤,占卵巢肿瘤的 2%～5%,多见于中年妇女,单侧居多,中等大小,表面光滑或结节状,切面灰白色,实性、坚硬。镜下见由梭形瘤细胞组成,排列呈编织状。偶见患者伴有腹水或胸腔积液,称梅格斯综合征。腹水经淋巴或横膈至胸腔,因右侧横膈淋巴丰富,故多见右侧胸腔积液。手术切除肿瘤后,胸腔积液、腹水自行消失。

2.支持细胞-间质细胞瘤

支持细胞-间质细胞瘤又称睾丸母细胞瘤,罕见,多发生在 40 岁以下妇女。单侧居多,通常较小,可局限在卵巢门区或皮质区,实性,表面光滑而滑润,有时呈分叶状,切面灰白色伴囊性变,囊内壁光滑,含血性浆液或黏液。镜下见不同分化程度的支持细胞及间质细胞。高分化者属良性,中低分化为恶性,具有男性化作用;少数无内分泌功能呈现女性化,雌激素可由瘤细胞直接分泌或由雄激素转化而来。10%～30% 呈恶性进展,5 年生存率为 70%～90%。

(二)治疗

1.良性的性索间质肿瘤

年轻妇女患单侧肿瘤,应行卵巢肿瘤剥除或患侧附件切除术;双侧肿瘤争取行卵巢肿瘤剥除术;围绝经期妇女可考虑行全子宫双附件切除术。卵巢纤维瘤、卵泡膜细胞瘤和硬化性间质瘤是良性的,可按上述处理。

2.恶性的性索间质肿瘤

颗粒细胞瘤、间质细胞瘤、环管状性索间质瘤是低度或潜在恶性的。Ⅰ期的卵巢性索间质肿瘤希望生育的年轻患者,可考虑行患侧附件切除术,保留生育功能,但应进行全面细致的手术病理分期;不希望生育者应行全子宫双附件切除术和确定分期手术。晚期肿瘤应采用肿瘤细胞减灭术。与上皮性卵巢癌不同,对于复发的性索间质肿瘤仍主张积极手术。术后辅助治疗并没有公认有效的方案。以铂类为基础的多药联合化疗可作为术后辅助治疗的选择,尤其是晚期和复发患者的治疗。常用方案为 TC、PAC、PEB、PVB,一般化疗 6 个疗程。本瘤有晚期复发的特点,应长期随诊。

四、卵巢转移性肿瘤

体内任何部位原发性癌均可能转移到卵巢,乳腺、肠、胃、生殖道、泌尿道等是常见的原发肿瘤器官。库肯勃瘤,即印戒细胞癌,是一种特殊的转移性腺癌,原发部位在胃肠道,肿瘤为双侧性,中等大,多保持卵巢原状或呈肾形。一般无粘连,切面实性,胶质样。镜下见典型的印戒细胞,能产生黏液,周围是结缔组织或黏液瘤性间质。

卵巢转移瘤的处理取决于原发灶的部位和治疗情况,需要多学科协作,共同诊治。治疗的原则是有效地缓解和控制症状。如原发瘤已经切除且无其他转移和复发迹象,卵巢转移瘤仅局限于盆腔,可采用原发性卵巢恶性肿瘤的手术方法,尽可能切除盆腔转移瘤,术后应按照原发瘤进行辅助治疗。大部分卵巢转移性肿瘤的治疗效果不好,预后很差。

(王升华)

第四节　输卵管肿瘤

一、输卵管良性肿瘤

输卵管肿瘤占女性生殖系统肿瘤的 0.5%～1.1%,其中良性肿瘤罕见。来源于副中肾管或中肾管。大致可分为以下几类。①上皮细胞肿瘤:腺瘤、乳头瘤;②内皮细胞肿瘤:血管瘤、淋巴管瘤;③间皮细胞肿瘤:平滑肌瘤、脂肪瘤、软骨瘤、骨瘤;④混合性畸胎瘤:囊性畸胎瘤。

(一)输卵管腺瘤样瘤

输卵管腺瘤样瘤为最常见的一种输卵管良性肿瘤。以生育期年龄妇女为多见。80%以上伴有子宫肌瘤,未见恶变报道。腺瘤样瘤由 Golden 和 Ash 于 1945 年首先报道并命名,它的组织发生一直有争议,近几年的免疫组化和超微结构研究均支持肿瘤起源于多能性间叶细胞。

输卵管良性肿瘤无特异症状,多数患者是以其并发疾病如子宫肌瘤、慢性输卵管炎的症状就诊,易被其他疾病所蒙蔽,临床极少有确诊病例,常在妇科手术时无意中被发现者居多,造成大体标本检查易忽略而漏诊,导致检出率低。肿瘤体积较小,直径 1～3 cm,位于输卵管肌壁或浆膜下。大体形态为实性,灰白色或灰黄色,与周围组织有分界,但无包膜。镜下可见紧密排列的腺体,呈隧道样、微囊样或血管瘤样结构,被覆低柱状上皮,核分裂象罕见。间质由纤维、弹力纤维及平滑肌组成。肿瘤可以浸润性的方式生长到管腔皱襞的支持间质中去。诊断有困难时组织化学和免疫组化可帮助诊断,AB 阳性,CK、Vim、SMA、Calretinin 阳性即可确诊。治疗为手术切除患侧输卵管。预后良好。

(二)输卵管乳头状瘤

输卵管乳头状瘤多发生于生育期妇女,与输卵管积水并发率较高,偶尔亦与输卵管结核或淋病并存。

肿瘤直径一般 1～2 cm。一般生长在输卵管黏膜,突向管腔,呈疣状或菜花状,剖面见肿瘤自输卵管黏膜长出。镜下典型特点:见乳头结构,大小不等,表面被覆无纤毛细胞或少数纤毛细胞,细胞扁平,立方或柱形,核有中等程度的多形性但是核分裂象很少见,组织学上需要将这种良

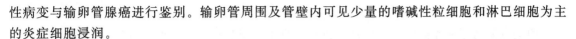

性病变与输卵管腺癌进行鉴别。输卵管周围及管壁内可见少量的嗜碱性粒细胞和淋巴细胞为主的炎症细胞浸润。

肿瘤早期无症状,患者常常合并输卵管周围炎,常因不孕、腹痛等原因就诊,随肿瘤发展逐渐出现阴道排液,无臭味,合并感染时呈脓性。管腔内液体经输卵管伞端流向腹腔即形成盆腔积液,当有多量液体向阴道排出时,可出现腹部绞痛。盆腔检查可触及附件形成的肿块,超声检查和腹腔镜可协助诊断,但最后诊断依赖于病理检查。治疗为手术切除患侧输卵管,如有恶变者按输卵管癌处理。

(三)输卵管息肉

输卵管息肉可发生于生育年龄和绝经后,一般无症状,多在不孕患者行检查时发现。输卵管息肉的发生不明,多位于输卵管腔内,与正常黏膜上皮有连续,镜下可无炎症证据。宫腔镜检查和子宫输卵管造影均可发现,但前者优于后者。乳头瘤和息肉的鉴别是前者具有乳头结构。

(四)输卵管平滑肌瘤

较少见。查阅近年国内外文献共报道 20 例左右。输卵管平滑肌瘤的发生与胃肠道平滑肌瘤相似,而与雌激素无关。同子宫平滑肌瘤,亦可发生退行性病变。临床上常无症状,多在行其他手术时偶尔发现。肿瘤较小,单个,实质,表面光滑。肿瘤较大时可压迫管腔而致不育及输卵管妊娠,亦可引起输卵管扭转而发生腹痛。处理可手术切除患侧输卵管。

(五)输卵管成熟性畸胎瘤

较恶性畸胎瘤更为少见。文献上仅有少数病例报道,大多数为良性,其来源于副中肾管或中肾管,认为可能是胚胎早期,生殖细胞移行至卵巢的过程中,在输卵管区而形成。一般病变多为单侧,双侧少见,常位于输卵管峡部或壶腹部,以囊性为主,少数为实性病变,少数位于输卵管肌层内或缚于浆膜层,肿瘤体积一般较小,直径 1~2 cm,也有直径达 10~20 cm 者,镜下同卵巢畸胎瘤所见,可含有三个胚层成熟成分。

患者年龄一般在 21~60 岁。常见症状为盆腔或下腹部疼痛、痛经、月经不规则及绝经后流血,由于无典型的临床症状或无症状,因此术前很难作出诊断。输卵管畸胎瘤可合并输卵管妊娠,治疗仅行肿瘤切除或输卵管切除。

(六)输卵管血管瘤

罕见。有学者认为女性性激素与血管瘤有关。但一般认为在输卵管内的扩张海绵样血管是由于扭转、损伤或炎症引起。

血管瘤一般较小。肿瘤位于浆膜下肌层内,分界不清,可见很多不规则小血管空隙,上覆扁平内皮细胞。血管被疏松结缔组织及管壁平滑肌纤维分隔。临床通常无症状,常在行其他手术时发现,偶可因血管瘤破裂出血而引起腹痛。处理可做患侧输卵管切除术。

二、输卵管恶性肿瘤

(一)原发性输卵管癌

原发性输卵管癌是少见的女性生殖道恶性肿瘤。发病高峰年龄为 52~57 岁,超过 60% 的输卵管癌发生于绝经后妇女,占妇科恶性肿瘤的 0.1%~1.8%。在美国每年的发病率 3.6/10 万。其发生率排列于子宫颈癌、卵巢癌、宫体癌、外阴癌和阴道癌之后,居末位。在临床上常容易与卵巢癌发生混淆,而造成临床和病理诊断上的困难。子宫与输卵管皆起源于副中肾管,原发性输卵管癌由于早期诊断困难,其 5 年生存率一直较低,过去仅为 5% 左右。目前随着治疗措施的改进,生存率为 50％ 左右。

肉眼所见的原发性输卵管癌与卵巢癌的比例在 1：50 左右。最近,上皮性卵巢癌的卵巢外起源学说认为输卵管浆液性癌可能是卵巢高级别浆液性癌的先期病变,所谓的"原发性"上皮性浆液性卵巢癌很可能是原发性输卵管癌的继发性种植病变。很多卵巢高级别浆液性癌病例经严格标准的输卵管病理取材,可见到输卵管上皮内癌或早期癌病变。临床上见到的单纯输卵管癌可能是由于输卵管炎症粘连阻碍了输卵管癌播散形成浆液性卵巢癌。因此,输卵管癌的真正发病率可能远高于传统概念上的数字,预计将来输卵管癌和卵巢癌的诊断及分期病理标准可能会发生变化。

1.病因

病因不明,慢性输卵管炎通常与输卵管癌并存,多数学者认为慢性炎症刺激可能是原发的诱因。由于慢性输卵管炎患者相当多见,而原发输卵管癌患者却十分罕见,因此两者是否有病因学联系尚不清楚。另外,患输卵管结核者有时亦与输卵管癌并存,这可能是由于在输卵管结核基础上,上皮过度增生而导致恶变,但两者并发率不高。此外,遗传因素可能在输卵管癌的病因中扮演着重要角色,输卵管癌可能是遗传性乳腺癌-卵巢癌综合征的一部分。输卵管癌患者易并发乳腺癌、卵巢癌等其他妇科肿瘤,发病年龄及不孕等一些特点也与卵巢癌、子宫内膜癌相似,故认为其病因可能与卵巢癌、子宫内膜癌的一些致病因素相关。

2.病理

(1)巨检:一般为单侧,双侧占 10％～26％。病灶多见于输卵管壶腹部,其次为伞端。早期输卵管外观可正常,多表现为输卵管增粗,直径在 5～10 cm,类似输卵管积水、积脓或输卵管卵巢囊肿,局部呈结节状肿大,形状不规则呈腊肠样,病灶可呈局限性结节状向管腔中生长,随病程的进展向输卵管伞端蔓延,管壁变薄,伞端常闭锁。剖面上可见输卵管腔内有灰白色乳头状或菜花状组织,质脆,可有坏死团块。晚期癌内有肿瘤组织可由伞端突出于管口外。亦可穿出浆膜面。当侵入卵巢时能产生肿块,与输卵管卵巢炎块相似,常合并有继发感染或坏死,腔内容物呈浑浊脓性液体。

(2)显微镜检查:90％以上的输卵管癌是乳头状腺癌,其中 50％ 为浆液性癌。其他类型包括透明细胞癌、子宫内膜样癌、鳞癌、腺鳞癌、黏液癌等。其组织病理分级如下。

Gx:组织分级无法评估;G_1:高分化(乳头状);G_2:中分化(乳头状-囊泡状);G_3:低分化(囊泡状-髓样)。

3.组织学分型

组织学分型可分 3 级。

(1)Ⅰ级(即乳头状癌):肿瘤分化较好,呈分枝乳头状,乳头覆以单层或多层异型上皮,呈柱状或立方状,细胞大小不等,核浓染,核分裂象少见。通常癌组织从输卵管壁呈乳头状向管腔内生长。乳头轴心为多少不等的血管纤维组织,较少侵犯输卵管肌层。可见到正常黏膜上皮和癌组织过渡形态。因而有学者将其称为原位癌,此型癌为临床预后最好的类型。

(2)Ⅱ级(即乳头状腺癌):分化程度较乳头状癌低,癌组织形成乳头或腺管状结构。癌细胞异型间变明显,核分裂象增多,常侵犯输卵管壁。

(3)Ⅲ级(即腺泡状髓样癌):分化程度最差。癌细胞排列成实性条索或片块状,某些区域呈腺泡状结构。癌细胞间变及异型性明显,可出现巨细胞。核分裂象多见,并易见病理性核分裂象。管壁明显浸润,常侵犯淋巴管,临床预后差。

4.转移途径

原发性输卵管癌的转移方式主要有三种方式,其中血行转移较少见。

(1)直接扩散:癌细胞可经过输卵管伞端口或直接穿过管壁而蔓延到腹腔、卵巢、肝脏、大网膜等处。经过输卵管子宫口蔓延到子宫腔,甚至到对侧输卵管。穿透输卵管浆膜层扩散到盆腔及邻近器官。

(2)淋巴转移:近年来已注意到淋巴结转移的重要性。输卵管癌可循髂部、腰部淋巴结转移至腹主动脉旁淋巴结,亦常见转移至大网膜。因子宫及卵巢与输卵管间有密切的淋巴管沟通,故常被累及。偶亦可见沿阔韧带及腹股沟淋巴结。淋巴结是复发病灶最常见的部位。癌细胞充塞输卵管的淋巴管后,淋巴回流将癌细胞带到对侧输卵管形成双侧输卵管癌。

(3)血行转移:晚期癌症患者可通过血行转移至肺、脑、肝、肾、骨等器官。

5.诊断

(1)根据病史。①发病年龄:原发性输卵管癌 2/3 发生于绝经期后,以 40～60 岁的妇女多见。其发病年龄高于宫颈癌,低于外阴癌而与卵巢上皮癌和子宫内膜癌相近。Peters 和 Eddy报道的输卵管癌的发病年龄分别为 36～84 岁和 21～85 岁。②不育史:原发性输卵管癌患者的不育率比一般妇女要高,1/3～1/2 病例有原发或继发不育史。

(2)根据临床表现。临床上常表现为阴道排液、腹痛、盆腔包块,即所谓输卵管癌"三联症"。在临床上表现为这种典型的"三联症"患者并不多见,约占 11%。输卵管癌的症状及体征常不典型或早期无症状,故易被忽视而延误诊断。①阴道排液或阴道流血:阴道排液是输卵管癌最常见且具有特征性的症状。其排泄液为浆液性稀薄黄水,有时呈粉红色血清血液性,排液量多少不一,一般无气味。液体可能来自输卵管上皮在癌组织刺激下所产生的渗液,由于输卵管伞端闭锁或被肿瘤组织阻塞而通过宫腔从阴道排出。当输卵管癌有坏死或浸润血管时,可产生阴道流血。水样阴道分泌物占主诉的第三位,分泌物多时个别患者误认为尿失禁而就医。有时白带色黄类似琥珀色(个别患者在输卵管黏膜内含有较多胆固醇,但胆固醇致白带色黄的机制不清),有时为血水样或较黏稠。②下腹疼痛:为输卵管癌的常见症状,约有半数患者发生。多发生在患侧,常表现为阵发性、间歇性钝痛或绞痛。阴道排出水样或血样液体,疼痛可缓解。经过一阶段后逐渐加剧而呈痉挛性绞痛。其发生的机制可能是在癌肿发展的过程中,管腔伞端被肿瘤堵塞,输卵管腔内容物潴留增多,内压增加,引起输卵管蠕动增加,克服输卵管部梗死将积液排出。③下腹部或盆腔包块:妇科检查时可扪及肿块,亦有患者自己能扪及下腹部肿块,但很少见。肿块可为癌肿本身,也可为并发的输卵管积水或广泛盆腔粘连形成的包块。常位于子宫的一侧或后方,活动受限或固定不动。④外溢性输卵管积液:即患者经阴道大量排液后,疼痛减轻,盆腔包块缩小或消失的临床表现,但不常见。当管腔被肿瘤堵塞,分泌物郁积至一定程度,引起大量的阴道排液,随之管腔内压力减少,腹痛减轻,肿块缩小。由于输卵管积水的病例也可出现此现象,因此该症状的出现对关注输卵管疾病有价值,但并不是输卵管癌的特异症状。⑤腹水:较少见,约 10%的病例伴有腹水。其来源有二,或管腔内积液经输卵管伞端开口流入腹腔,或因癌瘤种植于腹膜而产生腹水。⑥其他:当输卵管癌肿增大或压迫附近器官或癌肿广泛转移时可出现腹胀、尿频、肠功能紊乱及腰骶部疼痛等,晚期可出现腹水及恶病质。

(3)根据辅助检查手段。①细胞学检查:若阴道脱落细胞内找到癌细胞,特别是腺癌细胞,而宫颈及子宫内膜检查又排除癌症存在者,则应考虑输卵管癌的诊断。但按文献报道阴道脱落细胞的阳性率都较低,在 50%以下,其原因可能是因为腺癌细胞在脱落和排出的过程中易被破坏变形,也可能与取片方式有关。对于有大量阴道排液的患者,癌细胞可能被排出液冲走,导致细胞学阴性,需重复涂片检查。可行阴道后穹隆穿刺和宫腔吸出液的细胞学检查,亦可用子宫帽或月经杯收集排出液,增加阳性率,以提高输卵管恶性肿瘤的诊断。当肿瘤穿破浆膜层或有盆腹腔扩散时可在腹水或腹腔冲洗液中找到恶性细胞。②子宫内膜检查:黏膜下子宫肌瘤、子宫内膜癌、宫体癌、宫颈癌均可出现阴道排液增多的症状,因此宫腔探查及全面的分段诊刮很必要。若宫腔探查未发现异常,颈管及子宫内膜病理检查阴性,则应想到输卵管癌的可能。若内膜检查发现癌灶,虽然首先考虑子宫内膜癌,但亦不能排除输卵管癌向宫腔转移的可能。③宫腔镜及腹腔镜检查:通过宫腔镜检查,可观察子宫内膜情况的同时,还可以看到输卵管开口,并吸取液体做脱落细胞学检查;通过腹腔镜检查可直接观察输卵管及卵巢情况,对可疑的病例,可通过腹腔镜检查以明确诊断,早期输卵管癌可见到输卵管增粗,如癌灶已穿破输卵管管壁或已转移至周围脏器,并伴有粘连,则不易与卵巢癌鉴别。④B超检查及CT扫描:B超检查是常用的辅助诊断方法,B超及CT扫描均可确定肿块的部位、大小、形状和有无腹水,并了解盆腔其他脏器及腹膜后淋巴结有无转移的情况。⑤血清CA125测定:到目前为止,CA125是输卵管癌仅有的较有意义的肿瘤标志物,CA125可作为诊断和随诊原发性输卵管癌的指标。亦有报道CA125结果阳性的病例术后临床分期均为Ⅲ、Ⅳ期,术后一周检查CA125值明显降低,甚至达正常范围,提示CA125可能对中、晚期输卵管癌术后监测有参考意义,并对预后判断有指导意义。⑥子宫输卵管碘油造影:对输卵管恶性肿瘤的诊断有一定的价值,但有引起癌细胞扩散的危险,也难以区分输卵管肿瘤、积水、炎症,故一般不宜采用。

(4)根据鉴别诊断。①继发性输卵管癌:要点有以下三点。原发性输卵管癌的病灶,大部分存在于输卵管的黏膜层,继发性输卵管癌的黏膜上皮基本完整而病灶主要在间质内;原发性输卵管癌大多数都能看出乳头状结构,肌层癌灶多为散在病灶;原发性输卵管癌的早期癌变处可找到正常上皮到癌变的过渡形态。②附件炎性肿块:输卵管积水或输卵管卵巢囊肿都可表现为活动受限的附件囊性包块,在盆腔检查时很难与原发性输卵管癌区分并且两者均有不孕史,如患者年龄偏大,且有阴道排液,则应要考虑输卵管癌,并进一步做各项辅助检查,以协助诊断。③卵巢肿瘤:无输卵管癌的典型症状,输卵管癌多表现为阴道排液,而卵巢癌常为不规则阴道流血。盆腔检查时,卵巢良性肿瘤一般可活动,而输卵管癌的肿块多固定;卵巢癌表面常有结节感,若伴有腹水者多考虑卵巢癌,还可辅以B超及CT等检查以协助鉴别。④子宫内膜癌:多以不规则阴道流血为主诉,可因有阴道排液而与输卵管恶性肿瘤相混淆。通过诊刮病理以鉴别。

6.治疗

输卵管癌的治疗原则应与卵巢癌一致,即进行手术分期、肿瘤细胞减灭术、术后辅助治疗等。至于早期患者是否应行淋巴结清扫术,现仍有争议。输卵管癌的治疗以手术治疗为主,化疗等为辅的原则,应强调首次治疗的彻底性。

(1)手术治疗:彻底的手术切除是输卵管癌最根本的治疗方法。手术原则应同于上皮性卵巢癌。早期患者行全面的分期手术,包括全子宫、双侧附件、大网膜切除和腹膜后淋巴结清扫;晚期病例行肿瘤细胞减灭术,手术时应该尽可能切净原发病灶及其转移病灶。由于输卵管癌的播散方式与卵巢癌相同,即盆腹腔的局部蔓延和淋巴结转移。输卵管癌的双侧发生率为17%～26%,子宫及卵巢转移常见,盆腹膜转移率高,故手术应该采用正中切口,仔细评估整个盆、腹腔,全面了解肿瘤的范围;全子宫切除,两侧输卵管卵巢切除;盆腔、腹主动脉旁淋巴结取样;横结肠下大网膜切除;腹腔冲洗;任何可疑部位活检,包括腹腔和盆腔腹膜。

早期输卵管癌的处理如下。①原位癌的处理:患者手术治疗如前所述范围切除肿瘤。输卵管原位癌手术切除后不提倡辅助治疗。②FIGO Ⅰ期、FIGO Ⅱ期的处理:此期患者应该进行手术分期。若最终的组织学诊断为腺癌原位癌或Ⅰ期,分化Ⅰ级,手术后不必辅助化疗。其他患者,应该考虑以铂为基础的化疗。偶然发现的输卵管癌(例如,患者术前诊断为良性疾病,术后组织学诊断含有恶性成分)应该再次手术分期,若有残留病灶,要尽可能行细胞减灭术,患者应该接受以铂类为基础的化疗。

晚期输卵管癌的处理如下。①FIGO Ⅲ期的处理:除非另有论述,所有输卵管癌都指腺癌,和卵巢癌类似,应该采用以铂类为基础的化疗。患者接受减灭术后应该行以铂类为基础的化疗。若患者初次诊断时因为医学禁忌证而未行理想的减灭术,应该接受以铂为基础的化疗,然后再重新评估。化疗3个周期以后,再次评估时可以考虑二次探查,如有残留病灶,应该行二次细胞减灭术。然而,这种治疗未经任何前瞻性研究证实。②FIGO Ⅳ期的处理:患者若有远处转移,必须有原发病灶的组织学证据。手术时应尽可能切除肿瘤病灶,如果有胸膜渗出的症状,术前要抽胸腔积液。患者如果情况足够好,像卵巢癌那样,应该接受以铂类为基础的化疗。其他患者情况不能耐受化疗,应该对症治疗。

保留生育功能的手术:少数情况下,患者年轻、希望保留生育功能,只有在分期为原位癌的情况下,经过仔细评估和充分讨论,可以考虑保守性手术。然而,如果双侧输卵管受累的可能性很大,则不提倡保守性手术。确诊的癌症,不考虑保守手术。

(2)化疗:化疗应与手术治疗紧密配合,是主要的术后辅助治疗,输卵管癌的化疗与卵巢癌相似。紫杉醇和铂类联合化疗在卵巢癌的成功应用现在也用于输卵管癌的化疗。很多回顾性分析提示,对于相同的组织学类型,这个方案的疗效优于烷化剂和铂类的联合。因此,目前紫杉醇和铂类联合的化疗方案是治疗输卵管癌的一线用药。

(3)内分泌治疗:由于输卵管上皮源于副中肾管,对卵巢激素有反应,所以可用激素药物治疗。若输卵管癌肿瘤中含有雌、孕激素受体,可应用抗雌激素药物如他莫昔芬及长期避孕激素如己酸孕酮、甲羟孕酮等治疗。但目前对激素的治疗作用还没得到充分的肯定。

(4)放疗:放疗仅作为输卵管癌的综合治疗的一种手段,一般以体外放射为主。对术时腹水内找到癌细胞者,可在腹腔内注入 32 P。对于Ⅱ、Ⅲ期手术无肉眼残留病灶,腹水或腹腔冲洗液细胞学阴性,淋巴结无转移者,术后可辅以全腹加盆腔放疗或腹腔内同位素治疗。对不能切除的肿瘤患者,放疗可使癌块缩小,粘连松动,以便争取获得再次手术机会,但残留病灶者效果不及术后辅助化疗。盆腔照射量不应低于 5 000～6 000 cGy/4～6 周;全腹照射剂量不超过 3 000 cGy/5～6 周。有学者认为在外照射后再应用放射性胶体 32P 则效果更好。在放疗后可应用化疗维持。

(5)复发的治疗:在综合治疗后的随诊过程中,如出现局部盆腔复发或原有未切除的残留癌灶经化疗后可考虑第二次手术。

7.预后

原发性输卵管癌预后差,但随着对输卵管癌的认识、诊断及治疗措施的提高和改进,其5年生存率明显提高。因此对晚期的患者术后积极地放、化疗,虽不能根除癌瘤,但能延长生存期。输卵管癌的预后更多地取决于期别,因此分期和区分肿瘤是原发性抑或转移性更为重要。转移性输卵管癌远远多于原发性输卵管癌。

影响预后的因素如下。

(1)临床分期:是重要的影响因素,期别愈晚期预后愈差。随期别的提高生存率逐渐下降。

Peter 等研究了 115 例输卵管癌患者,发现管壁浸润越深,预后越差,术后残留病灶大者预后差。

(2)初次术后残存瘤的大小:也是影响预后的重要因素。Eddy 分析了 38 例输卵管癌病理,初次手术后未经顺铂治疗的患者中,肉眼无瘤者的 5 年生存率为 29%,残存瘤大于或等于 2 cm 者仅为 7%。初次手术后用顺铂治疗的病例,肉眼无瘤者的 5 年生存率为 83%,残存瘤大于或等于 2 cm 者的为 29%。

(3)输卵管浸润深度:肿瘤仅侵犯黏膜层者预后好,相反穿透浆膜层则预后差。

(4)辅助治疗:是否接受辅助治疗对其生存率的影响有显著性差别,接受了以顺铂为主的化疗患者其生存时间明显高于没有接受化疗者。

(5)病理分级:关于肿瘤病理分期对预后的影响尚有争议,近年来多数研究报道病理分期与预后无明显关系,其对预后的影响不如临床分期及其他重要。

(二)其他输卵管恶性肿瘤

1.原发性输卵管绒毛膜癌

本病极为罕见,多数发生于妊娠后妇女,和体外受精(IVF)有关,临床表现不典型,故易误诊。输卵管绒毛膜癌大多数来源于输卵管妊娠的滋养叶细胞,少数来源于异位的胚胎残余或具有形成恶性畸胎瘤潜能的未分化胚细胞。来源于前者的绒癌发生于生育期,临床症状同异位妊娠或伴有腹腔内出血,常误诊为输卵管异位妊娠而手术;来源于后者的绒癌,多数在 7~14 岁发病,可出现性早熟症状,由于滋养叶细胞有较强的侵袭性,能迅速破坏输卵管壁,在早期就侵入淋巴及血管而发生广泛转移至肺脏、肝脏、骨及阴道等处。

肿瘤在输卵管表面呈暗红色或紫红色,切面见充血、水肿、管腔扩张,腔内充满坏死组织及血块。镜下见细胞滋养层细胞及合体滋养层细胞大量增生,不形成绒毛。

诊断主要依据临床症状及体征,结合血、尿内绒毛膜促性腺激素(HCCT)的测定,X 线胸片等检查,但最终确诊有待病理结果。本病应与以下疾病鉴别。

(1)子宫内膜癌:可出现阴道排液,但主要临床症状为不规则阴道流血,诊刮病理可鉴别。

(2)附件炎性包块:有不孕或盆腔包块史,妇检可在附件区触及活动受限囊性包块。

(3)异位妊娠:两者均有子宫正常,子宫外部规则包块,均可发生大出血,但宫外孕患者 HCCT 滴度增高程度低于输卵管绒癌,病理有助确诊。

治疗同子宫绒毛膜癌。可以治愈。先采用手术治疗,然后根据预后因素采用化疗。如果肿瘤范围局限,希望保留生育功能者可以考虑保守性手术,如输卵管绒毛膜癌来源于输卵管妊娠的滋养叶细胞,其生存率约 50%,如来源于生殖细胞,预后很差。

2.原发性输卵管肉瘤

罕见,其与原发性输卵管腺癌之比为 1:25。迄今文献报道不到 50 例。主要为纤维肉瘤和平滑肌肉瘤。肿瘤表面常呈多结节状,可见充满弥散性新生物,质软,大小不等的包块。本病可发生在任何年龄妇女,临床症状同输卵管癌,主要为阴道排液,呈浆液性或血性,继发感染时排出液呈脓性。部分患者亦以腹胀、腹痛或下腹部包块为症状。由于肉瘤生长迅速常伴有全身乏力、消瘦等恶病质症状。此病需与以下疾病相鉴别。

(1)附件炎性包块:均可表现腹痛、白带多及下腹包块,但前者有盆腔炎症病史,抗感染治疗有效。

(2)子宫内膜癌:有阴道排液的患者需要与子宫内膜癌鉴别,分段诊刮病理可确诊。

(3)卵巢肿瘤:多无临床症状,伴有腹水,B 超可协助诊断。

治疗参考子宫肉瘤治疗方案,以手术为主,再辅以化疗或放疗,预后差。

3.输卵管未成熟畸胎瘤

极少见。可是本病却可以发生在有生育要求的年轻女性,虽然治愈率高,但进展较快,因此早期诊断早期治疗十分重要。输卵管未成熟畸胎瘤预后较差,虽然直接决定患者的预后因素是临床分期,但肿瘤组织分化程度、幼稚成分的多少和预后有密切关系。治疗采用手术治疗,然后根据相关预后因素采用化疗。如果要保留生育功能,任何期别的患者均可以行保守性手术。化疗方案采用卵巢生殖细胞肿瘤的化疗方案。

4.转移性输卵管癌

较多见,占输卵管恶性肿瘤的80%~90%。其主要来自卵巢癌、子宫体癌、子宫颈癌,远处如直肠癌、胃癌及乳腺癌亦可转移至输卵管。临床表现因原发癌的不同而有差异。镜下其病理组织形态与原发癌相同。其诊断标准如下。

(1)癌灶主要在输卵管浆膜层,肌层、黏膜层正常或显示慢性炎症。若输卵管黏膜受累,其表面上皮仍完整。

(2)癌组织形态与原发癌相似,最多见为卵巢癌、宫体癌和胃肠癌等。

(3)输卵管肌层和系膜淋巴管内一般有癌组织存在,而输卵管内膜淋巴管很少有癌细胞存在。

治疗按原发癌已转移的原则处理。

5.临床特殊情况的思考和建议

(1)临床特征:对于输卵管癌的临床表现,应有一定认识并提高警惕,并通过进一步的辅助检查,尽可能在术前作出早期诊断。因此,有以下情况下者应考虑输卵管癌的可能。①有阴道排液、腹痛、腹块三大特征者;②持续存在不能解释的不规则子宫出血,尤其在35岁以上、细胞学涂片阴性、刮出子宫内膜也阴性的患者;③持续存在不能解释的异常阴道排液,排液呈血性,年龄大于35岁;④持续存在不能解释的下腹和/或下背疼痛;⑤在宫颈涂片中出现一种不正常的腺癌细胞;⑥在绝经前后发现附件肿块。

(2)输卵管癌术前的诊断问题:输卵管癌常误诊,过去术前诊断率为2%,近数年来由于提高认识及进一步的辅助诊断,术前诊断率提高到25%~35%。术前不易作出确诊的原因可能包括以下几点。①由于输卵管癌少见,常被忽视;②输卵管位于盆腔内,常不能感觉到;③较多患者肥胖,而且由于激素低落而阴道萎缩,所以检查不够正确;④肿瘤发展早期症状很不明显,下腹疼痛常伴有其他不同的盆腔疾病,故常误诊为绝经期的功能紊乱。

(3)对于双侧输卵管癌究竟是原发还是继发问题:双侧输卵管均由副中肾管演化而来,在同一致癌因素下,可以同时发生癌。文献报道0~Ⅱ期输卵管癌双侧性占7%,Ⅲ~Ⅳ期占30%。因此,晚期输卵管癌转移是引起双侧累及的主要原因。转移而来的腺癌首先侵犯间质和肌层,而黏膜皱襞上皮常保持完好。但现在也有不少学者认为卵巢癌可能为输卵管癌灶转移而来,尚待进一步证明。

(4)输卵管腺癌合并子宫内膜癌是原发还是继发问题:①两者病灶均较早,无转移可能性,应视两者均为原发性;②子宫内膜转移病灶是局灶性侵犯间质,并见有正常腺体夹杂其中,对四周组织常有压迫,无过渡形态。

(5)输卵管肿瘤合并妊娠问题:输卵管肿瘤是一种较罕见的女性生殖系统的肿瘤。输卵管良性肿瘤较恶性肿瘤更少见。输卵管肿瘤患者常伴有不孕史,故其合并妊娠仅见个案报道。由于常无临床症状,很少在术前作出诊断。1996年周培莉报道1例妊娠合并输卵管畸胎瘤扭转。患者25岁,因停经5+个月,反复左下腹疼痛入院,B超检查提示宫内妊娠5个月,左侧卵巢肿块7 cm×6.5 cm×6 cm大小,故诊断"中期妊娠,左侧卵巢肿瘤蒂扭转"而手术。术时见子宫增大5个月,左输卵管肿物10 cm×7 cm×6 cm,呈囊性,灰黑色,蒂长1.5 cm,扭转180°行患侧输卵管切除术。病理检查结果为输卵管畸胎瘤。

原发性输卵管癌合并妊娠亦罕见。国外文献曾报道3例原发性输卵管癌合并足月妊娠:Schinfeld报道一患者40岁,当足月妊娠时入院检查胎先露呈臀位而行剖宫产,术时发现左侧输卵管伞端有4.5 cm×3 cm×2.3 cm暗色、实质包块,做部分输卵管切除术,病理检查为输卵管腺癌。术后6天再行全子宫、双附件及部分大网膜切除术,后继化疗及放疗。另2例为产后行输卵管结扎术时发现输卵管癌。国内蔡体铮报道5例原发性输卵管癌—其中有1例因停经45天行人流扎管术,术时发现右侧输卵管肿胀积液、粘连,切除右侧输卵管,病理检查为原发性输卵管腺癌,再次手术,术后5年随访健在。胡世昌报道原发性输卵管癌11例,有不孕史者9例占81.8%,其中1例为原发性输卵管癌伴对侧输卵管妊娠破裂。

(王升华)

第五节 子 宫 肌 瘤

子宫肌瘤是女性生殖器最常见的良性肿瘤,由平滑肌及结缔组织组成。常见于30~50岁妇女。据尸检统计,30岁以上妇女约20%有子宫肌瘤。因肌瘤多无或很少有症状,临床报道发病率远低于肌瘤真实发病率。

一、发病相关因素

确切病因尚未明了。因肌瘤好发于生育年龄,青春期前少见,绝经后萎缩或消退,提示其发生可能与雌、孕激素相关。目前认为,肌瘤的形成可能是因单平滑肌细胞的突变,如染色体12号和14号易位、7号染色体部分缺失等,从而导致肌瘤中促生长的细胞因子增多,如TGF-β、EGF、IGF-1、IGF-2等;雌激素受体(ER)和孕激素受体(PR)高表达。

此外,与种族及遗传可能相关。

二、分类

(一)按肌瘤生长部位

分为子宫体肌瘤(90%)和子宫颈肌瘤(10%)。

(二)按肌瘤与子宫肌壁的关系

按肌瘤与子宫肌壁的关系分为3类。

1.肌壁间肌瘤

肌壁间肌瘤占60%~70%,肌瘤位于子宫肌壁间,周围均被肌层包围。

2.浆膜下肌瘤

浆膜下肌瘤约占20%,肌瘤向子宫浆膜面生长,并突出于子宫表面,肌瘤表面仅由子宫浆膜

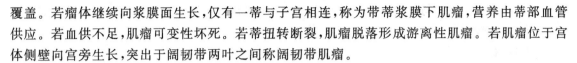

覆盖。若瘤体继续向浆膜面生长,仅有一蒂与子宫相连,称为带蒂浆膜下肌瘤,营养由蒂部血管供应。若血供不足,肌瘤可变性坏死。若蒂扭转断裂,肌瘤脱落形成游离性肌瘤。若肌瘤位于宫体侧壁向宫旁生长,突出于阔韧带两叶之间称阔韧带肌瘤。

3.黏膜下肌瘤

黏膜下肌瘤占 10%～15%。肌瘤向宫腔方向生长,突出于宫腔,仅为黏膜层覆盖。黏膜下肌瘤易形成蒂,在宫腔内生长犹如异物,常引起子宫收缩,肌瘤可被挤出宫颈外口而突入阴道。

随着子宫镜技术的发展,部分黏膜下肌瘤也可在子宫镜辅助下切除。2011 年 FIGO 将黏膜下肌瘤分为三型:0 型,完全突出于子宫腔内(仅以蒂相连);Ⅰ 型,不足 50%的瘤体位于子宫肌层内;Ⅱ 型,大于(或含)50%的瘤体位于子宫肌层内。

子宫肌瘤常为多个,大于等于两个不同类型的肌瘤发生在同一子宫,称多发性子宫肌瘤。

三、病理

(一)巨检

肌瘤为实质性球形肿块,表面光滑,质地较子宫肌层硬,压迫周围肌壁纤维形成假包膜,肌瘤与假包膜间有一层疏松网状间隙,故易剥出。肌瘤切面呈灰白色,可见旋涡状或编织状结构。肌瘤颜色和硬度与纤维组织多少有关。

(二)镜检

肌瘤主要由梭形平滑肌细胞和纤维结缔组织构成。肌细胞大小均匀,排列成旋涡状或棚状,核为杆状。极少情况下尚有一些特殊的组织学类型,如富细胞性、奇异型、上皮样平滑肌瘤及静脉内和播散性腹膜平滑肌瘤等,这些特殊类型平滑肌瘤的性质及恶性潜能与细胞有丝分裂象多少或组织的坏死类型密切相关。

四、肌瘤变性

肌瘤变性是肌瘤失去了原有的典型结构。常见的变性如下。

(一)玻璃样变

玻璃样变又称透明变性,最常见。肌瘤剖面旋涡状结构消失,为均匀透明样物质取代。镜下见病变区肌细胞消失,为均匀透明无结构区。

(二)囊性变

子宫肌瘤玻璃样变继续发展,肌细胞坏死液化即可发生囊性变,此时子宫肌瘤变软,肌瘤内出现大小不等的囊腔,腔内含清亮无色液体,也可凝固成胶冻状。镜下见囊腔为玻璃样变的肌瘤组织构成,内壁无上皮覆盖。

(三)红色样变

红色样变多见于妊娠期或产褥期,为肌瘤的一种特殊类型坏死,发生机制不清,可能与肌瘤内小血管退行性变引起血栓及溶血,血红蛋白渗入肌瘤内有关。患者可有剧烈腹痛伴恶心呕吐、发热,白细胞计数升高,检查发现肌瘤迅速增大、压痛。肌瘤剖面为暗红色,如半熟的牛肉,有腥臭味,质软,旋涡状结构消失。镜检见组织高度水肿,假包膜内大静脉及瘤体内小静脉血栓形成,广泛出血伴溶血,肌细胞减少,细胞核常溶解消失,并有较多脂肪小球沉积。

(四)肉瘤样变

肉瘤样变少见,仅为 0.4%～0.8%,常见于绝经后伴疼痛和出血的患者,瘤组织变软且脆,切面灰黄色,似生鱼肉状,与周围组织界限不清。镜下见平滑肌细胞增生,排列紊乱,旋涡状结构消失,细胞有异型性。

(五)钙化

多见于蒂部细小血供不足的浆膜下肌瘤及绝经后妇女。

五、临床表现

(一)症状

多无明显症状,仅在体检时偶然发现。症状与肌瘤部位、有无变性相关,而与肌瘤大小、数目关系不大。常见症状如下。

1.经量增多及经期延长

多见于大的肌壁间肌瘤及黏膜下肌瘤者,肌瘤使宫腔增大、子宫内膜面积增加,并影响子宫收缩,可有经量增多、经期延长等症状。黏膜下肌瘤伴坏死感染时,可有不规则阴道流血或血样脓性排液。长期经量增多可继发贫血。

2.下腹肿块

肌瘤初起时腹部摸不到肿块,当肌瘤逐渐增大使子宫超过了 3 个月妊娠大小,较易从腹部触及。肿块居下腹正中部位,实性、可活动、无压痛、生长缓慢。巨大的黏膜下肌瘤脱出阴道外,患者可因外阴脱出肿物来就医。

3.白带增多

肌壁间肌瘤使宫腔面积增大,内膜腺体分泌增多,并伴有盆腔充血致使白带增多;子宫黏膜下肌瘤一旦感染,可有大量脓样白带,如有溃烂、坏死、出血时,可有血性或脓血性有恶臭的阴道溢液。

4.压迫症状

子宫前壁下段肌瘤可压迫膀胱引起尿频、尿急;子宫颈肌瘤可引起排尿困难、尿潴留;子宫后壁肌瘤(峡部或后壁)可引起下腹坠胀不适、便秘等症状。阔韧带肌瘤或宫颈巨型肌瘤向侧方发展嵌入盆腔内,压迫输尿管使上泌尿路受阻,形成输尿管扩张,甚至发生肾盂积水。

5.其他

常见下腹坠胀、腰酸背痛,经期加重。黏膜下和引起宫腔变形的肌壁间肌瘤可引起不孕或流产。

(二)体征

体征与肌瘤大小、位置、数目及有无变性相关。大肌瘤可在下腹部扪及实质性不规则肿块,妇科检查子宫增大,表面不规则单个或多个结节状突起。浆膜下肌瘤可扪及单个实质性球状肿块,与子宫有蒂相连。黏膜下肌瘤位于宫腔内者子宫均匀增大;黏膜下肌瘤脱出子宫颈外口,检查即可看到子宫颈口处有肿物,粉红色,表面光滑,宫颈四周边缘清楚,如伴感染时可有坏死、出血及脓性分泌物。

六、诊断及鉴别诊断

根据病史及体征诊断多无困难。超声是常用的辅助检查手段,能区分子宫肌瘤与其他盆腔肿块。MRI 可准确判断肌瘤大小、数目和位置。如有需要,还可选择子宫镜、腹腔镜、子宫输卵管造影等协助诊断。

子宫肌瘤应与下列疾病鉴别。

(一)妊娠子宫

应注意肌瘤囊性变与妊娠子宫先兆流产鉴别。妊娠时有停经史,早孕反应,子宫随停经月份增大变软,借助尿或血 HCCT 测定、超声可确诊。

(二)卵巢肿瘤

多无月经改变,呈囊性位于子宫一侧。注意实质性卵巢肿瘤与带蒂浆膜下肌瘤鉴别,肌瘤囊性变与卵巢囊肿鉴别。注意肿块与子宫的关系,可借助超声协助诊断,必要时腹腔镜检查可明确诊断。

(三)子宫腺肌病

局限型子宫腺肌病类似子宫肌壁间肌瘤,质硬,亦可有经量增多等症状。但子宫腺肌病有继发性渐进性痛经史,子宫多呈均匀增大,超声检查可有助于诊断。有时两者可以并存。

(四)子宫恶性肿瘤

1.子宫肉瘤

好发于围绝经期妇女,生长迅速。多有腹痛、腹部肿块及不规则阴道流血,超声及磁共振检查有助于鉴别。

2.子宫内膜癌

以绝经后阴道流血为主要症状,好发于老年妇女,子宫呈均匀增大或正常,质软。应注意更年期妇女肌瘤可合并子宫内膜癌。诊刮有助于鉴别。

3.宫颈癌

有不规则阴道流血及白带增多或异常阴道排液等症状。可借助于超声检查、宫颈细胞学刮片检查、宫颈活组织检查及分段诊刮等鉴别。

(五)其他

盆腔炎性肿块、子宫畸形等可根据病史、体征及超声检查鉴别。

七、处理

处理应根据患者年龄、生育要求、症状及肌瘤的部位、大小综合考虑。

子宫肌瘤的处理可分为随访观察、药物治疗及手术治疗。

(一)随访观察

无症状的肌瘤患者一般不需治疗,每3～6个月随访一次。若肌瘤明显增大或出现症状可考虑相应的处理。

(二)药物治疗

主要用于减轻症状或术前缩小肌瘤体积。

1.减轻症状的药物

雄激素:可对抗雌激素,使子宫内膜萎缩,作用于子宫平滑肌,增强收缩,减少出血,每月总量不超过 300 mg。

2.术前缩小肌瘤体积的药物治疗

(1)促性腺激素释放激素类似物(gonadotropin-releasing hormone agonist,GnRHa):采用大剂量连续或长期非脉冲式给药可产生抑制 FSH 和 LH 分泌作用,降低雌二醇到绝经水平,可缓解症状并抑制肌瘤生长;但停药后又逐渐增大到原来大小,而且可产生绝经期综合征,骨质疏松等不良反应,故其主要有如下用途。①术前缩小肌瘤,降低手术难度,或使经阴道或腹腔镜手术成为可能;控制症状、有利于纠正贫血;②对近绝经妇女,提前过渡到自然绝经,避免手术。

(2)其他药物:米非司酮可作为术前用药或提前绝经使用,但不宜长期应用。此外,某些中药制剂也可以用于子宫肌瘤的药物治疗。

(三)手术治疗

手术治疗主要用于有严重症状的患者。手术方式包括肌瘤切除术和子宫切除术。手术途径可采用开腹、经阴道、宫腔镜或腹腔镜辅助下手术。

1.肌瘤切除术

适用于希望保留生育功能的患者。多开腹或腹腔镜辅助下切除;黏膜下肌瘤,尤其是0型和Ⅰ型者,多采用子宫镜辅助下切除。

2.子宫切除术

不要求保留生育功能或疑有恶变者,可行子宫切除术,必要时可于术中行冷冻切片组织学检查。术前应行宫颈细胞学筛查,排除宫颈上皮内病变或宫颈癌。发生于围绝经期的子宫肌瘤要注意排除合并子宫内膜癌。

(四)其他治疗

1.子宫动脉栓塞术

子宫动脉栓塞术通过阻断子宫动脉及其分支,减少肌瘤的血供,从而延缓肌瘤的生长,缓解症状。但其可能引起卵巢功能减退并增加潜在的妊娠并发症的风险,故仅选择性地用于部分患者,一般不建议用于有生育要求的患者。

2.磁共振引导聚焦超声

超声波能量产生的焦点热量可使肌瘤蛋白质变性和细胞坏死,从而缩小肌瘤,适用于无生育要求者。

(王升华)

第六节 子宫颈癌

子宫颈癌(简称宫颈癌)是最常见的妇科恶性肿瘤。我国每年新增宫颈癌病例约13.5万,占全球发病数量的1/3。宫颈癌以鳞状细胞癌为主,高发年龄为50~55岁。近40年由于宫颈细胞学筛查的普遍应用,使宫颈癌和癌前病变得以早期发现和治疗,宫颈癌的发病率和病死率已有明显下降。但是,近年来宫颈癌发病有年轻化的趋势。

一、组织发生和发展

宫颈转化区为宫颈癌好发部位。目前认为宫颈癌的发生、发展是由量变到质变,由渐变到突变的过程。在转化区形成过程中,宫颈上皮化生过度活跃,加上外来物质刺激(如人乳头瘤病毒感染、精液组蛋白及其他致癌物质),未成熟的化生鳞状上皮或增生的鳞状上皮细胞可出现间变或不典型的表现,即不同程度的不成熟或分化不良,核异常有丝分裂象增加,形成宫颈上皮内病变。随着宫颈上皮内病变的继续发展,突破上皮下基底膜,浸润间质,则形成宫颈浸润癌。一般从宫颈上皮内病变发展为浸润癌需 10～15 年,但约 25% 在 5 年内发展为浸润癌。

二、病理

(一)宫颈鳞状细胞癌

宫颈鳞状细胞癌占宫颈癌 80%～85%,以具有鳞状上皮分化(即角化)、细胞间桥,而无腺体分化或黏液分泌为病理诊断要点。多数起源于鳞状上皮和柱状上皮交接处移行带区的非典型增生上皮或原位癌。老年妇女宫颈鳞癌可位于宫颈管内。

1.巨检

镜下早期浸润癌及极早期宫颈浸润癌肉眼观察常类似宫颈糜烂,无明显异常。随病变发展,可有以下 4 种类型。

(1)外生型:最常见,癌灶向外生长呈乳头状或菜花样,组织脆,易出血。癌瘤体积较大,常累及阴道,较少浸润宫颈深层组织及宫旁组织。

(2)内生型:癌灶向宫颈深部组织浸润,宫颈表面光滑或仅有轻度糜烂,宫颈扩张、肥大变硬,呈桶状;常累及宫旁组织。

(3)溃疡型:上述两型癌组织继续发展合并感染坏死,脱落后形成溃疡或空洞,似火山口状。

(4)颈管型:指癌灶发生于宫颈管内,常侵入宫颈及子宫下段供血层或转移至盆腔淋巴结。

2.显微镜检

(1)镜下早期浸润癌,指在原位癌基础上镜检发现小滴状、锯齿状癌细胞团突破基底膜,浸润间质。

(2)宫颈浸润癌,指癌灶浸润间质范围已超出镜下早期浸润癌,多呈网状或团块状浸润间质。根据癌细胞分化程度可分以下几级。①Ⅰ级:高分化鳞癌(角化性大细胞型),大细胞,有明显角化珠形成,可见细胞间桥,瘤细胞异型性较轻,少或无不正常核分裂($<2/HPF$)。②Ⅱ级:中分化鳞癌(非角化性大细胞型),大细胞,少或无角化珠,细胞间桥不明显,异型性明显,核分裂象较多($2～4/HPF$)。③Ⅲ级:低分化鳞癌即小细胞型,多为未分化小细胞,无角化珠及细胞间桥,细胞异型性明显,核分裂多见($>4/HPF$),常需做免疫组织化学检查(如细胞角蛋白等)及电镜检查确诊。

(二)宫颈腺癌

宫颈腺癌占宫颈癌 15%～20%,近年来其发病率有上升趋势。

1.巨检

大体形态与宫颈鳞癌相同。来自宫颈管内,浸润管壁;或自颈管内向宫颈外口突出生长;常可侵犯宫旁组织;病灶向宫颈管内生长时,宫颈外观可正常,但因宫颈管向宫体膨大,宫颈管形如桶状。

2.显微镜检

主要组织学类型有 3 种。

(1)黏液腺癌:最常见,来源于宫颈管柱状黏液细胞,镜下可见腺体结构,腺上皮细胞增生呈多层,异型性明显,可见核分裂象,腺癌细胞可呈乳突状突入腺腔。可分为高、中、低分化腺癌,随分化程度降低腺上皮细胞和腺管异型性增加,黏液分泌量减少,低分化腺癌中癌细胞呈实性巢、索或片状,少或无腺管结构。

(3)宫颈恶性腺瘤:又称微偏腺癌(MDC),属高分化宫颈内膜腺癌。腺上皮细胞无异型性,但癌性腺体多,大小不一,形态多变,呈点状突起伸入宫颈间质深层,常伴有淋巴结转移。

(三)宫颈腺鳞癌

宫颈腺鳞癌较少见,占宫颈癌3‰~5‰。是由储备细胞同时向腺癌和鳞状上皮非典型增生鳞癌发展而形成。癌组织中含有腺癌和鳞癌两种成分。两种癌成分的比例及分化程度均可不同,低分化者预后极差。

(四)其他病理类型

其他病理类型少见,病理类型如神经内分泌癌、未分化癌、混合性上皮/间叶肿瘤、间叶肿瘤、黑色素瘤、淋巴瘤等。

三、转移途径

主要为直接蔓延及淋巴转移,血行转移少见。

(一)直接蔓延

直接蔓延最常见。癌组织局部浸润,向邻近器官及组织扩散。向下累及阴道壁,向上由宫颈管累及宫腔;癌灶向两侧扩散可累及主韧带及阴道旁组织直至骨盆壁;晚期可向前、后蔓延侵及膀胱或直肠,形成癌性膀胱阴道瘘或直肠阴道瘘。癌灶压迫或侵及输尿管时,可引起输尿管阻塞及肾积水。

(二)淋巴转移

癌灶局部浸润后累及淋巴管,形成瘤栓,并随淋巴液引流进入局部淋巴结,经淋巴引流扩散。淋巴转移一级组包括宫旁、宫颈旁、闭孔、髂内、髂外、髂总、骶前淋巴结;二级组为腹股沟深浅、腹主动脉旁淋巴结。

(三)血行转移

血行转移极少见,晚期可转移至肺、肝或骨骼等。

四、分期

子宫颈癌的分期是临床分期,国际妇产科联盟(FIGO)的分期见表5-4。分期应在治疗前进行,治疗后分期不再更改。

表5-4　宫颈癌的临床分期

期别	肿瘤范围
Ⅰ期	癌灶局限在宫颈(包括累及宫体)
ⅠA	肉眼未见癌灶,仅在显微镜下可见浸润癌
ⅠB	肉眼可见癌灶局限于宫颈,或显微镜下可见病变大于ⅠA2期
ⅠB1	肉眼可见癌灶最大径线≤4 cm
ⅠB2	肉眼可见癌灶最大径线>4 cm
Ⅱ期	病灶已超出子宫颈,但未达骨盆壁。癌累及阴道,但未达阴道下1/3
ⅡA	无宫旁浸润
ⅡA1	肉眼可见病灶最大径线≤4 cm
ⅡA2	肉眼可见病灶最大径线>4 cm
ⅡB	有宫旁浸润,但未扩展至盆壁

续表

期别	肿瘤范围
Ⅲ期	癌肿扩展到骨盆壁和/或累及阴道下 1/3,导致肾盂积水或无功能肾
ⅢA	癌累及阴道下 1/3,但未达骨盆壁
ⅢB	癌已达骨盆壁和/或引起肾盂积水或无功能肾
Ⅳ期	癌播散超出真骨盆或癌浸润膀胱黏膜或直肠黏膜
ⅣA	癌扩散至邻近盆腔器官
ⅣB	远处转移

五、临床表现

早期宫颈癌常无症状和明显体征,宫颈可光滑或与慢性宫颈炎无区别;宫颈管癌患者,宫颈外观正常亦易漏诊或误诊。病变发展后可出现以下症状和体征。

(一)症状

1.阴道流血

早期多为接触性出血,发生在性生活后或妇科检查后;后期则为不规则阴道流血。出血量多少根据病灶大小、侵及间质内血管情况而变化;晚期因侵蚀大血管可引起大出血。年轻患者也可表现为经期延长,经量增多;老年患者则常以绝经后出现不规则阴道流血就诊。一般外生型癌出血较早,量多;内生型癌则出血较晚。

2.阴道排液

多数有阴道排液增多,可为白色或血性,稀薄如水样或米泔状,有腥臭。晚期因癌组织坏死伴感染,可有大量泔水样或脓性恶臭白带。

3.晚期症状

根据癌灶累及范围,可出现不同的继发症状。邻近组织器官及神经受累时,可出现尿频尿急、便秘,下肢肿胀、疼痛等症状;癌肿压迫或累及输尿管时可引起输尿管梗阻、肾积水及尿毒症;晚期患者可有贫血、恶病质等全身衰竭症状。

(二)体征

宫颈上皮内病变和镜下早期浸润癌肉眼观局部均无明显病灶,宫颈光滑或为轻度糜烂。随宫颈浸润癌生长发展可出现不同体征。外生型者宫颈可见息肉状、菜花状赘生物,常伴感染,质脆易出血;内生型表现为宫颈肥大,质硬,颈管膨大;晚期癌组织坏死脱落形成溃疡或空洞伴恶臭。阴道壁受累时可见阴道穹隆消失及赘生物生长;宫旁组织受累时,三合诊检查可扪及宫颈旁组织增厚、缩短、结节状、质硬或形成冷冻盆腔。

六、诊断

根据病史和临床表现,尤其有接触性阴道出血者,通过"三阶梯"诊断程序,或对宫颈肿物直接进行活体组织检查可以明确诊断。病理检查确诊为宫颈癌后,应由两名有经验的妇科肿瘤医师通过详细全身检查和妇科检查,确定临床分期。根据患者具体情况进行 X 线胸片检查、静脉肾盂造影、膀胱镜及直肠镜检查、超声检查和 CT、MRI、PET 等影像学检查评估病情。

（一）宫颈细胞学检查

宫颈细胞学检查是宫颈癌筛查的主要方法，应在宫颈转化区取材，行染色和镜检。临床宫颈细胞学诊断的报告方式主要为巴氏五级分类法和 The Bethesda System（TBS）系统分类。巴氏五级分类法是1943年由 G.N.Papanicolaou 提出，曾作为宫颈细胞学的常规检查方法在我国部分基层医院细胞室沿用至今，是一种分级诊断的报告方式。TBS 系统是近年来提出的描述性细胞病理学诊断的报告方式，也是世界卫生组织和美国细胞病理学家积极提倡的规范细胞学诊断方式。巴氏Ⅲ级及以上或 TBS 分类中有上皮细胞异常时，均应重复刮片检查并行阴道镜下宫颈活组织检查。

（二）人乳头瘤病毒（human papilloma virus，HPV）检测

因 HPV 感染是导致宫颈癌的主要病因，目前国内外已经将检测 HPV 感染作为宫颈癌的一种筛查手段。其作为初筛手段可浓缩高危人群，比通常采用的细胞学检测更有效。

（三）碘试验

正常宫颈阴道部鳞状上皮含丰富糖原，碘溶液涂染后呈棕色或深褐色，不能染色区说明该处上皮缺乏糖原，可为炎性或有其他病变区。在碘不染色区取材行活检，可提高诊断率。

（四）阴道镜检查

宫颈细胞学检查巴氏Ⅱ级以上、TBS 分类上皮细胞异常，均应在阴道镜下观察宫颈表面病变状况，选择可疑癌变区行活组织检查，提高诊断准确率。

（五）宫颈和宫颈管活组织检查

宫颈和宫颈管活组织检查为宫颈癌及其癌前病变确诊的依据。宫颈无明显癌变可疑区时，可在移行区 3、6、9、12 点 4 处取材或行碘试验、阴道镜观察，可疑病变区取材做病理检查；所取组织应包括一定间质及邻近正常组织。若宫颈有明显病灶，可直接在癌变区取材。宫颈细胞学阳性但宫颈光滑或宫颈活检阴性，应用小刮匙搔刮宫颈管，刮出物送病理检查。

（六）宫颈锥切术

宫颈细胞学检查多次阳性，而宫颈活检阴性；或活检为高级别宫颈上皮内病变需确诊者，均应做宫颈锥切送病理组织学检查。宫颈锥切可采用冷刀切除、环状电凝切除（LEEP）或冷凝电刀切除术；宫颈组织应做连续病理切片（24～36 张）检查。

七、鉴别诊断

应与有临床类似症状或体征的各种宫颈病变鉴别，主要依据是活组织病理检查。①宫颈良性病变：宫颈柱状上皮异位、息肉、宫颈内膜异位、宫颈腺上皮外翻和宫颈结核性溃疡等；②宫颈良性肿瘤：宫颈黏膜下肌瘤、宫颈管肌瘤、宫颈乳头瘤；③宫颈转移性肿瘤：子宫内膜癌宫颈转移应与原发性宫颈癌相鉴别，同时应注意原发性宫颈癌可与子宫内膜癌并存。

八、处理

应根据临床分期、年龄、全身情况结合医院医疗技术水平及设备条件综合考虑，制订治疗方案，选用适宜措施，重视首次治疗及个体化治疗。主要治疗方法为手术、放疗及化疗，应根据具体情况配合应用。

（一）手术治疗

主要用于ⅠA～ⅡA 的早期患者，其优点是年轻患者可保留卵巢及阴道功能。①ⅠA1 期：

对于无淋巴管脉管浸润者无生育要求可选用筋膜外全子宫切除术,对要求保留生育功能者可行宫颈锥形切除术(术后病理应注意检查切缘);有淋巴管脉管浸润者无生育要求建议行改良广泛性子宫切除术和盆腔淋巴结清扫术±腹主动脉旁淋巴结取样术,有生育要求者则建议行锥切术或广泛性宫颈切除术及盆腔淋巴结清扫术±腹主动脉旁淋巴结清扫术。②ⅠA2～ⅡA期:选用广泛性子宫切除术及盆腔淋巴结清扫术,必要时行腹主动脉旁淋巴清扫或取样,年轻患者卵巢正常者可予保留。近年来,对ⅠA1～ⅠB1期、肿瘤直径<2 cm的未生育年轻患者,可选用广泛子宫颈切除术及盆腔淋巴结清扫术,保留患者的生育功能。

(二)放疗

适用于ⅡB晚期、Ⅲ、Ⅳ期患者,或无法手术患者。包括近距离放疗及体外照射。近距离放疗采用后装治疗机,放射源为^{137}Cs、^{192}Ir等;体外照射多用直线加速器、^{60}Co等。近距离放疗用以控制局部原发病灶;腔外照射则用以治疗宫颈旁及盆腔淋巴结转移灶。早期病例以局部近距离放疗为主,体外照射为辅;晚期则体外照射为主,近距离放疗为辅。

(三)手术及放疗联合治疗

对于局部病灶较大者,可先做放疗,待癌灶缩小后再手术。手术治疗后有盆腔淋巴结阳性、宫旁组织阳性或手术切缘阳性等高危因素者,可术后补充盆腔放疗＋顺铂同期化疗±阴道近距离放疗;阴道切缘阳性者,阴道近距离放疗可以增加疗效。

(四)化疗

主要用于:①宫颈癌灶>4 cm的手术前化疗,目的是使肿瘤缩小,便于手术切除。②与放疗同步化疗,现有的临床试验结果表明,以铂类为基础的同步放化疗较单纯放疗能明显改善ⅠB～ⅣA期患者的生存期,使宫颈癌复发危险度下降了40%～60%,死亡危险度下降了30%～50%。③不能耐受放疗的晚期或复发转移的患者姑息治疗。常用的一线抗癌药物有顺铂、卡铂、紫杉醇、吉西他滨、托泊替康。常用联合化疗方案有顺铂＋紫杉醇,卡铂＋紫杉醇,顺铂＋托泊替康和顺铂＋吉西他滨。用药途径可采用静脉或动脉灌注化疗。

九、预后

与临床期别、病理类型及治疗方法密切相关。ⅠB与ⅡA期手术与放疗效果相近。有淋巴结转移者预后差。宫颈腺癌放疗疗效不如鳞癌,早期易有淋巴转移,预后差。晚期死亡主要原因有尿毒症、出血、感染及全身恶病质。

十、随访

宫颈癌治疗后复发50%在1年内,75%～80%在2年内;盆腔局部复发占70%,远处为30%。随访内容应包括盆腔检查、阴道涂片细胞学检查(保留宫颈者行宫颈细胞学检查)和高危型HPV检查、胸片及血常规等。治疗后2年内每3月复查1次;3～5年内每6月1次;第6年开始每年复查1次。

十一、预防

(1)普及防癌知识,开展性卫生教育,提倡晚婚少育。

(2)注意及重视高危因素及高危人群,有异常症状者应及时就医。

（3）积极治疗性传播疾病；早期发现及诊治 SIL 患者，阻断浸润性宫颈癌发生。

（4）健全及发挥妇女防癌保健网的作用，开展宫颈癌普查普治，做到早期发现，早期诊断，早期治疗。30 岁以上妇女初诊均应常规做宫颈刮片检查和 HPV 检测，异常者应进一步处理。

（5）HPV 疫苗目前已用于 HPV 感染及癌前病变的预防，是世界上第一个用于肿瘤预防的疫苗，但其效果和安全性有待进一步评价确定。

（王升华）

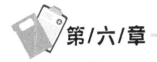

第/六/章

妇科急腹症

第一节 自然流产

妊娠不足 28 周、胎儿体重不足 1 000 g 而终止者,称为流产。妊娠 12 周前终止者,称为早期流产;妊娠 12 周至不足 28 周终止者,称为晚期流产。根据引起流产动因不同可将流产分为自然流产和人工流产。自然因素导致的流产称为自然流产,机械或药物等人为因素终止妊娠者,称为人工流产。本节内容仅涉及自然流产。自然流产占妊娠总数的 10%～15%,其中 80% 以上为早期流产。

一、病因

(一)胚胎因素
胚胎染色体异常是自然流产常见的原因,在自然流产中,胚胎检查 50%～60% 有染色体异常。夫妻中如一方染色体异常可传至后代,或导致流产。染色体异常包括数目异常和结构异常。数目异常以三体最常见,其次是单体 X(monosomy X,45X),如能存活,足月分娩以后即形成特纳综合征。三倍体及四倍体少见,活婴极少,绝大多数极早期流产。结构异常主要是染色体异位、缺失、嵌合体等染色体异常。

(二)母体因素
1.全身疾病

(1)全身感染时高热可促进子宫收缩引起流产,弓形虫、单纯疱疹病毒、巨细胞病毒、流感病毒、支原体、衣原体、梅毒螺旋体等感染可导致流产。

(2)结核和恶性肿瘤不仅可导致流产,并可威胁孕妇生命。

(3)严重贫血、心脏病可引起胎儿胎盘单位缺氧,慢性肾炎、高血压可使胎盘发生梗死亦可导致流产。

2.内分泌异常

(1)黄体功能不足:可引起妊娠蜕膜反应不良,影响孕卵着床和发育,导致流产。

(2)多囊卵巢综合征:认为多囊卵巢高浓度的 LH 可能导致卵细胞第二次减数分裂过早完成,从而影响受精和着床过程出现流产。

(3)高催乳素血症:高水平的催乳素可直接抑制黄体颗粒细胞增生及功能。

（4）糖尿病：妊娠早期高血糖可能是造成胚胎畸形的危险因素。

（5）甲状腺功能低下亦可导致流产。

3.生殖器异常

（1）子宫畸形：如单角子宫、双角子宫、双子宫、子宫纵隔等，可影响子宫血供和宫腔内环境，造成流产。

（2）宫腔粘连、子宫内膜不足可影响胚胎种植，导致流产。

（3）宫颈功能不全：在解剖上表现为宫颈管过短或宫颈内口松弛，多引发胎膜早破及晚期流产。

4.免疫功能异常

可以是自身免疫引起：由于体内产生过多抗磷脂抗体，其不仅是一种强烈的凝血活性物质，导致血栓形成，同时可直接造成血管内皮细胞损伤，加剧血栓形成，影响胎盘循环，死胎，导致流产。也可以是同种免疫引起：妊娠是半同种移植过程，孕妇免疫系统产生一系列的适应性变化，如产生封闭因子、组织兼容性抗原（HLA），从而对宫内胚胎移植物产生免疫耐受。当免疫抑制因子或封闭因子不足，使胚胎遭受免疫损伤，导致流产。另外，正常妊娠是子宫蜕膜局部出现明显的适应性反应，NK细胞亚群发生表型转换，如果子宫局部生理性免疫反应不足NK细胞仍然以杀伤型为主，这可能直接与流产发生有关。

5.不良习惯

过量吸烟、酗酒，吗啡、海洛因等毒品均可导致流产。

6.创伤刺激

焦虑、紧张、恐吓、忧伤等严重精神刺激，均可导致流产；子宫创伤（手术、直接撞击），性交过度亦可引起流产。

(三)环境因素

过多接触放射线、砷、铅、甲醛、苯、氯丁二烯、氧化乙烯等化学物质，均可引起流产。

二、病理

流产的过程为妊娠物逐渐与子宫剥离直至排出子宫的过程。妊娠8周以前的流产，胚胎多已死亡，此时绒毛发育不全，着床还不牢固，妊娠物多可完全排出，标本常是囊胚包于蜕膜内，切开可在胚囊中仅见少量羊水而不见胚胎，有时可见结节状胚、圆柱状胚、发育阻滞胚、肢体畸形及神经营缺陷的胚胎。妊娠8～12周时绒毛发育茂盛，与底蜕膜关系较牢固，流产时妊娠物不易完全排出，部分滞留在宫腔内，排出后的妊娠物大体上可分为血肿样或肉样胎块、结节性胎块及微囊型胎盘。妊娠12周后，晚期流产的胎儿变化，可见以下几种病理状态：压缩胎儿、纸样胎儿及浸软胎儿，也可以形成肉样胎块，或胎儿钙化后形成石胎。脐带病变则有脐带扭曲、脐带缠绕、脐带打结、过短、过长。

三、临床表现

(一)停经

多数自然流产患者均有停经史。但是，如果妊娠早期发生流产，往往没有明显的停经史。有报道，大约50%流产是妇女未知已妊娠就发生受精卵死亡和流产。

（二）阴道流血

早期流产患者，由于绒毛和胎膜分离，血窦开放，出现阴道出血；妊娠 8 周以前的流产，阴道出血不多；妊娠 8～12 周时，阴道出血量多，而且持续时间长。妊娠 12 周以后，胎盘已完全形成，流产时如胎盘剥离不全，残留组织影响子宫收缩，血窦开放，可引起大量阴道出血、休克，甚至死亡。胎盘残留过久，可形成胎盘息肉，引起反复阴道出血、贫血及继发感染。

（三）腹痛

剥离的胚胎及血液如同异物刺激子宫收缩，排出胚胎，产生阵发性下腹痛。

早期流产时，胚胎绒毛首先与底蜕膜剥离，导致剥离面出血，已分离的胚胎组织如同异物，刺激子宫收缩。因此，表现为先出现阴道出血，后出现腹痛。晚期流产的临床过程与足月产相似，经过阵发性子宫收缩，排出胎儿和胎盘，因此，表现为先出现腹痛，而后阴道流血。

四、临床分型

临床上根据流产发展的不同阶段，分为以下类型。

（一）先兆流产（图 6-1）

出现少量阴道出血，常为暗红色或血性白带，无妊娠物排出，继而出现阵发性下腹痛或腰背痛。妇科检查宫颈口未开，胎膜未破，子宫大小与停经周数相符合。经休息及治疗，症状消失，可继续妊娠。如症状加重，可发展为难免流产。

（二）难免流产（图 6-2）

难免流产指流产将不可避免，在先兆流产的基础上，阴道出血增多，似月经量或超月经量，阵发性下腹痛加重，可伴有阴道流液，妇科检查宫颈口已扩张，有时可见妊娠物堵塞于宫颈口内，子宫大小与停经周期相符或略小。B 超检查仅见妊娠囊，无胚胎或无胚胎心管搏动。

（三）不全流产（图 6-3）

部分妊娠物排出宫腔，部分仍残留在宫腔内或嵌顿于宫颈口内，或胎儿排出后胎盘滞留宫腔或嵌顿于宫颈口内。由于宫内残留物影响子宫收缩，故阴道出血量多，甚至休克。妇科检查可见宫颈口已扩张，有妊娠物嵌顿和持续的血液流出，子宫小于停经周数。

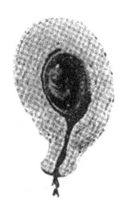 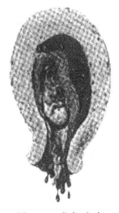 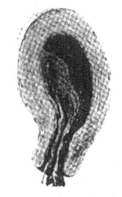

图 6-1 先兆流产　　　　图 6-2 难免流产　　　　图 6-3 不全流产

（四）完全流产

妊娠物已经完全从宫腔排出，阴道出血明显减少并逐渐停止，腹痛缓解。常常发生于妊娠 8

周以前。妇科检查宫颈口已关闭，子宫大小接近正常。

上述流产类型，临床发展过程，如图6-4。

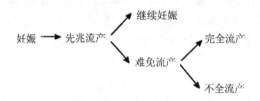

图6-4　流产的发展过程示意图

此外流产有以下3种特殊情况。

（五）稽留流产

稽留流产指胚胎或胎儿已死亡，未及时排出，而滞留于宫腔。临床表现：早孕反应消失，有先兆流产症状或无任何症状；子宫不再增大反而缩小。若已到妊娠中期，孕妇腹部不继续增大，胎动消失。妇科检查宫颈口未开，子宫质地不软，未闻及胎心。

（六）复发性流产

复发性流产指连续自然流产3次或3次以上者。其特点为每次流产多发生于同一妊娠月份，临床经过与一般流产相同。引起早期流产的原因，多是胚胎染色体异常、孕妇免疫功能异常、黄体功能不足、甲状腺异常等。引起晚期流产的常见原因，有子宫畸形或发育不良、宫颈内口松弛、子宫肌瘤等。宫颈内口松弛引起的流产常发生在妊娠中期，随着胎儿长大，羊水增多，宫腔内压力增加，羊膜囊突到宫颈内口，宫颈管逐渐扩张、缩短。多数患者无自觉症状，一旦胎膜破裂，胎儿随即娩出。

（七）感染性流产

流产过程中，阴道出血时间过长或者宫腔有胚胎组织残留，引起宫腔内感染，严重时扩展到盆腔、腹腔，甚至全身，引起盆腔炎、腹膜炎、败血症以及感染性休克。

五、诊断

根据病史、临床表现及妇科检查做出初步诊断，然后通过辅助检查确诊流产的临床类型。

（一）病史

详细询问患者有无停经及早孕反应以及出现的时间，阴道出血的量及持续时间，有无阴道排液和妊娠物排出；有无腹痛，腹痛的部位、性质、程度；了解有无发热、阴道分泌物有无臭味，有无流产史。

（二）体格检查

测量体温、脉搏、呼吸、血压。有无贫血及感染征象。消毒外阴后行妇科检查，了解宫颈有无糜烂及息肉，出血来自糜烂面、息肉还是宫腔，注意宫颈口是否扩张，有无羊膜囊膨出，有无妊娠物堵塞，子宫大小是否与停经周数相符，有无压痛；双附件有无压痛、增厚或包块。疑为先兆流产患者操作应轻柔。

（三）辅助检查

1.B超检查

测定妊娠囊的大小、形态，有无胎芽、胎心搏动，可辅助诊断流产类型。若妊娠囊形态异常或位置下移,提示预后不良。附件的检查有助于异位妊娠的鉴别诊断。同时 B 超的连续检测也有很大的意义,如仅见胎囊,而迟迟不见胎芽,或仅见胎芽,而迟迟不见胎心出现,均提示预后不良。

2.妊娠试验

早孕试纸法,可判断是否妊娠。连续进行血 β-hCG 定量检测,观察其动态变化,有助于流产的诊断和预后判断。妊娠 6～8 周时,血 β-hCG 是以每天 66％速度增加,如果 48 小时增加不到 66％,则提示妊娠预后不良。

3.其他

测定血黄体酮水平,人胎盘催乳素有益于判断妊娠预后。复发性流产的患者有条件,可行妊娠物的染色体检查。

六、鉴别诊断

首先,鉴别流产的类型,见表 6-1。早期自然流产应与异位妊娠、葡萄胎、功能性子宫出血及子宫肌瘤等疾病相鉴别。

表 6-1　流产类型的鉴别诊断

类型	病史			妇科检查	
	出血量	下腹痛	组织排出	宫颈口	子宫大小
先兆流产	少	无或轻	无	关闭	与孕周相符
难免流产	增多	加重	无	松弛或扩张	相符或略小
不全流产	多	减轻	有	扩张、有组织堵塞	小于孕周
完全流产	少或无	无	全部排出	关闭	正常或略大

七、处理

应根据流产类型的不同进行相应处理。

(一)先兆流产

处理原则:保胎治疗,可辅以 B 超和动态血 β-hCG、黄体酮监测下以便了解胚胎发育情况,避免盲目保胎造成稽留流产。若 B 超提示胚胎发育不良,血 β-hCG 持续不升或下降,表明流产不可避免,应终止妊娠。

1.休息镇静

应卧床休息,禁止性生活,对精神紧张者可给予少量对胎儿无害的镇静剂。

2.激素治疗

对黄体功能不全引起的先兆流产者,可给予黄体酮 10～20 mg,每天或隔天肌内注射 1 次。或绒毛膜促性腺激素 hCG 2 000～3 000 U,隔天肌内注射 1 次。症状缓解后 5～7 天停药。

3.其他药物治疗

维生素 E 为抗氧化剂,有利于胚胎发育,每天 100 mg 口服。基础代谢率低者可口服甲状腺素片,每天 1 次,每次 40 mg。

4.晚期先兆流产的治疗

可给予硫酸沙丁胺醇(舒喘灵)2.4～4.8 mg 口服,每天 4 次;前列腺素合成酶抑制剂,吲哚美辛 25 mg 口服,每天 3 次。

（二）难免流产

处理原则：确诊后尽早使妊娠物排出。

（1）妊娠子宫＜8周，可直接行刮宫术。

（2）妊娠子宫＞8周，可用缩宫素10～20 U加于5%葡萄糖注射液500 mL中静脉滴注，或使用米非司酮和米索前列醇，促进子宫收缩，使胚胎组织排出。出血多者可行刮宫术。

（3）出血多，伴休克者，应在纠正休克同时行清宫术。

（4）清宫后要对刮出物仔细检查，注意胚胎组织是否完整，并送病理检查，必要时做胚胎染色体检查。术后可行B超检查。

（5）术后应用抗生素预防感染，出血多者可使用缩宫素肌内注射以减少出血。

（三）不全流产

处理原则：一旦确诊，立即清宫。

（1）出血多合并休克者，应抗休克同时行清宫术。

（2）刮宫标本应送病理检查；术后常规使用抗生素、行B超检查。

（四）完全流产

行B超检查，如宫腔无残留物而且没有感染，可不予特殊处理。

（五）稽留流产

处理原则：凝血功能检查，预处理后清宫。

（1）死亡的胚胎及胎盘组织在宫腔内稽留过久，可导致凝血功能障碍，可能发生弥散性血管内凝血（disseminated intravascular coagulation，DIC）。因此，应首先检查血常规、出凝血时间、血纤维蛋白原、凝血酶原时间、血浆鱼精蛋白副凝试验（3P试验）等。

（2）若凝血功能正常，在备血、输液条件下行刮宫术；若凝血功能异常，可用肝素、纤维蛋白原、新鲜血、血小板等纠正后再行刮宫术。

（3）稽留流产时，妊娠物及胎盘组织与子宫壁粘连较紧，清宫困难，为提高子宫肌层对缩宫素的敏感性，刮宫前可口服炔雌醇1 mg，每天2次，连用5天，或苯甲酸雌二醇2 mg肌内注射，每天2次，连用3天，可提高子宫肌对缩宫素的敏感性。子宫＜12孕周者，可行刮宫术，术中肌内注射缩宫素，手术应特别小心，避免子宫穿孔，1次不能刮净，于5～7天后再次刮宫。子宫＞12孕周者，可使用米非司酮（RU486）加米索前列醇，或静脉滴注缩宫素，促使胎儿、胎盘排出。

（4）术后常规使用抗生素、行B超复查。

（六）复发性流产

处理原则：针对病因进行治疗。

（1）染色体异常的夫妇孕前进行咨询，确定可否妊娠；明确女方有无生殖道畸形、肿瘤、宫腔粘连等，妊娠前施行矫正手术，还可行丈夫精液检查。

（2）黄体功能不全者，妊娠后给黄体酮20～40 mg，每天1次肌内注射，也可口服黄体酮，或使用黄体酮阴道制剂，用药至孕12周时即可停药。

（3）宫颈口松弛者应在妊娠14～18周时行宫颈环扎术，术后定期随诊，待分娩前拆除缝线。若环扎术后有流产征象，治疗失败时，及时拆除缝线，避免造成宫颈裂伤。

（4）免疫治疗：对不明原因的复发性流产患者行主动免疫治疗，将丈夫或他人的淋巴细胞在女方前臂内侧或臀部作多点皮下注射，妊娠前注射2～4次，妊娠早期加强免疫1～3次，妊娠成功率达86%以上。

（七）感染性流产

处理原则：迅速控制感染，尽快清除宫内残留物。

（1）轻度感染或阴道出血多，可在静脉滴注有效抗生素的同时进行刮宫，以达到止血的目的。

（2）感染较严重但出血不多时，可用广谱抗生素控制感染后再行刮宫术。刮宫时可用卵圆钳夹出残留组织，忌用刮匙全面搔刮，以免感染扩散。术后继续用广谱抗生素，待感染控制后再行彻底刮宫。

（3）对已合并感染性休克者，应积极进行抗休克治疗，待病情稳定后再行彻底刮宫；感染严重或盆腔脓肿形成，应行引流手术，必要时切除子宫。

（车艳芳）

第二节 输卵管异位妊娠

正常妊娠时受精卵着床于子宫体腔内膜生长发育，若受精卵在子宫体腔以外着床称异位妊娠。异位妊娠根据受精卵种植的部位不同，分为输卵管妊娠、宫颈妊娠、卵巢妊娠、腹腔妊娠、阔韧带妊娠等，其中以输卵管妊娠最常见，占异位妊娠的 90%～95%。异位妊娠是妇产科常见的急腹症之一，发生率约为 1%，并有逐年增高的趋势，是孕产妇主要死亡原因之一，一直被视为是具有高度危险的妊娠早期并发症。

一、概述

输卵管妊娠是指受精卵在输卵管的某一部分着床并发育，其中壶腹部最多见，占 50%～70%，其次为峡部，占 25%～30%，伞部、间质部妊娠较少见。

二、病因

在正常情况下卵子在输卵管壶腹部受精，然后受精卵在输卵管内缓慢移动，经历 3～4 天的时间进入宫腔。任何因素促使受精卵运行延迟、干扰受精卵的发育、阻碍受精卵及时进入宫腔都可以导致输卵管妊娠。

（一）输卵管异常

输卵管异常包括结构和功能上的异常，是引起异位妊娠的主要原因。

（1）慢性输卵管炎：输卵管管腔狭窄，呈通而不畅的状态，影响受精卵的正常运行。

（2）输卵管发育异常：影响受精卵运送过程及着床。

（3）输卵管手术：输卵管妊娠保守性治疗、输卵管整形术、输卵管吻合术等，术后，均可引起输卵管妊娠。

（4）输卵管周围疾病：不仅引起输卵管周围粘连，而且引起相关的内分泌异常、免疫异常以及盆腔局部前列腺水平、巨噬细胞数量异常，使输卵管痉挛、蠕动异常。

（二）受精卵游走

卵子在一侧输卵管受精，经宫腔进入对侧输卵管后着床（受精卵内游走）；或游走于腹腔内，被对侧输卵管捡拾（受精卵外游走），由于游走时间较长，受精卵发育增大，故着床于对侧输卵管而形成输卵管妊娠。

(三)避孕失败

(1)宫内节育器:一旦带器妊娠则输卵管妊娠的可能性增加。

(2)口服避孕药:低剂量的纯孕激素不能有效地抑制排卵,却能影响输卵管的蠕动,可能引起输卵管妊娠。应用大剂量雌激素的事后避孕,如果避孕失败,输卵管妊娠的可能性增加。

(四)辅助生育技术

辅助生育技术如人工授精、促排卵药物的应用、体外受精-胚胎移植、配子输卵管移植等应用后,输卵管妊娠的危险性增加。有报道施行辅助生育技术后输卵管妊娠的发生率约为 5%。

(五)其他

内分泌异常、精神紧张、吸烟等也可导致输卵管蠕动异常或痉挛而发生输卵管妊娠。

三、病理

(一)输卵管妊娠流产

其多见于妊娠 8～12 周输卵管壶腹部妊娠。受精卵逐渐长大向管腔膨出,以发育不良的蜕膜组织为主形成的包膜难以承受胚胎的膨胀张力,胚胎及绒毛自管壁附着处分离,落入管腔。由于比较接近伞端,通过逆蠕动挤入腹腔,则为输卵管完全流产,流血往往不多。如受精卵仅有部分剥离排出,部分绒毛仍残留管腔内,形成输卵管不全流产。

(二)输卵管妊娠破裂

其多见于输卵管峡部妊娠,少数发生于输卵管间质部妊娠。输卵管峡部管腔狭窄,故发病时间较早,多在妊娠 6 周左右。绒毛侵蚀输卵管后穿破管壁,胚胎由裂口流出。输卵管肌层血管丰富。因此输卵管妊娠破裂的内出血较输卵管妊娠流产者严重,可致休克。亦可反复出血在阔韧带、盆腔和腹腔内形成较大的血肿。输卵管间质部局部肌肉组织较厚,妊娠可达 12～16 周才发生输卵管破裂,此处血管丰富,一旦破裂出血极为严重,可危及生命。

输卵管妊娠流产或破裂患者中,部分患者未能及时治疗,由于反复腹腔内出血,形成血肿,以后胚胎死亡,内出血停止,血肿机化变硬,与周围组织粘连,临床上称陈旧性宫外孕。

四、临床表现

输卵管妊娠的临床表现与病变部位、有无流产或破裂、发病缓急以及病程长短有关。典型临床表现包括停经、腹痛及阴道流血。

(一)症状

1.停经

除输卵管间质部妊娠停经时间较长外,多数停经 6～8 周。少数仅月经延迟数天,20%～30% 的患者无明显停经史,将异位妊娠时出现的不规则阴道流血误认为月经,或由于月经过期仅数天而不认为是停经。

2.腹痛

95% 以上的患者以腹痛为主诉就诊。输卵管妊娠未发生流产或破裂前由于胚胎生长使输卵管膨胀而产生一侧下腹部隐痛或胀痛。当发生输卵管妊娠流产或破裂时,突感一侧下腹部撕裂样疼痛,常伴有恶心、呕吐。内出血积聚在子宫直肠陷凹,刺激直肠产生肛门坠胀感,进行性加重。随着病情的发展,疼痛可扩展至整个下腹部,甚至引起胃部疼痛或肩部放射性疼痛。血液刺激横膈,可出现肩胛部放射痛。

3.阴道流血

多为不规则点滴状流血,量较月经少,色暗红,5%的患者阴道流血量较多。流血可发生在腹痛出现前,也可发生在其后。阴道流血表明胚胎受损或已死亡,导致 HCG 下降,卵巢黄体分泌的激素难以维持蜕膜生长而发生剥离出血。一般常在异位妊娠病灶去除后才能停止。也有无阴道流血者。

4.晕厥与休克

其发生与内出血的速度和量有关。出血越多越快症状出现越迅速越严重。由于骤然内出血及剧烈腹痛,患者常感头晕眼花,恶心呕吐,心慌,并出现面色苍白,四肢发冷乃至晕厥,诊治不及时将死亡。

(二)体征

1.一般情况

内出血较多者呈贫血貌。大量出血时脉搏细速,血压下降。体温一般正常,休克患者体温略低。病程长、腹腔内血液吸收时可有低热。如合并感染,则体温可升高。

2.腹部检查

一旦发生内出血,腹部多有明显压痛及反跳痛,尤以下腹患侧最为显著,但腹肌紧张较轻。腹部叩诊可有移动性浊音,内出血多时腹部丰满膨隆。

3.盆腔检查

阴道内可有来自宫腔的少许血液,子宫颈着色可有可无,停经时间较长未发生内出血的患者子宫变软,但增大不明显,部分患者可触及膨胀的输卵管,伴有轻压痛。一旦发生内出血宫颈有明显的举痛或摇摆痛,此为输卵管妊娠的主要体征之一,是因加重对腹膜的刺激所致。内出血多时后穹隆饱满触痛,子宫有漂浮感。血肿多位于子宫后侧方或子宫直肠陷凹处,其大小、形状、质地常有变化,边界可不清楚。病程较长时血肿与周围组织粘连形成包块,机化变硬,边界逐渐清楚,当包块较大、位置较高时可在下腹部摸到压痛的肿块。

五、诊断要点

根据上述临床表现,有典型破裂症状和体征的患者诊断并不困难,无内出血或症状不典型者则容易被忽略或误诊。当诊断困难时,可采用以下辅助诊断方法。

(一)妊娠试验

β-HCG 测定是早期诊断异位妊娠的重要方法,动态监测血 HCG 的变化,对诊断或鉴别宫内或宫外妊娠价值较大。由于异位妊娠时,患者体内的 β-HCG 水平较宫内妊娠低,正常妊娠时血 β-HCG 的倍增在 48 小时上升 60% 以上,而异位妊娠 48 小时上升 <50%。采用灵敏度较高的放射免疫法测定血 β-HCG,该实验可进行定量测定,对保守治疗的效果评价具有重要意义。

(二)超声诊断

超声诊断已成为诊断输卵管妊娠的重要方法之一。输卵管妊娠的声像特点:①子宫内不见妊娠囊,内膜增厚;②宫旁一侧可见边界不清、回声不均匀的混合性包块,有时可见宫旁包块内有妊娠囊、胚芽及原始血管搏动,为输卵管妊娠的直接证据;③子宫直肠陷凹处有积液。由于子宫内有时可见假妊娠囊,易误诊为宫内妊娠。

(三)阴道后穹隆穿刺术或腹腔穿刺术

阴道后穹隆穿刺术或腹腔穿刺术是简单可靠的诊断方法,适用于疑有腹腔内出血的患者。由于子宫直肠陷凹是盆腔的最低点,少量出血即可积聚于此,当疑有内出血时,可用穿刺针经阴道后穹隆抽吸子宫直肠陷凹,若抽出物为陈旧性血液或暗红色血液放置 10 分钟左右仍不凝固,则内出血诊断较肯定。内出血量少,血肿位置较高,子宫直肠陷凹有粘连时,可能抽不出血,故穿刺阴性不能否定输卵管妊娠的存在。如有移动性浊音,亦可行腹腔穿刺术。

(四)腹腔镜检查

适用于早期病例及诊断困难者。大量内出血或休克患者禁用。近年来,腹腔镜在异位妊娠中的应用日益普及,不仅可用于诊断,而且可用于治疗。

(五)子宫内膜病理检查

目前很少依靠诊断性刮宫协助诊断,只是对阴道流血较多的患者用于止血并借此排除宫内妊娠。病理切片中见到绒毛,可诊断为宫内妊娠,仅见蜕膜未见绒毛有助于诊断异位妊娠。

六、治疗方案

输卵管妊娠的治疗方法有:手术治疗和非手术治疗。根据病情缓急,采取相应处理。内出血多,出现休克时,应快速备血、建立静脉通道、输血、吸氧等休克治疗,并立即进行手术。快速开腹后,迅速以卵圆钳钳夹患侧输卵管病灶,暂时控制出血,同时快速输血输液,纠正休克,清除腹腔积血后,视病变情况采取根治性或保守性手术方式。对于无内出血或仅有少量内出血、无休克、病情较轻的患者,可采用药物治疗或手术治疗。近年来,由于阴道超声检查、血 β-HCG 水平测定的广泛应用,80%的异位妊娠可以在未破裂前得到诊断,早期诊断给保守治疗创造了条件。因此,目前处理更多地趋向于保守性治疗,腹腔镜微创技术和药物治疗已成为输卵管妊娠治疗的主流。

(一)手术治疗

手术治疗是输卵管妊娠的主要治疗方法。如有休克,应在抗休克治疗的同时尽快手术,手术方式可开腹进行,也可在腹腔镜下进行。

1.根治性手术

对无生育要求的输卵管妊娠破裂者,可行患侧输卵管切除。开腹后迅速找到出血点,立刻钳夹止血,再进行患侧输卵管切除术,尽可能保留卵巢。腹腔镜下可以使用双极电凝、单极电凝及超声刀等切除输卵管。输卵管间质部妊娠手术应作子宫角部楔形切除及患侧输卵管切除,必要时切除子宫。

休克患者应尽量缩短手术时间。腹腔游离血多者可回收进行自体输血,但要求此类患者:①停经<12 周,胎膜未破;②内出血<24 小时;③血液未受污染;④镜检红细胞破坏率<30%。回收血操作时应严格遵守无菌原则,如无自体输血设备,每 100 mL 血液加 3.8%枸橼酸钠 10 mL(或肝素 600 U)抗凝,经 8 层纱布过滤后回输。为防止枸橼酸中毒,每回输 400 mL 血液,应补充 10%葡萄糖酸钙 10 mL。

2.保守性手术

主要用于未产妇,以及生育能力较低但又需保留其生育能力的妇女。包括:①年龄<35 岁,无健康子女存活,或一侧输卵管已被切除;②患者病情稳定,出血不急剧,休克已纠正;③输卵管无明显炎症、粘连,无大范围输卵管损伤者。

手术仅清除妊娠物而保留输卵管。一般根据病变累及部位及其损伤程度选择术式,包括输卵管伞端妊娠物挤出、输卵管切开妊娠物清除、输卵管造口(开窗)妊娠物清除及输卵管节段切除端端吻合:①输卵管伞端妊娠物挤出术。伞部妊娠可挤压妊娠物自伞端排出,易导致持续性异位妊娠,应加以注意。②输卵管线形切开术(开窗造口术)。切开输卵管取出胚胎后缝合管壁,是一种最适合输卵管妊娠的保守性手术。适应证:患者有生育要求,生命体征平稳;输卵管的妊娠囊直径<6 cm;输卵管壶腹部妊娠者更适宜。禁忌证:输卵管妊娠破裂大出血,患者明显呈休克状态者。腹腔镜下可于局部注射稀释的垂体后叶素盐水或肾上腺素盐水,电凝切开的膨大部位,然后用电针切开输卵管 1 cm 左右,取出妊娠物,检查输卵管切开部位有无渗血,用双极电凝止血,切口可不缝合或仅缝合一针。③节段切除端端吻合输卵管成形术。峡部妊娠则可切除病灶后再吻合输卵管,操作复杂,效果不明确,临床很少用。

对于输卵管妊娠行保守性手术,若术中未完全清除囊胚,或残留有存活的滋养细胞而继续生长,将导致术后发生持续性异位妊娠风险增加。术后需 β-HCG 严密随访,可结合 B 超检查。治疗以及时给予 MTX 化疗效果较好,如有腹腔大量内出血,需行手术探查。

(二)药物治疗

一些药物抑制滋养细胞,促使妊娠物最后吸收,避免手术及术后的并发症。

(1)适应证:①无药物治疗禁忌证;②患者生命体征平稳无明显内出血情况;③输卵管妊娠包块直径≤4 cm;④血 β-HCG<2 000 IU/L;⑤输卵管妊娠保守性手术失败;输卵管开窗术等保守性手术后 4%~10%患者可能残留绒毛组织,异位妊娠持续存在,药物治疗可避免再次手术。

(2)禁忌证:①患者如出现明显的腹痛,已非早期病例;②腹痛与异位包块的张力及出血对腹膜的刺激以及输卵管排异时的痉挛性收缩有关,常是输卵管妊娠破裂或流产的先兆;③如 B 超已观察到有胎心,不宜药物治疗;④有认为血 β-HCG<5 000 IU/L 均可选择药物治疗,但 β-HCG 的水平反映了滋养细胞增殖的活跃程度,随其滴度升高,药物治疗失败率增加;⑤严重肝肾疾病或凝血机制障碍为禁忌证。

(3)目前药物治疗异位妊娠主要适用于早期输卵管妊娠,要求保留生育能力的年轻患者。

甲氨蝶呤(MTX)治疗:MTX 为药物治疗首选。MTX 口服:0.4 mg/kg,每天 1 次,5 天为 1 个疗程。目前仅用于保守性手术治疗失败后持续性输卵管妊娠的辅助治疗。MTX 肌内注射,单次给药,剂量为50 mg/m²,肌内注射 1 次,可不加用四氢叶酸,成功率达 87%以上;分次给药,MTX 0.4 mg/kg,肌内注射,每天 1 次,共 5 次。局部注射具有用量小、疗效高、可提高局部组织的 MTX 浓度,有利于杀胚和促进胚体吸收等优点。①可采用在 B 超引导下穿刺,将 MTX 直接注入输卵管的妊娠囊内。②可在腹腔镜直视下穿刺输卵管妊娠囊,吸出部分囊液后,将 MTX10~50 mg 注入其中,适用于未破裂输卵管,血肿直径≤3 cm,血 β-HCG≤2 000 IU/mL 者。③宫腔镜直视下,经输卵管开口向间质部内注射 MTX,MTX 10~30 mg 稀释于生理盐水2 mL中,经导管注入输卵管内。监测指标:用药后 2 周内,宜每隔 3 天复查 β-HCG 及 B 超。β-HCG 呈下降趋势并三次阴性,症状缓解或消失,包块缩小为有效。若用药后一周 β-HCG 下降 15%~25%、B 超检查无变化,可考虑再次用药。β-HCG 下降<15%,症状不缓解或反而加重,或有内出血,应考虑手术治疗。用药后 5 周,β-HCG 也可为低值(<15 mIU/mL),也有至用药 15 周以上者血 β-HCG 才降至正常,故用药2 周后应每周复查 β-HCG,直至降至正常范围。

MTX 的药物效应:①反应性血 β-HCG 升高。用药后 1~3 天半数患者血β-HCG升高,4~7 天时下降。②反应性腹痛。用药后 1 周左右,约半数患者出现一过性腹痛,多于 4~12 小时内缓解,可能系输卵管妊娠流产所致,应仔细鉴别,不要误认为是治疗失败。③附件包块增大,约50％患者存在。④异位妊娠破裂。与血 β-HCG 水平无明显关系,应及时发现,及时手术。

MTX 的药物不良反应:MTX 全身用药不良反应发生率在 10％～50％。主要表现在消化系统和造血系统,有胃炎、口腔炎、转氨酶升高、骨髓抑制等。多次给药不良反应高于单次给药,局部用药则极少出现上述反应。MTX 对输卵管组织无伤害,治疗后输卵管通畅率达 75％。

氟尿嘧啶治疗:氟尿嘧啶是对滋养细胞极为敏感的化疗药物。在体内转变成氟尿嘧啶脱氧核苷酸,抑制脱氧胸苷酸合成酶,阻止脱氧尿苷酸甲基化转变为脱氧胸苷酸,从而干扰 DNA 的生物合成,致使滋养细胞死亡。

局部注射给药途径同 MTX,可经宫腔镜、腹腔镜或阴道超声引导注射,剂量为全身用药量的 1/4 或 1/5,1 次注射氟尿嘧啶 250 mg。宫腔镜下行输卵管插管,注入氟尿嘧啶可使药物与滋养细胞直接接触,最大限度地发挥其杀胚胎作用。此外由于液压的机械作用,药液能有效地渗入输卵管壁和滋养层之间,促进滋养层的剥离,细胞坏死和胚胎死亡。氟尿嘧啶虽可杀死胚胎,但对输卵管的正常组织却无破坏作用,病灶吸收后可保持输卵管通畅。

其他药物治疗:①米非司酮为黄体期黄体酮拮抗剂,可抑制滋养层发育,用法不一,口服25～100 mg/d,共 3～8 天或 25 毫克/次,每天 2 次,总量 150 mg 或 200～600 mg 1 次服用。②局部注射前列腺素,尤其是 $PGF_{2\alpha}$,能增加输卵管的蠕动及输卵管动脉痉挛,是一种溶黄体剂,使黄体产生的黄体酮减少,可在腹腔镜下将 $PGF_{2\alpha}$ 0.5～1.5 mg 注入输卵管妊娠部位和卵巢黄体部位治疗输卵管妊娠,如用量大或全身用药,易产生心血管不良反应。③氯化钾相对无不良反应,主要作用于心脏,可引起心脏收缩不全和胎儿死亡,可用于有胎心搏动的异位妊娠的治疗及宫内宫外同时妊娠,保留宫内胎儿。④高渗葡萄糖局部注射,引起局部组织脱水和滋养细胞坏死,进而使妊娠产物吸收。

此外,中医采用活血化瘀、消癥杀胚药物,也有一定疗效。

(三)期待疗法

少数输卵管妊娠可能发生自然流产或溶解吸收自然消退,症状较轻无须手术或药物治疗。适应证:①无临床症状或症状轻微;②随诊可靠;③输卵管妊娠包块直径＜3 cm;④血 β-HCG＜1 000 IU/L,且持续下降;⑤无腹腔内出血。

无论药物治疗还是期待疗法,必须严格掌握指征,治疗期间密切注意临床表现、生命体征,连续测定血 β-HCG、B 超、血红蛋白含量和红细胞计数。如连续 2 次血 β-HCG 不下降或升高,不宜观察等待,应积极处理。个别病例血 β-HCG 很低时仍可能破裂,需警惕。

输卵管间质部妊娠、严重腹腔内出血、保守治疗效果不佳均应及早手术。手术治疗和非手术治疗均应注意合理使用抗生素。

(四)输卵管妊娠治疗后的生殖状态

1.生育史

既往有生育力低下或不育史者,输卵管妊娠治疗后宫内妊娠率为 37％～42％,再次异位妊娠率增加 8％～18％。

2.对侧输卵管情况

对侧输卵管健康者,术后宫内妊娠率和再次异位妊娠率分别为 75％和 9％左右,对侧输卵管有粘连或损伤者为 41％～56％和 13％～20％。

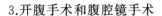

3.开腹手术和腹腔镜手术

近年大量研究表明,两者对异位妊娠的生殖状态没有影响。

4.输卵管切除与输卵管保留手术

输卵管保守性手术(线形切开、造口、开窗术、妊娠物挤除),存在持续性异位妊娠发生率为5%～10%。

（车艳芳）

第三节　急性盆腔炎

急性盆腔炎是指女性上生殖道及其周围组织的急性炎症,是妇科常见的急腹症之一,主要包括子宫内膜炎、输卵管炎、输卵管卵巢脓肿、盆腔腹膜炎。炎症可局限于一个部位,也可同时累及几个部位,其中最常见的是输卵管炎。其致病菌多为厌氧菌和需氧菌混合感染,常继发于流产、宫腔操作、不洁性交,或盆腔炎性疾病急性发作,多发生于性活跃期且有月经的女性。严重者可导致弥漫性腹膜炎、败血症、感染性休克而危及生命。若未能彻底治愈,可转为慢性炎症,常反复发作,经久不愈,导致不孕、输卵管妊娠、盆腔疼痛等,严重影响女性身心健康。

一、病因

急性盆腔炎分为原发性和继发性两大类,绝大多数(99%)始于生殖道本身,即从下生殖道黏膜上行蔓延而成,继发于盆腹腔邻近器官炎症者只占1%,主要由阑尾炎累及。急性盆腔炎的病原体有外源性及内源性两个来源,两种来源的病原体可单独存在,但通常为混合感染。外源性病原体主要为性传播疾病的病原体,如沙眼衣原体、淋病奈瑟菌等。内源性病原体来自原寄居于阴道内的菌群,包括需氧菌及厌氧菌,并且以需氧菌和厌氧菌混合感染多见,主要的需氧菌及兼性厌氧菌有金黄色葡萄球菌、溶血性链球菌、大肠埃希菌;厌氧菌有脆弱类杆菌、厌氧链球菌等。

二、高危因素

高危因素是指与急性盆腔炎发病密切相关的易感、致病等内外条件因素,了解这些因素有利于急性盆腔炎的诊断和预防。

(一)年龄与性活动

急性盆腔炎多见于年轻的性活跃女性,特别是初次性交年龄小、有多个性伴侣、性伴侣有性传播疾病者。据我国资料,25～30岁为发病高峰。年轻女性容易发生盆腔炎可能与性活动频繁、宫颈柱状上皮生理性外移、宫颈黏液机械防御功能较差有关。

(二)下生殖道感染

如淋病奈瑟菌性宫颈炎、衣原体性宫颈炎,容易诱发急性盆腔炎。

(三)宫腔内手术操作后感染

如人工流产、输卵管通液术、刮宫术等,手术可致生殖道黏膜损伤、出血,下生殖道内源性菌群的病原体即可上行感染。

(四)性卫生不良

不注意性卫生保健、经期性交、使用不洁月经垫等,容易导致病原体侵入而引起感染。

(五)邻近器官炎症直接蔓延

阑尾炎、腹膜炎等蔓延扩散至盆腔,常见于大肠埃希菌感染。

(六)盆腔炎性疾病再次急性发作

盆腔炎性疾病所致的盆腔粘连、输卵管损伤等局部防御机制障碍,容易造成再次感染,导致急性发作。

(七)性伴侣未予治疗

携带淋病奈瑟菌或衣原体等病原体的男性伴侣是女性盆腔感染和复发的重要原因,而80%罹患盆腔炎女性的性伴侣是未予治疗的,他们可能携带病原体引起感染。

三、病理生理

(一)急性子宫内膜炎及子宫肌炎

子宫内膜充血、水肿、炎性渗出,严重者内膜坏死脱落形成溃疡,炎症侵入子宫肌层形成子宫肌炎。

(二)急性输卵管炎、输卵管积脓、输卵管卵巢脓肿

急性输卵管炎因病原体传播途径不同而有不同的病变特点。

(1)炎症经子宫内膜向上蔓延:首先出现输卵管黏膜炎,输卵管黏膜及间质水肿充血,大量白细胞浸润;严重者输卵管上皮坏死脱落引起黏膜粘连,导致输卵管管腔及伞端闭锁;脓液积聚于管腔内则形成输卵管积脓。

(2)病原菌通过宫颈淋巴播散到宫旁结缔组织:首先发生输卵管周围炎,再累及肌层,输卵管黏膜层可不受累或受累极轻。病变以输卵管间质炎为主,输卵管管腔受压变窄,严重者脓性渗出物增多,与周围组织形成粘连。

卵巢常与发炎的输卵管伞端粘连而发生卵巢周围炎,称为输卵管卵巢炎,即临床常称的附件炎。炎症可通过卵巢排卵的破孔侵入卵巢实质形成脓肿,脓肿壁可与输卵管积脓粘连并穿通,形成输卵管卵巢脓肿,多位于子宫后方或子宫、阔韧带后叶及肠管间粘连处,若破入腹腔则可引起弥漫性腹膜炎。

(三)急性盆腔腹膜炎

盆腔脏器的感染经常蔓延到盆腔腹膜,腹膜充血水肿,炎性渗出液积聚可形成脓肿。脓肿的前方为子宫,后方为直肠,顶部为粘连的肠管及大网膜。脓肿可破入直肠或腹腔。

(四)急性盆腔结缔组织炎

病原体经淋巴管进入盆腔结缔组织,引起充血、水肿、中性粒细胞浸润。最初宫旁组织增厚,以后向两侧盆壁呈扇形浸润,若组织化脓则形成盆腔腹膜外脓肿,可破入直肠和阴道。

(五)败血症及脓毒血症

病原体毒性强、患者抵抗力低下时,常发生败血症。多见于严重的产褥感染及感染性流产。脓毒血症发生时,身体其他部位可出现炎性病灶或脓肿,经过血培养可予确诊。

(六)Fitz—Hugh—Curtis综合征

是指肝包膜炎症而无肝实质损害的肝周围炎。病原体从输卵管扩散,沿结肠旁沟上升,达到膈下,引起肝包膜水肿,包膜上有脓性或纤维渗出物,早期肝包膜与前腹壁腹膜之间形成松软粘

连,晚期形成琴弦样粘连。5%~10%的输卵管炎可出现此综合征,患者吸气时右上腹疼痛,右季肋部触痛,Murphy 征阳性,疼痛常向肩部、臂内侧发射,临床上可误诊为胆囊炎。

四、临床表现

(1)下腹痛伴发热,腹痛多为双侧下腹持续性疼痛,活动后或性交后加重。

(2)若有腹膜炎,可出现恶心、呕吐、腹胀、腹泻等消化系统症状。

(3)月经期发病者可出现经量增多、经期延长等。

(4)若有盆腔脓肿形成,可有局部压迫刺激症状,如尿频、尿痛、排尿困难、腹泻、里急后重和排便困难等。

(5)体征:急性痛苦面容,体温升高,心率加快,下腹部肌紧张,有压痛反跳痛,腹部膨胀,肠鸣音减弱或消失。

(6)妇科检查:阴道壁充血、有灼热感,有多量脓性分泌物,后穹隆有明显触痛,宫颈有摇举痛,宫体有压痛,两侧宫旁有增厚和压痛。若有输卵管脓肿或输卵管卵巢脓肿,在子宫后方或宫旁可触及边界不清的压痛性包块。若有盆腔脓肿形成且位置较低时,可在后穹隆触及有波动感的触痛肿块。

五、辅助检查

(一)血常规、血沉和 C 反应蛋白
急性炎症时血常规中性粒细胞总数和比例明显升高,血沉升高,C 反应蛋白升高。

(二)阴道、宫颈管分泌物涂片
可见到白细胞,病原体培养阳性。

(三)阴道后穹隆穿刺
抽出物为炎性渗出液或脓液,行涂片和细菌培养可检查病原体。

(四)B 超检查
常可在盆腔内发现边界欠清、形态欠规则的混合型包块回声。

(五)腹腔镜探查
可见盆腔腹膜充血,盆腔内有黄色渗出液或脓液,双侧输卵管卵巢充血、水肿、粘连,表面多有炎性渗出物。炎症严重时,输卵管伞端可粘连封闭,管腔内积脓(图 6-5 和图 6-6)。

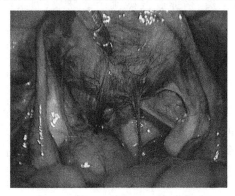

图 6-5　盆腔腹膜充血、炎性渗出

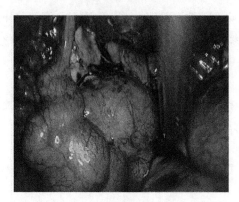

图 6-6　输卵管管腔内积脓

六、诊断

根据病史、症状、体征和辅助检查可作出初步诊断。以下基本标准为诊断必需,附加标准增加诊断的特异性,特异标准基本可诊断急性盆腔炎。

(一)基本标准

宫体压痛,或附件区压痛,或宫颈举痛。

(二)附加标准

(1)体温超过 38.3 ℃(口表)。

(2)宫颈或阴道异常黏液脓性分泌物。

(3)阴道分泌物生理盐水涂片见大量白细胞。

(4)实验室证实的宫颈淋病奈瑟菌或衣原体阳性。

(5)红细胞沉降率升高。

(6)C 反应蛋白升高。

(三)特异标准

(1)子宫内膜活检证实子宫内膜炎。

(2)阴道超声或 MRI 检查显示输卵管增粗、输卵管积液,伴或不伴有盆腔积液、输卵管卵巢肿块。

(3)腹腔镜检查发现急性输卵管炎。

急性盆腔炎应与急性阑尾炎、输卵管妊娠流产或破裂、卵巢囊肿蒂扭转或破裂等急症相鉴别。

七、治疗

(一)药物治疗

应首选抗生素治疗,根据细菌培养药敏试验结果选用药物。在等待药敏结果之前可选用广谱抗生素 1～3 种联合用药,抗菌谱最好能同时覆盖需氧菌、厌氧菌及沙眼衣原体等,同时需进行营养支持及维持水电解质平衡,避免不必要的妇科检查以免引起炎症扩散。若药物治疗 5～7 天效果不佳,症状持续或加重,应考虑有盆腔脓肿形成,宜及时手术。

(二)手术治疗

主要针对抗生素控制不满意的输卵管卵巢脓肿或盆腔脓肿,原则上以切除局部炎症病灶为主,对年轻有生育要求的患者,要尽量保留卵巢功能,宜采用保守性手术,清除脓肿或切除患侧附件脓肿,对侧附件如外观尚可应予保留。对年龄较大、无生育要求且反复发作患者,可考虑行全子宫双附件切除术。

手术方式可根据患者情况选择腹腔镜或开腹手术。随着腹腔镜技术的广泛应用,临床医师对急性盆腔炎的治疗观念也发生了转变,不再固守传统的治疗方法,而是主张早期腹腔镜干预。大量研究证实,在盆腔炎性急性期,组织间的粘连比较疏松,特别在感染发生的1周内,各脏器表面的炎性渗出物尚未机化,粘连带较软,手术时仅行钝性分离即可,并且不易出血。早期施行腹腔镜手术对急性盆腔炎不仅能明确诊断,还可以在病灶部位取脓液进行病原学检查和药敏试验,指导选用抗生素。术中可以清除病灶、冲洗盆腔、放置引流,从而促进炎症消退,减轻疼痛,缩短病程。利用腹腔镜及早清除脓液和纤维素炎性渗出,及时彻底的抗感染治疗,可以减少盆腔粘连,减少复发,从而保存生育能力。研究表明对于输卵管卵巢脓肿及盆腔脓肿患者,腹腔镜手术＋药物治疗优于单纯药物治疗,因此除了药物治疗无效、脓肿持续存在、脓肿破裂的患者,对于临床诊断不明确、盆腔包块较大、反复发作、有生育要求的患者也应考虑积极手术治疗。

进入腹腔后首先抽吸腹腔液或脓液送检,进行病原体培养加药物敏感试验,然后探查腹腔及盆腔,根据患者的年龄、生育要求、盆腔情况进行相应的盆腔粘连松解术、输卵管造口术、输卵管切除术或脓肿切开排脓术,尽量彻底地清除脓肿病灶和粘连带(图6-7和图6-8)。

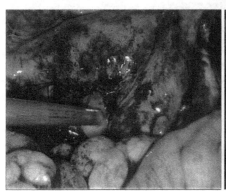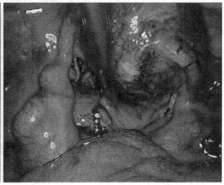

图6-7　抽吸盆腔脓液

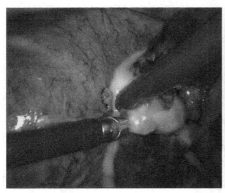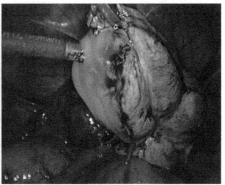

图6-8　输卵管切开排脓

炎症急性期的粘连带尚无新生血管,容易松解且不易出血,但组织质脆易撕裂,故操作要轻柔以防损伤。切除组织经套管取出后,用温生理盐水自上而下反复冲洗盆腔直至液体清亮为止,在冲吸时要防止液体向上腹部倒流,应调整体位为轻度头高脚低位。术后留置管腔较大的腹腔引流管,以免脓苔堵塞管腔。若盆腔脓肿周围严重粘连、解剖层次不清,应行开腹手术,以免造成脏器损伤。若盆腔脓肿位置较低突向阴道后穹隆,可经阴道后穹隆切开排脓,同时向脓腔内注入抗生素(图 6-9～图 6-11)。

八、术后处理

(一)加强支持治疗
取半坐卧位以利于脓液积聚引流,给予高热量、高蛋白、高维生素流质或半流饮食。

(二)彻底抗炎治疗
根据病原体培养及药敏结果选用敏感抗生素最合理,但在获得实验室结果前,可选用能涵盖需氧菌、厌氧菌及衣原体的广谱抗生素以及联合用药,疗程要及时、充分及个体化。

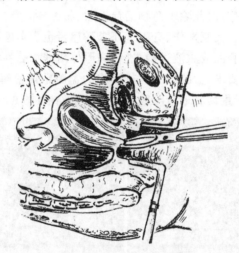

图 6-9　经阴道暴露后穹隆

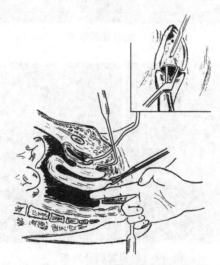

图 6-10　经阴道后穹隆切开排脓

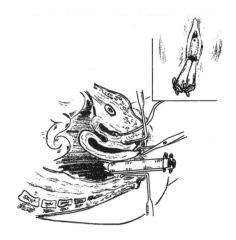

图 6-11 经阴道后穹隆引流

（三）充分引流

引流管可放置 5～7 天以充分引流。

（车艳芳）

第四节 盆 腔 脓 肿

输卵管积脓、卵巢积脓，输卵管卵巢积脓以及由急性盆腔腹膜炎与急性盆腔结缔组织炎所致的脓肿均属盆腔脓肿的范畴。

一、病因

输卵管积脓是由急性输卵管炎发展而成，当输卵管的伞部及峡部因炎症粘连而封闭后，管腔的脓液即愈积愈多，可以形成较大的腊肠状块物。卵巢排卵时如输卵管有急性炎症，并有分泌物则可经卵巢的排卵裂口处进入卵巢而逐渐形成脓肿。输卵管炎症时若伞端未封闭，管腔内的炎症、脓性分泌物可流入盆腔及其器官周围，并在其间积聚，如脓液下沉在直肠子宫陷凹处，或严重的盆腔腹膜所渗出的脓液大量流入盆底，则可形成盆底脓肿。其上方可为输卵管、卵巢、肠曲覆盖。急性盆腔结缔组织炎，如未得到及时治疗，也可化脓形成脓肿，可局限于子宫一侧，且脓液可流入阴道直肠隔中，形成肿块。

盆腔脓肿常是急性输卵管炎治疗延迟或反复发作及长期应用宫内节育器等后发生。体质指数偏低、贫血、低胆固醇、血清前白蛋白减低的患者更易导致盆腔脓肿的发生。

盆腔脓肿的病原体以需氧菌、厌氧菌及衣原体、支原体以及大肠埃希菌、脆弱杆菌等为主。通常是混合感染，但以厌氧菌为主，某些条件，如失血、长期应用广谱抗生素、机体功能紊乱或组织器官发生病理改变等均有利于厌氧菌的入侵和繁殖。

二、临床表现

脓肿形成后大多有高热和下腹痛，89％患者出现急性腹痛，19％出现慢性疼痛，其他为阴道分泌物增多、子宫异常出血、发热、寒战、恶心、呕吐、白细胞可增高或正常、血沉多增高。

盆腔检查可示明显下腹压痛和宫颈举痛,也常见子宫附件硬结,有时子宫一侧可扪及明显包块或子宫直肠隔上端扪及包块,可有波动感,并有明显触痛。急性盆腔结缔组织炎所致盆腔脓肿偶有自发穿破阴道后穹隆而排出积液,也可能破入直肠,脓液由肛门排出。

三、诊断

根据病史及症状,对大而低位、有波动触痛的盆腔脓肿诊断一般无困难,必要时穿刺抽吸得脓肿即可确诊。超声诊断是常见方法之一,见有包块、壁不规则厚,内回声杂乱,见有反光增强不规则光点等有助诊断。必要时可行 CT 协助诊断。病原体培养可明确诊断。

四、治疗

未破裂的盆腔脓肿先予保守治疗,采用广谱抗生素,若有效,常规治疗 3～5 天即有临床改善,疼痛、发热好转,白细胞下降,腹膜刺激症状缓解,否则应迅速手术治疗,不必消极等待。对于急性盆腔炎导致的脓肿,目前主张控制感染后积极手术,有学者认为 3 天炎症卡他期内进行手术为宜,因手术可恢复解剖结构、切除感染灶、减少术后复发、提高生育概率。在盆腔内未形成致密粘连之前手术分离相对简单安全,损伤小,恢复快,且能减少炎症的慢性作用影响,尤其对年轻有生育要求者,可最大限度地减少盆腔粘连,增加日后受孕机会。腹腔镜手术曾被认为是盆腔脓肿的禁忌,认为手术操作尤其是头低脚高位以及水冲洗会引起炎症扩散。但新观点认为无论开腹手术或腹腔镜探查手术,都可以解决患者的症状,且腹腔镜手术操作时间、术中出血量、术后发热天数、术后平均住院天数比剖腹探查术少,伤口愈合不良发生率低,术后抗生素使用天数少。对比开腹手术,腹腔镜有其独特的优点:①腹腔镜有放大的作用,有利于清除盆腔粘连尤其是细小的粘连带,减少术后复发。Ahrenhole 等报道,盆腔炎患者的粘连带中含有一定数量的细菌,这可能是日后症状反复的原因。②腹腔镜腹部伤口较少,愈合不良的发生率较低。③腹腔镜手术患者恢复快。对比剖腹探查,腹腔镜手术操作时间及术中出血,术后发热、术后抗感染天数明显比剖腹探查术少。因此,腹腔镜治疗盆腔脓肿是一种安全、有效的、可行的方法。但盆腔脓肿患者腹腔粘连及充血情况比较严重、要求术者对腹腔镜技术掌握的比较好,操作比较熟练。对于考虑肠管与子宫附件粘连较严重、手术难度较大的手术,最好还是选择开腹手术。因为开腹手术对分离肠管的粘连更为安全,必要时可请外科协助分离粘连。急性炎症期进行腹腔镜手术应注意以下事项。

(1)炎症急性期组织水肿、质脆,容易出血及损伤,分离粘连时动作要轻柔,特别是行输卵管及伞端的分离时,注意勿医源性损坏管腔。

(2)选择双极电凝止血,避免损伤邻近脏器,按照间隙分离粘连,靠近肠管时选择低热量器械,预防肠穿孔。

(3)盆腹腔彻底冲洗,充分引流,甲硝唑溶液浸泡,预防术后复发。

(4)根据药敏结果调整敏感抗生素,加强术后抗感染治疗。

附件脓肿理想的手术是全子宫和双侧附件切除术,可避免再次手术,消除隐匿的显微镜下感染病灶。若年轻患者,尚无子女,可仅切除患侧附件,如对侧外观尚可,应予保留,争取日后生育机会。随新型抗生素问世,显微手术以及体外受精、胚胎移植的应用,目前倾向予保留生育功能手术而行单侧附件切除,保留子宫和一侧卵巢即可提供 IVF－ET 的条件。

单纯经腹引流脓液不是理想的处理方式,只有当患者全身状况差,不能耐受手术或技术因素等才考虑,因单纯经腹引流而不切除病灶,术后仍有感染灶存在,可形成残余或复发脓肿。

后穹隆切开引流适用于盆腔低位脓肿。腹腔镜下抽吸脓液,并辅助抗生素治疗也由欧洲妇科医师所推荐,也有先抽脓液,控制感染,日后再次手术切除。

对盆腔脓肿者,若其放置宫内节育器,也宜及时取出,因为宫内节育器可引起子宫内膜压迫性坏死,造成局限性子宫内膜炎、子宫肌炎和淋巴管炎,并可因此而导致输卵管卵巢脓肿或影响治疗效果。

盆腔脓肿不论手术是否,抗生素应用必须足量,常在体温控制正常后,再需应用两周,以防复发。

(车艳芳)

第五节　出血性输卵管炎

出血性输卵管炎是急性输卵管炎的一种特殊类型,在输卵管间质层发生出血,突破黏膜上皮进入管腔,甚至由伞端流入腹腔,引起剧烈腹痛和腹腔内出血为主要症状的妇科急腹症,其发病率占妇科急腹症 3.0%~5.0%,近年来有上升趋势。

一、病因

暂未明确。可能与妇科手术后,特别是人工流产、宫腔镜检查及分段诊刮等宫腔操作术后引起的亚临床感染有关。

二、临床表现

(一)症状

多数患者有宫腔操作、近期分娩或盆腔检查病史。发病前有性生活史,发病年龄多为青壮年已婚者,仅少数为未婚。主要表现为下腹痛伴肛门坠胀感,阴道不规则出血,无明确停经史,多数腹腔内出血不超过 200 mL。严重者可表现为头晕、心悸等休克症状。

(二)体征

发热、脉率快,下腹痛,反跳痛,严重者表现为腹部移动性浊音阳性,低血压。妇科检查:宫颈举痛,后穹隆触痛,附件区压痛。

三、诊断

下列化验及辅助检查方法可协助诊断。

(一)血常规

血红蛋白基本正常,白细胞及中性粒细胞升高。

(二)妊娠试验

阴性。

(三)B超检查

附件包块及腹水。

(四)后穹隆穿刺

多可抽出不凝固的血性液体。

(五)腹腔镜检查

腹腔积血,一侧或双侧输卵管增粗、充血、水肿或周围粘连等。

四、鉴别诊断

出血性输卵管炎与输卵管妊娠症状十分相似,主要鉴别总结于表6-2。

表 6-2   出血性输卵管炎与输卵管妊娠鉴别

鉴别项	出血性输卵管炎	输卵管妊娠
病史	有宫腔操作史	有性生活史
附件炎史	无	有
休克	炎性病变为主,很少发生休克	常发生休克
发热	发病一开始即发热	发病2~3天后发热
妊娠试验	阴性	阳性
病程	发病缓慢	急性发作
B超检查	输卵管增粗,内径扩张	宫旁边界不清,回声不均混合性包块,部分可见妊娠囊

(车艳芳)

第六节   卵巢黄体破裂

卵巢黄体破裂确切的发病率很少有报道。其引起急腹症的机制与异位妊娠相同,均为腹腔内血液刺激腹膜所致,处理原则也基本相同。

一、病因

部分卵巢黄体破裂病例可以追溯到外力影响的历史,如激烈运动、负重、性交等,部分患者存在凝血功能障碍,因而发生自发破裂,但相当一部分患者破裂原因不明。

二、病理生理

卵巢是产生卵子和分泌雌、孕激素的器官,自青春期起,卵巢在形态和功能上开始发生周期性变化,每个周期中一侧卵巢有一个优势卵泡发育、成熟,排卵后形成黄体。在排卵后7~8天,其直径可达1~2 cm,若黄体腔内积液增多,直径≥3 cm者称黄体囊肿,但一般不会超过5 cm。妊娠早期黄体也可增大为囊肿,一般于妊娠3个月后自然消失。

月经后半周期,黄体血管化时,各种原因导致其卵泡膜血管破裂,若未能迅速止血,可使其囊内压力增大,继而引起黄体破裂、出血(图6-12)。黄体破裂出血量差别很大,从数十毫升到上千毫升不等,因此腹痛程度可有很大差别,严重者可导致腹腔内大出血、休克。黄体破裂的病程发展与异位妊娠流产或破裂颇有相似之处,但在异位妊娠流产时腹痛可因反复出血而多次发作,而黄体破裂则在1次出血后可逐渐自行凝血而止血,反复发作的可能性较小。

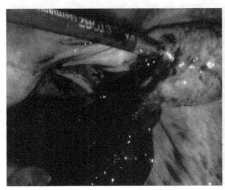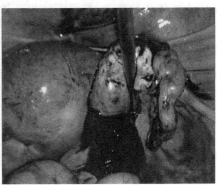

图 6-12 卵巢黄体破裂

三、临床表现

(1)多见于育龄女性,一般无停经史,于月经前1~10天突发下腹痛,部分患者腹痛发生在性交后,疼痛呈持续性,可有阵发性加剧。

(2)可伴有恶心、呕吐、肛门坠胀及少量阴道流血。

(3)腹腔内出血过多时出现休克。

(4)妇科体征:宫颈有举痛,阴道后穹隆饱满、有触痛,子宫正常大小,一侧附件区可触及边界不清、触痛明显的包块。

(5)腹部体征:下腹有压痛、反跳痛,腹肌稍紧张,内出血较多时,腹部叩诊有移动性浊音。

四、辅助检查

(一)血常规

见白细胞正常或稍升高,血红蛋白下降。

(二)血 β-HCG

一般在正常范围内,如妊娠黄体破裂则血 β-HCG 增高。

(三)腹部 B 超

患侧卵巢增大,周围可见混合性回声,盆腹腔可见积液。

(四)诊断性腹腔穿刺或阴道后穹隆穿刺

可抽出暗红色不凝血。

(五)腹腔镜探查

探查可见患侧卵巢有破裂口,有时可见活动性出血,且双侧输卵管正常。

五、诊断

根据病史、症状、体征,结合辅助检查,大部分患者可明确诊断,腹腔内出血的诊断主要根据阴道后穹隆或腹腔穿刺。

六、治疗

(一)保守治疗

适用于内出血较少的患者,严密观察生命体征,卧床休息,应用止血药物,必要时少量输血纠正贫血。

(二)手术治疗

可经腹腔镜手术或开腹手术行卵巢修补术。适用于内出血较多的患者,若出现休克,则应在积极抗休克同时行手术治疗,术中应尽量保留卵巢功能。目前多选择腹腔镜微创手术治疗,腹腔镜下卵巢修补术操作要点包括:①尽快吸出积血,寻找出血灶;②用分离钳剥离、剔除黄体囊肿的囊壁,取出送病理检查;③用单极或双极电凝钳点状电凝卵巢剥离面的出血点;④若卵巢剥离创面弥漫性渗血,禁忌反复电凝止血,可用可吸收缝线 8 字缝合止血,缝合表面可喷涂生物蛋白胶止血及预防粘连(图 6-13 和图 6-14)。

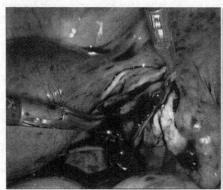 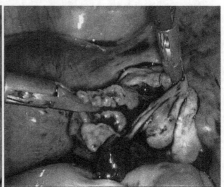

图 6-13　剥除黄体

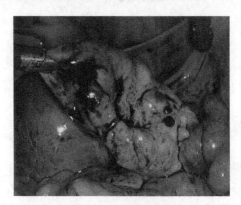

图 6-14　剥除黄体后

七、术后处理

根据腹腔内出血情况,术后可适当输血纠正贫血。

(车艳芳)

第七节　卵巢肿瘤蒂扭转

卵巢肿瘤是女性生殖系统常见肿瘤,卵巢组织复杂,是肿瘤类型最多的部位。卵巢肿瘤通常有一个蒂,其中包括输卵管、输卵管系膜、卵巢固有韧带和骨盆漏斗韧带,当这个蒂沿着一个方向旋转时,即可引起急性腹痛、恶心呕吐等急腹症表现,称为卵巢肿瘤蒂扭转。约10%的卵巢肿瘤可发生蒂扭转,占妇科急腹症第5位。

一、病因

卵巢肿瘤蒂扭转好发于瘤蒂较长、中等大小、活动度良好、重心偏于一侧的肿瘤,如成熟性畸胎瘤。据文献统计,在蒂扭转病例中,良性肿瘤占88.77%,多继发于跳跃、翻滚、倒立等急剧的体位变化,或妊娠中期、产后腹腔容积压力改变,或肠蠕动过强时,如排便后及体位改变等。

二、病理生理

卵巢肿瘤沿着蒂的方向发生扭转,可为顺时针或逆时针。如扭转很轻(<360°),则有可能自然松解恢复,因此有的患者症状较轻,出现反复下腹痛且腹痛可自行缓解。如扭转不能恢复,瘤蒂中的静脉首先受压导致回流障碍,瘤体淤血或血管破裂致瘤内出血,整个肿瘤颜色变紫变黑,体积迅速增大,周围发生腹膜炎性反应。若动脉血流进一步受阻,肿瘤可发生缺血坏死、破裂和继发感染(图6-15和图6-16)。

三、临床表现

(1)突发一侧下腹痛,呈持续性或阵发性加剧,可伴有恶心、呕吐、低热等,若蒂扭转小于360°,则有自然回复可能,表现为腹痛逐渐减轻。

(2)继发肿瘤破裂导致内出血过多时出现

(3)腹部体征:一侧下腹部有不同程度的压痛、腹肌紧张。

(4)妇科检查:可在一侧附件区触及边界清楚的肿块,肿块与子宫连接处有明显触痛。

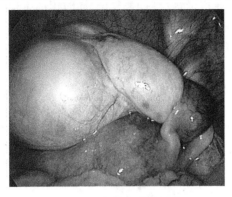

图 6-15　卵巢肿瘤蒂扭转

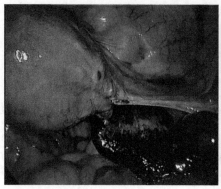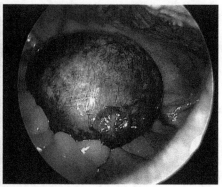

图 6-16　肿瘤缺血坏死

四、辅助检查

盆腹腔 B 超或 CT、MRI 可于一侧附件区发现肿瘤,其他检查除有时体温升高、白细胞计数稍高和血沉略增快外,一般无异常。

五、诊断

根据盆腔肿物病史、急性发作的腹痛、盆腔触及包块及宫角蒂部压痛,诊断并不困难。注意与急性阑尾炎、泌尿系统结石、卵巢囊肿破裂、异位妊娠、憩室炎等鉴别。

六、治疗

凡疑有卵巢肿瘤蒂扭转者应立即行腹腔镜探查或开腹探查术,根据术中探查情况及肿块冰冻切片病理结果决定手术范围:①如为卵巢恶性肿瘤,按照原则须行经腹卵巢肿瘤细胞减灭术;②如为卵巢良性肿瘤不全蒂扭转,卵巢血供未受影响者,可行卵巢肿瘤剔除术;③如为卵巢交界性肿瘤或蒂扭转已导致卵巢血供中断坏死时,应行患侧附件切除术。

对于良性肿瘤,传统手术经常是切除患侧附件,术时先在扭转蒂部远端钳夹,切除肿瘤和扭转的蒂,钳夹前不可恢复扭转蒂,以防止血栓脱落进入血循环,并且认为出血坏死的附件损伤不可逆转。但鉴于卵巢对女性的重要性,近年来有学者尝试采用保守性手术,术中初步判定肿物为良性且无感染后,保持患侧附件于扭转状态不变,在扭转蒂的根部上方 3 cm 处结扎卵巢动、静脉(不剪断),以阻断血栓脱落的通道,然后再行蒂复位,同时用温生理盐水湿敷卵巢,观察 10 分钟,根据扭转卵巢的颜色是否能完全或部分恢复,以及卵巢切面出血是否活跃来判断血运情况,血运很快恢复者或虽有缺血但能部分改善者,可进行保守性手术,有明显组织坏死者则行附件切除术。目前常选择腹腔镜手术,操作要点如下。

(一)腹腔镜卵巢囊肿剔除术

(1)将不全扭转的卵巢肿瘤复位,用单极电凝钳点凝卵巢表面皮质达囊肿壁,尽量不要穿破囊肿壁,分离钳钝性分离卵巢皮质与囊肿壁间隙,逐步剥离并完整剔除肿瘤。

(2)若卵巢皮质剥离面有活动性渗血,可用双极电凝钳止血,少量渗血可用单极电凝钳点凝。若渗血面较大或电凝止血效果不佳时,不宜反复电凝,可用 2-0 或 3-0 可吸收缝线缝合卵巢皮质。

(3)将剥除的卵巢肿瘤或囊壁放入标本袋,经 10 mm 套管孔取出,送冰冻切片病理检查。取出标本时注意不要弄破标本袋,以免造成肿瘤种植(图 6-17～图 6-19)。

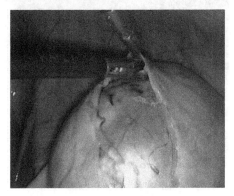

图 6-17　切开、分离囊肿壁

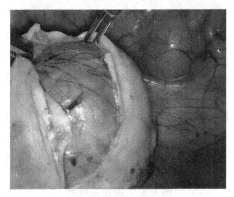

图 6-18　剥除囊肿

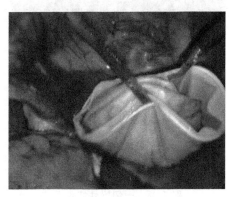

图 6-19　囊肿放入标本袋中取出

(二)腹腔镜单侧附件切除术

(1)卵巢肿瘤蒂扭转致卵巢和输卵管血供中断发生坏死时,不能将扭转的肿瘤复位。

(2)在辨认清楚输尿管位置和走向后,用单极或双极电凝钳凝切扭转的蒂部,包括骨盆漏斗韧带、输卵管峡部和卵巢固有韧带,切除患侧附件,放入标本袋中经 10 mm 套管孔取出,送冰冻切片病理检查(图 6-20～图 6-22)。

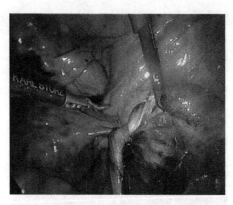

图 6-20　蒂扭转根部

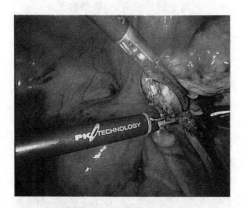

图 6-21　凝切蒂根部

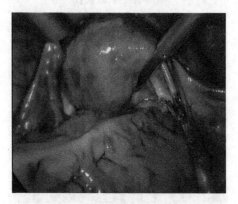

图 6-22　一侧附件切除后

七、术后处理

　　绝大多数患者在手术治疗后即可顺利恢复,术中术后发生栓塞的病例罕有报道。保守性手术后的患者经多普勒超声检查证实 92%~94% 卵巢血流恢复。如肿瘤扭转严重或时间过长,肿瘤已有继发感染或已破裂,内容物溢入腹腔,则有可能引起继发性腹膜炎,需用广谱抗生素加强抗感染治疗。

四、治疗

出血性输卵管的治疗以抗炎止血治疗为主,抗生素宜选用广谱抗生素,同时予抗厌氧菌治疗。对有大量出血休克者,经非手术治疗无显著效果者以及炎症重伴高热、可疑脓肿形成者。可行剖腹探查或腹腔镜探查,手术方式以保守治疗为宜。

(车艳芳)

第八节 卵巢子宫内膜异位囊肿破裂

子宫内膜异位症是指子宫内膜组织(内膜腺体和间质)出现在子宫腔及肌层以外,是妇科最常见的良性疾病,但具有类似恶性肿瘤的远处转移和种植生长特点。子宫内膜异位症常见部位是盆腔脏器和腹膜(图 6-23～图 6-26),其中以卵巢最为常见。异位内膜侵犯卵巢皮质并在其内生长、反复周期出血,形成单个或多个囊肿型病变,并常累及双侧卵巢,称为卵巢子宫内膜异位囊肿。囊肿直径数厘米至十余厘米不等,由于囊内含有巧克力样糊状陈旧血性液体,故又称为巧克力囊肿(图 6-27 和图 6-28)。

近年来子宫内膜异位症发病率呈明显上升趋势,20%～90%的慢性盆腔痛患者和 40%～60%的痛经患者与此病有关,25%～35%的不孕症患者与此病有关,妇科手术中 5%～15%的患者被发现有子宫内膜异位症存在。伴随子宫内膜异位症发病率上升,巧克力囊肿破裂也日益增多,已经成为一种不容忽视的妇科急腹症(图 6-29)。

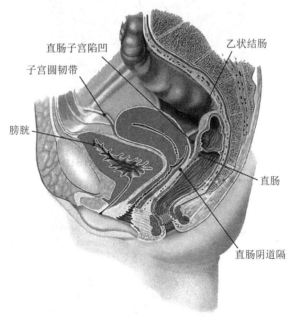

图 6-23 子宫内膜异位症常见好发部位

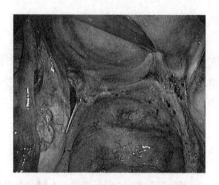

图 6-24　盆底腹膜异位症病灶

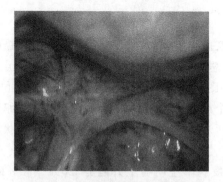

图 6-25　子宫骶韧带异位症病灶

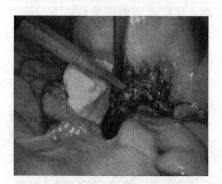

图 6-26　直肠子宫陷凹异位症病灶

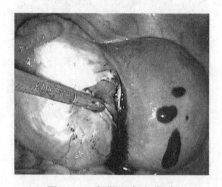

图 6-27　卵巢巧克力囊肿

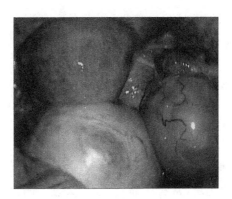

图 6-28　双侧卵巢巧克力囊肿

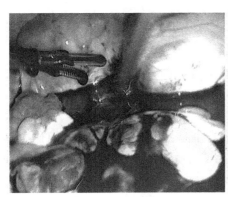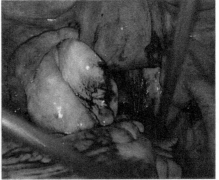

图 6-29　卵巢巧克力囊肿破裂

一、病因

异位子宫内膜来源至今尚未阐明,学说很多,目前主要学说包括子宫内膜种植学说、淋巴与静脉播散学说、体腔上皮化生学说等,其中种植学说被绝大多数学者接受。根据这一理论,经期时子宫内膜腺上皮和间质细胞随经血逆流,经输卵管进入盆腔,种植于卵巢和邻近的盆腔腹膜,并在该处继续生长、蔓延,形成子宫内膜异位病灶。这种异位内膜病灶在卵巢激素的周期性刺激下,同样发生增殖、分泌和脱落出血等变化,导致周围纤维组织增生、粘连形成,首先在病变区域出现紫褐色斑点或小泡,最终发展为大小不等的紫褐色实质性结节或包块。

二、病理生理

巧克力囊肿在月经期内出血增多,囊腔内压力增大,囊壁易发生自发性破裂,破裂后囊内容物流入盆腹腔刺激腹膜,引起突发性剧烈腹痛。疼痛多发于经期前后或性交后,症状类似于输卵管妊娠破裂或黄体。

三、临床表现

(一)腹痛

经期前后或性交后突发一侧下腹持续性剧痛,从一侧开始扩散至全下腹,可伴有恶心、呕吐和肛门坠胀感,无异常阴道流血。

（二）痛经、不孕

既往有继发性进行性痛经、不孕、性交痛等病史。

（三）生命体征

发病时生命体征无明显异常，血压在正常范围，无贫血、休克。

（四）腹部体征

一侧或双侧下腹部压痛、反跳痛、腹肌紧张。

（五）妇科检查

可在子宫后壁、子宫骶韧带、直肠子宫陷凹触及痛性结节，子宫常呈后位固定，一侧或双侧附件区可触及与子宫粘连的囊性包块，常有压痛、活动度欠佳。阴道直肠隔病灶向阴道生长突起时，在阴道后穹隆可见紫蓝色结节。

四、辅助检查

（一）血 CA125 测定

中、重度子宫内膜异位症患者的血 CA125 可升高，其特异性可达 80%，但敏感度偏低，为 20%～50%。

（二）B 超

经腹和经阴道 B 超检查是诊断卵巢子宫内膜异位囊肿的重要方法，典型图像为卵巢内囊肿壁较厚，囊内见密集细小光点。经直肠超声与经阴道超声结合有助于探测直肠子宫陷凹、阴道直肠隔、阴道壁、直肠壁等部位的异位病灶。囊肿破裂时可探及盆腔积液。

（三）阴道后穹隆穿刺或腹腔穿刺

可抽出暗褐色黏稠或稀薄液体。

五、诊断

为减少误诊，应根据患者的既往史，有无发病诱因，发病时间与月经的关系，腹痛情况，有无休克，腹部体征，盆腔检查，后穹隆穿刺抽出液颜色，以及体温、血象、HCG、B 超等情况，与卵巢囊肿蒂扭转、异位妊娠、急性阑尾炎、黄体破裂、急性盆腔炎等疾病相鉴别。

卵巢囊肿蒂扭转引起的腹痛并非突然发生，常有逐渐加剧的特点，查体可在一侧附件区触及边界清楚的肿块，肿块与子宫连接处有明显触痛。异位妊娠大多有停经史及尿 HCG 阳性或血 HCG 升高。急性阑尾炎有转移性右下腹痛的特点，右下腹压痛、反跳痛，血白细胞计数和中性粒细胞比值明显升高。

如患者有痛经史或明确的子宫内膜异位症病史，应首先考虑巧克力囊肿破裂的诊断，行阴道后穹隆穿刺或腹腔穿刺抽出褐色液体，则诊断基本可以明确。

六、治疗

子宫内膜异位症患者往往合并不孕症，巧克力囊肿破裂后，囊内所含的陈旧血液流入盆腹腔，可引起继发性粘连和异位内膜再次种植、播散，将使生育功能进一步受到损害，因此明确诊断后需及时手术治疗。腹腔镜手术是本病的首选治疗方法，目前认为以腹腔镜确诊、手术＋药物治疗为子宫内膜异位症的金标准疗法。术中应将流入盆腹腔的巧克力样液体彻底冲洗干净，手术方式根据患者的年龄、对生育的要求而定，包括以下几种。

(一)保留生育功能的手术

剔除卵巢子宫内膜异位囊肿(图6-30和图6-31),切除或破坏腹膜表面异位病灶(图6-32),保留子宫、双侧或一侧附件。适用于年轻、有生育要求的患者,术后复发率约为40%。

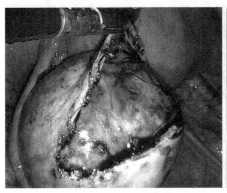
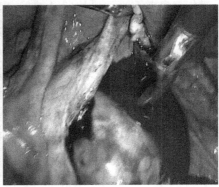

图 6-30 切开、分离囊肿壁

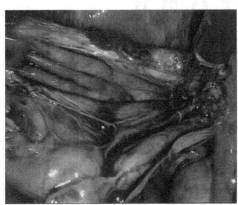
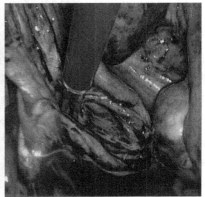

图 6-31 剥除囊肿壁

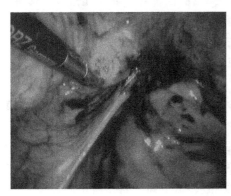
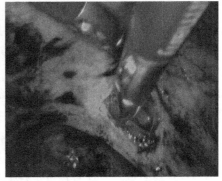

图 6-32 切除子宫骶韧带异位症病灶

(二)保留卵巢功能的手术

将盆腔内异位病灶及子宫切除,保留至少一侧卵巢或部分卵巢组织,以维持内分泌功能,适用于45岁以下、无生育要求的重症患者,术后复发率约为5%。

(三)根治性手术

切除子宫、双侧附件,并清除盆腔内所有异位病灶,适用于大于 45 岁的重症患者。

子宫内膜异位症患者盆腔粘连较严重,分离粘连时应十分仔细,避免损伤周围脏器,如肠管和输尿管。对年轻患者需注重保护卵巢功能,卵巢剥离创面如有渗血,可用单极或双极电凝止血,但不宜反复电凝,如止血效果不佳可用 2-0 或 3-0 缝线缝合卵巢皮质止血。

七、术后处理

腹腔镜手术治疗卵巢巧克力囊肿破裂有很好的疗效,对非根治性手术,术后仍有复发的可能,因此术后应用促性腺激素释放激素激动剂(GnRH-a)治疗以预防或推迟复发。希望妊娠者术后不宜药物治疗,应行促排卵治疗,争取尽早妊娠。

(车艳芳)

第九节 子宫扭转

子宫扭转罕见,可分为非孕期子宫扭转、孕期子宫扭转、子宫肌瘤子宫扭转和畸形子宫扭转等。子宫结构异常是重要原因之一,曾有报道称占 87.77%,国外报道为 66%,值得注意其中部分为医源性子宫结构异常,如剖宫产后峡部愈合不良会导致宫颈长度异常而引起子宫扭转。子宫扭转症状急剧,不及时处理后果严重,应及时诊断和处理。

非孕期子宫扭转,多发生在盆腔病理情况,如子宫发育异常的双子宫,双角子宫的一侧子宫有肌瘤存在时,因两侧重量不一,重心偏移;或子宫一侧附件缺如、圆韧带缺如,致子宫两侧拉力不等;或卵巢肿瘤较大,均可因肠蠕动的推动或突然改变体位而导致子宫扭转。也有因脊柱、骨盆畸形发生子宫扭转者,盆腔无病理改变而在体位变更时也可能发生子宫扭转。

妊娠子宫,尤其在妊娠晚期,多伴有不同程度的右旋,但旋转角度不超过 30°,如果妊娠子宫向左或右旋转超过 90°,同时伴有腹痛等症状者称妊娠子宫扭转。妊娠合并子宫肿瘤、双角子宫、胎儿横位、卵巢肿瘤合并妊娠、盆腔粘连、脊柱畸形及其他类型的胎位不正等病理改变均可使妊娠子宫的左右两侧的重量不均衡发生扭转。突然的体位改变、不良姿势以及胎动等,是引起妊娠子宫扭转的常见诱因。

子宫扭转甚罕见,缺乏典型临床表现,易误诊,常突然发病,表现为突发性、持续性腹痛,伴恶心、呕吐、腹胀或排尿困难等,有时可伴内出血症状。查体腹部压痛反跳痛,肌紧张,妇科检查子宫有剧痛,阴道检查时因阴道扭转而使顶部成一盲端,宫颈上缩至耻骨联合上,尿道也可随扭转呈螺旋弯曲,或闭塞不通,致导尿困难,若妊娠子宫扭转,子宫缺血导致胎儿宫内窘迫而死亡,子宫淤血浸润卒中,查其阴道上段及宫颈可呈螺旋状扭转,故妊娠子宫扭转是产科最严重的并发症之一。B 超、腹腔镜可协助诊断,但以腹腔镜检查更为明确,扭转时间长者,子宫呈紫褐色。

妊娠子宫扭转,不论胎儿存亡,均应手术,尽可能先将子宫复位再行剖宫产,以求抢救母儿生命,尽量保留子宫。若扭转时间长,子宫已经坏死,血管内血栓形成者,或胎盘早剥子宫完全卒中者,处理常须作子宫切除或次全切除,如仅轻度扭转可考虑复位。

(车艳芳)

第十节　子宫肌瘤红色变性

子宫肌瘤的血液供应障碍可引起营养不良,则会发生变性,红色变性是其中之一。自1899年Gebhard最早报道这种变性后,逐渐被妇产科临床医师和病理医师所重视。

子宫肌瘤红色变性系子宫肌瘤的一种特殊类型的坏死,多发生在妊娠期及产褥期,也可见于绝经妇女或其他时期。变性绝大多数发生在最大肌瘤,部位在非妊娠期以肌壁间最多,在妊娠期则多以浆膜下肌瘤为主,病理改变大体表现为囊腔形成,典型半熟的牛肉样改变,质地变软,旋涡状结构消失。若发生在妊娠期及产褥期者,症状较非孕期严重。

一、病因

发生原因尚不十分清楚,可能是子宫肌瘤的血管退行性变,引起血栓或溶血,坏死区域的血红蛋白自血管壁渗出,进入组织内所致,但无细菌侵袭现象。亦有认为子宫肌瘤红色变性发生在透明变性的基础上,原发透明变性的肌瘤发生出血坏死所致,常继发于静脉阻塞,间质血管内可见血栓形成。其他尚有盆腔手术、多次分娩、应用激素、肌瘤生长迅速、宫内节育环、合并高血压、糖尿病等引起肌瘤供血不足或血流障碍,也可能诱发变性。

一般最初变化可能是因血供受损,引起脂肪变性,切面先呈灰黄色,以后发生出血性梗死,特别在妊娠期血量增加,肌瘤生长迅速,压迫假包膜内的静脉,或其他原因使静脉回流障碍,肌瘤发生淤血,进而水肿与渗血,最后导致壁薄的小动脉血管破裂出血及红细胞溶解,此时肌纤维隐约可见,有较多脂肪小球沉积,但细胞核均消失,周围血管内可见血栓形成。

二、临床表现

(一)症状

患者可有腹痛和月经改变,常伴有发热、白细胞总数增高、贫血。剧烈腹痛呈持续性并伴有呕吐及腹膜刺激症状等全身不适的急腹症表现。症状严重时可类似卵巢囊肿蒂扭转。临床上也有出现可耐受的不同程度的腹痛或中度、低度发热。

(二)体征

子宫张力增加、有压痛。

三、诊断与鉴别诊断

(1)子宫肌瘤病史者出现腹痛、发热、白细胞总数增加者应考虑本病。

(2)妊娠期和产褥期出现腹痛者伴有相应症状和体征,应考虑或除外本病。

(3)B超检查可协助诊断本病或作鉴别诊断。

(4)报道提出子宫肌瘤红色变性在磁共振成像上有典型表现,有一定的诊断价值。

(5)确诊须有病理学依据。

四、治疗

妊娠期和产褥期子宫肌瘤红色变性大多采用保守治疗,以抗感染,对症、预防流产及早产为主,通常经上述处理均能好转和缓解,有报道证实肝素治疗妊娠期子宫肌瘤红色变性可取得良好临床效果。仅极少数红色变性肌瘤甚大或以上述处理仍无效者可予手术治疗。

子宫肌瘤红色变性率在国内外分别为 2.5%~3.5%、7%~8% 不等,其中与妊娠有关的占 20.3%~38.4%,而孕期肌瘤切除者 40% 有红色变性。一般而言,妊娠期需作肌瘤处理者不多,原则上不做肌瘤剔除术,原因如下。

(1)孕期血运丰富,充血、切除后易引起术后出血、感染等。

(2)孕期肌瘤水肿、充血、变软,常致肌瘤界限不清,有时难以清楚剜除。

(3)孕期肌瘤因激素变化增大迅速,并不代表肌瘤真实大小,产后肌瘤会缩小。

(4)孕期作红色变性的肌瘤剔除术易干扰妊娠,导致流产或早产。

(5)产褥期处理也易出血、感染。

(6)子宫后壁切口增加孕晚期子宫破裂风险。

非孕期子宫肌瘤红色变性者,若肌瘤较大,结合症状,有手术指征者,则按子宫肌瘤手术指征原则处理。对年轻或未生育者,则在保守治疗病情稳定后,可作肌瘤剔除术,保留子宫和生育功能。

五、预防

子宫肌瘤在妊娠期迅速增大,对母儿均可造成不良影响,从预防角度出发,对于年轻有生育要求女性,如孕前发现子宫肌瘤应根据肌瘤大小及部位决定是否需要治疗。

(车艳芳)

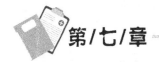

异常妊娠

第一节 早 产

满28周至不足37周(196～258天)间分娩者称早产。此时娩出的新生儿称早产儿,出生体重多在2 500 g以下,由于各器官发育尚不够健全,易于死亡,出生孕周越小,体重越轻,预后越差。早产儿死亡率在发达国家与发展中国家有较大差异,国内报道为12.7％～20.8％。早产占分娩总数的5％～15％。近年来由于早产儿治疗学及监护手段的进步,早产儿的生存率明显提高。

一、原因

(一)感染

绒毛膜羊膜炎是早产的重要原因。感染的来源是宫颈及阴道的微生物,部分来自宫内感染。病原微生物包括需氧菌及厌氧菌、沙眼衣原体、支原体等。

(二)胎膜早破

胎膜早破是造成早产的重要原因。在早产的产妇中,约1/3并发胎膜早破。

(三)子宫过度膨胀

双胎或多胎、羊水过多等均可使宫腔内压力升高,以至提早临产而发生早产。

(四)生殖器官异常

如子宫畸形、宫颈内口松弛、子宫肌瘤等。

(五)妊娠并发症

常见的有流感、肺炎、病毒性肝炎、急性肾盂肾炎、慢性肾炎、严重贫血、急性阑尾炎等。有时因医源性因素,必须提前终止妊娠,如妊娠期高血压疾病、妊娠期肝内胆汁淤积症、前置胎盘及胎盘早剥、心脏病、母儿血型不合等。

(六)其他

如外伤、过劳、性生活不当、每天吸烟≥10支、酗酒等。

二、临床表现

早产的主要临床表现是先有不规律宫缩,伴少量阴道血性分泌物,以后可发展为规律宫缩,其过程与足月分娩过程相似。若胎膜早破则出现阴道流水,往往不能继续妊娠。

三、诊断

早产的主要临床表现是子宫收缩,最初为不规则宫缩,常伴有少许阴道流血或血性分泌物,以后可发展为规则宫缩,其过程与足月临产相似,胎膜早破较足月临产多。宫颈管先逐渐消退,然后扩张。妊娠满 28 周至不足 37 周出现至少 10 分钟一次的规则宫缩,伴宫颈管缩短,可诊断先兆早产。妊娠满 28 周至不足 37 周出现规则宫缩(20 分钟≥4 次,或 60 分钟≥8 次),伴宫颈缩短≥80%,宫颈扩张 1 cm 以上,诊断为早产临产。部分患者可伴有少量阴道流血或阴道流液。以往有晚期流产、早产史及产伤史的孕妇容易发生早产。诊断早产一般并不困难,但应与妊娠晚期出现的生理性子宫收缩相区别。生理性子宫收缩一般不规则、无痛感,且不伴有宫颈管消退和宫口扩张等改变。

四、预防

预防早产是降低围产儿死亡率的重要措施之一。

(1)加强营养,避免精神创伤,保持身心健康。妊娠晚期禁止性交。

(2)注意休息,宜侧卧位,一般取左侧卧位,可减少子宫自发性收缩,并增加子宫胎盘血流量,改善胎儿的氧气和营养供给。

(3)宫颈内口松弛者应在 14～18 周时做宫颈内口环扎术。

(4)加强对高危妊娠的管理,积极治疗妊娠并发症。

(5)加强产前保健,及早诊断和治疗产道感染。

(6)减少人工流产和宫腔操作的次数,进行宫腔操作时,也要避免对宫颈内口的损伤。

五、处理

根据不同情况决定处理方法。

对先兆早产及早产临产孕妇中无继续妊娠禁忌证、胎膜未破、初产妇宫颈扩张在 2 cm 以内、胎儿存活、无宫内窘迫,应设法抑制宫缩,尽可能使妊娠继续维持。除卧床休息外,给予宫缩抑制剂为主的药物。

(一)β-肾上腺受体兴奋剂

此类药物作用于子宫平滑肌的 β_2 受体,抑制子宫平滑肌收缩,减少子宫的活动而延长妊娠期。但心血管不良反应较为突出,如心跳加快、血压下降、血糖增高、恶心、出汗、头痛等。故有糖尿病、心血管器质性病变、心动过速者禁用或慎用。目前常用药物有利托君:近年该药渐成为国内首选、有效药物,100 mg 加于 5%葡萄糖液 500 mL 静脉滴注,初始剂量为 5 滴/分,根据宫缩调节,每 10 分钟增加 5 滴,最大量至 35 滴/分,待宫缩抑制后持续滴注 12 小时,停止静脉滴注前 30 分钟改为口服 10 mg,每 4～6 分钟一次。用药过程中宜左侧卧位,减少低血压危险,同时密切注意孕妇主诉及心率、血压、宫缩变化,并限制静脉输液量(每天不超过 2 000 mL),以防肺水肿。如患者心率>120 次/分,应减滴数;如心率>140 次/分,应停药;如出现胸痛,应立即停药并行心电监护。长期用药者应监测血钾、血糖、肝功能和超声心动图。

(二)硫酸镁

镁离子对促进子宫收缩的钙离子有拮抗作用,从而抑制子宫收缩。一般采用 25%硫酸镁

16 mL加于5%葡萄糖液100～250 mL中,在30～60分钟内缓慢静脉滴注,然后维持硫酸镁1～2 g/h滴速至宫缩＜6 次/小时,每天总量不超过 30 g。用药过程中膝腱反射存在、呼吸≥16 次/分及尿量≥17 mL/h 或≥400 mL/24h。因抑制宫缩所需要的血镁浓度与中毒浓度接近,故肾功能不良、肌无力、心脏病患者禁用或慎用。

(三)前列腺素合成酶抑制剂

前列腺素有刺激子宫收缩、软化宫颈和维持胎儿动脉导管开放的作用。前列腺素合成酶抑制剂可抑制前列腺素合成酶、减少前列腺素的合成或抑制前列腺素的释放以抑制宫缩。常用药物有吲哚美辛、阿司匹林等。由于吲哚美辛可通过胎盘,可能引起动脉导管过早关闭,使用时间仅在孕 32 周前短期使用,最好不超过 1 周。此类药物目前已较少使用。

(四)镇静剂

镇静剂不能有效抑制宫缩,却能抑制新生儿呼吸,故临产后忌用。仅在孕妇紧张时作为辅助用药。

初产妇宫口开大 2 cm 以上,胎膜已破,早产已不可避免时,应尽力设法提高早产儿成活率。①给予氧气吸入。②妊娠＜34 周,分娩前给予地塞米松 6 mg 肌内注射,每 12 小时 1 次,共 4 次。③为减少新生儿颅内出血发生率,生产时适时作会阴切开,缩短第二产程。④分娩时慎用吗啡、哌替啶等抑制新生儿呼吸中枢的药物。

（陈振婷）

第二节 胎膜早破

在临产前绒毛膜及羊膜破裂称为胎膜早破。它是常见的分娩并发症。我国的流行病学研究表明,胎膜早破的发生率为 3.0%～21.9%,是早产及围产儿死亡的常见原因之一。

一、胎膜早破的原因

目前胎膜早破的病因尚不清楚,一般认为胎膜早破的病因与下述因素有关。

(一)感染

妊娠期阴道内的致病菌并非都引起胎膜早破,其感染条件为菌量增加和局部防御能力低下。宫颈黏液中的溶菌酶、局部抗体等抗菌物质是局部防御屏障的首要环节,如其抗菌活性低下,则细菌易感染胎膜。研究表明,细菌感染和细胞因子参与前列腺素的合成,细菌感染后,胎膜变性、坏死、张力低下,各种细胞因子及多形核白细胞产生的溶酶体酶使绒毛膜、羊膜组织破坏,引起胎膜早破。

(二)胎膜异常

正常胎膜的绒毛膜与羊膜之间有一层较疏松的组织,二者之间有错动的余地,以增加胎膜的抗拉力及韧性,当二层膜之间的组织较致密时,可致胎膜早破;支撑组织弹性的成分是胶原蛋白和弹性蛋白,羊膜中缺乏弹性蛋白,其韧性主要由胶原蛋白决定,当构成胎膜的胶原结缔组织缺乏时,胎膜抗拉力下降;存在于人体中的颗粒性弹性蛋白酶和胰蛋白酶能选择性地分解胶原蛋白,使胎膜弹性降低,脆性增加,易发生胎膜早破。

(三)羊膜囊内压力不均或增大

胎位不正及头盆不称、臀位、横位及骨盆狭窄时常因先露部不能与骨盆入口衔接,使羊膜囊内压力不均;羊水过多、双胎、过重的活动等各种原因造成的腹内压升高,可使宫腔内压力长时间或短暂的升高,引起胎膜早破。

(四)宫颈病变

宫颈松弛可使前羊膜囊受长时间牵拉、张力增高,且容易受阴道内病原体的感染,导致羊膜早破,子宫颈的重度裂伤、瘢痕等可使胎膜所受压力及拉力不均,造成胎膜早破。

(五)创伤

腹部受外力撞击或摔倒,阴道检查或性交时,胎膜受外力作用,可发生破裂。

(六)其他

孕妇年龄较大及产次较多,孕妇营养不良时,胎膜也易发生破裂。

二、对孕产妇和胎儿的影响

若无头盆不称及胎位异常,且妊娠已足月,胎膜早破对母体及胎儿一般无不良影响,反而有利于产程的进展。但如果妊娠未达足月时,往往会出现严重的并发症。

(一)对孕产妇的影响

1.感染

子宫内膜有急性炎症,肌层有细胞损伤,病变程度与破膜时间有关。而临床并非都有感染表现。破膜时间越长,感染发生率越高。

2.脐带脱垂

胎膜早破时羊水流出的冲力可将脐带滑入阴道内,使脐带脱垂的发生率增高,尤其表现在未足月和胎头浮动的胎膜早破孕妇中,可严重威胁胎儿生命。

3.难产

胎膜早破是难产最早出现的一个并发症,因为胎膜早破常有胎位不正或头盆不称。羊水流尽时宫壁紧裹胎体,继发不协调宫缩或阻碍胎头正常机转,使产程延长,手术率增加。

4.产后出血

胎膜早破时产后出血的发生率升高。

(二)对胎儿的影响

1.早产

是胎膜早破的常见并发症。

2.胎儿窘迫

胎膜早破,羊水流出,宫缩直接作用于胎儿,压迫脐带,影响胎盘血液循环以及胎膜破裂时间较长,出现绒毛膜炎时组织缺氧均可造成胎儿窘迫。

3.臀位与围产儿死亡

越是早产,臀位发生率越高,围产儿死亡率亦越高。

4.新生儿感染

新生儿肺炎、败血症、硬肿症发生率升高,破膜时间越长,感染机会越大。

三、临床表现及诊断

(一)病史

孕妇可突感液体自阴道流出,并有阵发性或持续性阴道流液,时多时少,无其他不适。

(二)体检

肛查时触不到胎囊,如上推胎头可有羊水流出,即可诊断。但对需保守治疗者,应禁肛查和阴道检查,以减少感染机会。

(三)辅助检查

当胎膜破口较小或较高(高位破膜)时,破口被肢体压迫,往往阴道流液较少,且时有时无,肛查时仍有羊膜囊感觉,上推先露也无羊水流出增多。不易与尿失禁、宫颈黏液相鉴别,难于诊断时,可作如下特殊检查。

1.阴道酸碱度检查

常用 pH 试纸阴道内的酸碱度。胎膜未破时阴道内环境为酸性(pH 4.5~5.5),破膜后羊水流入阴道,由于羊水呈碱性(pH 7~7.5),试纸变色,但尿液、血液某些消毒液及肥皂水等都呈碱性,所以易造成检查的假阳性。

2.阴道窥器或羊膜镜检查

严格消毒下观察,胎膜早破时可见液体自宫颈口流出或见阴道后穹隆有液池,或配合 pH 试纸检查,其阳性率可达 95% 以上。

3.羊水内容物检查

吸取后穹隆液体,镜下观察胎膜早破时可找到胎脂、毳毛、胎儿上皮细胞等;液体涂片镜检可见有羊齿植物状结晶,也可见少量十字状透明结晶;苏丹Ⅲ染色可将胎脂滴及羊膜细胞染成橘黄色,5% 的尼罗蓝染色可将胎儿上皮细胞染成橘黄色。

4.棉球吸羊水法

用消毒纱布将棉球裹成直径 4 cm 的球形,置于后穹隆,3 小时后取出,若挤出液体>2 mL,pH>7,涂片镜检有羊水结晶。三项均阳性时诊断符合率 100%。

5.早孕试纸法

用无菌棉拭子从阴道后穹隆蘸取阴道液,将棉拭子全部浸湿后取出,投入盛有 1 mL 生理盐水的干净小试管中,用力振荡 1 分钟后,取其混合液。持早孕试条将有标志线的一端浸入混合液,3 分钟后取出平放,若 5 分钟内出现两条明显红色带者为阳性,即为胎膜早破。

6.其他

经上述步骤均不能确诊,可行下列检查:如流水数天,B超检查可以发生羊水平段下降,同时可确定胎龄及胎盘定位;B超羊水穿刺检查后,注射靛胭脂或亚甲蓝于羊膜腔内,在阴道外 1/3 处放纱布一块,如有蓝色液体污染纱布则可确诊;会阴放置消毒垫,观察 24 小时变化。

四、处理

(一)绝对卧床休息

取臀高位,抬高床脚 30°,防止脐带脱垂。放置外阴消毒垫,尽量避免肛诊,以减少感染发生的机会。

(二)注意听胎心音,加强胎心监护

未临产时每 2～4 小时听 1 次,每天试体温及数脉 3 次,注意感染迹象。

(三)破膜 12 小时未临产者

给抗生素预防感染。

(四)妊娠足月破水 24 小时未临产者

静脉滴注催产素引产。

(五)妊娠近足月者

估计胎儿体重,如在 2 500 g 以上测定胎肺成熟度(羊水泡沫试验或 L/S 试验),如提示胎肺成熟,则处理同足月妊娠。

(六)妊娠未足月者

如孕周<35 周,胎肺不成熟处理如下。

(1)体温正常,积极保胎。

(2)每天检查白细胞计数及分类 3 天,如正常改为每周查 2 次。

(3)给予抗生素预防感染,用药 3 天后无感染迹象可停药观察。

(4)如正式临产,宫口已开大 3 cm,不应继续保胎。羊水化验胎肺未成熟时,给产妇肌内注射地塞米松 6 mg,2 次/天,共 2 天。

(5)保胎过程中有感染表现时应及时终止妊娠。在临床上对宫腔内感染的诊断可根据以下几项:①母体体温>38 ℃或是 37.5 ℃持续 12 小时以上;②羊水有味;③下腹部子宫壁压痛;④母体脉率≥120 次/分,胎心率≥160 次/分;⑤母体白细胞计数≥15×10^9/L,或在有宫缩时≥18×10^9/L;⑥母体血中 C 反应蛋白的测定≥0.02 g/L(2 mg/dL);⑦血沉≥50 mm,IgG、IgM 值异常上升;⑧羊水或胎儿血的培养阳性;⑨胎盘组织病理所见炎性反应阳性。

(七)终止妊娠

取决于对感染的控制及对胎儿成熟度的判定,分娩方式则与足月妊娠处理方法相同,原则是经阴道分娩。为了预防早产儿的低氧血症、头颅产伤、颅内出血等发生,早产儿分娩以选择性剖宫产为宜,尤其是臀位早产儿更应首选此种方法。

胎膜早破行剖宫产术时应注意:由于胎膜早破病例绝大多数都存在着绒毛膜羊膜炎,故行剖宫产术时应用碘酒涂宫腔,为避免病原体进入腹腔,术式应选择腹膜外剖宫产术,取胎儿前尽量吸尽羊水以减少羊水栓塞的发生率,另外,胎膜早破多伴有胎位异常或早产,所以子宫壁切口两端斜向上剪成弧形,以利胎头娩出。

由于早产时胎膜早破的发生率明显高于足月产,在处理时要考虑到立即分娩围产儿死亡率高,而保胎治疗又可增加羊膜腔及胎儿感染的危险性,因此其具体处理比较复杂,应予以重视。

妊娠达到或超过 36 周,按足月妊娠处理。妊娠 33～36 周胎膜早破,应促进胎儿肺成熟,如予以地塞米松,可明显降低新生儿肺透明膜病的发生。

妊娠 28～33 周,若促胎儿肺成熟并等待 16～72 小时,虽然新生儿肺透明膜病的发生率降低,但是围生儿死亡率仍很高。若孕妇要求保胎,而患者又无羊膜腔感染的证据且羊水流出较慢较少、无胎儿宫内窘迫的表现,则可行保守治疗,包括预防感染,促进胎儿生长及胎儿成熟。对于羊水偏少且要求保守治疗的孕妇,可经腹腔穿刺羊膜腔内注入生理盐水或平衡液,可减轻脐带受压,改善胎儿在宫腔内的环境,有利于胎儿的生长与成熟,但应注意严格无菌操作,防止感染发生。保守治疗过程中,应定期检查胎儿肺成熟度及胎儿的生长情况,若胎儿治疗后无明显增长或有羊膜腔感染可能时应终止妊娠。不足 28 周,估计胎儿体重不足 750 g 者应及时终止妊娠。

(陈振婷)

第三节　前置胎盘

妊娠 28 周后,胎盘附着于子宫下段,甚至胎盘下缘达到或覆盖宫颈内口,其位置低于胎先露部,称为前置胎盘。前置胎盘是妊娠晚期严重并发症,也是妊娠晚期阴道流血最常见的原因。其发病率国外报道 0.5%,国内报道 0.24%～1.57%。

一、病因

目前尚不清楚,高龄初产妇(年龄＞35 岁)、经产妇及多产妇、吸烟或吸毒妇女为高危人群。其病因可能与下述因素有关。

(一)子宫内膜病变或损伤

多次刮宫、分娩、子宫手术史等是前置胎盘的高危因素。上述情况可损伤子宫内膜,引起子宫内膜炎或萎缩性病变,再次受孕时子宫蜕膜血管形成不良、胎盘血供不足,刺激胎盘面积增大延伸到子宫下段。前次剖宫产手术瘢痕可妨碍胎盘在妊娠晚期向上迁移。增加前置胎盘的可能性。据统计发生前置胎盘的孕妇,85%～95% 为经产妇。

(二)胎盘异常

双胎妊娠时胎盘面积过大,前置胎盘发生率较单胎妊娠高 1 倍;胎盘位置正常而副胎盘位于子宫下段接近宫颈内口;膜状胎盘大而薄,扩展到子宫下段,均可发生前置胎盘。

(三)受精卵滋养层发育迟缓

受精卵到达子宫腔后,滋养层尚未发育到可以着床的阶段,继续向下游走到达子宫下段,并在该处着床而发育成前置胎盘。

二、分类

根据胎盘下缘与宫颈内口的关系,将前置胎盘分为 3 类(图 7-1)。

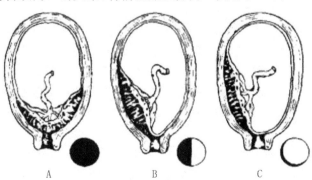

图 7-1　前置胎盘的类型
A.完全性前置胎盘;B.部分性前置胎盘;C.边缘性前置胎盘

(1)完全性前置胎盘又称中央性前置胎盘,胎盘组织完全覆盖宫颈内口。

(2)部分性前置胎盘宫颈内口部分为胎盘组织所覆盖。

(3)边缘性前置胎盘胎盘附着于子宫下段,胎盘边缘到达宫颈内口,未覆盖宫颈内口。

胎盘位于子宫下段,与胎盘边缘极为接近,但未达到宫颈内口,称为低置胎盘。胎盘下缘与宫颈内口的关系可因宫颈管消失、宫口扩张而改变。前置胎盘类型可因诊断时期不同而改变,如临产前为完全性前置胎盘,临产后因口扩张而成为部分性前置胎盘。目前临床上均依据处理前最后一次检查结果来决定其分类。

三、临床表现

(一)症状

前置胎盘的典型症状是妊娠晚期或临产时,发生无诱因、无痛性反复阴道流血。妊娠晚期子宫下段逐渐伸展,牵拉宫颈内口,宫颈管缩短;临产后规律宫缩使宫颈管消失成为软产道的一部分。宫颈外口扩张,附着于子宫下段及宫颈内口的胎盘前置部分不能相应伸展而与其附着处分离,血窦破裂出血。前置胎盘出血前无明显诱因,初次出血量一般不多,剥离处血液凝固后,出血自然停止;也有初次即发生致命性大出血而导致休克的。由于子宫下段不断伸展,前置胎盘出血常反复发生,出血量也越来越多。阴道流血发生的迟早、反复发生次数、出血量多少与前置胎盘类型有关。完全性前置胎盘初次出血时间早,多在妊娠28周,称为“警戒性出血”。边缘性前置胎盘出血多发生于妊娠晚期或临产后,出血量较少。部分性前置胎盘的初次出血时间、出血量及反复出血次数,介于两者之间。

(二)体征

患者一般情况与出血量有关,大量出血呈现面色苍白、脉搏增快微弱、血压下降等休克表现。腹部检查:子宫软,无压痛,大小与妊娠周数相符。由于子宫下段有胎盘占据,影响胎先露部入盆,故胎先露高浮,易并发胎位异常。反复出血或一次出血量过多,使胎儿宫内缺氧,严重者胎死宫内。当前置胎盘附着于子宫前壁时,可在耻骨联合上方听到胎盘杂音。临产时检查见宫缩为阵发性,间歇期子宫完全松弛。

四、处理原则

处理原则是抑制宫缩、止血、纠正贫血和预防感染。根据阴道流血量、有无休克、妊娠周数、胎位、胎儿是否存活、是否临产及前置胎盘类型等综合做出决定。

(一)期待疗法

应在保证孕妇安全的前提下尽可能延长孕周,以提高围生儿存活率。适用于妊娠<34周、胎儿体重<2 000 g、胎儿存活、阴道流血量不多、一般情况良好的孕妇。

尽管国外有资料证明,前置胎盘孕妇的妊娠结局住院与门诊治疗并无明显差异,但我国仍应强调住院治疗。住院期间密切观察病情变化,为孕妇提供全面优质护理是期待疗法的关键措施。

(二)终止妊娠

1.终止妊娠指征

孕妇反复发生多量出血甚至休克者,无论胎儿成熟与否,为了母亲安全应终止妊娠;期待疗法中发生大出血或出血量虽少,但胎龄达孕36周以上,胎儿成熟度检查提示胎儿肺成熟者;胎龄未达孕36周,出现胎儿窘迫征象,或胎儿电子监护发现胎心异常者;出血量多,危及胎儿;胎儿已死亡或出现难以存活的畸形,如无脑儿。

2.剖宫产

剖宫产可在短时间内娩出胎儿,迅速结束分娩,对母儿相对安全,是处理前置胎盘的主要手段。剖宫产指征应包括:完全性前置胎盘,持续大量阴道流血;部分性和边缘性前置胎盘出血量较多,先露高浮,短时间内不能结束分娩;胎心异常。术前应积极纠正贫血、预防感染等,备血,做好处理产后出血和抢救新生儿的准备。

3.阴道分娩

边缘性前置胎盘、枕先露、阴道流血不多、无头盆不称和胎位异常,估计在短时间内能结束分娩者,可予试产。

(陈振婷)

第四节 过 期 妊 娠

凡平时月经周期规则,妊娠达到或超过 42 周尚未临产者,称为过期妊娠。其发生率占妊娠总数的 3%～15%。

一、诊断要点

(一)计算预产期,准确核实孕周

(1)据末次月经推算预产期,详细询问平时月经变异情况,如果末次月经记不清楚或难以确定可根据:①基础体温推算出排卵日,再加 256～270 天。②根据早孕反应(孕 6 周时出现)时间加以估计。③妊娠早期曾做妇科检查者,按当时子宫大小推算。④孕妇初感胎动的周数×2,为预计可达足月分娩的周数(达 37 周)为足月。

(2)辅助检查:①连续 B 超下胎儿双顶径的测量及股骨长度以推测孕周。②宫颈黏液增多时间等。③妊娠初期血、尿 HCG 增高的时间推算孕周。

(二)胎儿情况及胎盘功能检查

1.胎儿储备能力检查

(1)胎动计数:胎动计数＞30 次/12 小时为正常,12 小时内胎动次数累计少于 10 次或逐日下降超过 50%,提示胎儿缺氧。

(2)胎儿电子监护仪检测:NST 或 OCT 实验。若胎心基线伴有轻度加速、早期减速、偶发变异减速,表示宫内缺氧,但胎儿有一定储备,如出现重度以上的加速表示宫内缺氧严重,低储备。

2.胎盘功能检查

(1)尿雌三醇(E_3)的连续测定:24 小时尿雌三醇的值为 25 mg,即使过期仍可继续妊娠;＞15 mg,胎儿多数健康;＜10 mg,胎盘功能减退;2～6 mg,胎儿濒临死亡。

(2)B 超检查:观察胎动、胎儿肌张力、胎儿呼吸运动及羊水量。胎盘成熟度Ⅲ级,羊水指数＜8 mm,胎儿活动呈现保护性抑制。

(3)羊水性状检查:羊水量少,羊水指数＜8 mm,羊水浑浊,羊水脂肪细胞计数＜50%。阴道细胞涂片出现核致密的表层细胞。临产时胎儿头皮血 pH、PCO_2、PO_2、BE 的测定。

（4）胎盘病理检查：25%～30%绒毛和血管正常，15%～20%仅有血管形成不足，但无缺血影响，另有 40%血液灌注不足而导致缺血，供氧不足。

3.了解宫颈成熟

对预测引产能否成功起重要作用。

二、治疗要点

应力求避免过期妊娠的发生，争取在妊娠足月时处理。确诊过期妊娠后要及时终止妊娠。终止妊娠的方法应酌情而定。

孕妇妊娠 41 周应入院，严密观察胎心、胎动，检查胎盘功能，若无异常情况，待促宫颈成熟后引产。

（一）引产

对确诊过期妊娠而无胎儿窘迫、无明显头盆不称、无妊娠并发症者，可引产。

（1）促宫颈成熟：妊娠满 41 周后，应常规行阴道检查进行 Bishop 评分，如＜7 分，可用催产素 2.5 U＋5%葡萄糖注射液 500 mL 静脉点滴，每天 1 次，连用 3 天，从 6～8 滴开始，逐渐增加滴速，调至 10 分钟内有 3 次宫缩；或用普拉睪酮 200 mg 溶于 5%葡萄糖注射液 20 mL，静脉缓慢注射，每天 1 次，连用 3 天，促宫颈成熟。

（2）引产：对宫颈成熟，Bishop 评分＞7 分者引产成功率高。宫口未开或＜2 cm 可人工破膜，形成前羊膜囊刺激宫缩。

（3）进入产程后，应间断吸氧、左侧卧休息。行胎心监护，注意羊水性状，如有胎儿窘迫，应及时做相应处理。

（二）剖宫产

剖宫产指征如下。

（1）胎盘功能不良，胎儿储备力差，不能耐受宫缩者；引产失败。

（2）产程长，胎先露下降不满意或胎头定位异常。

（3）产程中出现胎儿窘迫。

（4）头盆不称。

（5）巨大胎儿。

（6）臀先露伴骨盆轻度狭窄。

（7）破膜后羊水少、黏稠、粪染，不能在短时间内结束分娩者。

（8）高龄初产妇。

（9）存在妊娠并发症及合并症，如糖尿病、重度子痫前期、慢性肾炎等。

（三）新生儿抢救

过期妊娠时，由于胎儿在宫内排出胎粪的概率较高。因此，在分娩时要做好抢救准备，胎儿娩出后立即在直接喉镜指引下行气管插管吸出气管内容物，以减少胎儿胎粪吸入综合征的发生。过期儿病率和死亡率均增高，应及时发现和处理新生儿窒息、脱水、低血容量及代谢性酸中毒等并发症，因此，在分娩时，必须要求新生儿科医师一同行新生儿复苏抢救。

（陈振婷）

第五节 脐 带 异 常

脐带是胎儿与母体进行物质和气体交换的唯一通道。若脐带发生异常(包括脐带过短、缠绕、打结、扭转及脱垂等),可使胎儿血供受限或受阻,导致胎儿窘迫,甚至胎儿死亡。

一、脐带长度异常

脐带的长度个体间略有变化,足月时平均长度为 55~60 cm,特殊的脐带长度异常病例,长度最小几乎为无脐带,最长为 300 cm。正常长度为 30~100 cm。脐带过长经常会出现脐带血管栓塞及脐带真结,同时脐带过长也容易出现脐带脱垂。短于 30 cm 为脐带过短。妊娠期间脐带过短并无临床征象。进入产程后,由于胎先露部下降,脐带被拉紧使胎儿血液循环受阻出现胎儿窘迫或造成胎盘早剥和子宫内翻,也可引起产程延长。若临产后疑有脐带过短,应抬高床脚改变体位并吸氧,胎心无改善应尽快行剖宫产术。

通过动物实验以及人类自然分娩的研究,似乎支持这样一个论点:脐带的长度及羊水的量和胎儿的运动呈正相关,并受其影响。Miler 等证实:当羊水过少造成胎儿活动受限或因胎儿肢体功能障碍导致活动减少时会使得脐带的长度略微缩短。脐带过长似乎是胎儿运动时牵拉脐带以及脐带缠绕的结果。Soernes 和 Bakke 报道臀位先露者脐带长度较头位者短大约 5 cm。

二、脐带缠绕

脐带围绕胎儿颈部、四肢或躯干者称为脐带缠绕。约 90% 为脐带绕颈,Kan 及 Eastman 等研究发现脐带绕颈一周者居多,占分娩总数的 21%,而脐带绕颈三周发生率为 0.2%。其发生原因和脐带过长、胎儿过小、羊水过多及胎动过频等有关。脐带绕颈一周需脐带 20 cm。对胎儿的影响与脐带缠绕松紧、缠绕周数及脐带长短有关。脐带缠绕可出现以下临床特点。①胎先露部下降受阻:由于脐带缠绕使脐带相对变短,影响胎先露部入盆,或可使产程延长或停滞。②胎儿宫内窘迫:当缠绕周数过多、过紧时或宫缩时,脐带受到牵拉,可使胎儿血液循环受阻,导致胎儿宫内窘迫。③胎心监护:胎心监护出现频繁的变异减速。④彩色超声多普勒检查:可在胎儿颈部找到脐带血流信号。⑤B超检查:脐带缠绕处的皮肤有明显的压迹,脐带缠绕 1 周者为 U 形压迫,内含一小圆形衰减包块,并可见其中小短光条;脐带缠绕 2 周者,皮肤压迹为"W"形,其上含一带壳花生样衰减包块,内见小光条;脐带缠绕 3 周或 3 周以上,皮肤压迹为锯齿状,其上为一条衰减带状回声。当产程中出现上述情况,应高度警惕脐带缠绕,尤其当胎心监护出现异常,经吸氧、改变体位不能缓解时,应及时终止妊娠。临产前 B 超诊断脐带缠绕,应在分娩过程中加强监护,一旦出现胎儿宫内窘迫,及时处理。值得庆幸的是,脐带绕颈不是胎儿死亡的主要原因。Hankins 等研究发现脐带绕颈的胎儿与对照胎儿对比出现更多的轻度或严重的胎心变异减速,他们的脐带血 pH 也偏低,但是并没有发现新生儿病理性酸中毒。

三、脐带打结

脐带打结分为假结和真结两种。脐带假结是指脐静脉较脐动脉长,形成迂曲似结或由于脐血管较脐带长,血管卷曲似结。假结一般不影响胎儿血液循环,对胎儿危害不大。脐带真结是由于脐带缠绕胎体,随后胎儿又穿过脐带套环而成真结,Spelacy 等研究发现,真结的发生率为1.1%。真结在单羊膜囊双胎中发生率更高。真结一旦影响胎儿血液循环,在妊娠过程中出现胎儿宫内生长受限,真结过紧可造成胎儿血液循环受阻,严重者导致胎死宫内,多数在分娩后确诊。围产期伴发脐带真结的产妇其胎儿死亡率为 6%。

四、脐带扭转

胎儿活动可使脐带顺其纵轴扭转呈螺旋状,生理性扭转可达 6～11 周。若脐带过度扭转呈绳索样,使胎儿血液循环缓慢,导致胎儿宫内缺氧,严重者可致胎儿血液循环中断造成胎死宫内。已有研究发现脐带高度螺旋化与早产发生率的增加有关。妇女滥用可卡因与脐带高度螺旋化有关。

五、脐带附着异常

脐带通常附着于胎盘胎儿面的中心或其邻近部位。脐带附着在胎盘边缘者,称为球拍状胎盘,发现存在于 7% 的足月胎盘中。胎盘分娩过程中牵拉可能断裂,其临床意义不大。

脐带附着在胎膜上,脐带血管如船帆的缆绳通过羊膜及绒毛膜之间进入胎盘者,称为脐带帆状附着。因为脐带血管在距离胎盘边缘一定距离的胎膜上分离,它们与胎盘接触部位仅靠羊膜的折叠包裹,如胎膜上的血管经宫颈内口位于胎先露前方时,称为前置血管。在分娩过程中,脐带边缘附着一般不影响母体和胎儿生命,多在产后胎盘检查时始被发现。前置血管对于胎儿存在明显的潜在危险性,若前置血管发生破裂,胎儿血液外流,出血量达 200～300 mL,即可导致胎儿死亡。阴道检查可触及有搏动的血管。产前或产时任何阶段的出血都可能存在前置血管及胎儿血管破裂。若怀疑前置血管破裂,一个快速、敏感的方法是取流出的血液做涂片,找到有核红细胞或幼红细胞并有胎儿血红蛋白,即可确诊。因此,产前做 B 超检查时,应注意脐带和胎盘附着的关系。

六、脐带先露和脐带脱垂

胎膜未破时脐带位于胎先露部前方或一侧称为脐带先露,也称隐性脐带脱垂。胎膜破裂后,脐带脱出于宫颈口外,降至阴道甚至外阴,称为脐带脱垂。脐带脱垂是一种严重威胁胎儿生命的并发症,须积极预防。

七、单脐动脉

正常脐带有两条脐动脉,一条脐静脉。如只有一条脐动脉,称为单脐动脉。Bryan 和 Kohler通过对 20 000 个病例研究发现,143 例婴儿为单脐动脉,发生率为 0.72%,单脐动脉婴儿重要器官畸形率为 18%,生长受限发生率为 34%,早产儿发生率为 17%。他们随后又发现在 90 例单脐动脉婴儿中先前未认识的畸形有 10 例。Leung 和 Robson 发现在合并糖尿病、癫痫、子痫前期、产前出血、羊水过少、羊水过多的孕妇中其新生儿单脐动脉发生率相对较高。在自发性流产胎儿中更易发现单脐动脉。Pavlopoulos 等发现在这些胎儿中,肾发育不全、肢体短小畸形、空腔脏器闭锁畸形发生率增高,提示有血管因素参与其中。

(陈振婷)

第六节 巨 大 胎 儿

巨大胎儿是一个描述胎儿过大的非常不精确的术语。国内外尚无统一的标准,有多种不同的阈值标准,如 3.8 kg、4 kg、4.5 kg、5.0 kg。1991 年,美国妇产科协会提出新生儿出生体重≥4 500 g者为巨大胎儿,我国以≥4 000 g 为巨大胎儿。随着生活水平提高,更加重视孕期营养,巨大儿的出生率越来越高。

一、高危因素

巨大胎儿是多种因素综合作用的结果,很难用单一的因素解释。临床资料表明仅有 40% 的巨大胎儿存在各种高危因素,其他 60% 的巨大胎儿无明显的高危因素存在。根据 Williams 产科学的描述,巨大胎儿常见的因素有糖尿病、父母肥胖(尤其是母亲肥胖)、经产妇、过期妊娠、孕妇年龄、男胎、上胎巨大胎儿、种族和环境等。

(一)孕妇糖尿病

包括妊娠合并糖尿病和妊娠糖尿病,甚至糖耐量受损,巨大胎儿的发病率均明显升高。在胎盘功能正常的情况下,孕妇血糖升高,通过胎盘进入胎儿血液循环,使胎儿的血糖浓度升高,刺激胎儿胰岛 β 细胞增生,导致胎儿胰岛素分泌反应性升高,胎儿高糖血症和高胰岛素血症,促进糖原、脂肪和蛋白质合成,使胎儿脂肪堆积,脏器增大,体重增加,故胎儿巨大。糖尿病孕妇巨大胎儿的发病率可达 26%,而正常孕妇中巨大胎儿的发生率仅为 5%。但是,并不是所有糖尿病孕妇的巨大胎儿的发病率升高。当糖尿病合并妊娠的 White 分级在 B 级以上时,由于胎盘血管的硬化,胎盘功能降低,反而使胎儿生长受限的发病率升高。

(二)孕前肥胖及孕期体重增加过快

当孕前体重指数>30 kg/m²、孕期营养过剩、孕期体重增加过快时,巨大胎儿发生率均明显升高。有学者对 588 例体重>113.4 kg 及 588 例体重<90.7 kg 妇女的妊娠并发症比较,发现前者的妊娠糖尿病、巨大胎儿以及肩难产的发病率分别为 10%、24% 和 5%,明显高于后者的0.7%、7% 和 0.6%。当孕妇体重>136 kg 时,巨大胎儿的发生率高达 30%。可见孕妇肥胖与妊娠糖尿病、巨大胎儿和肩难产等均有密切的相关性。这可能与能量摄入大于能量消耗导致孕妇和胎儿内分泌代谢平衡失调有关。

(三)经产妇

有资料报道胎儿体重随分娩次数增加而增加,妊娠 5 次以上者胎儿平均体重增加 80~120 g。

(四)过期妊娠

与巨大胎儿有明显的相关性。孕晚期是胎儿生长发育最快时期,过期妊娠而胎盘功能正常者,子宫胎盘血供良好,持续供给胎儿营养物质和氧气,胎儿不断生长,以至孕期越长,胎儿体重越大,过期妊娠巨大胎儿的发生率是足月儿的 3~7 倍,肩难产的发生率比足月儿增加 2 倍。有学者报道>41 周巨大胎儿的发生率是 33.3%。也有学者报道孕 40~42 周时,巨大胎儿的发生率是 20%,而孕 42~42 周末时发生率升高到 43%。

（五）孕妇年龄

高龄孕妇并发肥胖和糖尿病的机会增多，因此分娩巨大胎儿的可能性增大。Stotland 等报道孕妇 30～39 岁巨大儿发生率最高，为 15.3%；而 20 岁以下发生率最低，为 8.4%。

（六）上胎巨大胎儿

曾经分娩过超过 4 000 g 新生儿的妇女与无此病史的妇女相比，再次分娩超过 4 500 g 新生儿的概率增加 5～10 倍。

（七）羊水过多

巨大胎儿往往与羊水过多同时存在，两者的因果关系尚不清楚。

（八）遗传因素

遗传基因是决定胎儿生长的前提条件，它控制细胞的生长和组织分化。但详细机制还不清楚。遗传因素包括胎儿性别、种族及民族等。在所有有关巨大胎儿的资料中都有男性胎儿发生率增加的报道，通常占 60%～65%。这是因为在妊娠晚期的每一孕周男性胎儿的体重比相应的女性胎儿重 150 g。身材高大的父母其子女为巨大胎儿的发生率高；不同种族、不同民族巨大胎儿的发生率各不相同。有学者报道排除其他因素的影响，原为加拿大民族的巨大胎儿发生率明显高于加拿大籍的外民族人群的发生率。也有学者报道美国白种人巨大胎儿发生率为 16%，而非白种人（包括黑色人种、西班牙裔和亚裔）为 11%。

（九）环境因素

高原地区由于空气中氧分压低，巨大胎儿的发生率较平原地区低。

二、对母儿的影响

分娩困难是巨大胎儿主要的并发症。由于胎儿体积的增大，胎头和胎肩是分娩困难主要部位。难产率明显增高，带来母儿的一系列并发症。

（一）对母体的影响

有学者报道新生儿体重>3 500 g 母体并发症开始增加，且随出生体重增加而增加，在新生儿体重 4 000 g 时肩难产和剖宫产率明显增加，4 500 g 时再次增加。其他并发症增加缓慢而平稳（图 7-2）。

1.产程延长或停滞

由于巨大胎儿的胎头较大，造成孕妇的骨盆相对狭窄，头盆不称的发生率增加。在胎头双顶径较大者，直至临产后胎头始终不入盆，若胎头搁置在骨盆入口平面以上，称为骑跨征阳性，表现为第一产程延长；若双顶径相对小于胸腹径，胎头下降受阻，易发生活跃期延长、停滞或第二产程延长。产程延长易导致继发性宫缩乏力；同时巨大胎儿的子宫容积较大，子宫肌纤维的张力较高，肌纤维的过度牵拉，易发生原发性宫缩乏力；宫缩乏力反过来又导致胎位异常、产程延长。巨大胎儿双肩径大于双顶径，尤其是糖尿病孕妇的胎儿，若经阴道分娩，易发生肩难产。

2.手术产发生率增加

巨大儿头盆不称的发生率增加，容易产程异常，因此手术产概率增加，剖宫产率增加。

3.软产道损伤

由于胎儿大，胎儿通过软产道时可造成宫颈、阴道、会阴裂伤，严重者可裂至阴道穹隆、子宫下段甚至盆壁，形成腹膜后血肿或阔韧带内血肿。如果梗阻性难产未及时发现和处理，可以导致子宫破裂。

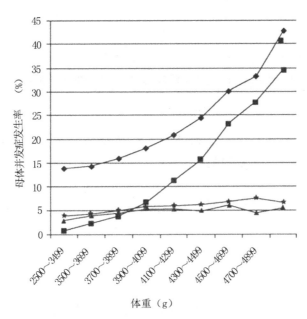

图 7-2　母体并发症与胎儿出生体重的关系

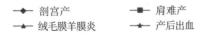

4.尾骨骨折

由于胎儿大、儿头硬,当通过骨盆出口时,为克服阻力或阴道助产时可能发生尾骨骨折。

5.产后出血及感染

巨大胎儿子宫肌纤维过度牵拉,易发生产后宫缩乏力,或因软产道损伤引起产后出血,甚至出血性休克。上述各种因素造成产褥感染率增加。

6.生殖道瘘

由于产程长甚至滞产,胎儿头长时间压于阴道前壁、膀胱、尿道和耻骨联合之间,导致局部组织缺血坏死形成尿瘘,或直肠受压坏死形成粪瘘;或因手术助产直接损伤所致。

7.盆腔器官脱垂

产后可因分娩时盆底组织过度伸长或裂伤,发生子宫脱垂或阴道前后壁膨出。

(二)对新生儿的影响

1.新生儿产伤

巨大胎儿肩难产率增高,据统计肩难产的发生率为 $0.15\%\sim0.60\%$,体重 $\geqslant4\ 000\ g$ 巨大儿肩难产的发生为 $3\%\sim12\%$, $\geqslant4\ 500\ g$ 者为 $8.4\%\sim22.6\%$ 。有学者报道当出生体重 $>4\ 000\ g$,肩难产发生率为 13% 。加上巨大儿手术产发生率增加,新生儿产伤发生率高。如臂丛神经损伤及麻痹、颅内出血、锁骨骨折、胸锁乳突肌血肿等。

2.胎儿窘迫、新生儿窒息

胎头娩出后胎肩以下部分嵌顿在阴道内,胎儿不能自主呼吸导致胎儿窘迫、新生儿窒息,如脐带停止搏动或胎盘早剥可引起死胎。

三、诊断

(一)病史及临床表现

多有巨大胎儿分娩史、糖尿病史。产次较多的经产妇。在妊娠后期出现呼吸困难,自觉腹部沉重及两胁部位胀痛。

(二)腹部检查

视诊腹部明显膨隆,宫高＞35 cm。触诊胎体大,先露部高浮,胎心正常但位置稍高,当子宫高加腹围≥140 cm 时,巨大胎儿的可能性较大。

(三)B 超检查

胎头双顶径长＞98 mm,股骨长≥78 mm,腹围＞330 mm,应考虑巨大胎儿,同时排除双胎、羊水过多及胎儿畸形。

四、处理

(一)妊娠期

检查发现胎儿大或既往分娩巨大儿者,应检查孕妇有无糖尿病。若为糖尿病孕妇,应积极治疗,必要时予以胰岛素治疗控制胎儿的体重增长,并于妊娠 36 周后,根据胎儿成熟度、胎盘功能检查及糖尿病控制情况,择期引产或剖宫产。不管是否存在妊娠糖尿病,有巨大胎儿可能的孕妇均要进行营养咨询合理调节膳食结构,每天摄入的总能量以 8 790～9 210 kJ(2 100～2 200 kcal)为宜,适当降低脂肪的摄入量。同时适当的运动可以降低巨大胎儿的发病率。

(二)分娩期

估计非糖尿病孕妇胎儿体重≥4 500 g,糖尿病孕妇胎儿体重≥4 000 g,即使骨盆正常,为防止母儿产时损伤应行剖宫产。临产后,不宜试产过久。若产程延长,估计胎儿体重＞4 000 g,胎头停滞在中骨盆也应剖宫产。若胎头双顶径已达坐骨棘下 3 cm,宫口已开全者,应作较大的会阴后侧切开,予产钳助产,同时做好处理肩难产的准备工作。分娩后应行宫颈及阴道检查,了解有无软产道损伤,并预防产后出血。若胎儿已死,行穿颅术或碎胎术。

(三)新生儿处理

新生儿应预防低血糖发生,生后 1～2 小时开始喂糖水,及早开奶;积极治疗高胆红素血症,多选用蓝光治疗;新生儿易发生低钙血症,多用 10% 葡萄糖酸钙 1 mL/kg 加入葡萄糖液中静脉滴注补充钙剂。

(陈振婷)

第七节 胎 儿 畸 形

广义的胎儿畸形指胎儿先天异常,包括胎儿各种结构畸形、功能缺陷、代谢以及行为发育的异常。又细分为代谢障碍异常、组织发生障碍异常、先天畸形和先天变形。

狭义的胎儿畸形即胎儿先天畸形,是指由于内在的异常发育而引起的器官或身体某部位的形态学缺陷,又称为出生缺陷。

一、病因

导致胎儿畸形的因素目前认为主要由遗传、环境因素,以及遗传和环境因素共同作用所致。遗传原因(包括染色体异常和基因遗传病)占 25%;环境因素(包括放射、感染、母体代谢失调、药物及环境化学物质等)占 10%;两种原因相互作用及原因不明占 65%。

(一)遗传因素

目前已经发现有 5 000 多种遗传病,究其病因,主要分为单基因遗传病、多基因遗传病和染色体病。

单基因病是由于一个或一对基因异常引起,可表现为单个畸形或多个畸形。按遗传方式分为常见常染色体显性遗传病[多指(趾)、并指(趾)、珠蛋白生成障碍性贫血、多发性家族性结肠息肉、多囊肾、先天性软骨发育不全、先天性成骨发育不全、视网膜母细胞瘤等]、常染色体隐性遗传病(白化病、苯丙酮尿症、半乳糖血症、黏多糖病、先天性肾上腺皮质增生症)、X 连锁显性遗传病(抗维生素 D 佝偻病、家族性遗传性肾炎等)和 X 连锁隐性遗传病(血友病、色盲、进行性肌营养不良等)。

多基因遗传病是由于两对以上基因变化,通常仅表现为单个畸形。多基因遗传病的特点:基因之间没有显、隐性的区别,而是共显性,每个基因对表型的影响很小,称为微效基因,微效基因具有累加效应,常常是遗传因素与环境因素共同作用。常见多基因遗传病有先天性心脏病、小儿精神分裂症、家族性智力低下、脊柱裂、无脑儿、少年型糖尿病、先天性肥大性幽门狭窄、重度肌无力、先天性巨结肠、气道食管瘘、先天性腭裂、先天性髋脱位、先天性食管闭锁、马蹄内翻足、原发性癫痫、躁狂抑郁精神病、尿道下裂、先天性哮喘、睾丸下降不全、脑积水等。

染色体数目或结构异常(包括常染色体和性染色体)均可导致胎儿畸形,又称染色体病,如21-三体综合征、18-三体综合征、13-三体综合征、TURNER 综合征等。

(二)环境因素

包括放射、感染、母体代谢失调、药物及环境化学物质、毒品等环境中可接触的物质。环境因素致畸与其剂量-效应、临界作用以及个体敏感性吸收、代谢、胎盘转运、接触程度等有关。20 世纪 40 年代广岛长崎上空爆炸原子弹诱发胎儿畸形,50 年代甲基汞污染水体引起先天性水俣病,以及 60 年代反应停在短期内诱发近万例海豹畸形以来,环境因素引起先天性发育缺陷受到了医学界的高度重视。风疹病毒可引起胎儿先天性白内障、心脏异常,梅毒也可引起胎儿畸形。另外,环境因素常常参与多基因遗传病的发生。

二、胎儿畸形的发生易感期

在卵子受精后 2 周、孕卵着床前后,药物及周围环境毒物对胎儿的影响表现为"全"或"无"效应。"全"表示胚胎受损严重而死亡,最终流产;"无"指无影响或影响很小,可以经其他早期的胚胎细胞的完全分裂代偿受损细胞,胚胎继续发育,不出现异常。"致畸高度敏感期"在受精后 3~8 周,亦即停经后的 5~10 周,胎儿各部开始定向发育,主要器官均在此时期内初步形成。如神经在受精后 15~25 天初步形成,心脏在 20~40 天,肢体在 24~26 天。该段时间内受到环境因素影响,特别是感染或药物影响,可能对将发育成特定器官的细胞发生伤害,胚胎停育或畸变。8 周后进入胎儿阶段,致畸因素作用后仅表现为细胞生长异常或死亡,极少导致胎儿结构畸形。

三、常见胎儿畸形

(一)先天性心脏病

由多基因遗传及环境因素综合致病。发病率为8‰,妊娠糖尿病孕妇胎儿患先天性心脏病的概率升高。环境因素中妊娠早期感染,特别是风疹病毒感染容易引起发病。

先天性心脏病种类繁多,有法络四联症、室间隔缺损、左心室发育不良、大血管转位、心内膜垫缺损、Ebstein畸形、心律失常等。由于医学超声技术水平的提高,绝大多数先天性心脏病可以在妊娠中期发现。

1.法络四联症

指胎儿心脏同时出现以下四种发育异常——室间隔缺损、右心室肥大、主动脉骑跨和肺动脉狭窄。占胎儿心脏畸形的6%～8%,属于致死性畸形,一旦确诊,建议终止妊娠。

2.室间隔缺损

是最常见的先天性心脏病,占20%～30%,可分为三种类型。①漏斗部:又称圆锥间隔,室间隔的1/3;②膜部室间隔:面积甚小,直径不足1.0 cm;③肌部间隔:面积占2/3。膜部间隔为缺损好发部位,肌部间隔缺损最少见。各部分缺损又分若干亚型:①漏斗部缺损分干下型(缺损位于肺动脉瓣环下,主动脉右与左冠状瓣交界处之前),嵴上(内)型缺损(位于室上嵴之内或左上方);②膜部缺损分嵴下型(位于室上嵴右下方)、单纯膜部缺损、隔瓣下缺损(位于三尖瓣隔叶左下方);③肌部缺损可发生在任何部位,可单发或多发。大部分室间隔缺损出生后需要手术修补。

3.左心室发育不良

占胎儿心脏畸形的2%～3%,左心室狭小,常合并有二尖瓣狭窄或闭锁、主动脉发育不良,属致死性心脏畸形。

4.大血管转位

占胎儿心脏畸形的4%～6%,发生于孕4～5周,表现为主动脉从右心室发出,肺动脉从左心室发出,属复杂先天畸形。出生后需要手术治疗。首选手术方式是动脉调转术,但因需冠状动脉移植、肺动脉瓣重建为主动脉瓣、血管转位时远段肺动脉扭曲、使用停循环技术等,术后随访发现患儿存在冠状动脉病变、主动脉瓣反流、神经发育缺陷、肺动脉狭窄等并发症。

5.心内膜垫缺损

占胎儿心脏畸形的5%,其中60%合并有其他染色体异常。心内膜垫是胚胎的结缔组织,参与形成心房间隔、心室间隔的膜部,以及二尖瓣和三尖瓣的瓣叶和腱索。心内膜垫缺损又称房室管畸形,主要病变是房室环上、下方心房和心室间隔组织部分缺失,且可伴有不同程度的房室瓣畸形。出生后需手术治疗,合并染色体异常时,预后不良。

6.Ebstein畸形

占胎儿心脏畸形的0.3%,属致死性心脏畸形。1866年Ebstein首次报道,又名三尖瓣下移畸形。三尖瓣隔瓣和/或后瓣偶尔连同前瓣下移附着于近心尖的右室壁上,将右室分为房化右室和功能右室,异位的瓣膜绝大多数关闭不全,也可有狭窄。巨大的房化右室和严重的三尖瓣关闭不全影响患者心功能,有报道48%胎死宫内,35%出生后虽经及时治疗仍死亡。

7.胎儿心律失常

占胎儿的10%～20%,主要表现为期外收缩(70%～88%)、心动过速(10%～15%)和心动过缓(8%～12%)。胎儿超声心动图是产前检查胎儿心律失常的可靠的无创性影像技术,其应用有助于早期检出并指导心律失常胎儿的处理。大多数心律失常的胎儿预后良好,不需要特殊治疗,少部分合并胎儿畸形或出现胎儿水肿,则预后不良,可采用宫内药物(如地高辛)治疗改善预后。

除上述胎儿心脏畸形外,还有永存动脉干、心室双流出道、心肌病、心脏肿瘤等。必须提出的是,心脏畸形常常不是单独存在,有的是某种遗传病的一种表现,需要排查。

(二)多指(趾)

临床分为 3 种类型:①单纯多余的软组织块或称浮指;②具有骨和关节正常成分的部分多指;③具有完全的多指。超过 100 多种异常或遗传综合征合并有多指(趾)表现,预后也与是否合并有其他异常或遗传综合征有关。单纯多指(趾)具有家族遗传性,手术效果良好。目前国内很多医院没有将胎儿指(趾)形状和数量观察作为常规筛查项目。

(三)总唇裂

包括唇裂和腭裂。发病率为 0.1%,再发危险为 4%。父为患者,后代发生率 3%;母为患者,后代发生率 14%。单纯小唇裂出生后手术修补效果良好,但严重唇裂同时合并有腭裂时,影响哺乳。B 超妊娠中期筛查有助诊断,但可能漏诊部分腭裂,新生儿预后与唇腭裂种类、部位、程度,以及是否合并有其他畸形或染色体异常有关。孕前 3 个月开始补充含有一定叶酸的多种维生素可减少唇腭裂的发生。

(四)神经管缺陷

神经管在胚胎发育的 4 周前闭合。孕早期叶酸缺乏可引起神经管关闭缺陷。神经管缺陷包括无脑儿、枕骨裂、露脑与脊柱裂。各地区的发病率差异较大,我国北方地区达 6‰~7‰,占胎儿畸形总数的 40%~50%,而南方地区的发病率仅为 1‰。

1.无脑儿

颅骨与脑组织缺失,偶见脑组织残基,常伴肾上腺发育不良及羊水过多。属致死性胎儿畸形。孕妇血清甲胎蛋白(AFP)异常升高,B 超检查可以确诊,表现为颅骨不显像,双顶径无法测量。一旦确诊,建议终止妊娠。即使妊娠足月,约 75%在产程中死亡,其他则于产后数小时或数天死亡。无脑儿外观颅骨缺失、双眼暴突、颈短。

2.脊柱裂

脊柱裂是指由于先天性的椎管闭合不全,在脊柱的背或腹侧形成裂口,可伴或不伴有脊膜、神经成分突出的畸形。可分为囊性脊柱裂和隐性脊柱裂,前者根据膨出物与神经、脊髓组织的病理关系分为脊膜膨出、脊髓脊膜膨出和脊髓裂。囊性脊柱裂的病儿于出生后即见在脊椎后纵轴线上有囊性包块突起,呈圆形或椭圆形,大小不等,有的有细颈或蒂,有的基底部较大无颈。脊髓脊膜膨出均有不同程度神经系统症状和体征,患儿下肢无力或足畸形,大小便失禁或双下肢呈完全弛缓性瘫痪。脊髓裂生后即可看到脊髓外露,局部无包块,有脑脊液漏出,常并有严重神经功能障碍,不能存活。囊性脊柱裂几乎均须手术治疗。隐性脊柱裂为单纯骨性裂隙,常见于腰骶部第五腰椎和第一骶椎。病变区域皮肤大多正常,少数显示色素沉着、毛细血管扩张、成肤凹陷、局部多毛现象。在婴幼儿无明显症状;长大以后可出现腰腿痛或排尿排便困难。

孕期孕妇血清甲胎蛋白(AFP)异常升高,B 超排畸筛查可发现部分脊柱排列不规则或有不规则囊性物膨出,常伴有 lemon 征(双顶径测定断面颅骨轮廓呈柠檬状)和 banana 征(小脑测定断面小脑呈香蕉状)。孕前 3 个月起至孕后 3 个月补充叶酸,可有效预防脊柱裂发生。

(五)脑积水

与胎儿畸形、感染、遗传综合征、脑肿瘤等有关。最初表现为轻度脑室扩张,处于动态变化过程。单纯轻度脑室扩张无严重后果,但当脑脊液大量蓄积,引起颅压升高、脑室扩张、脑组织收受压,颅腔体积增大、颅缝变宽、囟门增大时,则会引起胎儿神经系统后遗症,特别是合并其他畸形或遗传综合征时,则预后不良。孕期动态 B 超检查有助于诊断。对于严重脑室扩张伴有头围增大时,或合并有 Dandy-Walker 综合征等其他异常时,建议终止妊娠。

(六)唐氏综合征

又称 21-三体综合征或先天愚型,是最常见的染色体异常。发病率为 1/800。根据染色体核型的不同,唐氏综合征分为三种类型,即单纯 21-三体型、嵌合型和易位型。唐氏综合征的发生起源于卵子或精子发生的减数分裂过程中随机发生的染色体的不分离现象,导致 21 号染色体多了一条,破坏了正常基因组遗传物质间的平衡,造成患儿智力低下,颅面部畸形及特殊面容,肌张力低下,多并发先天性心脏病,患者白血病的发病率增高,为普通人群的 10~20 倍。生活难以自理,患者预后一般较差,50% 于 5 岁前死亡。目前对唐氏综合征缺乏有效的治疗方法。

通过妊娠早、中期唐氏综合征母体血清学检测(早期 PAPP-A、游离 β-hCG,中期 AFP、β-hCG 和 uE_3 等),结合 B 超检查,可检测 90% 以上的唐氏综合征。对高风险胎儿,通过绒毛活检或羊水穿刺或脐血穿刺等技术做染色体核型分析可以确诊。一旦确诊,建议终止妊娠。

多数单纯 21-三体型唐氏综合征患者的产生是由于配子形成中随机发生的,其父母多正常,没有家族史,与高龄密切相关。因此,即使夫妇双方均不是唐氏综合征患者,仍有可能怀有唐氏综合征的胎儿。易位型患者通常由父母遗传而来,对于父母一方为染色体平衡易位时,所生子女中,1/3 正常,1/3 为易位型患者,1/3 为平衡易位型携带者。如果父母之一为 21/21 平衡易位携带者,其活婴中全部为 21/21 易位型患者。

四、辅助检查

随着母胎医学的发展,现在很多胎儿畸形可以在产前发现或干预,采用的手段有以下几方面。

(一)产科 B 超检查

除早期 B 超确定宫内妊娠、明确孕周、了解胚胎存活发育情况外,早期妊娠和中期妊娠遗传学超声筛查,可以发现 70% 以上的胎儿畸形。

(二)母体血清学筛查

可用于胎儿染色体病特别是唐氏综合征的筛查。早孕期检测 PAPPA 和 β-HCG,中孕期检测 AFP、β-HCG 和 uE_3,是广泛应用的组合。优点是无创伤性,缺点是只能提供风险率,不能确诊。

(三)侵入性检查

孕早期绒毛吸取术,孕中期羊膜腔穿刺术和孕中晚期脐带穿刺术可以直接取样,进行胎儿细胞染色体诊断。

(四)胎儿镜

有创、直观,对发现胎儿外部畸形(包括一些 B 超不能发现的小畸形)优势明显,但胎儿高流失率阻碍其临床广泛应用。

（五）孕前及孕期母血 TORCH 检测

有助于了解胎儿畸形的风险与病因。

（六）分子生物学技术

从孕妇外周血中富集胎儿来源的细胞或遗传物质，联合应用流式细胞仪、单克隆抗体技术、聚合酶链反应技术进行基因诊断，是胎儿遗传疾病产前诊断的发展方向。

五、预防和治疗

预防出生缺陷应实施三级预防。一级预防是通过健康教育、选择最佳生育时机、遗传咨询、孕前保健、合理营养、避免接触放射线和有毒有害物质、预防感染、谨慎用药、戒烟戒酒等孕前阶段综合干预，减少出生缺陷的发生。二级预防是通过孕期筛查和产前诊断识别胎儿严重先天缺陷，早期发现，早期干预，减少缺陷儿的出生。三级预防是指对新生儿疾病的早期筛查、早期诊断、及时治疗，避免或减轻致残，提高患儿生活质量和生存概率。

建立、健全围产期保健网，向社会广泛宣传优生知识，避免近亲婚配或严重的遗传病患者婚配，同时提倡适龄生育，加强遗传咨询和产前诊断，注意环境保护，减少各种环境致畸因素的危害，可有效地降低各种先天畸形儿的出生率。

对于无脑儿、严重脑积水、法络四联症、唐氏综合征等致死性或严重畸形，一经确诊应行引产术终止妊娠；对于有存活机会且能通过手术矫正的先天畸形，分娩后转有条件的儿科医院进一步诊治。宫内治疗胎儿畸形国内外有一些探索并取得疗效，如双胎输血综合征的宫内激光治疗，胎儿心律失常的宫内药物治疗等。对于胎儿畸形的宫内外科治疗，争议较大，需要进一步研究探索。

（陈振婷）

第/八/章

妊娠合并症

第一节　妊娠合并心肌病

一、肥厚性心肌病和妊娠

肥厚性心肌病（HCM）是一个以心室肌呈非对称性肥厚、心室内腔变小为特征，以心肌细胞和心肌纤维排列紊乱为基本改变的心肌疾病。肥厚性心肌病与遗传的因素相关。成人中发病的比例约为1/500。发病原因主要是心肌的肌小节蛋白质编码的10个基因中至少一个发生错义突变。

过去认为，肥厚性心肌病是罕见的病例且伴恶性的预后。新近来自非相关多中心的研究显示，肥厚性心肌病并非不常见，大量的患者的总预后相对良性。然而，有一些亚型的患者，有较高的猝死或心力衰竭的风险，需要做进一步的危险分层。虽然肥厚性心肌病的大多数患者能够安全地经历妊娠，但重要的是，当我们处理这些患者的时候要了解HCM这个疾病并能确定妊娠过程中出现的风险。

(一)解剖和病理生理

肥厚性心肌病必须具备的条件是排除了继发性因素如高血压，浸润性或糖原积累异常的心肌肥厚。虽然，早年认为心肌肥厚多开始于室间隔。然而肥厚的心肌也可以位于室间隔的基底部、游离壁或心室的心尖部。在肥厚性心肌病中，中央型的肥厚可影响所有的心室壁。目前有证据表明伴家族性肥厚性心肌病的某些患者中可有基因的突变，为不完全性的外显率，在初期筛查的患者中不一定具有肥厚的表现。肥厚可以为后期疾病的表现，可能在生命的最后十年才具有临床表现。

虽然大部分患者无症状，但仍有一部分患者因为肥厚性心肌病而有显著的症状，左室流出道梗阻的患者运动后可出现胸痛、气促、疲倦、心悸和昏厥。猝死可以是患者疾病的首次表现。病理生理主要由流出道梗阻造成血流动力学改变的联合作用所构成。包括舒张功能不全、心肌缺血、二尖瓣反流和心律失常。舒张功能不全是由于心室的松弛减慢和心室顺应性减低的结果。由于氧供需失衡，动脉血管床内的管腔增厚，冠状动脉血流储备减少而造成心肌缺血，可产生缺血性的症状。

左室流出道梗阻是由于基底间隔部的心肌严重肥厚并突向左室流出道，二尖瓣于收缩期相继产生前向运动而形成。二尖瓣异常运动的产生一方面是由于流出道血流速度加快吸引二尖瓣叶移向流出道的流速效应或由于牵引力的作用推动冗余的二尖瓣叶移向流出道。二尖瓣关闭不全可继发于二尖瓣附属结构的异常。如乳头肌前移进一步加重流出道的梗阻。重度流出道梗阻的患者妊娠期间可由于血流动力学的后果而处于极高的风险。

(二)孕龄妇女肥厚性心肌病的诊断

肥厚性心肌病的临床诊断依据显著非对称性左心室肥厚的二维超声心动图表现,以排除其他疾病继发的心肌肥厚。

肥厚性心肌病的年轻患者通常无症状,患者主要通过家族的筛查或听诊发现心脏杂音或异常心电图表现并通过常规医学检查而做出初步的诊断。肥厚性心肌病患者有时在妊娠期间可因收缩期杂音而受到关注。左室流出道梗阻的杂音可有变化,应建议患者分别做下蹲、站立的姿势。患者采用站立位时,收缩后期喷射性杂音的持续时间和响度都可显著增加。

肥厚性心肌病患者通常的心电图特征是:心房扩大,心室肥厚,心电图改变伴继发性的 ST 和 T 波异常。具异常心电图的患者应给予超声心动图检查,以了解左心室壁增厚的情况。超声心动图被认为是肥厚性心肌病诊断的"金标准"。如果心电图的异常表现不能够被通常的诊断方法所解析,应采用对比剂增强超声心动图和磁共振成像(MRI)检查协助诊断。

二尖瓣收缩期前向运动伴左室流出道多普勒信号峰值延迟、速率增高是诊断动力性左室流出道梗阻的诊断标准。梗阻的程度可通过多普勒速率峰值确定,并应在休息和激发状态下分别进行测量(一个室性期前收缩后,Valsava 的紧张期或在吸入亚硝酸异戊酯期间)。

(三)遗传学和家族的筛查

肥厚性心肌病通常是肌节蛋白基因错义突变的结果,并以常染色体显性遗传的方式传递。目前已确定 10 个不同的肌节蛋白基因有超过 200 个错义突变。一旦诊断肥厚性心肌病,即使完全无症状,所有的患者都应进行遗传咨询和家族筛查。最先被诊断的先证者第一级亲属应给予体格检查,心电图和超声心动图的筛查。青少年应在生长发育的全过程每年筛查 1 次。成年人应每 5 年筛查 1 次,因为有些基因突变致心肌肥厚的表现出现较晚。将来对已证实肥厚性心肌病患者一级亲属的筛查应增加遗传学的分析以进一步筛查肥厚性心肌病的存在或缺如。

准备妊娠的患者必须进行遗传咨询。因为其后代获得肥厚性心肌病的机会是 50%。如果肥厚性心肌病的表现在非常早的儿童期出现,患者的病情严重,预后不良。围产期超声筛查的应用价值仍有争论。将来,分子学的诊断将会在围产期的筛查中应用。

(四)妊娠的风险

妊娠的风险与血流动力学的恶化、心律失常和猝死相关。大多数肥厚性心肌病的年轻女性能顺利经历妊娠。妊娠期血容量和射血容积的增加均有利于改善动力性左室流出道梗阻。大多数妊娠前无症状或只有轻微症状的女性患者在妊娠期症状不会加重。有些患者可因血容量的增加而气促加重,但症状可经使用低剂量的利尿剂而改善。

妊娠前已有中至重度症状的患者有 10%～30% 的症状会加重,特别是已存在左室流出道梗阻的患者。左室流出道压力梯度越高,症状越有恶化的可能。重度左室流出道梗阻的患者[(压力梯度＞13.3 kPa(100 mmHg)]在妊娠和分娩期间血流动力学恶化的风险最高。

妊娠期间,肥厚性心肌病患者发生猝死和心室颤动心肺复苏的情况不常见,但也可见于报道。

(五)妊娠的处理

虽然妊娠的结果通常良好,但有些患者在妊娠期间可首次出现症状或原已存在的症状会加重。当症状出现后,β受体阻滞剂应开始应用。β受体阻滞剂的剂量应调整到使心率<70次/分。β受体阻滞剂具有潜在致胎儿发育迟缓,Apgar新生儿评分降低,或新生儿低血糖的可能,但都非常罕见。母乳喂养无禁忌证,但atenolol、nadolol和sotalol经乳汁分泌的量要大于其他的β受体阻滞剂。如果β受体阻滞剂不能耐受,维拉帕米在妊娠中使用也是安全的,但如果用于重度左室流出道梗阻的患者,可能会引起血流动力学的恶化和猝死,患者应住院并给予密切监护。

妊娠期间由于容量超负荷而发生肺动脉充血症状时可使用低剂量的利尿剂。然而,应注意不要导致前负荷过低而加重左室流出道的梗阻,所有肥厚性心肌病的妊娠患者,即使症状很轻也应建议患者卧床休息时周期性地保持左侧卧位。

伴严重症状和重度流出道梗阻的患者,在计划妊娠前应建议行室间隔肥厚心肌减缓性治疗。妊娠期间施行外科部分心肌切除术较罕见,只限于症状严重、难治性的压力梯度显著增高的患者(表8-1)。

表 8-1　妊娠期间肥厚性心肌病的治疗建议

1.确定左室流出道梗阻的程度和危险分层
2.猝死的危险分层
3.有症状者要使用β受体阻滞剂
4.避免减少前负荷(脱水,多度利尿)
5.避免使用正性收缩性药物(多巴胺或多巴酚丁胺)和血管扩张药(硝苯地平)
6.低血压的患者,保持体液平衡和使用血管收缩性药物

室间隔的射频治疗已被考虑用于替代肥厚性心肌病伴左室流出道梗阻患者室间隔心肌成形切除术。重症患者也可考虑植入双腔DDD型起搏器。

妊娠的肥厚性心肌病患者如常发生心房颤动或心房扑动伴快速心室率,应考虑心脏复律。β受体阻滞剂常用于预防进一步的心脏事件。如果反复发生恶性心律失常事件,应考虑使用低剂量的胺碘酮。妊娠期间使用胺碘酮通常是安全的,新生儿甲状腺功能低下偶可发生。因此,分娩后应给予新生儿甲状腺功能评估。目前没有先天性致畸的报道。

所有肥厚性心肌病的患者都应进行猝死风险的危险分层,预测猝死等主要危险因素包括,既往有院外心搏骤停发生的历史或已被证实有持续性的室性心动过速的发生,有强烈的肥厚性心肌病猝死的家族史。其他轻微的致猝死的危险因素包括重度的肥厚(心室厚度>3cm),在24小时动态心电图无持续性室速的发生,运动后血压下降,MRI心肌灌注缺损。如果存在多个危险因子,应推荐患者接受植入自动除颤器。

(六)分娩

分娩应在有经验的高危妊产妇中心进行,并给予持续的心电和血压的监测。有动力学流出道梗阻表现的患者必须给予持续的β受体阻滞剂和补充液体。常规阴道分娩是安全的。剖宫产通常只适用于产科的目的。因为前列腺素有扩张血管的作用,故不推荐用于分娩的诱导,但能较好耐受催产性药物。应避免应用硬膜外麻醉,因可产生低血压。如丢失血液,应迅速补充。完成第三产程后,患者应保持坐立的位置,以避免肺动脉充血或可能需要静脉内应用呋塞米(表8-2)。

表 8-2　肥厚性心肌病患者分娩的处理

1.分娩过程必须在医院给予心电和血压的检测

2.常规可经阴道分娩

3.不能使用前列腺素引产

4.迅速补充丢失的血液

5.第三产程结束后应保持坐位姿势

6.预防性使用抗生素

分娩后如果有左室流出道梗阻伴血流动力学恶化的证据,应推荐使用补液和血管收缩性药物——脱羟肾上腺素。应避免使用β-肾上腺素,例如,多巴胺或多巴酚丁胺以避免增强心脏收缩力,加重流出道的压力梯度,加重低血压。对某些合适的患者需要给予右心导管的持续监测和经食管超声心动图做血流动力学的评价。妊娠期间如需要做牙科的处理或行外科分娩,应给予预防性使用抗生素。

二、克山病

克山病是在中国发现的一种原因不明的心脏病,1935 年在黑龙江省克山县发现此病而命名为克山病。本病发病范围较广,涉及我国黑、吉、辽、蒙、晋、鲁、豫、陕、甘、川、滇、藏、黔、鄂 14 个省和自治区,好发于山区及丘陵地带的农业区。以农业人口为主,有家庭发病趋势,多见于妊娠及哺乳期妇女及学龄前儿童。20 世纪 70 年代后发病率和病死率已明显下降。急重型发病率大幅下降。

病因迄今尚未明确,其中硒缺乏是克山病发病的重要因素,但不是唯一因素,可能与蛋白质及其他营养要素缺乏有关。在克山病死亡病例的尸检心肌标本及患者心肌活检标本中,经病毒分离或病毒核酸监测多发现与肠道病毒感染有关。

病理变化以心肌实质细胞变性、坏死和瘢痕形成相互交织存在。心肌均有不同程度扩张,心肌变薄。

根据起病急缓和心功能可分为四型,分别为急型、亚急型、慢型和潜在型。①急型克山病:起病急骤,以心源性休克为主要表现,患者突感头晕、心悸、胸闷乏力,且伴有恶心、呕吐。呈急性肺水肿表现者,可出现咳嗽、气促。患者可伴有严重心律失常,或心脑缺血综合征。体格检查,患者焦虑不安,发绀,四肢湿冷,心尖区第一心音减弱。或舒张期奔马律及心律失常,心脏扩大或扩大不显著,双肺可闻及干湿啰音,病情进展迅速。②亚急型克山病:起病及进展较急型缓和,多发于断奶后及学龄前儿童。常在 1 周内发展为急性心力衰竭。③慢型克山病:部分由急型或亚急性迁延转化为慢型,病程多超过 3 个月,以慢性充血性心力衰竭为主要表现,但常伴有急性发作。④潜在型克山病:呈隐匿性发展,无明确起病时间,心肌病变较轻,心功能代偿较好,可无自觉症状。半数以上患者是流行地区普查中检出的。

克山病的检出和诊断依据临床表现、X 线、心电图、超声心动图的检查和流行病学的情况。

在克山病病区还应长期坚持对机体内、外环境硒水平进行监测,对低硒地区人样采取补硒措施,预防和控制亚急型病例的发生。

目前治疗的对象主要为慢型克山病患者。治疗原则是去除诱发因素,控制心力衰竭,纠正心律失常,改善心肌代谢。克山病有心力衰竭的患者治疗可应用利尿剂、正性肌力药物、血管紧张素转换酶抑制药(ACEI)、血管紧张素Ⅱ受体阻滞剂(ARB)、β受体阻滞剂、血管扩张药、心肌能量及抗心律失常药物。克山病患者,妊娠期心力衰竭的治疗应参照妊娠期扩张型心肌病治疗用药的原则。血管紧张素转换酶抑制药和血管紧张素Ⅱ受体阻滞剂在整个妊娠期间都是禁用的。

妊娠和分娩:慢型患者一般不应怀孕,如果已经怀孕,小月份应终止妊娠,大月份要严密观察病情变化,在心脏监护下分娩。

三、围产期心肌病

围产期心肌病是指原无器质性心脏病的孕产妇于妊娠最后 3 个月或产后 6 个月内首次发生以气急、心悸、咳嗽、心前区不适,心脏增大、肝大、下肢水肿等一系列原因不明的以扩张型心肌病为主要表现的心力衰竭症状。发病率在不同国家存在巨大差异,占活产婴儿孕产妇的 0.01%～0.3%,死亡率在18.0%～56.0%,可见本病是产科和内科领域里的重要问题,不可忽视。

围产期的心肌病病因、发病机制尚不明,诊断仍是以排除为方法,治疗方面采用纠正心力衰竭的方法,用血管扩张药、抗凝治疗。

(一)病因和发病机制

围产期心肌病的病因和发病机制迄今未明,可能是下面多种因素作用的结果。

1.感染

(1)病毒及原虫的感染,Silwa 等在对围产期心肌病者的众多研究中检测出其血液中的炎性细胞肿瘤坏死因子 a(TNFa)、C 炎性细胞因子、C 反应蛋白(CRP)、白细胞介素-6(IL-6)和表面 Fas/APO-1(抗细胞凋亡标志物)的浓度不断升高,C 反应蛋白的浓度与左心室舒张末期和收缩末期的直径成正比和左室的射血分数成反比,C 反应蛋白的浓度在不同种族间差异大,高达40%的变异是由遗传因素决定的。白细胞介素-6,表面 Fas/APO-1 柯萨奇病毒 B 在 Bultman 及 Kuhl 研究组的围产期心肌患者心内膜心肌活检组织中测出病毒遗传物质,诸俊仁等认为心肌炎亦可能同原虫的感染有关,非洲冈比亚 29 例围产期心肌病统计中 100%孕妇有感染疟疾史,疟原虫寄生在红细胞内,大量红细胞被破坏引起进行性贫血及缺氧,疟原虫的裂殖体增殖在内脏的血管进行,使内皮增厚可致栓塞,疟原虫可能导致心肌炎的一系列改变。故可假想炎症反应强度的增加是诱发围产期心肌病的众多因素之一。

(2)与持久性肺衣原体感染可能有关。

2.心肌细胞的凋亡

新近研究发现,围产期心肌病的血浆细胞凋亡标志物 Fas/APO-1 的浓度不断升高,显著高于健康对照组,也是死亡率的一个预测指标。已有报道,去除心脏的特异性信号传导和转录激活因子 3(STAT3)可致小鼠产后的高死亡率,死亡前雌性突变性小鼠表现出心力衰竭,心功能障碍与细胞凋亡的症状相似,心肌细胞的凋亡对围产期心肌病有致病作用,以半胱天冬酶抑制药为代表的细胞凋亡抑制药可能为本病提供新的治疗方案。

3.与不同地区、黑色人种、生活习惯、社会经济、营养因素可能有关

非洲冈比亚、尼日利亚、塞内加尔国家的妇女有大量摄盐的习惯,以玉蜀黍为主粮或吃干的湖盐和胡椒制成的麦片粥均可增加血容量,增加心脏负荷,当地产妇尚有每天用热水沐浴后睡在炕上,炕下烧火使热气保持数小时的习惯,非洲天气本酷热,室温常超过 40 ℃以上,大量热负荷加重心脏的负担,而且当地妇女劳动强度大,既要带小孩,又要种地。

4.自身免疫因素

Warraich 及其同事将来自南非、莫桑比克和海地的 47 例围产期心肌病患者作为调查对象，主要研究围产期心肌病对体液免疫的影响并评价心肌球蛋白（G 类和子类的 G_1、G_2、G_3），对免疫球蛋白的临床意义，这三个地区免疫球蛋白相似，并呈明显的非选择性存在。

5.其他因素

（1）硒缺乏症：围产期心肌病的患者硒浓度显著低，缺硒可能易致病毒感染。冠心病、扩张型心肌病与缺硒同样有关。

（2）激素：仍有争议，有认为卵巢激素可能会引起心脏过度扩张，亦有报道不支持任何激素、孕激素、催乳素在围产期心肌的病因作用。

上述众多因素中尚没有任何明确病因，可能由于疾病的病因是多因素的，虽然发达国家拥有更充足的研究资金，但这一疾病在发达国家比较罕见也直接阻碍了对其病因的探索。

（二）病理

围产期心肌病的病理变化与扩张型心肌病相似，心脏扩大呈灰白色，心脏内常有附壁血栓形成，心内膜增厚可见灰色斑块，镜检示间质性水肿，散在性的单核或淋巴细胞的浸润，弥散性灶性心肌病变和纤维化、组织化学检查有线粒体损害，氧化不足和脂质积累，冠状动脉、心瓣膜无病变，心包积液亦罕见。

（三）临床表现

围产期心肌病的临床表现最常见的是心脏收缩功能衰竭，妊娠可能会掩盖心力衰竭的早期症状，患者往往认为是妊娠的正常表现，患者逐渐出现气急、高血压、乏力、心悸、咳嗽、夜间阵发性呼吸困难或端坐呼吸偶有急性肺水肿，以后发展成右心衰竭而有颈静脉怒张，肝大，下肢水肿，也可同时出现左右心衰竭。可有胸闷、非典型的心绞痛，有心尖奔马样杂音、功能性二尖瓣关闭不全杂音，心律失常与栓塞并发症并不少见，发病距分娩越近患者临床表现越急剧，心电图常显示心动过速，心传导阻滞，房性或室性心律失常，左心室肥厚，非特异性 ST-T 改变。X 线检查示心影弥散性增大，以左右心室为主，心脏搏动较弱，超声心动图示心腔扩大，心脏附壁血栓，心室有血栓形成，继而可能在身体任何部位发生，如下肢动脉栓塞、脑栓塞、肠系膜动脉栓塞、冠状动脉栓塞继发急性心肌梗死，肺动脉栓塞。亦可出现急性肝功能衰竭及多功能衰竭致病情恶化。本病患者临床表现差异很大。

心内膜-心肌活检：镜检见心肌细胞肥大，肌核增大深染，心肌间质水肿，心肌细胞中均可见到结构均匀、染色弥漫，呈颗粒状散在性单核细胞浸润，是围产期心肌病患者所特有的体征。

据 Veille 综合 21 篇文献报道，90％以上的患者有呼吸困难，63％出现端坐呼吸，65％出现咳嗽，50％感心悸，1/3 的患者有咯血、腹痛、胸痛及肺栓塞等症状。

（四）诊断

围产期心肌病起病常在妊娠最后 3 个月或产后 6 个月内并有感染、高龄、多胎、多次妊娠、营养不良、贫血、地区、有色人种、生活习惯等因素。结合 X 线片、超声心动图、心电图，而且病者既往无器质性心脏病，如高血压病、子痫前期及其他原因引起的心力衰竭，临床表现可诊断本病。

（五）鉴别诊断

急进型高血压、先兆子痫、克山病、肺栓塞、贫血、甲状腺功能亢进、慢性肾炎等疾病。

围产期心肌病同特发性扩张型心肌病不同之处是前者多发生于妊娠末期及产后 6 个月内，经积极治疗后心脏大小可能会恢复正常。

(六)治疗

治疗方法基本与其他心力衰竭治疗相似,目的在于减轻心脏的前后负荷,增加心脏收缩力,除严格卧床休息外,需低盐饮食,吸氧,控制输入量,待心力衰竭症状好转可适当活动以减少下肢深静脉血栓形成及肺栓塞。

1.地高辛和利尿剂

治疗是安全的,地高辛有增加心脏收缩力和减慢心率的作用,利尿剂可减轻心脏前负荷。

2.血管扩张药

如硝酸甘油、酚妥拉明、硝普钠等配合正性肌力药物,多巴胺在围产期心肌病治疗中有显著疗效。

3.血管紧张素转换酶抑制药或血管紧张素Ⅱ受体阻滞剂

能改善心室重构,降低血压、降低死亡率,但本类药物仅用于妊娠后期或产后不哺乳的患者,因本类药物有致畸作用及可从母乳中排出。

4.β受体阻滞剂

多个报道证实本类药物对孕妇无禁忌证,可安全使用,有利于控制心脏收缩和心率,目前使用较广泛的是选择性 β_1 受体阻滞剂,对胎儿无明显的不良反应,拉贝洛尔除阻滞 β_1、β_2 受体外,还可拮抗 α 受体并有促胎成熟的作用,妊娠晚期应用较理想,但必须注意 β 受体阻滞剂有减少脐带血流,引起胎儿生长受限的不良反应,于妊娠晚期应用较好,并尽可能以小剂量为宜。

5.抗凝治疗

对于左心室射血分数低于 35% 的病者,心房颤动、心脏血栓、肥胖和既往有栓塞的病者及长期卧床的患者,可根据不同情况选用华法林、肝素、低分子肝素,目前本疗法尚有争议。若使用此类药物应注意出血倾向,密切监测凝血指标。

6.抗心律失常药物

β 受体阻滞剂可用于室上性心律失常,地高辛可用于非洋地黄中毒引起室上性心律失常,肌苷类药物紧急情况下可应用。缓慢性心律失常、难治性心律失常可安装心脏起搏器,对危及生命的心律失常可除颤。

7.免疫抑制剂的治疗

对硫唑嘌呤和类固醇的研究较少,对这些药物的使用还待进一步评估,若心肌活检证实急性心肌炎的病者可试用免疫抑制剂的治疗。

8.免疫调节剂

已知免疫调制剂己酮可可碱可减少肿瘤坏死因子 TNFa、C 反应蛋白和表面 Fas/Apo-1 的产生,亦被证实可改善心功能分级。

此外结合临床患者的病情,可应用主动脉内囊反搏或心肺辅助装置。

对重症患者积极控制心力衰竭后考虑终止妊娠,产后不宜哺乳。

大多数学者认为对围产期心肌病的治疗应持续 1 年以上。

(七)预后

就围产期心肌病长期存活与康复效果研究,多数患者治疗后可以恢复,个别疗效不佳而死于心力衰竭或栓塞,部分患者治疗后心脏大小可能恢复。血压持续增高,这些患者再次妊娠可使病情恶化,起病后4个月心脏持续增大,预后不佳,6年内约半数死亡。

(刘桂英)

第二节 妊娠合并心律失常

妇女怀孕以后,随着胎儿的发育心血管系统可发生相应的变化。在妊娠中晚期心功能不同程度受到影响,如活动后出现心悸、气短、心率增快,容易疲倦甚至发生昏厥等症状。一些妊娠妇女心电图可能出现各种期前收缩、心动过速,严重者或原有心脏病者可出现心房颤动、心房扑动甚至心室颤动等心律失常。

由于绝大多数生育年龄的妇女并不存在心血管系统的疾病,故这些心律失常多数是短暂的变化,且程度较轻,对整个妊娠和分娩过程不构成危害,多不需要特殊治疗。妊娠本身可以诱发并加重心律失常,有较严重的心血管系统疾病的妇女不宜妊娠,所以在临床上真正较严重的心律失常并不多见。

一、房性期前收缩

(一)临床表现

房性期前收缩是一种常见现象,可没有不适感觉,部分患者可感到心悸,在疲劳、精神紧张或是在饮酒、吸烟、喝浓茶及咖啡时症状明显。

(二)治疗

对于没有症状,没有器质性心脏病的患者,多不需要药物治疗,通过病情解释,消除患者的紧张情绪,保持良好的生活方式,不要饮酒/吸烟,不饮用含有咖啡因的饮料,预防和减少房性期前收缩的发生。有明显症状或是有器质性心脏病的患者需要药物治疗。

(三)注意事项

(1)在分娩以前要对患者进行详细检查,仔细追问病史,了解患者是否有器质性心脏病。

(2)对于无症状,无器质性心脏病的患者,多不需要药物治疗;而有症状,有器质性心脏病的患者,应于分娩前行药物治疗,控制病情。分娩后应注意患者的心率变化,尽量减少可能诱发期前收缩的诱因。

二、阵发性室上性心动过速

简称室上速。

(一)临床表现

阵发性室上性心动过速可表现突然发作的心悸、焦虑、气短、乏力,多在情绪激动、疲劳、剧烈运动时出现,症状严重者可出现明显的心肌缺血症状,如心绞痛、昏厥、气短等症状。

(二)治疗

对有些患者来讲,镇静和休息就可以帮助恢复正常节律,但是多数患者需要通过减慢房室传导来达到目的。

1.非药物疗法

通过各种方式刺激兴奋迷走神经,如屏气、压迫眼球、按压颈动脉窦、刺激咽喉部诱发恶心呕吐等方法。通过此类方法可以使75%的阵发性室上性心动过速患者恢复正常心律或使心室率明显下降。

2.药物疗法

(1)维拉帕米:5～10 mg 稀释于 20 mL 5‰葡萄糖溶液中缓慢静脉注射,在 2～5 分钟内静脉注射,约 90％的患者可恢复正常心律,之后口服维拉帕米 40～80 mg,每天 3 次维持。

(2)普罗帕酮:70 mg,在 5 分钟静脉注射,如果无效 20 分钟后可重复使用。一天内应用总量不可超过 350 mg。心律恢复正常以后,可口服 100～150 mg,每天 3 次维持。

(3)反复发作的患者可应用洋地黄类药物和普萘洛尔,具体用法如下。①地高辛:0.5～1.0 mg 稀释于 20 mL 5‰葡萄糖溶液中静脉注射,在 15 分钟内静脉注射,以后每2～4 小时静脉注射 0.25 mg,24 小时总量不超过 1.5 mg。②普萘洛尔:可先试用 0.5 mg 静脉注射,然后 1 mg/3 分钟静脉注射,总剂量不超过3.0 mg。

3.直流电复律

在心功能较差、血液动力发生较严重改变时可使用直流电回复心律,10～50 J的能量就可以使心律恢复正常。孕期使用直流电复律是安全的,不对母儿构成威胁。

(三)注意事项

在孕期,阵发性室上性心动过速的发生率要高于非孕期,它一般不增加围生儿病死率。但是如果患者有器质性心脏病,且心动过速持续时间较长,程度较严重而引起心力衰竭时,就会造成胎儿宫内缺血缺氧。所以在孕期应及时发现并治疗阵发性室上心动过速,对于反复发作,特别是有器质性心脏病的患者,在控制症状以后还应该口服药物,以防止阵发性室上心动过速的再次发生。

三、心房颤动

(一)临床表现

心房颤动的主要临床症状是心悸和焦虑。由于心房不能起到有效的收缩作用,使得心室得不到有效的充盈。对于妊娠期妇女来讲,如果不伴有器质性心脏病,发生心房颤动时多数能较好地耐受可能发生的症状。如果伴有器质性心脏病,临床症状就较为严重,心室得不到充盈造成心肌缺血,心排血量减少就会诱发肺水肿、心绞痛、心力衰竭、昏厥。

心房颤动的患者心率一般在 350～600 次/分,心室率快慢不一,在 100～180 次/分。在妊娠期妇女,心房颤动并不多见,主要发生于一些有器质性心脏病的患者。如风湿性心脏病,特别是有二尖瓣病变者,高血压性心脏病、冠心病。在其他一些疾病中心房颤动有时也会发生,如肺栓塞、心肌病、心包炎、先天性心脏病和较严重的甲状腺功能亢进。

(二)治疗

心房颤动的治疗目的在于降低心室率和恢复心房的正常收缩功能,对子血流动力学失代偿程度不同的患者,处理方式亦不一样。如果患者心功能很差,应首先考虑使用直流电复律。如果患者的心功能尚可,可使用药物治疗。治疗方案的选择主要取决于患者血流动力学失代偿的程度,心室率和心房颤动的持续时间。

(1)急性心房颤动,心功能严重失代偿应首先考虑选用直流电复律,能量为 50～100 J,约 91％的患者经治疗后病情好转,恢复正常的窦性心律。如房颤伴有洋地黄中毒,则不宜用电复律,因为容易引起难以恢复的室性心动过速或室颤而导致患者死亡。

(2)慢性心房颤动的治疗主要是以控制心室率为主,首选的药物是洋地黄类药物,如地高辛

0.125～0.25 mg/d。一般单用洋地黄类药物即可，如果治疗效果不满意，可加用 β 受体阻滞剂（普萘洛尔）或（维拉帕米），心室率一般控制在休息时为 60～80 次/分，轻度适度运动时不超过 110 次/分为宜。在治疗慢性房颤时还应注意识别和纠正其他一些影响心室率的病变因素，否则就会容易造成药物中毒或导致错误的治疗。

（3）抗凝治疗，由于电复律时和随后的两周有发生血栓的可能性，所以对于一些可能发生血栓的高危患者，如二尖瓣狭窄、肥厚性心肌病、左心房内有明显的血栓附壁、既往有体循环栓塞史、严重心力衰竭以及人工心脏瓣膜置换术后等，应于心脏电复律之前行抗凝治疗。对于妊娠期妇女来讲。最适宜的抗凝剂是肝素，可以静脉滴注或小剂量皮下注射，使凝血酶原时间维持在正常的 1～5 倍。

（4）预防复发，心房颤动复律以后维持窦性心律比较困难，只有 30％～50％的心房颤动患者在一年以后仍能保持窦性心律。窦性心律的维持与左心房的直径和心房颤动持续时间的长短有关。维持窦律的首选药物为奎尼丁，0.2～0.3 g 每天 4 次口服，还可选用普鲁卡因胺或丙吡胺。

(三)注意事项

（1）积极治疗，恢复窦性心律。

（2）除非十分必要，在即将分娩前和分娩后用抗凝治疗。一般在分娩前一天停用肝素，改用作用较温和的阿司匹林。

（3）孕期抗凝治疗应首选肝素，因肝素不能通过胎盘，不会对胎儿造成危害。孕期应避免使用双香豆素，因其可以通过胎盘，对胎儿有致畸作用。

（4）由于奎尼丁能通过胎盘，长期或大量使用能引起宫缩造成流产或早产，所以孕期使用应较谨慎。

四、心房扑动

(一)临床表现

心房扑动的主要表现是心悸和焦虑、气短以及低血压等一系列症状，病情严重时还会出现脑缺血与心肌缺血症状。生育年龄的妇女一般很少发生房扑。

阵发性房扑的患者多数没有器质性心脏病，持续性房扑多发生于器质性心脏病的患者，特别是有左心房或右心房扩大的患者，心包炎、低氧血症、心肌缺血、贫血、肺栓塞、严重的甲状腺功能亢进患者或酗酒者均容易发生房扑。发生房扑时由于心室率较快，使得左心室舒张期快速充盈期缩短，导致心室搏出量减少。心房扑动患者的心房率一般在 250～350 次/分，通常伴发 2：1 的房室传导，心室率为心房率的一半，一般为150 次/分。

(二)治疗

（1）房扑的首选治疗方法为直流电复律，一般来讲＜50 J 的能量即可以成功转复心律，心律转为窦性心律或心室率较慢的房扑。如果第一次电击复律不成功或是心律转为房颤，可用较大的能量进行第二次电击复律。

（2）在房扑伴极快速的心室率时，应以控制心室率为主要治疗目的，可应用维拉帕米 5～10 mg 稀释于20 mL 5％葡萄糖溶液中，在 2 分钟内静脉推注，如果无效可以于 20 分钟后重复应用 1 次。用药以后心室率可以明显减慢，有时可以使房扑转为窦性心律。除了维拉帕米，还可以应用洋地黄类药物或普萘洛尔控制心室率。在心室率得到控制以后，可服奎尼丁 300 mg，每天三次以复转心律，其作用是恢复房室1：1 的传导。

预防用药可以使用维拉帕米、洋地黄类药物、普萘洛尔、奎尼丁或普鲁卡因酰胺。

(三)注意事项

及时发现并治疗房扑,防止脑缺血及心肌缺血的发生,以避免发生胎儿宫内缺血缺氧。

五、室性期前收缩

(一)临床表现

室性期前收缩是最常见的心律失常之一,可以发生在完全健康的个体或是有器质性心脏病的患者,在孕期其发生率有所增加。一般根据 Lown 的分级,把频发的、多形的或多源性的、连发的和"R-on-T"的室早称为"复杂性室早"。如果没有器质性心脏病,室性期前收缩本身并没有大的临床意义,但是如果同时存在器质性心脏病,就会有发生室性心动过速、心室颤动和猝死的危险。

发生室性期前收缩时,患者可以没有症状,也可以有心悸的表现。由于室性期前收缩的发生可造成心房血液反流至颈静脉,不规则地产生大炮波。

(二)治疗

室性期前收缩可以由吸烟、饮酒、喝咖啡、茶或是过度劳累、焦虑所引起,在药物治疗以前应首先去除这些影响因素,然后根据患者情况确定是否用药。

治疗的目的是去除复杂性室性期前收缩,防止室性心动过速,心室颤动和猝死的发生。

(1)在孕期,无症状、无器质性心脏病的妇女一般不需要药物治疗,消除顾虑以及温和的镇静剂在多数情况下已经足够。

(2)如果期前收缩频发,伴有器质性心脏病,应及时进行药物治疗,以免发生更严重的心律失常,造成孕妇死亡。可单用或联合应用奎尼丁、普萘洛尔和普鲁卡因酰胺治疗。①奎尼丁:0.25~0.6 g,每天 4 次口服。②普萘洛尔:30~100 mg,每天 3 次口服。③普鲁卡因酰胺:250~500 mg,每天 4 次口服。

(三)注意事项

(1)孕期一旦发现室性期前收缩,应明确诊断,了解患者是否有器质性心脏病,做动态心电图,评价患者室性期前收缩的类型和频度,并根据情况予以治疗。

(2)如无产科指征,一般可选择阴道分娩,对于复杂性室性期前收缩,除了予以常规药物治疗以外,分娩过程中应予以心电监护,随时了解患者病情的变化,必要时可行剖宫产术。

六、室性心动过速

(一)临床表现

发生室性心动过速时,由于心率过快,心室充盈减少,心排血量下降。患者可出现气短,心绞痛、低血压、少尿和昏厥。心脏听诊时出现第一心音和第二心音有宽的分裂,颈静脉有大炮波出现。

室性心动过速是一种严重的心律失常,大多发生在器质性心脏病变时,主要是缺血性心脏病和扩张性心肌病,其次是高血压性心脏病和风湿性心脏病,诱发室性心动过速的主要原因是心肌缺血、心力衰竭、电解质紊乱、洋地黄中毒等。发生室性心动过速以后,如不及时治疗,可发生室颤并导致死亡。

室性心动过速的平均室率为 150~200 次/分。由于其速率和室上性心动过速相似,故单凭速率难以进行鉴别诊断。由于室性心动过速多发生于有较严重的器质性心脏病的孕妇,故在孕期少见,即使是无器质性心脏病的孕妇,一旦发生室性心动过速,如不能及时治疗也会导致死亡。

(二)治疗

(1)如病情危急,可先静脉注射利多卡因 50～100 mg,然后行直流电复律,能量一般为 25～50 J。多数患者可以恢复窦性心律。

(2)如患者一般情况尚可,可用以下药物治疗。①利多卡因:50～100 mg 静脉注射,起始剂量为 1～1.4 mg/kg,然后以 1～4 mg/min 持续静脉滴注维持,如不能终止心律失常,可于 10 分钟后再给负荷量一半静脉注射。②普鲁卡因酰胺:100 mg,每 5 分钟肌内注射 1 次,直到心律失常控制或发生了严重不良反应或总量达 500 mg。③奎尼丁:0.2～0.4 g,每天 4 次口服。

(3)预防复发:直流电复律以后应静脉滴注利多卡因 1～4 mg/min,无效时加用奎尼丁 0.2～0.6 g 每天四次口服或是普鲁卡因胺 250～500 mg。每 4 小时口服 1 次。应注意避免长期应用利多卡因或是奎尼丁,以防止严重不良反应的出现。

(三)注意事项

(1)经治疗以后如果恢复窦性心律,在宫颈条件良好的前提下,可经阴道分娩,分娩过程中应加强心电监护,以防止复发。

(2)如心律失常较严重,应首先控制心律失常,然后再考虑分娩方式。经正规治疗以后仍不能完全恢复窦性心律,宫颈条件较差的患者,可在心电监护下行剖宫产结束妊娠,避免阴道分娩时过度劳累而诱发室颤,导致患者死亡。

(3)如果心律失常较严重,且有指征需要即刻结束妊娠时,可先静脉注射利多卡因 50～100 mg。随后以 1～2 mg/min 的速度静脉滴注,待病情稳定以后即刻行剖宫产手术。

七、心室颤动

(一)临床表现

心室颤动是最可怕的心律失常,患者出现一系列的急性心脑缺血症状,如 3～5 分钟内得不到及时治疗,心脑的灌注基本停顿,就会造成猝死。来自多个折返区的不协调的心室冲动,经过大小、方向各异的途径,经心室迅速传播。其结果是心脏正常的顺序收缩消失,发生心室颤动。由于没有有效的心脏排血,心室内无压力的上升,结果心脏处于与停顿相同的状态,周围组织得不到血液灌注。

(二)治疗

(1)一旦发生心室颤动,首选电除颤,常用的能量为 200～400 J。

(2)药物可应用利多卡因 2 mg/kg 体重,静脉注射;或是溴苄铵 5 mg/kg 体重,静脉注射。

(三)注意事项

由于一旦发生室颤,患者的死亡率很高。即使是抢救成功者,亦常伴有轻度的心力衰竭和肺部并发症,所以患者经治疗以后除了一般情况很好,且宫颈条件好时可以阴道试产以外,多数患者需行剖宫产结束妊娠。心律失常是极危急重症,在诊断治疗方面必须有内科,特别是心血管内科参与,所用抗心律失常药物必须小心谨慎,控制剂量,严密观察,避免不良反应产生。

(刘桂英)

第三节　妊娠合并甲状腺功能亢进症

妊娠合并甲状腺功能亢进症(简称甲亢)是一种较少见的妊娠并发症,国内报道其发生率为0.2‰~1‰,国外报道为0.5‰~2‰,85%~90%的妊娠期甲亢患者为Graves病。妊娠合并甲亢时孕妇及围生儿并发症高,如易并发子痫前期、甲亢性心脏病、甲亢危象、早产、胎儿生长受限、新生儿甲状腺功能异常、死胎及死产等。妊娠结局与孕期的治疗和监护密切相关。

妊娠合并甲亢包括孕前接受药物治疗的甲亢患者以及在妊娠期初次诊断的甲亢。

由于甲亢所表现的许多症状在正常妊娠时也常见到,如早孕期的妊娠剧吐和晚孕期的子痫前期,所以,孕期的诊断和处理可能会比较困难。孕期垂体激素和甲状腺激素水平的生理性变化可能会干扰甲状腺疾病的诊断,而在处理可疑或已确诊的妊娠期甲状腺疾病时也必须考虑到上述孕期生理性的变化。

一、正常妊娠期甲状腺相关激素的变化

孕妇在正常碘摄入的情况下,从妊娠早期开始经历甲状腺相关激素变化,并逐渐达到机体新的平衡。

(一)从妊娠前半期开始到妊娠结束

伴随激素水平的增加,甲状腺激素结合蛋白可较孕前增加2~3倍,可导致血中游离的T_3、T_4水平相对降低10%~15%,但这种变化可刺激下丘脑-垂体分泌促甲状腺素释放激素(TSH)。

(二)早孕期

孕妇体内绒毛膜促性腺激素(HCG)明显增高,可对下丘脑产生抑制,同时对甲状腺产生类似促甲状腺素释放激素的作用,在妊娠8~14周HCG高峰期,孕期血TSH呈下降。在早孕期诊断甲状腺功能亢进必须慎重,尤其是在合并妊娠期剧吐或滋养叶细胞肿瘤时。妊娠剧吐患者中有2/3的患者甲状腺功能检查结果异常而没有甲状腺疾病,30%有不能测出的TSH,60%有TSH降低,59%呈现FT_4水平升高。

(三)胎盘对甲状腺激素的代谢

胎盘可将T_4降解为T_3。表8-3列出了妊娠期甲状腺功能的正常值。

表8-3　妊娠期甲状腺功能的正常值

检查	非孕期	早孕期	中孕期	晚孕期
游离T_4(pmol/L)	11~23	10~24	9~19	7~17
游离T_3(pmol/L)	4~9	4~8	4~7	3~5
TSH(mU/L)	<4	0~1.6	1~1.8	7~7.3

胎儿甲状腺在孕5周时开始形成,孕10周时开始有功能,但是,孕12周时才开始有独立功能,才能在胎儿血清中测出T_4、T_3和TSH水平。T_4、T_3和TSH水平持续升高,到妊娠35~37周时达成人水平。此时甲状腺还相对不成熟,与T_4水平相比,TSH水平相对较高,因而和母体相比,胎儿甲状腺有更高的浓集碘的能力。所以应避免诊断性扫描,或用放射性物质如[131]I、

^{99}Tc,或放射碘治疗,以避免放射对胎儿造成危害。

二、甲亢对孕妇、胎儿的影响

甲亢患者若不进行治疗,最严重的并发症为心力衰竭和甲状腺危象。甲状腺危象即使经过恰当处理,母体死亡率仍高达 25%。心力衰竭比甲状腺危象更常见,主要由 T_4 对心肌的长期毒性作用引起,妊娠期疾病,如子痫前期、感染和贫血将会加重心力衰竭。

妊娠期甲亢会导致不良妊娠结局增加,包括流产、胎儿生长受限、早产、胎盘早剥、妊娠期高血压、子痫前期、感染和围生儿死亡率增加。甲状腺功能正常的孕妇(甲亢控制良好者)低出生体重儿的相对危险(OR)增加,妊娠前半期甲亢未控制者为 2.36,而整个孕期甲亢未控制者为 9.24。甲亢未控制的足月孕妇子痫前期的 OR 为 4.74。甲亢未控制者胎死宫内率为 24%,而接受治疗者仅为 5%~7%;治疗还使早产发生率从 53%降低到 9%~11%。

孕妇自身疾病对胎儿的影响也包括抗甲状腺药物透过胎盘引起的胎儿甲状腺功能减退(简称甲减),以及孕妇 TSH 刺激胎儿甲状腺引起的胎儿甲亢。对胎儿的影响与孕妇疾病的严重程度并不相关,但伴有高水平甲状腺刺激免疫球蛋白(TSI)的孕妇其胎儿患甲亢的概率增加。胎儿的表现包括生长受限、胎儿心动过速、水肿或胎儿甲状腺肿。由于胎儿伴有甲状腺肿时颈部处于过度伸展位置,因为会在分娩过程中造成困难,或出现呼吸道不通畅,因此应尽量在分娩前行超声检查明确胎儿的甲状腺肿大情况。胎儿甲状腺异常可进行宫内治疗,但只有检测胎儿血样才能明确诊断,而这种有创性操作只有在高度怀疑胎儿伴有严重异常时才可进行。

三、妊娠合并甲亢的诊断

多数妊娠合并甲亢者孕前就明确有甲亢病史,诊断已经明确,但也有一些孕妇处在甲亢的早期阶段,其症状与早孕反应不易鉴别。

妊娠早期轻度甲亢的症状往往不易与妊娠生理变化区分,有价值的症状有:①心动过速超过正常妊娠所致心率加速的范围;②睡眠时脉率加快;③甲状腺肿大;④眼球突出;⑤非肥胖的妇女正常或增加进食后,体重仍不增长。大多数早孕合并甲亢患者孕前就有甲亢症状,详细询问孕前病史可有助于诊断。

如果到孕中期恶心、呕吐的症状仍持续存在且没有减轻,则应检查甲状腺功能。重度甲亢或甲亢危象可能导致严重的高血压、充血性心力衰竭和精神心理状态的改变等,其症状类似重度子痫前期。因此,重度子痫前期患者,出现以下不典型症状时:孕周小、发热、腹泻或其他症状不能解释的心动过速等都应考虑有甲亢存在的可能。一旦明确诊断,需立即使用抗甲状腺药物治疗,以改善母儿结局。

甲状腺功能检查可协助明确诊断。在检查甲状腺功能的实验中,其诊断价值的高低依次为 $FT_3 > FT_4 > TT_3 > TT_4$。当患者症状很重,TSH 下降而 FT_4 正常时,要考虑 T_3 型甲亢的可能。

甲亢危象的诊断:甲亢孕妇出现高热 39 ℃以上,脉率>160 次/分,脉压增大,焦虑、烦躁、大汗淋漓、恶心、厌食、呕吐、腹泻、脱水、休克、心律失常及心力衰竭、肺水肿等。

四、甲亢的治疗

(一)孕前咨询

孕前患有甲亢者最好将病情控制后,怀孕前 3 个月保持甲状腺功能正常再妊娠。妊娠前可以用较高的初始剂量药物而不必考虑对胎儿的影响,若患者对药物不敏感,必要时也可以手术治疗。行放射性碘治疗者在最后一次治疗4个月以上再怀孕。积极治疗甲亢能改善不良妊娠结局。孕前服药者应避免怀孕后随意停药。

(二)妊娠期

正常妊娠可以出现 FT_4 正常,而 TSH 水平下降的现象,无须治疗。FT_4 轻度升高并且临床症状不重,则可能是暂时的甲亢,可以每4~6周复查1次实验室检查。此阶段如过于积极地使用抗甲状腺药物治疗,可能导致妊娠后期甲减的发生。

一般情况下,FT_4 水平如果增高2.5倍以上,则应考虑治疗。

甲亢的治疗主要在于阻断甲状腺激素的合成。丙硫氧嘧啶(PTU)和卡比马唑是治疗孕期甲状腺功能亢进的主要药物。丙硫氧嘧啶通过胎盘的量低于卡比马唑,因此,为孕期首选药物。但是如果已经用卡比马唑控制病情稳定,则不需要换药。丙硫氧嘧啶的缺点是比卡比马唑服药频率高。由于PTU可以阻断甲状腺组织以外的 T_4 向 T_3 转换,所以,可以快速缓解症状。对于不能耐受PTU的患者可以考虑使用卡比马唑。曾有报道认为卡比马唑可能与新生儿皮肤发育不全有关,该病是一种少见的皮肤阙如症,其典型病灶一般0.5~3 cm,分布于顶骨头皮上的头发旋涡处。

妊娠期诊断的患者开始治疗时药物应用要积极,给予4~6周的大剂量药物然后将药物剂量缓慢递减至初始剂量的25%。一般PTU初始剂量每8小时100 mg,用药期间每2周检查1次 FT_4。由于PTU是通过抑制甲状腺激素的合成起效的,所以只有在用药前储存的甲状腺激素耗尽时才显现明显的作用。用药后TSH受抑制的状态可以持续数周或数月,因而不能使用TSH作为疗效评价的指标。需要时,还可以加用几天阿替洛尔(25~50 mg/d,口服)控制心悸症状。

PTU用药后如果没有反应,则应加量,必要时最大剂量可以加到600 mg/d,如果应用大剂量后仍没有效果,应考虑可能是患者耐受,治疗失败。当 FT_4 水平开始下降时,应将剂量减半并且每2周时检测1次 FT_4 浓度。

治疗的目标是使 FT_4 水平稳定在正常范围的1/3之内。TSH约8周时恢复正常。多数孕妇在妊娠晚期仅需要少量的PTU。如果甲亢复发,可以重新开始用药。用药剂量为停药时剂量的2倍。

妊娠期禁用放射性碘治疗,因为碘可以被胎儿甲状腺吸收并可以破坏处于发育阶段的胎儿甲状腺。妊娠期甲状腺手术治疗仅限于药物治疗效果不佳的极少数病例,因为这些患者会伴有较高的孕妇发病率和死亡率。

(三)甲状腺危象的抢救措施

甲状腺危象是甲亢病情恶化的严重表现,一旦发生,积极抢救,不能顾忌治疗对胎儿的影响,治疗不及时可危及孕妇生命。

(1)PTU:服用剂量加倍以阻断甲状腺素的合成,一旦症状缓解及时减量。

(2)给予PTU后1小时开始口服饱和碘化钾,5滴/次,每6小时1次,每天20~30滴。碘化钠溶液0.5~1.0 g加于10%葡萄糖500 mL静脉滴注。

(3)普萘洛尔10~20 mg,每天3次,口服,以控制心率。

(4)地塞米松10~30 mg静脉滴注。

(5)对症治疗:包括高热时用物理降温及药物降温,纠正水、电解质紊乱及酸碱平衡,吸氧,补充营养及维生素,必要时人工冬眠。

(6)分娩前发病者,病情稳定 2~4 小时结束分娩,以剖宫产为宜。术后给予大量抗生素预防感染。

(四)治疗中的母、儿监测

除了甲状腺功能的测定外,还需要监测母儿在治疗或疾病发展过程中可能出现的并发症。PTU 可引起粒细胞缺乏症和肝功能异常,所以在治疗前和治疗中应定期检查全血细胞计数和肝功能。对胎儿的监测包括常规超声检查胎儿的生长发育,以及孕晚期明确有无胎儿甲状腺肿。新生儿出生时留脐带血检查甲状腺功能。

五、产后处理

为排除甲状腺抗体被动转运给胎儿和抗甲状腺药物引起胎儿甲状腺功能低下,新生儿出生后应密切监测甲状腺功能,检查脐带血和母乳喂养儿的甲状腺功能。甲亢作为一种常见的自身免疫病,可能在孕期首次发生,而在产后加重。在妊娠早期治疗过的患者,其产后复发率高于75%。产后的治疗同妊娠期基本相似。服用 PTU 并不影响哺乳,只有极少量药物会进入乳汁。产妇服用 PTU 则剂量的 0.07% 能由乳汁分泌,而卡比马唑为 0.5%。因此,服用丙硫氧嘧啶(<150 mg/d)和卡比马唑(<15 mg/d)者进行母乳喂养被认为是安全的。

停止哺乳后,可以考虑碘放疗,但是可能需要依据治疗剂量将母亲和新生儿分开一段时间。

(刘桂英)

第四节　妊娠合并缺铁性贫血

缺铁性贫血是指体内可用来制备血红蛋白的储存铁不足,红细胞生成障碍所发生的小细胞低色素性贫血,是铁缺乏的晚期表现。由于妊娠期妇女的生理改变,66% 的孕妇可发生缺铁性贫血,占妊娠期贫血的 95%。铁是人体最重要的微量元素之一,是构成血红蛋白必需的原料。人体血红蛋白铁约占机体总铁量的 70%,剩余的 30% 以铁蛋白及含铁血黄素的形式储存在肝、脾、骨髓等组织,称储存铁,当铁供应不足时,储存铁可供造血需要,所以铁缺乏早期无贫血表现。当铁缺乏加重,储存铁耗竭时,才表现出贫血症状和体征,故缺铁性贫血是缺铁的晚期表现。

体内许多含铁酶和铁依赖酶控制着体内重要代谢过程,因此,铁与组织呼吸、氧化磷酸化、胶原合成、卟啉代谢、淋巴细胞及粒细胞功能、神经递质的合成与分解、躯体及神经组织的发育都有关系。铁缺乏时因酶活性下降导致一系列非血液学的改变,如上皮细胞退变、萎缩、小肠黏膜变薄致吸收功能减退、神经功能紊乱、抗感染能力降低等。

一、病因

(一)铁的需要量增加

由于胎儿生长发育需要铁 250~350 mg,妊娠期增加的血容量需要铁 650~750 mg,故整个孕期共需增加铁 1 000 mg 左右。

(二)孕妇对铁摄取不足或吸收不良

孕妇每天至少需要摄入铁 4 mg。按正常饮食计算,每天饮食中含铁 10~15 mg,而吸收率仅为 10％,远不能满足妊娠期的需要。即使是在妊娠后半期,铁的最大吸收率达 40％,仍不能满足需要,若不给予铁剂补充,容易耗尽体内的储存铁而造成贫血。

(三)不良饮食习惯

蔬菜摄入量少、长期偏食和饮浓茶不但使铁的摄入减少,而且吸收也不足。

(四)其他

既往月经过多、多产或分娩过于频密等使铁的丢失过多,早孕反应重使得铁的摄入不足。

二、发病机制

孕妇缺铁使体内长期处于铁的负平衡,机体便动用储备铁,继之使血清铁、血铁蛋白逐渐下降到最低点。当体内的铁耗尽,发生红细胞内缺铁时,便会导致红细胞生成障碍。

三、贫血对妊娠的影响

慢性或轻度贫血机体能逐渐适应而无不适,对妊娠和分娩影响不大。中度以上的贫血由于组织对缺氧的代偿可出现心率加快、心排血量增加,继续发展则心脏代偿增大,心肌缺血,当血红蛋白<50 g/L时易发生贫血性心脏病。贫血的孕妇由于子宫胎盘缺血极易合并妊娠高血压疾病;由于抵抗力降低易导致感染的发生;缺血的子宫易引起宫缩不良而导致产程延长和产后出血;因氧储备不足,对出血的耐受性差,即使产后出血不多也容易引起休克而危及生命;对产科手术的麻醉耐受性差,容易发生麻醉意外。

贫血孕妇氧储备不足可影响胎儿的生长发育和胎儿的储备能力,故胎儿生长受限、低出生体重儿、胎儿窘迫、新生儿窒息的发生率升高。

铁通过胎盘单方向源源不断运输给胎儿,轻、中度的贫血对胎儿没有影响,但严重缺铁性贫血的孕妇没有足够的铁供给胎儿,胎儿出生后同样表现为小细胞低色素性贫血。

四、诊断依据

(一)病史

既往有月经过多、钩虫病等慢性失血的病史;长期偏食、胃肠功能紊乱、营养不良;合并肝肾疾病和慢性感染。经铁剂治疗有效对诊断有重要的辅助价值。

(二)临床表现

缓慢起病,轻者常无明显症状。随着贫血的出现皮肤黏膜逐渐苍白,以唇、甲床最明显,也可出现头发枯黄、倦怠乏力、不爱活动或烦躁、注意力不集中、记忆力减退。重者表现为口腔炎、舌乳头萎缩、反甲、心悸、气短、头昏、耳鸣、腹泻、食欲缺乏、少数有异食癖等,严重的可见水肿、心脏扩大或心力衰竭。

(三)实验室检查

这是诊断缺铁性贫血的重要依据。

1.血常规

血常规表现为小细胞低色素性贫血,血红蛋白<100 g/L,网积红细胞正常或略高,轻度患者白细胞及血小板计数均在正常范围,严重时三系均降低。红细胞平均体积(MCV)<80 fL,红细胞平均血红蛋白量(MCH)<27 pg,红细胞平均血红蛋白浓度(MCHC)<30％。

2.血清铁和总铁结合力

当孕妇血清铁<8.95 μmol/L(50 μg/dL),总铁结合力>64.44 μmol/L(360 μg/dL)时,有助于缺铁性贫血的诊断。

3.血清铁蛋白

血清铁蛋白是反映体内铁储备的主要指标,血清铁蛋白<14 μg/L(<20 μg/L为贮铁减少,<12 μg/L为贮铁耗尽)可作为缺铁的依据。

4.骨髓象

红系造血呈轻度或中度活跃,以中晚幼红细胞增生为主,骨髓铁染色可见细胞内外铁均减少,尤以细胞外铁减少更有诊断意义。

五、治疗

(一)补充铁剂

主要方法是口服铁剂,常用硫酸亚铁片剂0.2~0.3 g,每天3次,饭后服用,以减少对胃肠道的刺激。琥珀酸亚铁0.2~0.4 g,每天3次,其含铁量高,且吸收好,生物利用度高,不良反应小。同时服用维生素C可保护铁不被氧化,促进铁吸收。

注射铁剂的应用指征:①口服铁剂消化道反应严重。②原有胃肠道疾病或妊娠剧吐。③贫血严重。④妊娠中、晚期需要快速补铁。

注射用铁剂有右旋糖酐铁及山梨醇枸橼酸铁两种剂型。

1.右旋糖酐铁

首剂20~50 mg,深部肌内注射,如无反应,次日起每天或隔2~3天注射100 mg。右旋糖酐铁也可供静脉注射,由于反应多而严重,一般不主张,初用者使用前需作皮内过敏试验。总剂量为每提高1 g血红蛋白需右旋糖酐铁300 mg,也可按以下方法计算:右旋糖酐铁总剂量(mg)=300×(正常血红蛋白克数-患者血红蛋白克数)+500 mg(补充部分贮存铁)。

2.山梨醇铁剂

有吸收快、局部反应小的特点,每次115 mg/kg,肌内注射。每升高1 g血红蛋白需山梨醇铁200~250 mg,总剂量可参考上述公式。

(二)输血

缺铁性贫血一般不需输血,仅适用于严重病例和症状明显者,当血红蛋白<60 g/L,接近预产期或短期内需分娩者应少量多次输注浓缩红细胞悬液,每次输1单位,输注时必须掌握速度避免加重心脏负担或诱发急性左心衰竭,对有心功能不全者更应注意。

(三)产科处理

1.临产后应配血

以防出血多时能及时输血。

2.预防产后出血

严密监测产程,第一产程避免时间过长,第二产程尽可能缩短,必要时予以助产;胎儿前肩娩出后,药物促进子宫收缩,促进第三产程;产后尽快仔细检查和缝合损伤的软产道,减少产后出血量。

3.预防感染

产程中严格无菌操作,产后应用广谱抗生素。

六、预防

为满足孕期对铁需要量的增加,鼓励孕妇多进食含铁丰富的食物,如牛肉、动物内脏、苹果、大枣、荔枝、香蕉、黑木耳、香菇、黑豆、芝麻等;纠正偏食的习惯;妊娠中期后应常规补铁;积极纠正胃肠功能紊乱及其他易引起缺铁性贫血的并发症。

(刘桂英)

第五节　妊娠合并溶血性贫血

溶血性贫血是由于红细胞破坏过多、过快,而骨髓造血代偿不足引起的一类贫血,因病因或原发病不同,临床表现也不尽相同,明确诊断需较高条件的实验室检查,故容易引起漏诊、误诊。溶血性贫血临床上分为遗传性和后天获得性两大类型,诊断上首先根据红细胞破坏过多、血红蛋白代谢产物增多、骨髓代偿性红系细胞增多,以及红细胞生存时间缩短确定是否为溶血性贫血,然后通过实验室检查进一步明确其病因所在。

一、遗传性溶血性贫血

遗传性溶血性贫血以溶血和溶血性贫血为主要临床表现的遗传性疾病,是全球最常见的遗传性疾病,其包括由红细胞膜异常、红细胞酶缺陷和血红蛋白异常引起的疾病,疾病的早期和轻型患者不一定有贫血,故称其为遗传性溶血性疾病更为合适。因此,并非所有患者均自幼即有贫血,不少患者到成年期始被发现,由于遗传规律的异质性,不一定都有家族史,因此造成诊断困难。

(一)遗传性球形红细胞增多症

1.发病机制

遗传性红细胞膜缺陷引起的溶血性贫血最常见为遗传性球形红细胞增多症,其基本病变是基因突变,导致红细胞膜骨架蛋白缺陷,影响膜骨架蛋白垂直连接,不能提供对红细胞膜双层脂质的支持,最终导致膜表面积丢失,形成球形红细胞。脾脏不仅扣留球形红细胞,并加速其膜的丢失和球形红细胞的形成。

2.遗传方式

遗传方式大多数呈常染色体显性遗传,子代发病率50%,病变基因位于第8号或第12号染色体短臂,75%有家族史。常染色体隐性遗传的遗传性球形红细胞增多症患者往往合并新的突变才发病。25%无家族史,可能与新的基因突变有关。因此,遗传性球形红细胞增多症是一组异质性疾病,可有不同遗传方式,但每一家系有其特有的突变表现。

3.临床表现

具有异质性和多样性,发病年龄可从儿童、青少年,甚至到老年,贫血可轻可重,多数病例可无贫血。按血红蛋白及收缩蛋白含量临床上分为静止携带者、轻型、中度及重度,人群中以轻型和亚临床型占多数,携带者和轻型较难诊断,往往在妊娠时才首次出现贫血,因此很大程度上取决于临床医师的警惕性。

贫血、黄疸和脾大为主要临床表现,但黄疸和贫血不成比例,常见轻到中度贫血,间歇性黄疸,常并发胆石症,个别可见小腿迁延性溃疡。

严重病例贫血严重,需要输血维持生命,每当受凉、劳累或感染可诱发溶血危象表现为贫血加重、黄疸加深,可危及生命。

个别病例因病毒感染后引起骨髓暂时抑制,表现为贫血突然加重,网织红细胞减少,更严重者表现为再生障碍危象的全血减少,患者可因此死亡。

4.实验室检查

(1)血常规:慢性期为轻度贫血,小球红细胞为其特征。血常规红细胞平均体积<80 fL+红细胞平均血红蛋白浓度>354 g/L+红细胞分布宽度>14%诊断遗传性球形红细胞增多症较为准确;外周血涂片小球形红细胞的形态单一,表现为细胞的大小和密度均一,比例为20%~40%。

(2)筛查试验:①红细胞渗透性脆性试验脆性增高。②酸化甘油溶血试验阳性。③流式细胞仪荧光测定荧光值明显减低。

(3)红细胞膜蛋白电泳检查:遗传性球形红细胞增多症的筛查试验不能肯定诊断时,采用红细胞膜蛋白电泳法,80%可以检查出膜蛋白异常。

(4)骨髓象:红系增生活跃,当再生障碍危象时红系再生低下。

5.诊断

根据黄疸、贫血和脾大,加上球形红细胞和网织红细胞增多的血常规特点和红细胞脆性增加诊断并不难,如有家族史则更有助于诊断。

6.疾病对妊娠的影响

溶血和贫血的严重程度取决于脾脏是否存在,脾脏完整的患病孕妇由于红细胞破坏多于生成,容易出现严重的溶血和贫血,表现为妊娠期间突然出现严重的溶血性贫血。

7.治疗

(1)目前没有办法进行治疗,只有在贫血严重时予以输血。

(2)脾脏切除的指征:大多数病例脾切除效果好,去除了吞噬变形红细胞的场所,可控制溶血的发生,延长红细胞寿命,轻型可纠正贫血,重型可改善贫血,但球形红细胞数量不变甚至增多。但是脾脏切除后可能发生致命的肺炎链球菌败血症,是主要的危重并发症,此外,术后反应性血小板增多、肺动脉高压及血栓形成的危险存在,因此脾脏切除适用于重度病例,中度患者如能代偿,可不行脾切除,但伴有脾大贫血者可考虑手术。有症状的胆结石患者手术的可考虑同时切除胆囊。

(3)使用叶酸可防止因叶酸缺乏加重贫血。

(二)遗传性红细胞酶病

遗传性红细胞酶病是一组因遗传因素导致红细胞内的代谢酶类发生病变而引起的溶血性疾病,这些酶大多为能量代谢酶和氧化还原酶。现已发现19种红细胞酶缺乏和1种酶活性过高可以引起溶血,其中最为常见的是葡萄糖-6-磷酸脱氢酶缺乏引起的溶血性贫血。

1.遗传方式

葡萄糖-6-磷酸脱氢酶基因位于X染色体上,遗传方式为性连锁不完全显性遗传。男性携带缺陷的基因可完全表达,引起酶缺乏,该病变基因由母亲遗传给儿子。而女性杂合子体内有葡萄糖-6-磷酸脱氢酶缺乏和正常的两群红细胞,两者的比例可相差很大,该比例决定杂合子女性的表型是正常或异常。

2.发病机制

葡萄糖-6-磷酸脱氢酶是防止红细胞蛋白被氧化损伤的看家酶,有缺陷的红细胞受氧化剂的攻击或发生感染会引起红细胞破坏,导致急性溶血,但是受氧化剂攻击后的敏感性也有差异。

3.临床表现

根据酶的活性和发病的诱因分类。

(1)无诱因的溶血性贫血:葡萄糖-6-磷酸脱氢酶活性很低,甚至可为0。表现为红细胞破坏加速,机体不能代偿,表现为慢性溶血性贫血。

(2)蚕豆性溶血性贫血:葡萄糖-6-磷酸脱氢酶活性呈中度到重度缺乏,一般在10%以下。平时无溶血反应,因食用蚕豆、感染和药物(氧化剂)导致急性血管内溶血,溶血具有自限性,一般摄入后24~72小时发生溶血,4~7天恢复。

(3)代偿性溶血性贫血:葡萄糖-6-磷酸脱氢酶活性在60%以上,临床无症状,多在体检时发现。

4.实验室检查

(1)红细胞形态:急性溶血期外周血红细胞形态可有非特异性改变,红细胞大小不一,有核红细胞、嗜多染性红细胞和红细胞碎片增多,也可见少量口形、棘形红细胞,部分患者可见少量偏心红细胞和"咬痕"红细胞。

(2)葡萄糖-6-磷酸脱氢酶缺乏症筛查试验:这类试验均对诊断葡萄糖-6-磷酸脱氢酶缺乏特异性。①变性珠蛋白小体试验:葡萄糖-6-磷酸脱氢酶缺陷者阳性细胞>28%(正常人<28%)。②高铁血红蛋白还原试验:葡萄糖-6-磷酸脱氢酶显著缺陷者<30%(正常人>75%)。③荧光斑点试验:葡萄糖-6-磷酸脱氢酶缺陷的红细胞荧光明显减弱,葡萄糖-6-磷酸脱氢酶活性降低者30分钟不出现荧光。该方法简单、可靠、灵敏,已被推荐为筛查葡萄糖-6-磷酸脱氢酶缺乏的筛选试验。

(3)葡萄糖-6-磷酸脱氢酶活力定量测定:该方法是确诊葡萄糖-6-磷酸脱氢酶缺乏症的依据,但要注意与获得性缺乏葡萄糖-6-磷酸脱氢酶症鉴别,静止期或在急性溶血发作后2~3个月检查较为准确。

(4)基因变异型分析:主要用于产前诊断、女性杂合子诊断和家族检测,目前尚不能列为葡萄糖-6-磷酸脱氢酶缺乏症的诊断标准。

5.诊断

根据食用蚕豆、使用药物或感染后发生溶血性贫血,结合实验室检查诊断不难,关键是临床思路是否正确。

6.疾病对妊娠的影响

纯合子的女性在妊娠期间食用蚕豆、摄入氧化剂或感染可诱发急性溶血性贫血,而导致一系列产科并发症。杂合子一般不发病。

7.治疗

治疗要点是避免氧化剂的摄入。轻度的急性溶血性贫血一般的支持治疗能奏效,重度急性溶血性贫血及时输血和使用肾上腺皮质激素疗效很好。

(三)遗传性血红蛋白病

遗传性血红蛋白病是一组因珠蛋白基因突变引起血红蛋白异常的遗传病,临床上重要的遗传性血红蛋白病有镰形细胞综合征、不稳定血红蛋白病、不正常氧亲和力的血红蛋白病、血红蛋白 M 病和地中海贫血,其中以地中海贫血最为常见。

我国地中海贫血分布以华南、西南和华东地区多见。

1.发病机制

血红蛋白是一种结合蛋白,由珠蛋白和血红素构成,每一个珠蛋白分子有两对肽链(一对 α 链和一对非 α 链,非 α 链包括 β、γ、δ、ζ 和 ε 种),不同的肽链是由不同的遗传基因控制的,每一条肽链与一个血红素构成一个血红蛋白单体,人类血红蛋白是四个单体聚合而成的四聚体。正常血红蛋白主要有三种:①Hb-A($α_2β_2$)是成人血红蛋白的主要形式,占 96%~98%,新生儿占 10%~40%,出生 6 个月后即达成人水平。②Hb-A$_2$($α_2δ_2$)在成人所占比例不超过 3%,在胎儿期只有微量甚至阙如,出生 6~12 个月达成人水平。③Hb-F($α_2γ_2$)主要存在于胎儿期,占胎儿血红蛋白的 70%~90%,出生后逐渐减少,出生 6 个月以后基本降至成人水平,即<1%。

(1)α 地中海贫血,α 珠蛋白基因缺失或缺陷,导致 α 肽链合成减少或缺乏,患者含 α 肽链的 Hb-A、Hb-A$_2$、Hb-F 合成减少,过剩的 β 及 γ 肽链各自聚合形成 Hb-H($β_4$)及 Hb-Bart($γ_4$)。正常 α 基因共有四个(父源和母源各两个)。α 地中海贫血的基因缺陷主要为缺失型,可分为四种类型。①静止型:缺失一个基因。②标准型:缺失两个基因。③HbH 病:缺失三个基因。④Hb-Bart 胎儿水肿综合征:缺失四个基因。

(2)β 地中海贫血,β 珠蛋白基因缺陷,导致 β 肽链合成减少或缺乏,患者含 β 肽链的 Hb-A 合成减少,而过剩的 α 肽链与 γ 肽链或肽 δ 链结合,导致 Hb-F 或 Hb-A$_2$ 合成增多。β 地中海贫血的基因缺陷绝大多数属于非缺失型的基因点突变,可分为四种类型。①轻型:基因型为 β 链生成完全受抑制或 β 链生成部分受抑制的杂合体;②中间型;③重型(Cooley 贫血):基因型为 β 链生成完全受抑制或 β 链生成部分受抑制的纯合体,β 链生成完全受抑制和 β 链生成部分受抑制的双重杂合体。

2.遗传方式

α 地中海贫血属常染色体隐性遗传,分子基础是位于 16 号染色体上的 α 珠蛋白基因先天缺失(缺失型),少数 α 地中海贫血是由于 α 珠蛋白基因的点突变导致其功能障碍(非缺失型)。β 地中海贫血属常染色体隐性遗传,分子基础是位于 11 号染色体上的 β 珠蛋白基因先天缺失,多数 β 地中海贫血是由于珠 β 蛋白基因的点突变所致。按照孟德尔方式传递的疾病。

3.临床表现

(1)地中海贫血纯合子状态:地中海贫血纯合子状态因为贫血严重,不可能生存至生育年龄,故不存在合并妊娠的问题。

(2)地中海贫血杂合子状态:临床表现不一,有的完全没有症状,有的仅表现为慢性溶血及贫血,典型的外周血红细胞为小细胞低色素性贫血,红细胞渗透脆性降低。α 地中海贫血的静止型无临床症状和体征,亦无贫血,红细胞形态正常;标准型表现为轻度贫血,部分包涵体生成试验阳性;血红蛋白分析在静止型与标准型均表现为 Hb-A$_2$ 降低;HbH 病常有轻度或中度贫血、肝脾大、黄疸,Hb 电泳可发现 HbH 带。β 地中海贫血的血红蛋白电泳主要表现为 Hb-A$_2$ 增高、Hb-F 增高,而 Hb-A 降低。

地中海贫血杂合子状态的妇女因为贫血轻,不影响正常生活和妊娠,故合并妊娠的问题集中在对子代遗传方面的分析和诊断。

4.诊断

地中海贫血的诊断和分型在孕期做出判断固然重要,但婚前或孕前的诊断更为重要。

(1)筛查试验。①血常规:红细胞平均体积≤80 fL,红细胞平均血红蛋白量≤25 pg,应怀疑地中海贫血可能。②外周血涂片红细胞形态:重型地贫红细胞大小不均,中央苍白区扩大,靶形红细胞及幼红细胞增多,甚至有红细胞碎片;Hb-H病可见靶形红细胞和泪滴样红细胞,但红细胞碎片少见。③变性珠蛋白小体:诊断 Hb-H 病的一项简易而特异的方法,即使血红蛋白电泳未见 H 区带,变性珠蛋白小体也可为阳性。④异丙醇试验:血红蛋白 H 病阳性率高。⑤血红蛋白分析:是最简单的判断方法,β 地中海贫血表现为 Hb-A$_2$ 升高,可达 4%~10%;α 地中海贫血 Hb-A$_2$ 减少,一般在 2.5% 以下。⑥抗碱血红蛋白测定:是判断 Hb-F 的重要标志。

(2)基因诊断:目前聚合酶链反应(PCR)及其衍生的相关技术已成为 α 地中海贫血基因诊断最常用方法。对 β 地中海贫血的基因诊断采用聚合酶链反应/抗链霉素溶血素"O"探针杂交、聚合酶链反应/反向点杂交及多重等位基因特异性聚合酶链反应等技术。

(3)产前诊断:若夫妇双方均为同一类型地中海贫血杂合子,依照遗传规律,其后代有 1/4 机会为纯合子,2/4 机会为杂合子,1/4 机会为正常。临床上应避免纯合子胎儿出生,很有必要对夫妇双方进行有效的产前筛查,最好能在婚前或孕前医学检查得出诊断,并进行生育指导,对夫妇双方为同型杂合子进行必要的产前诊断,判断胎儿病情,及早对纯合子胎儿做出诊断,及时对出生缺陷进行干预。产前诊断是利用胎儿标本进行,胎儿标本的来源为妊娠 11 周后可取绒毛细胞,16 周后取羊水细胞,亦可于 20 周后取脐血。胎儿脐血检查可同时做基因检查及血红蛋白电泳检测,准确率较高。

5.疾病对妊娠的影响

能妊娠的妇女,地中海贫血多为轻型,母子预后一般较好,但流产、早产、死胎、胎儿畸形等发生率仍高于正常人群。

6.处理

孕期处理以支持妊娠为主,一般不需要特殊治疗。

(1)一般治疗:主要是加强营养。地中海贫血患者骨髓多处于增生状态,消耗大量的叶酸,而且妊娠期对叶酸的需要量增加,因此注意叶酸的补充;合并缺铁时才可考虑补充铁剂,否则严禁补铁。

(2)积极处理妊娠并发症:包括妊娠高血压疾病、贫血性心脏病、感染等。

(3)纠正贫血:若贫血较严重(血红蛋白<60 g/L),可采用少量间断输浓缩红细胞悬液以维持血红蛋白在 90 g/L 以上较为理想。

(4)预防产后出血:积极处理产程,杜绝产程延长,正确处理第三产程和合理使用宫缩药等。

二、后天获得性溶血性贫血

后天获得性溶血性贫血根据病因及机制主要分为免疫性溶血性贫血,感染所致的溶血性贫血,化学、物理、生物毒素所致的溶血性贫血,机械创伤和微血管病性溶血性贫血和阵发性睡眠性血红蛋白尿症。

(一)免疫性溶血性贫血

常见的免疫性溶血性贫血根据病因及发病机制,又可分为自身免疫性溶血性贫血及药物诱发的免疫性溶血性贫血。

1.自身免疫性溶血性贫血

(1)诊断:自身免疫性溶血性贫血是免疫性溶血性贫血的最常见类型,分为温抗体型、冷抗体型及温冷双抗体型。

临床表现轻重不一且多样化,多为急性起病,表现为寒战、发热、腰痛、呕吐、腹泻、头痛和烦躁,严重可表现休克和昏迷。半数以上有轻至中度的脾大。

实验室检查贫血轻重不一,是典型的正细胞正色素性贫血,血片可见较多的球形红细胞,网织红细胞增高,有时呈大细胞血常规。骨髓见以幼红细胞增生为主的增生改变。血清胆红素中度升高,以间接胆红素为主。Coombs 直接实验阳性。

分型的诊断与鉴别主要依据相关的特异性实验室检查。外周血成熟红细胞 Coombs 试验,主要用于检测血管内成熟红细胞上的自身抗体以证实温抗体型自身免疫性溶血性贫血;冷凝集素试验用于检测患者血清中的冷凝集素以证实冷抗体型;当-兰(D-L)试验用于检测 D-L 抗体引起的阵发性冷性血红蛋白尿症。

一旦诊断确立,应寻找可能的病因以确定是原发性还是继发性,后者常见于慢性淋巴细胞增殖性疾病,如淋巴瘤、慢性淋巴细胞白血病等或为风湿性疾病和某些感染性疾病所致。只有确实找不到继发病因时方可诊断原发性自身免疫性溶血性贫血。有时溶血性贫血可以诊断,但有关溶血病理机制的检查皆阴性,可先用肾上腺皮质激素试验性治疗,若明显有效,可以回顾性确诊 Coombs 试验阴性的自身免疫性溶血性贫血。

(2)治疗:首先应强调病因治疗,即根治原发病,尽可能避免输血。但对于严重危及生命的贫血,应予缓慢的洗涤红细胞输注,有报道在输血前给予大剂量丙种球蛋白更为有效。肾上腺皮质激素仍是目前治疗自身免疫性溶血性贫血的首选药物,但应注意同时应予以保护胃黏膜、补钙及监测血糖。对于治疗无效或在激素减量过程中复发的患者,可给予免疫抑制剂如环孢素 A 或激素联合应用细胞毒免疫抑制剂,如环磷酰胺。早期使用环孢素 A、大剂量丙种球蛋白联合激素治疗能迅速控制溶血,并减少复发。对于大剂量皮质激素和免疫抑制剂无效或反复复发且病情危重的溶血患者可考虑脾切除,特别是温抗体型效果较好。但应注意脾切除后易继发肺炎链球菌、流感嗜血杆菌及脑膜炎球菌感染的风险。对于无手术适应证者脾脏照射也可作为选择之一。自体造血干细胞移植毒副作用大,移植相关病死率高,目前尚未能在临床上广泛开展。单克隆抗体的治疗是近年来开始采用的一种新型手段,如 CD20 单抗和 CD52 单抗用于继发于慢性淋巴增生性疾病的自身免疫性溶血性贫血患者疗效喜人。

2.药物诱发的免疫性溶血性贫血

(1)诊断:药物诱发的免疫性溶血性贫血是药物使用过程中出现的一种严重的不良反应,即药物引起机体产生抗体介导或补体介导的红细胞急剧破坏。到目前为止,已被证实易诱发溶血的药物主要有第三代头孢菌素、双氯芬类药物、甲基多巴,使用超过 10 天的大剂量青霉素、利福平、氟达拉宾、左旋多巴、奎尼丁以及甲芬那酸等。

凡出现溶血性贫血者均应仔细询问病史,有肯定服药史者,一般诊断不难,加上停药后溶血迅速消失,可确立诊断。实验室检查可确定溶血性质及其与药物间的关系。

抗人球蛋白试验在诊断药物相关性免疫性溶血性贫血中有一定价值。对半抗原型药物诱发的免疫性溶血性贫血可测血清中的药物抗体,若此类抗体结合在红细胞上,则抗人球蛋白试验呈阳性;自身免疫性溶血性贫血无论加与不加药物抗人球蛋白试验均可阳性。这些特点结合冷凝集素和 D-L 试验阴性,不难与特发性温抗体型和冷抗体型自身免疫性溶血性贫血鉴别。

(2)治疗:首先停用一切可疑药物,特别是对严重溶血者,这是抢救生命的关键,同时应用肾上腺皮质激素对加速病情恢复可能有效。对一些药物引起的血管内溶血,除贫血外,尚应积极处理肾衰竭或弥散性血管内凝血等并发症。

(二)感染所致的溶血性贫血

此类溶血性贫血较少见,主要是病原体直接作用于红细胞的结果。常见的致病菌有产气夹膜杆菌、溶血性球菌、肺炎球菌、金黄色葡萄球菌、大肠埃希菌等。原虫感染中以疟疾最多见。病毒中有肝炎病毒和巨细胞病毒引起溶血性贫血的报道。

诊断依据主要是有感染原发病的表现同时出现贫血,此时应立即做有关溶血的相关检查,以利早期诊断。

积极治疗原发病的同时可短期内给予激素治疗。

(三)化学、物理、生物毒素所致的溶血性贫血

此类溶血性贫血临床更为罕见,可引起溶血性贫血的化学物质主要有氧化剂类如芳香族有机物、氧原子以及有氧化作用的化学物质如铜、砷、铅等;物理因素主要指烧伤和射线;生物毒素主要指蛇毒、蜘蛛、蜂蜇等。

诊断主要依赖明确的服用史、接触史以及动物咬伤史和溶血性贫血存在的证据。对其治疗首先应避免再次摄入有毒物质和射线的接触以及动物咬伤,同时排出有毒物质,以积极的支持治疗为主,严重贫血可予输血,对于生物毒素引起者可予较大剂量糖皮质激素治疗。

(四)机械性因素引起的溶血性贫血

机械性溶血性贫血是指红细胞受到外界机械性撞击、湍流的冲击、剪切力或在循环中压力作用下强行通过狭小的血管(如行军性血红蛋白尿症、创伤性心源性溶血性贫血)以及在运行中受纤维蛋白丝的切割(如微血管病性溶血性贫血)等原因,发生破裂产生的血管内溶血。依据不同的机制分为行军性血红蛋白尿症、创伤性心源性溶血性贫血和微血管病性溶血性贫血。

1.行军性血红蛋白尿症

行军性血红蛋白尿症的诊断主要依据运动后 0.5～5 小时出现血红蛋白尿伴有腰酸、足底和尿道烧灼感以及血管内溶血的实验室检查发现尿 Rous 试验(＋)等。

本病除碱化利尿、支持对症治疗外无特殊治疗,可在停止运动后自行消失。

2.创伤性心源性溶血性贫血

创伤性心源性溶血性贫血诊断主要依据患者的心脏病史、心脏手术史(各种瓣膜置换术)结合溶血性贫血的临床和实验室发现。对心脏病或是心脏手术后出现溶血性贫血的患者应想到本病的可能。

非手术患者若贫血程度较轻可不予处理,严重者可适量输血;对于人工瓣膜撕裂、人工瓣膜放置不妥或人工瓣膜周围有渗漏者应尽快手术治疗。

3.微血管病性溶血性贫血

引起微血管病性溶血性贫血的病因很多,典型代表是溶血性尿毒症综合征(HUS)、血栓性血小板减少性紫癜(TTP),其他还有转移癌、子痫、产后溶血性尿毒症、恶性高血压、弥散性血管内凝血、自身免疫性疾病等。

此类疾病的诊断依据主要是:①血管内溶血的临床表现,若为 TTP 还有发热、肾功能损害、神经系统异常、出血表现。②血管内溶血的实验室发现,特别是外周血涂片可见到典型的破碎红细胞,TTP 患者可有进行性血小板下降和严重凝血功能紊乱,骨髓红系增生伴巨核细胞增多。

治疗的关键是处理原发病,发作时按照急性溶血处理,可予大剂量激素和免疫抑制剂,对于TTP 血浆置换疗法可挽救患者生命。发生严重的凝血功能紊乱按照处理原则处理。

(五)阵发性睡眠性血红蛋白尿症(PNH)

阵发性睡眠性血红蛋白尿症是一种获得性造血干细胞异常克隆性疾病,临床上主要有三大特点:血管内溶血、不同程度的骨髓衰竭和易栓倾向。

阵发性睡眠性血红蛋白尿症诊断主要依据以下几方面。

1.临床表现

(1)血管内溶血的表现:常有贫血、血红蛋白尿、乏力、急慢性肾衰竭、反复泌尿系统感染、腹痛、胃胀、背痛、头痛、食管痉挛、胆石症等表现。

(2)血栓的症状:静脉血栓如腹部静脉血栓、门脉高压、食管静脉曲张;脑静脉血栓可出现头痛、出血性栓塞;视网膜静脉血栓表现为视力丧失;深静脉血栓多表现为下肢和肺栓塞。

(3)骨髓衰竭的表现:贫血、感染和出血。

2.血管内溶血的实验室依据

血红蛋白尿、含铁血黄素尿、血清乳酸脱氢酶增高、血清游离血红蛋白含量增高、血清结合珠蛋白下降以及骨髓呈现增生性贫血骨髓象等。

阵发性睡眠性血红蛋白尿症克隆的检测。

传统手段:Ham试验、糖水试验、蛇毒溶血试验以及微量补体敏感试验,这些手段敏感性和特异性均较低。

现代方法:①流式细胞仪检测外周血红细胞CD59和/或CD55,外周血粒细胞CD59、CD24和CD16,其他粒细胞表面的GPI锚连蛋白,这是目前诊断阵发性睡眠性血红蛋白尿症的"金标准",敏感性和特异性均较高;流式细胞仪外周血粒细胞FLAER检测,较上述CD55、CD59更敏感,可早期发现少量阵发性睡眠性血红蛋白尿症克隆。②PIGA基因突变检测是诊断阵发性睡眠性血红蛋白尿症最特异性指标,但因突变类型多样性和探针、引物的有限性尚未普遍开展。

3.治疗

阵发性睡眠性血红蛋白尿症主要分为对本治疗和对症支持治疗。

(1)对本治疗。

控制溶血的治疗(补体抑制治疗):肾上腺糖皮质激素仍是治疗阵发性睡眠性血红蛋白尿症的首选药物,对补体依赖溶血有较强的抑制作用。免疫抑制剂环孢素A比单用激素疗效明显。实验证实补体早期成分(C_5以前)的缺失可能导致化脓性感染风险的增加以及自身免疫现象,但补体末端成分的缺失却无明显并发症出现。因此,特异性C_5单抗已安全地应用于临床,并取得了令人满意的疗效,它不仅可以显著减轻溶血、减少输血次数、改善贫血,还可以很好地控制血栓发生、改善肾功能、改善NO消耗引起的临床表现。但C_5单抗治疗也存在一定瓶颈,如GPI-细胞受到保护,其克隆数显著升高。因此,虽然溶血减少,但其溶血的风险不断增加,且C_5单抗不能纠正阵发性睡眠性血红蛋白尿症患者的骨髓衰竭。

抑制阵发性睡眠性血红蛋白尿症克隆的治疗:抑制阵发性睡眠性血红蛋白尿症克隆才是有望根治阵发性睡眠性血红蛋白尿症的治疗手段。①干细胞移植,对于难治、复发或存在危及生命的血栓事件可考虑异基因干细胞移植。②化疗,减量的DAG/HAG方案治疗难治、复发性阵发性睡眠性血红蛋白尿症,3个疗程后患者体内阵发性睡眠性血红蛋白尿症克隆明显减少,溶血指标明显好转,外周血细胞减少者经血常规检验均有明显进步,所有患者均脱离输血,患者肾上腺糖皮质激素的用量较化疗前减少一半以上,部分患者可脱离激素治疗。其机制可能是化疗可以杀伤阵发性睡眠性血红蛋白尿症克隆细胞和正常克隆细胞,而正常克隆增殖较阵发性睡眠性血红蛋白尿症克隆快,正常克隆细胞出现生长优势。但是化疗治疗阵发性睡眠性血红蛋白尿症是一种正在摸索的治疗手段,尚未普遍应用于临床,应严格掌握适应证,只适用于激素治疗无效、减量后复发或激素不能耐受的患者。

(2)支持及对症治疗:主要包括促造血(如雄激素及造血生长因子)、输血、补充造血原料、抗氧化剂和碱性药物的应用。并发症处理包括抗栓塞治疗和感染的防治。

综上所述,溶血性贫血病因繁多、机制复杂,只有掌握正确的诊断思路,有序使用可靠的检测手段,才能明晰其类型,做到准确诊断、正确治疗。

治疗期间兼顾孕妇病情轻重和妊娠的期限。妊娠早期发病者如病情重,以孕妇为重,治疗好转后可考虑终止妊娠,特别是需要化疗的孕妇。妊娠中期以后发病,治疗的同时可继续妊娠,严密观察妊娠的经过。分娩前最好保证病情能稳定控制和血红蛋白在 90 g/L 以上。

(刘桂英)

第六节　妊娠合并糖尿病

妊娠合并糖尿病包括糖尿病合并妊娠和妊娠糖尿病(gestational diabetes mellitus,GDM)。前者为妊娠前已有糖尿病的患者,后者为妊娠后才出现或发现的糖尿病患者。糖尿病孕妇中80%以上为 GDM。由于诊断标准不一致,GDM 发生率世界范围内为 $1\%\sim14\%$。大多数 GDM 患者糖代谢于产后能恢复正常,$20\%\sim50\%$ 将来发展为 2 型糖尿病。GDM 孕妇再次妊娠时,复发率达 $33\%\sim69\%$。

一、妊娠对糖代谢的影响

在妊娠早中期,孕妇血浆葡萄糖水平随妊娠进展而降低,空腹血糖降低约 10%。这也是孕妇长时间空腹易发生低血糖及饥饿性酮症酸中毒的病理基础。造成血糖降低的主要原因:①胎儿从母体获取葡萄糖增加;②肾血流量及肾小球滤过率增加,但肾小管对糖的再吸收率没有相应增加,导致部分孕妇排糖量增加;③雌激素和孕激素增加母体对葡萄糖的利用。

妊娠中晚期胎盘生乳素、孕酮、雌激素、皮质醇和胎盘胰岛素酶等抗胰岛素样物质增加,使孕妇组织对胰岛素的敏感性下降,出现胰岛素分泌相对不足而使血糖升高,加重原有糖尿病或出现 GDM。

二、糖尿病对妊娠的影响

取决于血糖控制情况、糖尿病病情严重程度及并发症。

(一)对孕妇的影响

1.孕早期自然流产率增加

其可达 $15\%\sim30\%$。高血糖可使胚胎发育异常甚至死亡,因此糖尿病患者宜在血糖控制正常后再妊娠。

2.妊娠期高血压疾病的发生率升高

其比非糖尿病孕妇高 2～4 倍。糖尿病可导致广泛血管病变,使小血管内皮细胞增厚及管腔变窄,组织供血不足,血压升高。

3.增加感染风险

血糖控制欠佳的孕妇易发生感染。以泌尿道和生殖道感染多见。

4.羊水过多发生率增加

较正常孕妇升高 10 倍。主要与胎儿高血糖、高渗性利尿致胎尿排出增多有关,与胎儿畸形无关。

5.巨大儿

增加难产、产道损伤、剖宫术概率。产程延长容易发生产后出血。

6.容易发生酮症酸中毒

由于妊娠期复杂的代谢变化,加之高血糖及胰岛素相对或绝对不足,代谢紊乱进一步发展到脂肪分解加速,血清酮体急剧升高,出现代谢性酸中毒。

(二)对胎儿的影响

1.巨大儿发生率增加

其达 25%～40%。胎儿长期处于高血糖环境,刺激胎儿胰岛 β 细胞增生,产生大量胰岛素,促进蛋白、脂肪合成和抑制脂解作用,导致胎儿过度生长。

2.胎儿生长受限(FGR)发生率增加

妊娠早期高血糖有抑制胚胎发育的作用,导致孕早期胚胎发育落后。糖尿病合并微血管病变者,胎盘血管出现异常;对 GDM 进行医学营养治疗,饮食过度控制等都会影响胎儿发育。

3.增加早产发生率

其为 10%～25%。羊水过多、妊娠期高血压疾病、感染、胎膜早破、胎儿宫内窘迫等是早产增加的常见原因。

4.胎儿畸形率增加

胎儿畸形率为正常妊娠的 7～10 倍,与妊娠早期高血糖水平有关。酮症、低血糖、缺氧等也与胎儿畸形有关。

(三)对新生儿的影响

(1)新生儿呼吸窘迫综合征发生率增高:孕妇高血糖通过胎盘刺激胎儿胰岛素分泌增加,形成高胰岛素血症,后者具有拮抗糖皮质激素促进胎儿肺泡 Ⅱ 型细胞表面活性物质合成及释放的作用,使胎肺成熟延迟。

(2)新生儿低血糖:新生儿脱离母体高血糖环境后,高胰岛素血症仍存在,若不及时补充糖,容易发生低血糖,严重时危及新生儿生命。

(3)新生儿血液异常:低钙血症、低镁血症、高胆红素血症和红细胞增多症均高于正常新生儿。

三、临床表现及诊断

孕前糖尿病已经确诊或有明显的三多症状(多饮、多食、多尿)的患者比较容易诊断,而大部分 GDM 孕妇没有明显的症状,有时空腹血糖正常,容易漏诊和延误治疗。

(一)GDM 的诊断

1.糖尿病高危因素

年龄在 30 岁以上、肥胖、糖尿病家族史、多囊卵巢综合征患者;早孕期空腹尿糖反复阳性、巨大儿分娩史、GDM 史、无明显原因的多次自然流产史、胎儿畸形史、死胎史以及足月新生儿呼吸窘迫综合征分娩史等。

2.口服葡萄糖耐量试验(oralglucose tolerance test,OGTT)

在妊娠 24～28 周,对所有未被诊断为糖尿病的孕妇进行 75 g 葡萄糖耐量试验。OGTT 前一天晚餐后禁食 8～14 小时至次日晨(最迟不超过上午 9 时),检查时,5 分钟内口服含 75 g 葡萄糖的液体 300 mL,分别抽取服糖前、服糖后 1 小时和 2 小时的静脉血。诊断标准依据 2010 年国际妊娠合并糖尿病研究组推荐的标准。空腹、服葡萄糖后 1 小时和 2 小时三项血糖值分别为 5.1 mmol/L、10.0 mmol/L、8.5 mmol/L。任何一项血糖达到或超过上述标准即诊断为 GDM。

(二)糖尿病合并妊娠的诊断

(1)妊娠前已确诊为糖尿病患者。

(2)妊娠前未进行过血糖检查的孕妇,首次产前检查时进行空腹血糖或者随机血糖检查,如空腹血糖(Fasting plasmaglucose,FPG)≥7.0 mmol/L;或孕期出现多饮、多食、多尿,体重不升或下降,甚至并发酮症酸中毒,伴血糖明显升高,随机血糖≥11.1 mmol/L,应诊断为孕前糖尿病,而非 GDM。

四、处理

首先进行孕前的咨询与管理,处理原则为控制血糖,减少母儿并发症,主要治疗包括医学营养治疗、运动疗法和胰岛素治疗。

(一)孕前咨询与管理

所有糖尿病女性及以前曾患过 GDM 的女性计划怀孕前应进行 1 次专业的健康咨询,包括了解糖尿病与妊娠的相互影响、眼底检查、糖尿病肾病及其他并发症评估、合理用药及血糖控制情况。

(二)妊娠期及分娩期处理

此期处理包括血糖控制、母儿监护、分娩时机及分娩方式的选择。

1.血糖控制

多数 GDM 患者经合理饮食控制和适当运动治疗,均能控制血糖在满意范围。

(1)妊娠期血糖控制目标:孕妇无明显饥饿感,空腹/餐前血糖<5.3 mmol/L;餐后 2 小时<6.7 mmol/L;夜间>3.3 mmol/L,糖化血红蛋白<5.5%。

(2)医学营养治疗(medical nutrition treatment,MNT):亦称饮食治疗,目的是使糖尿病孕妇的血糖控制在正常范围,保证母亲和胎儿的合理营养摄入,减少母儿并发症的发生。每天总能量摄入应基于孕前体重和孕期体重增长速度确定。其中碳水化合物占50%～60%,蛋白质占15%～20%,脂肪占25%～30%,膳食纤维每天 25～30 g,适量补充维生素及矿物质。少量多餐,定时定量进餐对血糖控制非常重要。早、中、晚三餐的能量应分别控制在10%～15%、30%、30%,加餐点心或水果的能量可以在5%～10%,有助于预防餐前的过度饥饿感。避免能量限制过度而导致酮症的发生,造成对母儿的不利影响。

(3)运动疗法:每餐后 30 分钟进行低至中等强度的有氧运动,运动的频率为 3～4 次/周,可降低妊娠期基础的胰岛素抵抗。

（4）药物治疗：口服降糖药在妊娠期应用的安全性、有效性尚未得到足够证实，在孕期应谨慎使用。对饮食治疗不能控制的糖尿病，胰岛素是主要的治疗药物。胰岛素用量应个体化，一般从小剂量开始，并根据病情、孕期进展及血糖值加以调整。中效胰岛素和超短效/短效胰岛素联合是目前应用最普遍的一种方法，即三餐前注射短效胰岛素，睡前注射中效胰岛素。

妊娠早期因早孕反应进食量减少，需减少胰岛素用量。妊娠中后期的胰岛素用量常有不同程度增加，妊娠 32～36 周达高峰，36 周后稍下降。产程中，血糖波动很大，是由于体力消耗大，进食少。此时容易发生低血糖，因此应停用一切皮下胰岛素，并严密监测血糖。

糖尿病酮症酸中毒时，主张应用小剂量胰岛素。血糖＞13.9 mmol/L，将胰岛素加入 0.9% 氯化钠注射液内，0.1 U/(kg·h) 或 4～6 U/h 静脉滴注。每小时监测 1 次血糖。当血糖 ≤13.9 mmol/L，将 0.9% 氯化钠注射液改为 5% 葡萄糖液或葡萄糖氯化钠注射液，直至血糖降至 11.1 mmol/L 或酮体转阴后可改为皮下注射。

2.母儿监护

定期监测血压、水肿、尿蛋白、肾功能、眼底和血脂。孕期可采用彩色多普勒 B 超和血清学检查胎儿畸形及发育情况。妊娠晚期采用 NST、计数胎动、B 超检测羊水量及脐动脉血流监测胎儿宫内安危。

3.分娩时机

原则上血糖控制良好的孕妇，在严密监测下尽量在妊娠 38 周以后终止妊娠。如果有死胎、死产史，或并发子痫前期、羊水过多、胎盘功能不全，糖尿病伴微血管病变者确定胎肺成熟后及时终止妊娠。若胎肺不成熟，则促胎儿肺成熟后及时终止妊娠。

4.分娩方式

糖尿病本身不是剖宫产的指征。决定阴道分娩者，应制订产程中的分娩计划，产程中密切监测孕妇血糖、宫缩、胎心变化，避免产程过长。

选择剖宫产手术指征：糖尿病伴微血管病变、合并重度子痫前期或胎儿生长受限、胎儿窘迫、胎位异常、剖宫产史、既往死胎、死产史。孕期血糖控制不好，胎儿偏大者，尤其胎儿腹围偏大时，应放宽剖宫产指征。

（三）产后处理

胎盘排出后，体内抗胰岛素物质迅速减少，大部分 GDM 产妇在分娩后不再需要使用胰岛素。胰岛素用量较孕期减少 1/2～2/3。产后空腹血糖反复≥7.0 mmol/L，应视为糖尿病合并妊娠。产后 6～12 周行 75 g OGTT 检查，明确有无糖代谢异常及种类，并进行相应治疗。鼓励母乳喂养。

（四）新生儿处理

出生后 30 分钟内进行末梢血糖测定，根据血糖情况，适当喂糖水，必要时 10% 的葡萄糖缓慢静脉滴注。常规检查血红蛋白、血钾、血钙及镁、胆红素，注意保暖和吸氧等。密切注意新生儿呼吸窘迫综合征的发生。

（刘桂英）

第七节　妊娠期高血压疾病

妊娠期高血压疾病是孕产妇和围生儿病率及死亡率的主要原因,严重影响母婴健康。高血压与出血、感染、心脏病一起构成了致命的四大妊娠合并症,成为孕产妇死亡的主要原因之一。

一、病因学

妊娠期高血压疾病的发病原因非常复杂,虽经各方学者100多年的研究,迄今尚未阐明。近年来,集中于滋养细胞浅着床,胎盘缺血缺氧及具有生物活性的内皮细胞功能障碍的研究,即损伤、功能障碍,导致血管舒缩物质失衡,增加血管对舒缩物质的敏感性,但导致血管内皮损伤的机制有待进一步研究。最近,有研究认为胎盘免疫复合物的超负荷所致的血管免疫炎症是先兆子痫发病的主要原因之一。以下介绍目前认为与发病可能有关的几种因素与病因学说。

(一)子宫胎盘缺血学说

胎盘滋养细胞侵入蜕膜的功能减退是引起子痫前期的关键因素,也是导致胎盘缺血/缺氧的主要原因之一。近年来的研究多集中于母体接触的滋养细胞,在妊娠12周滋养细胞穿破蜕膜与子宫肌层连接部;妊娠18周可进入子宫肌层动脉。由于滋养层细胞入侵,螺旋动脉远端的结构与功能发生改变,重新塑形的螺旋动脉失去血管平滑肌及弹性结构,变成充分扩张、曲折迂回的管型,管壁内许多弥散的细胞滋养细胞代替了血管内皮细胞。覆盖在螺旋动脉中的滋养层细胞对血管紧张素的敏感性降低,使螺旋动脉扩张,子宫胎盘血流量增加。先兆子痫滋养层细胞在血管内移行受抑制,仅在螺旋动脉蜕膜顶部可见少量滋养层细胞,子宫肌层的螺旋动脉维持其平滑肌层及弹性结构。分娩时做胎盘病理,找不到通常所见的浸润的滋养层细胞。

重度先兆子痫时见:①胎盘滋养叶细胞于孕中晚期仍存在大量抗原性较强的未成熟滋养层细胞,滋养叶抗原超负载。②滋养层细胞 HLA-G 抗原表达明显减弱,可使母体保护免疫反应减弱,从而可导致孕早期滋养细胞受到免疫损伤,以致浸润能力受限,导致子宫螺旋小动脉发育受阻于黏膜段,即所谓胎盘浅着床,造成胎盘缺血,并且螺旋小动脉管壁出现急性粥样硬化病变。③先兆子痫时胎盘灌注减少导致产妇血管内皮细胞广泛功能障碍,滋养细胞浸润不足,从而导致子宫螺旋动脉不完全重构,进一步引起胎盘缺血缺氧。子宫胎盘缺血被认为是妊娠期高血压疾病的首要原因。胎盘灌注不良和缺氧时合成和释放大量因子,其中有抗血管生成因子(sFlt-1)和 endoglin(sEng),缺血性胎盘可能提高这些因子的结合力,使孕妇肾脏血管内皮细胞和其他器官引起广泛的激活和/或功能障碍,最终导致高血压。

(二)胎盘免疫理论学说

子痫前期免疫适应不良可能导致滋养细胞浸润螺旋动脉受到干扰;入侵不足和滋养细胞抑制血管扩张,降低产妇绒毛间血液供应空间,从而减少灌注或造成缺氧。近年研究认为子痫发病的胎盘免疫学有关因素有以下几方面。

(1)精浆-囊泡源性转化生长因子,它可以抑制Ⅰ型免疫反应的产生,被认为与胎盘胎儿发育不良有关。由于母胎免疫适应不良,可使胎盘浅表,随后增加滋养细胞脱落,可能触发一个系统的炎症反应。抗原刺激导致大量辅助 Th₁ 细胞活化、内皮细胞活化和炎症缺血再灌注或母亲不适当地对存在的滋养层过度炎症反应。

(2)多态性的 HLA-G 在滋养叶细胞介导的细胞毒方面也起着重要的作用。

(3)自然杀伤细胞产生细胞因子,它们是与血管生成和结构有关的因子,包括血管内皮生长因子、胎盘生长因子和血管生成素Ⅱ与胎盘缺血有关。可见精浆-囊泡原性免疫因素、HLA-G 活性、自然杀伤细胞的活性等与胎盘血管的重铸有着重要的关系,免疫机制控制着滋养层细胞的浸润,在子痫前期发病中起着重要的作用。

胎盘免疫复合物超负荷所致的炎症反应是先兆子痫发病的重要原因。先兆子痫的流行病学显示胎盘是免疫的源头,随着正常妊娠的进展,滋养细胞凋亡显著增加,释放合胞体滋养层碎片,其中包括合胞体滋养层微小碎片、游离胎儿 DNA、细胞角质蛋白片段,这些细胞碎片导致循环免疫复合物形成,发起一连串的炎症反应。正常妊娠体内可以平衡免疫复合物的产生与清除。如果滋养细胞碎片过多,超过了产妇清除能力,体内发生氧化应激过程导致炎症进程。产妇体内氧化应激不断刺激胎盘细胞进一步凋亡、坏死。理论上,胎盘细胞某些过程,如滋养细胞脱落,排出,免疫复合物产生,炎症反应,氧化应激等均加重胎盘细胞凋亡。免疫复合物易沉积在血管壁,吸附在白细胞 Fe 受体,导致白细胞激活和组织损伤,许多数据表明先兆子痫发生血管炎症反应。在先兆子痫患者的肝脏、肾脏、子宫脱膜、皮肤组织的活检中证明有免疫复合物存在和补体沉积。动脉血管活检显示内皮细胞纤维素样坏死,急性动脉粥样硬化,这类似于器官免疫排斥改变。因此,认为先兆子痫病理生理基础是循环免疫复合物超负荷的形成,介导血管损伤和炎症过程。

(三)血管生成因子

现在认为子痫前期发病中胎盘血管改变是一个重要因素,最近研究可溶性酪氨酸激酶-1(sFlt-1),可结合循环血管内皮生长因子(VEGF)和胎盘生长因子(PIGF),阻止他们对血管内皮细胞的作用,从而导致对内皮细胞功能障碍。最近的一项研究报道,在孕妇容易发展子痫前期情况下,表现出更高水平的酪氨酸激酶-1,相反,胎盘生长因子和血管内皮生长因子减少。血管内皮生长因子(VEGF)被公认为有效的血管生成和增殖的影响因子,它被确认为细胞平衡一个重要因素,特别是在平衡氧化应激上。可溶性的内源性 sFlt-1 主要来源于胎盘,可能破坏血管内皮生长因子的信号。大量的临床证据说明子痫前期产妇循环因素与血管生成(VEGF 和 PIGF)和抗血管生成(sFlt-1)不平衡是密切相关的。子痫前期患者血浆和羊水 sFlt-1 的浓度升高,以及胎盘 sFlt-1 mRNA 的表达增强。此外,子痫前期妇女血循环中高水平 sFlt-1 与 PIGF 和 VEGF 水平下降相关。最近研究报道认为 sFlt-1 升高可能有预测子痫前期价值,因为在出现临床症状高血压和蛋白尿之前血浓度似乎已增加。另外有人建议 sFlt-1 与 PIGF 比率可能是预测子痫前期最准确的方法之一。

另一种抗血管生长因子,Endoglin(sEng)是子痫前期发病中的一个因素,sEng 是转化生长因子(TGF-β)受体复合物一个组成部分。是一个与缺氧诱导蛋白、细胞增殖和一氧化氮(nitricoxide,NO)信号相关的因子。sEng 也被证明与抗血管生成有关,它能损害 TGF-β 结合细胞表面受体。

(四)血管内皮细胞损伤

近年来研究认为,血管内皮细胞除具有屏障作用外,更是机体最大的内分泌组织,通过自分泌释放血管活性物质如 NO、内皮素、前列环素等调节血管舒缩,协调凝血和抗凝血之间的平衡,参与组织间与血液间的物质交换、吞噬细菌,起到血液净化器的作用。妊娠期高血压疾病时胎盘滋养层细胞迁移至蜕膜及子宫肌层螺旋小动脉的功能减退,使螺旋小动脉对血管紧张素敏感性增加,导致了胎盘单位灌注不足。这使一些因子分泌入母血,从而活化血管内皮细胞,内皮细胞功能广泛改变。在妊娠期高血压疾病中血管内皮细胞形态受损,导致:①造成血管内皮细胞连接破坏,致使血管内的蛋白和液体外渗;②激活凝血系统造成 DIC,并释放血管活性因子;③增加血管收缩因子如内皮素(ET-1)的生成与释放,并减少血管扩张因子,如 NO、前列环素的生成与释放,导致 NO、PGI_2 合成及成分减少,而 ET 合成或分泌量增加,小动脉平滑肌的兴奋性和对血管收缩物质(如血管紧张素)的敏感度增加,造成全身的小动脉痉挛,导致妊娠期高血压疾病病理发生。

(五)氧化应激学说

在氧化应激升高状态,不平衡的抗氧化因子导致血管内皮功能障碍或是通过对血管直接作用或通过减少血管舒张剂生物活性。在子痫前期,氧化应激可能是由于产妇原先存在的条件,如肥胖、糖尿病和高脂血症。胎盘中超氧化物歧化酶(SOD)水平减少和超氧化物转化酶活性降低,总抗氧化保护能力降低。有研究认为过氧化脂质是毒性物质,损害内皮细胞,增加末梢血管收缩和增加血栓合成,以及减少前列腺环素的合成。现认为过氧化脂质不是起因,而是氧化压力导致的胎盘缺血和细胞激活作用的结果,局部过氧化脂质的积蓄导致了自由基产物的增加,它改变了前列环素/血栓素的合成,过氧化脂质、血栓素和/或细胞激酶的增加激发了血管和器官的功能破坏。脂质蛋白代谢的改变主要是极低密度脂蛋白(VLDL)和氧化低密度脂蛋白的增加,还有富三酰甘油磷脂蛋白可能导致内皮细胞损害。过氧化脂质和它的相关性自由基已成为子痫前期患者胎盘功能损害的发病因素。目前的研究证实:母血中增高的过氧脂质主要来源于胎盘,它可以损害滋养层细胞的线粒体蛋白,使滋养细胞功能衰退,这是子痫前期病理生理学的一个因素。

(六)凝血与纤溶系统变化

血液凝血机制和纤溶酶的改变被认为在子痫前期病理中起着一个重要的作用。正常妊娠时处于全身性血液高凝和胎盘局部血凝亢进状态,机体为适应这一变化,充分发挥了血管内皮细胞的抗凝功能,进行代偿。子痫前期时,血管内皮细胞代偿功能不全,所分泌的前列环素(PGI_2)、血栓调节蛋白(TM)、组织纤溶酶原激活物(tPA)、纤维结合蛋白(Fn)、抗凝血酶(AT-Ⅲ)比例失调,使凝血纤溶活性、凝血功能与抗凝血功能失调,难以对抗血液高凝,致血凝亢进,呈慢性DIC 改变。近年来发现子痫前期尤其是重度子痫前期患者常有出血倾向,机体存在凝血因子不同程度的减少及纤维蛋白降解产物明显升高,血浆中低水平的纤溶酶原激动抑制因子Ⅱ与重度子痫前期及 FGR 有关。肾、胎盘免疫荧光技术亦证实肾和胎盘局部 DIC 改变,但 DIC 和妊娠期高血压疾病的因果关系尚待阐明。

另一个重要因素是血小板、血小板的活性因子(PAF)、血小板颗粒膜蛋白(GMP-140)的变化、活性增加与妊娠期高血压疾病发生及病情有关。有研究提出,用流式细胞仪测定血小板活化可预测子痫前期的发生,测定 CD63 表达增加是发生子痫前期的危险因素,但这种方法仍处于研究状态。血小板内皮细胞黏附分子-Ⅰ表达增强是鉴别妊娠期高血压疾病与正常妊娠最好的标志物。

(七)DDAH/ADMA/L-arg-NO 系统

近年来,有学者开始关注到一氧化氮合酶抑制物及其水解酶在子痫前期发病中的作用。有研究结果提示:一氧化氮合酶抑制物 L-精氨酸的同系物－非对称性二甲基精氨酸(asymmetricdimethylarginine,ADMA)是 NOS 的内源性抑制剂,可与 L-精氨酸竞争性地抑制 NOS,减少 NO 合成。同时研究提示ADMA不是通过肾脏滤过清除,而是主要由 NO 合酶抑制的水解酶分解代谢,此种酶称为二甲基精氨酸二甲胺水解酶(dimethylargininedimethylaminohydrolase, DDAH)。DDAH 广泛存在于人的血管内皮细胞和其他组织细胞。DDAH 有两种异构体:1 型和 2 型。DDAH1 型主要存在于表达 nNOS 的组织中,DDAH$_2$ 型则在表达 eNOS 的组织中占优势,在胎儿组织中高度表达。DDAH$_2$ 表达或活性的改变可能是内皮细胞局部或机体全身性ADMA 浓度变化的重要机制。现研究已证实改变 DDAH 活性可影响ADMA的水平。

国外最新研究认为 NO 合成减少受到 DDAH/ADMA/NOS 途径的调节。ADMA 抑制 NOS 的生物活性,而 ADMA 主要由 DDAH 代谢降解,子痫前期患者 DDAH 的表达减少,使血浆 ADMA 的分解代谢减少;血浆 ADMA 水平升高,导致 eNOS 的活性降低,使 NO 的生物合成减少,体内血管舒缩因子的平衡失调,血管收缩因子占优势,机体的小血管发生收缩,外周血管阻力增加,而产生子痫前期的病理改变。

有研究显示子痫前期血小板 L-arg-NO 通路损伤,引起血小板聚集和黏附增强,呈一种血栓状态,血栓状态不仅仅是子痫前期的特征,而且可能是其发病原因。有学者研究见抑制 NO 合成时,孕鼠血浆内皮素、血栓素、TXA$_2$、血管紧张素 Ⅱ 水平升高,而前列环素、PGI$_2$ 则降低,提示 NOS 的抑制剂 ADMA 通过抑制 NOS 的合成,影响孕鼠的血管调节因子,造成内皮细胞损伤,可能是妊娠期高血压疾病的病因。

另一方面DDAH$_2$ 的低表达也可能导致血管内皮生长因子-mRNA 表达下调,引起胎盘血管构建的改变,使血管内膜的完整性受到损害,并影响内皮细胞的生长分化,致使胎盘新生血管的生成减少,胎盘血流灌注不足,而进一步加重血管内膜的损伤,使血管舒缩因子失衡,引起小动脉痉挛,发生子痫前期的病理生理改变。ADMA 不仅可以抑制 NOS 活性,而且还可以在内皮细胞膜的转运过程中与 L-精氨酸竞争,降低 L-精氨酸的转运率,NOS 作用的底物 L-精氨酸减少,使 NO 的合成减少,导致血压升高,基于对ADMA在高血压及子痫前期等血管内皮损伤性疾病发病中重要作用的认识,启发了人们应用L-精氨酸及 NO 释放剂治疗原发性高血压和子痫前期,并获得了较好的疗效。

有学者报道了子痫前期与 DDAH/ADMA/NOS 系统的研究,提示此途径失调可能是子痫前期发病的重要因素。该研究结果见子痫前期组与正常妊娠组比较胎盘中 DDAH$_2$-mRNA 的表达明显降低;相反血浆 ADMA 水平升高;胎盘中 eNOS 含量呈低表达。推测子痫前期发病与 DDAH-ADMA-NOS 失调有关。

二、病理生理

妊娠期高血压疾病的病理生理改变广泛而复杂,由于不正常的滋养细胞浸润和螺旋动脉重铸失败,使胎盘损害。各种损伤因子通过血管内皮细胞受体,引起内皮细胞损伤;使全身血管痉挛、凝血系统激活、止血机制异常、前列环素与血栓素比值改变等。这些异常改变导致视网膜、肝、肾、脑血液等多器官系统的病理性损害。

(一)子宫胎盘病理改变

正常妊娠时,滋养层细胞浸润蜕膜及子宫肌层内 1/3 部分的螺旋动脉,螺旋动脉的生理及形态改变,使子宫胎盘动脉血管床变成低阻、低压、高流量系统。而妊娠期高血压疾病时,螺旋动脉生理改变仅限于子宫蜕膜层,肌层的血管没有扩张,子宫螺旋动脉直径仅为正常妊娠的 40%。

并出现胎盘血管急性粥样病变。电镜下观察发现,妊娠高血压患者子宫胎盘血管有广泛的血管内皮细胞超微结构损伤。临床上常见有胎儿发育迟缓、胎盘早剥、胎死宫内。

(二)肾脏改变

妊娠高血压疾病时,由于肾小动脉痉挛,使肾血流量减少20%,GFR减少30%。低过滤分数、肾小球滤过率和肾的灌注量下降、尿酸清除率下降在子痫前期是重要的标志。肾小球血管内皮增殖是妊娠期高血压疾病特征性肾损害,肾小球毛细血管内皮细胞肿胀,体积增大、血流阻滞。肾小球可能有梗死,内皮下有纤维样物质沉积,使肾小球前小动脉极度狭窄,肾功能改变。在妊娠期高血压疾病早期血尿酸即增高,随着妊娠期高血压疾病的发展,尿素氮和肌酐均增高。严重者少尿(日量≤400 mL),无尿(日量≤100 mL)及急性肾衰竭。

(三)中枢神经系统改变

脑部损害在子痫前期很多见,临床表现包括头痛、视力模糊和皮质盲,所有改变是瞬时的,是受血压和树突状的传递控制。出血是由于血管痉挛和缺血,血管被纤维蛋白渗透,导致水肿、血管破裂。脑血流灌注有自身调节,在较大血压波动范围内仍能保持正常血流,当脑动脉血管痉挛,血压超过自身调节上限值或痉挛导致脑组织水肿、血管内皮细胞间的紧密连接就会断裂,血浆以及红细胞渗透到血管外间隙,引起脑内点状出血,甚至大面积渗出血,脑功能受损。脑功能受损表现为:脑水肿、抽搐、昏迷,甚至脑出血、脑疝。有资料说MABP≥18.7 kPa(140 mmHg)时脑血管自身调节功能丧失而易致脑出血。

最近,用MRI检查发现在重度子痫前期和子痫的脑出血有2种类型,大多数是遍及脑部的分散性出血和枕叶皮层,与收缩压和舒张压严重升高有关。在许多脑出血继发死亡的病例,与不少脑血管破裂的原因与脑深部微小动脉穿透有关,称夏科-布沙尔瘤,特别是在基底结、丘脑和深白质多见,并发现这种脑血管微小动脉瘤的破裂直接与血压升高有关。

(四)心血管系统改变

一些临床研究报道,妊娠高血压疾病患者有左室重量增加与舒张功能不全的迹象,在子痫前期心排血量和血浆容量是下降的。胎盘灌注减少导致产妇血管内皮细胞广泛功能障碍,胎盘灌注不良和缺氧时合成和释放大量的因子如sFlt-1和sFng。这些因子在产妇肾脏和其他器官引起广泛的氧化激活或血管内皮细胞功能障碍,最终导致高血压。血管系统的抵抗力增加是由于PGI_2/TXA_2的增加,内皮依赖性舒张受损。冠状动脉痉挛,可引起心肌缺血、间质水肿及点状出血与坏死,偶见毛细血管内栓塞,心肌损害严重可引起妊娠期高血压疾病性心脏病、心功能不全甚至心力衰竭、肺水肿。急性心力衰竭肺水肿患者的临床上可见肺淤血、肺毛细血管压增高、肺间质水肿、肺泡内水肿。心力衰竭的临床表现有脉率速、呼吸困难、胸闷、肺部啰音,甚至端坐呼吸。对全身水肿严重的患者,虽无端坐呼吸,应警惕右心衰竭。扩容治疗使用不当可产生医源性左心衰竭、肺水肿。

(五)肝脏改变

病情严重时肝内小动脉痉挛与舒张,肝血管内层突然充血,肝静脉窦的内压力骤然升高,门静脉周围组织内可能发生出血。若肝血管痉挛收缩过久,肝血管内纤维蛋白的沉积和缺血,引起的肝周围和区域的坏死,则可导致肝实质细胞不同程度损害。妊娠期高血压疾病致肝细胞缺血、缺氧、细胞肿胀,可单项转氨酶增高,轻度黄疸,胆红素可超过51.3 mmol/L。严重者甚至出现肝区毛细血管出血,可致肝被膜下血肿。

(六)微血管病性溶血

妊娠期高血压疾病时由于微循环淤血,可并发微血管病性溶血,其发生的原因:①红细胞变形力差;②血管内皮受损,血小板被激活,血小板计数下降;③细胞膜饱和脂肪酸多于不饱和脂肪酸,比值失衡,细胞易裂解;肝细胞内 SGOT 释放至血循环。

1982 年 Weinstein 报道了重度子痫前期并发微血管病性溶血,并根据其临床三个主要症状:①溶血性贫血;②转氨酶高;③血小板减少,命名为 HELLP 综合征。临床表现有上腹痛、肠胃症状、黄疸等。严重者发展为 DIC,有 DIC 的临床及实验指标。这些病理改变发生在肾脏可出现由于肾血管内广泛性纤维蛋白微血栓形成所致的产后溶血性尿毒症性综合征。

(七)眼部改变

由于血管痉挛可发生视网膜剥离或皮质盲。视力模糊至双目失明,视网膜水肿至视网膜剥离失明,或大脑后动脉严重的血管痉挛性收缩致视觉皮层中枢受损失明。

(八)血流动力学改变

正常妊娠是心排血量(CO)随心率及搏出量增加而增加,系统血管阻力(SVR)则下降,而肺血管阻力(PVR)、中心静脉压(CVP)、肺毛细血管楔压(PCWP)以及平均动脉压都没有明显改变,左心室功能保持正常水平,但未治疗的子痫前期患者,CO、PCWP 下降,SVR 可以正常或增高显示低排高阻的改变。

三、临床监测

(一)一般临床症状

过去通常将高血压、蛋白尿、水肿认为是妊娠期高血压疾病三大症状,作为监测主要项目。随着对妊娠高血压疾病病理生理的进一步认识,认为应将脏器损害的有关症状,特别是将心、肺、肾、脑、视觉、肝及血液系统损害的有关症状作为常规重点监测。

1.血压

血压升高是妊娠期高血压疾病诊断的重要依据,血压升高至少应出现两次以上,间隔 6 小时。基础血压较前升高,但血压低于 18.7/12.0 kPa(140/90 mmHg)不作为诊断标准,必要时监测 24~48 小时的动态血压。

2.尿蛋白

尿蛋白是指 24 小时内尿液中的蛋白含量≥300 mg 或在至少相隔 6 小时的两次随机尿液检查中尿蛋白浓度为 0.1 g/L(定性+)。尿蛋白通常发生在高血压之后,与病情及胎儿的病率和死亡率有密切相关,以24 小时尿蛋白总量为标准。

3.水肿

水肿是妊娠期高血压疾病的早期症状,但不是特有的症状,一周体重增加超过 2.5 kg 是妊娠期高血压疾病的明显症状。

4.心率和呼吸

休息时心率≥110 次/分,呼吸≥20 次/分,肺底细湿啰音,是早期心力衰竭的表现。

5.肾脏

肾小动脉痉挛在妊娠期高血压疾病患者是很常见的,在肾活检中有 85% 存在小动脉痉挛或狭窄,肾活检有助于鉴别诊断。

6.神经系统症状

头痛、头晕、眼花、耳鸣、嗜睡和间歇性突发性抽搐是常见的。在重度妊娠期高血压疾病,这些症状是由于脑血流灌注不足或脑水肿所致。

7.视觉

视力模糊、复视、盲点、失明,这些病变是由于视网膜小动脉痉挛,水肿,其病理变化可以是枕部皮质局部缺血和出血所致。

8.消化系统症状

恶心、呕吐、上腹部或右上腹部疼痛和出血可能是由于肝纤维囊水肿和出血。是子痫前期的严重症状,可以发生肝破裂和抽搐。

(二)实验室检查

根据症状、体征及实验室检查判定疗效及病情,主要实验室检查有以下几个方面。

1.血液及出凝血功能

常规检查血常规、网织红细胞、外周血涂片异常变形红细胞、红细胞碎片。凝血功能检查包括凝血酶原时间(PT)、活性部分凝血酶原时间(APTT)、纤维蛋白原和纤维蛋白原降解产物、D-二聚体。血液黏稠度检测包括血黏度、血细胞比容、血浆黏度等。血小板计数对子痫的监测非常重要;血小板减少是严重妊娠期高血压疾病的特征,血小板计数少于 $100 \times 10^9/L$ 可能是 HELLP 综合征的症候之一。重度子痫前期常见有血小板减少,纤维蛋白降解产物升高,凝血酶原时间延长,提示可能有弥漫性血管内凝血(DIC)存在。无论何种原因,全身溶血的证据如血红蛋白血症,血红蛋白尿或高胆红素血症都是疾病严重的表现,可能是由于严重血管痉挛引起的微血管溶血所致。

2.肾功能

肌酐清除率应列为肾功能常规检查,是检测肾小球滤过率的很有价值的指标。肌酐清除率降低表示妊娠期高血压疾病严重性增加。血清尿酸、肌酐和尿素氮也是评价肾功能的有价值的试验。

3.肝功能

血清天冬氨酸氨基转移酶(SGOT),谷丙转氨酶(SGPT)和乳酸脱氢酶升高是重度子痫前期和 HELLP 综合征的主要症状之一。肝功能异常,转氨酶升高提示有肝细胞损害、坏死,严重者可有肝包膜下血肿和急性肝破裂的可能。

4.脑电图、脑血流图、脑部计算机断层扫描等检查常有异常表现

脑损害主要的提示是水肿、充血、局部缺血、血栓和出血。子痫发作后常有异常发现。最常见的发现是皮质区的低密度,这些表现是大脑缺血和淤点伴皮层下损害的结果。昏迷患者的CT 检查或 MRI 常见有广泛性的脑水肿,散在脑出血。

5.心脏

心脏和超声心电图可了解心血管系统的情况。子痫患者常伴随血流动力学变化。在评价心功能时注意 4 个方面:①前负荷,舒张末期压力和心腔容积;②后负荷,心肌收缩张力或射血的阻力;③心肌的收缩或变力状态;④心率。应用非介入性心血管监测,子痫前期患者得到的血流动力学指标变化范围从高心输出伴有低血管阻力到低心输出伴有高血管阻力。不同的血流动力学改变与病情严重程度、患者慢性潜在的疾病和治疗的介入有关。心血管系统功能的评估对诊断和治疗方法的选择是需要的。至于介入性监测手段,如中心静脉压,肺毛细血管楔压的测定不应

作为常规。中心静脉压只适用于重症抢救的患者,特别是少尿、肺水肿的患者。

介入性监测的指征可参考:①不明原因的肺水肿;②少尿,输液后无变化;③应用肼苯达嗪及强降压药后仍难以治疗的高血压;④有其他需血流动力学监测的医学指标。至于肺毛细血管楔状压测定的指征尚未建立。

6.眼底检查

眼底检查应作为常规检查,常见有视网膜痉挛、水肿、出血及视网膜剥离。失明有时是由于脑部缺血和出血所致,称皮质盲。CT 检查可显示。

7.电解质

妊娠期高血压疾病患者电解质浓度与正常孕妇比较无明显差异,但应用了较强的利尿剂、限制钠盐和大量催产素液体以致产生抗利尿作用而致低钾、低钠。子痫发作后乳酸性酸中毒和代偿性的呼出二氧化碳,重碳酸盐的浓度降低,导致酸中毒。酸中毒的严重程度与乳酸产生量和代谢速率有关,也与二氧化碳呼出的速率有关。因而,在妊娠期高血压疾病患者,特别是重度子痫前期患者作血电解质测定及血气分析检查非常必要。

8.胎儿宫内状况监测

妊娠期高血压疾病患者因血管痉挛导致胎盘灌注受损,是围生儿病率和死亡率升高的原因。因此对胎儿宫内情况监测很重要。胎儿宫内状况监测包括:妊娠图、宫底高度、胎动监测、电子胎心监护。

胎盘功能监测包括 24 小时尿雌激素/肌酐(E/C)比值、雌三醇 E_3。胎肺成熟度测定包括卵磷脂/鞘磷脂(L/S)、磷脂酰甘油(PG)、泡沫试验。B 超检查包括羊水量、胎儿生长发育情况、胎盘成熟度、胎盘后血肿、脐血流及胎儿大脑中动脉血流频谱、生物物理几项评分等。

四、预测

子痫前期是妊娠期特有的疾病,常在妊娠 20 周后出现症状,此时严重影响母婴健康,然而在出现明显症状前,患者往往已有生化方面的改变,近年来许多学者都在研究预防子痫前期的方法,旨在降低子痫前期的发生率,目前预测方法主要有:生化指标的预测及生物指标的预测,但在预测准确度上差异很大。

(一)生化指标

1.血 β-HCG

现认为妊娠期高血压疾病为一血管内皮损伤性疾病,胎盘血管受累时胎盘绒毛血供减少,绒毛变性坏死,促使新的绒毛滋养层细胞不断形成,而 β-HCG 值升高。孕 15～18 周 β-HCG 值≥2 倍正常孕妇同期 β-HCG 中位数时,其预测妊娠期高血压疾病的特异度为 100%,灵敏度为50%。孕中期血 β-HCG 升高的妇女,其孕晚期妊娠期高血压疾病发生率明显增加,故认为孕中期测 β-HCG 预测妊娠期高血压疾病具有一定的实用价值。近年研究结果提示,妊娠早期滋养细胞侵蚀性侵入过程中,HCG 的主要形式是高糖基化 HCG(HHCG),以正常人群 HHCG 中位数倍数 MoM 作为检验结果的标准,正常人群为 1.0 MoM。在妊娠 14～21 周,妊娠期高血压疾病患者尿 HHCG 均值明显低于正常妊娠;当 HHCG≤0.9 MoM,相对危险度为 1.5;当 HHCG≤0.1 MoM 时,相对危险度上升至 10.42。

2.类胰岛素样生长因子连接蛋白-1(IGFBF-1)

IGFBF-1 是蜕膜基底细胞分泌的一种蛋白质,其水平高低可反映滋养层侵入深度。有研结果认为类胰岛素生长因子连接蛋白-1在合体滋养细胞、细胞滋养细胞和蜕膜中高表达,但在胎盘的纤维组织中低表达。有研究发现在重度子痫前期血循环中的胰岛素生长因子接连蛋白-1水平是(428.3 ± 85.9)ng/mL,而正常对照组是(76.6 ± 11.8)ng/mL($P=0.000\ 7$)。血液胰岛素样生长因子水平是(80.9 ± 17.2)ng/mL。而正常对照组是$(179.4\pm28.2\ )$ng/mL($P=0.100\ 1$)。认为低水平的类胰岛素生长因子-1和高水平的类胰岛素生长因子连接蛋白质可能造成胎盘和胎儿发育迟缓。

3.纤维连接蛋白(Fn)

Fn广泛存在于机体各系统中,为网状内皮系统的调理素,当血管内皮受损时,功能失调,Fn过度分泌入血,故血浆Fn升高可反映血管内皮受损情况。一般在血压升高前4周就有Fn增高,有人认为Fn水平升高是预测妊娠期高血压疾病较为敏感的指标。当其$<400\ \mu$g/L时不可能发生子痫前期,阴性测值96%。

4.尿钙

目前研究认为,妊娠期高血压疾病时肾小球过滤率降低,而肾小管重吸收钙正常,其尿钙水平明显低于正常孕妇或非孕妇。尿Ca/Cr比值$\leqslant0.04$时预测价值大,现认为此种预测方法是简单实用的方法。

5.尿酸

尿酸由肾小管排泄,当肾小管损害时血中尿酸水平增高,妊娠期高血压疾病肾小管损害甚于肾小球的损害。尿酸水平和病变发展程度有关,亦是监测妊娠期高血压疾病的主要指标之一。

6.血浆非对称二甲基精氨酸(ADMA)水平测定

近年国外有学者研究结果认为NO合酶抑制物-ADMA是NOS的内源性抑制物,可与L-精氨酸竞争性地抑制NOS,减少NO合成。国内黄艳仪、姚细保等研究显示,在子痫前期患者孕期外周血ADMA的浓度比正常孕晚期有显著升高;分别是$(17.9\pm7.25)\mu$g/mL vs (10.27 ± 1.6) μg/mL($P<0.01$),认为外周血ADMA浓度或动态变化可作为妊娠期高血压疾病预测。最近,国外许多研究都认为在23~25周孕妇ADMA浓度增加可随后发展为子痫前期。在早发型子痫前期ADMA明显增高。

7.血管生长因子

近年国外学者研究认为抗血管生成因子sFlt-1和抗血管生长因子Endoglin是子痫前期发生中的关键因素,与缺氧诱导蛋白与细胞增生和一氧化氮信号相关,可作为妊娠期高血压疾病的预测。孕中期sFLt-1的水平增高是预测子痫前期的敏感指标。

8.预测子痫前期新方法

最近两年,基于对妊娠高血压疾病病因学研究的进展,美国提出应用新的生物标志物和物理标志物单独或联合预测子痫前期的发生,这些标志物包括:血清胎盘生长因子(PLGF)、酪氨酸激酶-1受体(sFlt-1)、血清抗血管生长因子、胎盘蛋白-13、子宫动脉多普勒测量及尿足突状细胞排泄等。最近几个报道提出以下几个预测方法。①PLGF/sFlt-1:在子痫前期发病前后血清胎盘生长因子(PLGF)减少,而sFlt-1和Endoglin水平升高,一些研究还发现血清sFlt-1和血清PLGF(sFIt:PLGF)的比例不平衡与疾病严重程度和早发型子痫前期相关。②胎盘蛋白13(PP-13):PP-13是胎盘产生的,认为它参与胎盘血管重塑和种植。Chafetz及同事进行了一项前瞻性巢式病例对照研究,有学者发现,子痫前期孕三个月时PP-13中位数水平明显降低。他们建议孕三个月产妇筛查PP-13水平可能预测子痫前期。③尿足突状细胞排泄:足突状细胞存在于各种急性肾小球疾病患者的尿中,子痫前期的特点是急性肾小球损伤。Garovic 等研究 44 例子痫前期和 23 例正常孕妇测定血清血管生成因子,尿足突细胞和尿 PLGF100%,子痫前期患者出现尿足迹突状细胞,其特异性为 100%,预测价值优于血管生成因子,临床应用效果仍需进一步深入研究。

(二)生物指标

1.心血管特异性的测定

利用血压动态监测系统对孕妇进行血压监测,当孕 20 周后血压基线仍随孕周增加而无暂时下降趋势者,提示有妊娠期高血压疾病。

2.子宫胎盘血液循环的观察

妊娠早期,位于内膜的胚泡在发育的同时,滋养层细胞继续侵蚀血管,子宫螺旋动脉使管壁肌肉消失,管腔扩大,失去收缩能力,血管阻力下降。妊娠期间,子宫动脉分离出近百条螺旋动脉分布在子宫内膜中,血液充满了绒毛间隙,形成了子宫胎盘局部血供的"高流低阻"现象。在妊娠高血压疾病患者,滋养层细胞对螺旋小动脉的侵蚀不够,血管阻力不下降,或下降较少,舒张期子宫胎盘床血供不足,子宫胎盘循环高阻力。因此,用超声多普勒测量子宫胎盘的循环状态,可预测妊娠高血压疾病。常用的方法主要有两种。①脐动脉血流速度波形测定:测定动脉血流收缩期高峰与舒张高峰比值(S/D),在孕≤24 周时 S/D≥4,孕后期 S/D<3。凡脐动脉 S/D 比值升高者,妊娠期高血压疾病的发生率为 73%。②子宫动脉多普勒测量:观察是否存在舒张早期切迹,当双侧子宫动脉都存在舒张早期切迹,预测妊娠高血压疾病的敏感性、特异性较高,孕 24 周时敏感度为 76.1%,特异性为 95.1%。

3.孕中期平均动脉压(MABP)

孕 22~26 周 MABP≥11.3 kPa(85 mmHg)时,妊娠期高血压疾病发生率 13%(一般人群为 5%~8%)[MABP=(收缩压+2×舒张压)÷3]。

4.翻身试验

血压反应阳性,其中 93% 的孕妇以后可能发生妊娠期高血压疾病。测定方法为:孕妇左侧卧位测血压直至血压稳定后,翻身仰卧 5 分钟,再测血压,若仰卧舒张压较左侧卧位≥2.7 kPa(20 mmHg),提示有发生子痫前期倾向。

5.血液流变学试验

低血容量(HCT≥0.35)及高血黏度,全血黏度比值≥3.6,血浆黏度比值≥1.6 者,提示孕妇有发生妊娠期高血压疾病倾向。

五、预防

目前对妊娠高血压疾病缺乏有效的治疗措施,预防工作对降低疾病的发生发展显得更重要。预防工作主要包括几方面。

(一)围产期保健

(1)建立健全的三级保健网,开展围妊娠期和围产期保健工作。

(2)坚持左侧卧位,增加胎盘和绒毛的血液供应,避免胎盘灌注不良和缺血缺氧。

(3)针对高危因素进行预防,保持合理的体重指数,肥胖妇女适当减肥,避免多胎妊娠、高龄妊娠和低龄妊娠;有复发性流产史;抗心磷脂抗体综合征、易栓症等妊娠高血压疾病危险性增加。

(二)药物、微量元素、营养素的预防作用

1.阿司匹林和其他抗血小板药物

阿司匹林可以选择性抑制环氧合酶,减少血栓素 TXA_2 的合成。在 20 世纪 80 年代一些临床试验也取得可喜的成果;于孕 22 周以前预防性使用低剂量的阿司匹林 $50\sim100$ mg 可使该病的风险度下降,阿司匹林治疗 23 周后妊娠不能预防先兆子痫。然而,至 20 世纪 90 年代三个独立的大规模的调查,认为阿司匹林不能降低妊娠高血压疾病的发生率,反而增加胎盘早剥的发生率。一个大型的多中心研究,其中包括2 539 例高风险的妇女,包括糖尿病、慢性高血压、多胎妊娠或先兆子痫,使用低剂量的阿司匹林(60 mg)没有降低子痫前期发生率。现在阿司匹林不建议常规使用预防子痫前期,而应该个体化。对高危患者选择性用药是可以接受的。

2.妊娠期补钙

补钙可稳定细胞膜的结构,控制膜离子的通透性,减少钙离子内流的积聚,可预防妊娠高血压疾病的发生。国外有学者报道从妊娠 $20\sim24$ 周/$24\sim28$ 周开始服用钙元素 1 200 mg 增至 2 g,经观察不补钙组妊娠高血压疾病的发病率为 18%,补钙不足 2 g 组妊娠高血压疾病发病率为 $7\%\sim9\%$,补钙 2 g 组发病率为 4%,效果最佳,对母婴无不良影响。

3.抗氧化剂维生素 C 和维生素 E 的补充

多个中心随机试验结果显示,孕期补充维生素 C 和维生素 E 不能降低子痫前期的发生。

4.左旋精氨酸(L-Arginine,L-Arg)的补充

L-Arg 是合成一氧化氮(NO)的底物,它可以刺激血管内皮细胞的 NO 合成酶(NOS),而增加NO 的合成和释放,减轻微血管的损伤,改善子宫胎盘的血流。已有报道用于妊娠高血压疾病的治疗和预防;用 A-Lrg 口服 4 g/d,连用 2 周,可以延长孕周和降低低体重儿的发生率。虽然左旋精氨酸在预防子痫前期的发生方面还缺乏大样本的研究,但随着人们对 NO 了解的逐步深入,L-Arg 在临床应用将更加广泛,用于预防妊娠高血压疾病已初露前景。

5.中医中药在妊娠高血压疾病预防中的应用

自 20 世纪 80 年代起,我国已有关于应用中药丹参、川芎、小剂量熟大黄等中药预防妊娠高血疾病。其中以丹参研究较多;丹参的有效成分丹参酮,有抗血小板聚集、保护内皮细胞的功能,可增强子宫胎盘的血液灌注,在预防和辅助治疗子痫前期中有一定效果。

我国学者段涛对妊娠高血压疾病提出三级预防措施:一级预防——针对高危因素的预防;二级预防——药物、微量元素、营养素的补充;三级预防——良好的产前检查,及早发现高危因素和早期临床表现,及早处理。

六、治疗

(一)治疗目的

(1)预防抽搐,预防子痫发生。

(2)预防合并脑出血、肺水肿、肾衰竭、胎盘早期剥离和胎儿死亡。

(3)降低孕产妇及围产儿发病率、死亡率及严重后遗症,延长孕周,以对母儿最小创伤的方式终止妊娠。

对其治疗基于以下几点:①纠正病理生理改变;②缓解孕妇症状,及早发现并治疗,保证母亲安全;③监测及促进胎儿生长,治疗方法尽量不影响胎儿发育;④以解痉、降压、镇静、适时终止妊娠为原则。

(二)一般治疗

(1)左侧卧位、营养调节休息(但不宜过量)。

(2)每天注意临床征象的发展,包括:头痛、视觉异常、上腹部痛和体重增加过快。

(3)称体重,入院后每天1次。

(4)测定尿蛋白,入院后至少每2天1次。

(5)测定血肌酐、转氨酶、血细胞比容、血小板、测定的间隔依高血压的程度而定,经常估计胎儿的宫内情况。

(三)降压治疗

1.治疗时机

长期以来学者认为降压药虽可使血压下降,但亦可同时降低重要脏器的血流量,还会降低子宫胎盘的血流量,对胎儿有害,故提倡当 SBP＞21.3 kPa(160 mmHg)或 DBP≥14.7 kPa(110 mmHg)时,为防止脑血管意外,方行降压治疗。近年循证医学分析表明降低血压不改善胎儿的结局,但减少严重高血压的发生率,并不会加重子痫前期恶化。因此,认真血压控制和适当的生化和血液系统的监测,在妊娠期高血压疾病的治疗中是需要的。

2.轻中度高血压处理

(1)甲基多巴:可兴奋血管运动中枢的 α 受体,抑制外周交感神经而降低血压。作为降压剂尽管疗效有限,但仍是孕期长期控制血压的药物。甲基多巴是唯一的不影响胎儿胎盘循环的降压药。常用剂量 250 mg,口服,每天3次。

(2)β 受体阻滞剂:α、β 受体阻滞剂如盐酸拉贝洛尔,能降低严重的高血压发生率,可能通过降低产妇心排血量,降低外周阻力。不影响肾及胎盘的血流量,有抗血小板聚集作用,并能促胎肺成熟。常用剂量 100 mg,口服,每天2次,轻中度高血压的维持量一般为每天 400~800 mg。其他β受体阻滞剂,尤其是阿替洛尔减少子宫胎盘灌注可导致胎儿宫内生长受限。

(3)硝苯地平:为钙通道阻滞剂,具有抑制钙离子内流的作用,直接松弛血管平滑肌,可解除血管痉挛,扩张周围小动脉,可选择性的扩张脑血管。研究表明硝苯地平能够有效地降低脑动脉压。用法为10 mg口服,每天3次,24小时总量不超过 60 mg。孕妇血压不稳定可使用长效硝苯地平;常用氨氯地平(Norvasc),一般剂量 5 mg,每天1次,或每天2次。硝苯地平控释片(nifedipineGITS,拜新同),常用剂量 30 mg,每天1次。

(4)尼莫地平:钙通道阻滞剂,选择性扩张脑血管。用法为 20~60 mg,口服,每天2~3次。

3.重度高血压处理

血压＞22.7/14.7 kPa(170/110 mmHg)的结果是直接血管内皮损伤,当血压水平在 24.0~25.3/16.0~17.3 kPa(180~190/120~130 mmHg)时脑血管自动调节功能失衡,从而增加脑出血的危险,也增加胎盘早剥或胎儿窘迫的风险。因此,血压＞22.7/14.7 kPa(170/110 mmHg)迫切需要处理。应选用安全有效、不良反应较少的药物,既能将孕妇血压降低到安全水平,又不会造成突然血压下降,因这可能减少子宫胎盘灌注,导致胎儿缺氧。严重急性高血压管理应是一对一护理;连续血压、心率监测,至少每15分钟1次。

(1)肼屈嗪:直接动脉血管扩张剂,舒张周围小动脉血管,使外周阻力降低,从而降低血管压。并能增加心搏出量、肾血流量及子宫胎盘血流量。降压作用快,舒张压下降明显,是妊娠高血压疾病最常用的控制急性重度高血压的药物。用法如下。①静脉注射:先给 1 mg 静脉缓注试验剂量,如 1 分钟后无不良反应,可在 4 分钟内给 4 mg 静脉缓慢注射。以后根据血压情况每

20 分钟用药 1 次,每次 5～10 mg 稀释缓慢静脉注射,10～20 分钟内注完,最大剂量不超过 30 mg。一般以维持舒张压在 12.0～13.3 kPa(90～100 mmHg)为宜,以免影响胎盘血流量。静脉注射方法比较烦琐,且难以监测,较少采用。②静脉滴注:负荷量 10～20 mg,加入 5% 葡萄糖 250 mL,从 10～20 滴/分开始;将血压降低至安全水平,再给予静脉滴注 1～5 mg/h,需严密监测血压。③或 40 mg 加入 5% 葡萄糖 500 mL 内静脉滴注。④口服:25～50 mg,每天 3 次。有妊娠期高血压疾病性心脏病、心力衰竭者不宜应用此药。常见不良反应有头痛、心慌、气短、头晕等。但最近 Meta 分析发现,肼屈嗪比硝苯地平或拉贝洛尔更容易发生产妇低血压、胎盘早剥、剖宫产和胎心率变化等不利因素。多年来在国外一般选用肼屈嗪,但目前在欧洲、南非等地区肼屈嗪已不作为治疗子痫前期的一线药物。

(2)拉贝洛尔:拉贝洛尔又称柳胺苄心定,结合 α 和 β-肾上腺素受体阻滞剂,已成为最常用治疗急性重症高血压的药物。用药方案有以下几种方法可参考。①首次剂量可给口服,20 mg,若 10 分钟内无效后再给予 40 mg,10 分钟后仍无效可再给 80 mg,总剂量不能超过 240 mg。②静脉用药首剂可给 20～40 mg,稀释后 10～15 分钟静脉缓慢推注,随后静脉滴注 20 mg/h。根据病情调整滴速、剂量,每天剂量控制在 200～240 mg。③也可用拉贝洛尔 200 mg 加入生理盐水 100 mL,以输液泵输入,从 0.1～0.2 mg/min 低剂量开始,5～10 分钟根据血压调整剂量,每次可递增 0.1～0.2 mg/min,用药时需严密监测血压,24 小时总量不超过 220 mg。④血压平稳后改为口服,100 mg,每 8 小时 1 次。心脏及肝、肾功能不全者慎用,给药期间患者应保持仰卧位,用药后要平卧 3 小时。不良反应有头晕、幻觉、乏力,少数患者可发生直立性低血压。

(3)硝苯地平:钙通道阻滞剂,是有效的口服控制急性重症高血压药,在怀孕期间不能舌下含服,以免引起血压急剧下降,减少子宫胎盘血流,造成胎儿缺氧。此药商品名为“心痛定”,在急性高血压时首剂用 10 mg,30 分钟后血压控制不佳再给 10 mg,每天总量可用 60 mg。亦可考虑用长效硝苯地平,口服,5～10 mg,每天 1 次。不良反应包括头痛、头晕、心悸。

(4)防止惊厥和控制急性痉挛药物:镁离子作为一种外周神经肌肉连接处兴奋阻滞剂,抑制运动神经末梢释放乙酰胆碱,阻断神经肌肉接头间的信息传导,可作为 N-甲基右旋天门冬氨酸受体阻滞剂发挥抗惊厥作用。镁离子竞争结合钙离子,使平滑肌细胞内钙离子水平下降,从而解除血管痉挛,减少血管内皮损伤。镁离子刺激血管内皮细胞合成前列环素,抑制内皮素合成,降低机体对血管紧张素 II 的反应,从而缓解血管痉挛状态。随机对照试验比较使用硫酸镁治疗重度子前期防止惊厥,表明在重度子痫前期硫酸镁预防与安慰剂相比会大大降低子痫的发病率。

硫酸镁用药指征:①控制子痫抽搐及防止再抽搐;②预防重度子痫前期发展为子痫;③子痫前期临产前用药预防抽搐。

硫酸镁用药方法:根据我国妊高征协作组及中华医学会推荐治疗方案如下。①首次负荷剂量为静脉给药,25% 硫酸镁 2.5～4 g 加于 10% 葡萄糖 20～40 mL,缓慢静脉注入,10～15 分钟推完。或用首剂 25% 硫酸镁 20 mL(5 g)加入 10% 葡萄糖 100～200 mL 中,1 小时内滴完。②维持量为继之 25% 硫酸镁 60 mL 加入 5% 葡萄糖液 500 mL 静脉滴注,滴速为 1～2 g/h,用输液泵控制滴速。③根据病情严重程度,决定是否加用肌内注射,用法为 25% 硫酸镁 10～20 mL(2.5～5 g),臀肌深部注射,注射前先于肌内注射部位注射 2% 利多卡因 2 mL。第 1 个 24 小时硫酸镁总量为 25 g,之后酌情减量。24 小时总量控制在 22.5～25 g。

有医院自 20 世纪 80 年代初使用硫酸镁静脉滴注治疗重度子痫前期,硫酸镁用量在第 1 个 24 小时用 22.5～25 g,用法:①硫酸镁 2.5 g,稀释在 5% 的葡萄糖溶液 20 mL 中缓慢静脉注射。

②或者不用静脉注射,改用硫酸镁 5 g 加入 5% 葡萄糖液 100~200 mL 中静脉滴注,1 小时内滴完。这样既可使血镁迅速达止痉的有效浓度,又可避免高浓度的硫酸瞬时进入心脏引起房室传导阻滞,致心搏骤停。③继之以硫酸镁 15 g 加入 5% 葡萄糖液 500~1 000 mL 静脉滴注,1.5~2 g/h。④夜间(约晚上 10pm)肌内注射硫酸镁 2.5~5.0 g,一般在静脉用药后 5~6 小时以上,或前次用药 5~6 小时后始能加用肌内注射,因硫酸镁的半衰期为 6 小时。⑤用药 1~2 天后,若病情稳定,而孕周未达 34 周,胎儿未成熟,需延长孕周者,可用硫酸镁 15 g 加入 5% 葡萄糖液 500~1 000 mL 静脉滴注,1.5~2 g/h,用药天数酌情而定。

我国学者丛克家研究各种治疗方案患者血中镁浓度,硫酸镁用量每天浓度 20.0~22.5 g,在不同时间段血镁浓度均达有效浓度(1.73~2.96 mmol),用首剂负荷量后血镁浓度迅速上升至 1.76 mmol/L,达到制止抽搐的有效血镁浓度。静脉滴注后 5 小时,血镁浓度已下降到 1.64 mmol/L,接近基础值,药效减弱,故主张静脉滴注后加用肌内注射。我院也曾监测血镁浓度,按上述我院的使用方法,在用药 2~4 小时后,血镁浓度达 4.8~5 mEq/L,在连续静脉滴注 6 小时后血镁浓度 4.6 mEq/L,能维持有效治疗量。我院硫酸镁用量多控制在 20 g/d 左右,亦收到治疗效果,未发生过镁中毒反应。我国南方人、北方人体重差异较大,用药时注意按患者体重调整用量。我们认为,国外学者提出的硫酸镁每天用量可达 30 g 以上,甚至更高,不适合亚洲低体重人群,临床中应注意,以免引起镁毒性反应。

硫酸镁主要是防止或控制抽搐,用于紧急处理子痫或重度子痫前期患者,用药天数视病情而定,治疗或防止抽搐有效浓度为 1.7~2.96 mmol/L,若血清镁离子浓度超过 3 mmol/L,即可发生镁中毒。正常人血镁浓度为 1 mmol/L 左右,当血镁 ≥3 mmol/L 膝反射减弱,≥5 mmol/L 可发生呼吸抑制,≥7 mmol/L 可发生传导阻滞,心跳骤停。硫酸镁中毒表现首先是膝反射减弱至消失,全身张力减退,呼吸困难、减慢,语言不清,严重者可出现呼吸肌麻痹,甚至呼吸、心跳停止,危及生命。曾有因硫酸镁中毒,呼吸抑制而死亡之病例发生。应引起临床医师的高度重视,严格掌握硫酸镁用药的指征、剂量、持续时间,严密观察,使既达疗效,又能防毒性反应的发生。

硫酸镁用药注意事项:用药前及用药中需定时检查膝反射是否减弱或消失;呼吸不少于 16 次;尿量每小时不少于 25 mL;或每 24 小时不少于 600 mL。硫酸镁治疗时需备钙,一旦出现中毒反应,应立即静脉注射 10% 葡萄糖酸钙 10 mL。我国近 20 年来,广泛应用硫酸镁治疗重度子痫前期及子痫。但大剂量的硫酸镁(22.5~25 g)稀释静脉滴注,必然会增加患者细胞外组织液、明显水肿和造成血管内皮通透性增加,可导致肺水肿。在应用硫酸镁的同时应控制液体输入量,每小时不应超过 80 mL,在使用硫酸镁静脉滴注期间应记录每小时尿量,如果患者尿少,需要仔细评定原因,并考虑中心静脉压(CVP)/肺毛细血管压监测。根据病情结合 CVP 调整液体的出入量。如果出现肺水肿的迹象,应给予 20 mg 的呋塞米。

(5)血管扩张剂:血管扩张剂硝酸甘油、硝普钠、酚妥拉明,是强有力的速效的血管扩张剂,扩张周围血管使血压下降,可应用于妊娠期高血压疾病,急进性高血压。

具体用法如下。①硝酸甘油:硝酸甘油为静脉扩张剂,常用 20 mg 溶于 5% 葡萄糖 250 mL 静脉滴注,滴速视血压而调节,血压降至预期值时调整剂量至 10~15 滴/分,或输液泵调节滴速,为 5~20 μg/min。或用硝酸甘油 20 mg 溶于 5% 葡萄糖 50 mL 用微量泵推注,开始为 5 μg/min,以后每 3~5 分钟增加 5 μg,直至 20 μg/min,即有良好疗效。用药期间应每 15 分钟测 1 次血压。②酚妥拉明:酚妥拉明为小动脉扩张剂,可选择性扩张肺动脉,常用 10~20 mg 溶于 5% 葡萄糖液 250 mL 中静脉滴注,以 0.04~0.1 mg/min 速度输入,严密观察血压,根据血压调节滴速。或用10～20 mg溶于5%葡萄糖液50 mL中用微量泵推注。先以0.04～0.1 mg/min速度输入，根据血压调整滴速。酚妥拉明有时会引起心动过速，心律异常，特别是用静脉泵推注，现已少用。③硝普钠：硝普钠兼有扩张静脉和小动脉的作用，常用25～50 mg加入5%葡萄糖液500 mL中静脉滴注（避光）或25 mg溶于5%葡萄糖液50 mL中用微量泵静脉注射。开始剂量为8～16 μg/min，逐渐增至20 μg/min，视血压与病情调整剂量。用药期间严密观察病情和血压。每个剂量只用6小时，超过6小时需更换新药液。24小时用药不超过100 mg，产前用药不超过24小时，用药不超过5天，仅用于急性高血压或妊娠高血压疾病合并心力衰竭的患者。硝普钠能迅速通过胎盘进入胎儿体内，其代谢产物氰化物对胎儿有毒性作用，不宜在妊娠期使用。

（6）利尿：利尿剂仅在必要时应用，不做常规使用。

利尿指征：①急性心力衰竭、肺水肿、脑水肿；②全身性水肿；③慢性血管性疾病如慢性肾炎、慢性高血压等；④血容量过高，有潜在性肺水肿发生者。

药物：①呋塞米。20～40 mg溶于5%葡萄糖液20～40 mL中缓慢静脉注射（5分钟以上）。必要时可用呋塞米160～200 mg静脉滴注，可同时应用酚妥拉明10～20 mg静脉滴注。适用于肺水肿，心、肾衰竭。②甘露醇。20%甘露醇250 mL静脉滴注（30分钟滴完）。仅适用于脑水肿，降低脑内压，消除脑水肿。心功能不全者禁用。

（7）镇静：镇静剂兼有镇静及抗惊厥作用，不常规使用，对于子痫前期和子痫，或精神紧张、睡眠不足时可选择镇静剂。①地西泮（安定），具有较强的镇静和止惊作用。用法为10 mg肌内注射或静脉注射（必须在2分钟以上），必要时可重复1次，抽搐过程中不可使用。②冬眠药物，一般用氯丙嗪、异丙嗪各50 mg，哌替啶100 mg混合为一个剂量，称冬眠Ⅰ号。一般用1/3～1/2量肌内注射或稀释静脉注射，余下2/3量作静脉缓慢滴注，维持镇静作用。用异丙嗪25 mg、哌替啶50 mg配合称"杜非合剂"，肌内注射有良好的镇定作用，间隔12小时可重复1次。氯丙嗪可使血压急剧下降，导致肾及子宫胎盘供血不足，胎儿缺氧，且对母亲肝脏损害，目前仅用于应用安定、硫酸镁镇静无效的患者。③苯巴比妥，100～200 mg肌内注射，必要时可重复使用。用于镇静口服剂量30～60 mg，3次/天，本药易蓄积中毒，最好在连用4～5天后停药1～2天。目前已较少用。

（8）抗凝和扩容：子痫前期存在血凝障碍，某些患者血液高凝，呈慢性DIC改变，需进行适当的抗凝治疗。

抗凝参考指征：①多发性出血倾向。②高血黏度血症，血液浓缩。③多发性微血管栓塞之症状、体征，如皮肤皮下栓塞、坏死及早期出现的肾、脑、肺功能不全。④胎儿宫内发育迟缓、胎盘功能低下、脐血流异常、胎盘梗死、血栓形成的可能。⑤不容易以原发病解释的微循环衰竭与休克。⑥实验室检查呈DIC高凝期，或前DIC改变［如血小板计数$<100×10^9$/L或进行性减少；凝血酶原时间比正常对照延长或缩短3秒；纤维蛋白原低于1.5 g/L或呈进行性下降或超过4 g/L；3P试验阳性，或FDP超过0.2 g/L，D-二聚体阳性（20 μg/mL）并是进行性增高；血液中红细胞碎片比例超过2%］。

推荐用药如下。①丹参注射液12～15 g加入5%葡萄糖液500 mL静脉滴注。②川芎嗪注射液150 mg加入5%葡萄糖液滴注。以上二药适用于高血黏度、血液浓缩者，或胎儿发育迟缓，病情较轻者。③低分子肝素：分子量$<10\ 000$的肝素称低分子肝素，即LMH0.2 mL（1支）皮下注射。适用于胎儿宫内发育迟缓、胎盘功能低下、胎盘梗死，或重度子痫前期、子痫有早期DIC（前-DIC）倾向者。④小剂量肝素：普通肝素12.5～25 mg溶于5%葡萄糖液250 mL内缓慢静脉

滴注,或 0.5～1.0 mg/kg,加入葡萄糖溶液 250 mL 分段静脉滴注,每 6 小时为一时间段。滴注过程中需监测 DIC 指标,以调剂量。普通肝素用于急性及慢性 DIC 患者。产前 24 小时停用肝素,产后肝素慎用、量要小,以免产后出血。⑤亦可用少量新鲜冰冻血浆200～400 mL。

液体平衡:20 世纪 70～80 年代研究认为,妊娠高血压疾病,特别是重度子痫前期患者,存在血液浓缩,胎盘有效循环量下降,故提出扩充血容量稀释血液疗法。多年来,在临床实践中发现,有因液体的过多注入,加重心脏负担诱发肺水肿的报道。产妇的死亡率与使用过多的侵入性液体相关。对于有严重低蛋白血症贫血者,可选用人血清蛋白、血浆、全血等。对于某些重度子痫前期、子痫妇女,有血液浓缩,有效循环量下降、胎盘血流量下降或水电解质紊乱情况,可慎重的使用胶体或晶体液。现一般不主张用扩容剂,认为会加重心肺负担,若血管内负荷严重过量,可导致脑水肿与肺水肿。多项调查结果表明,扩容治疗不利于妊娠高血压疾病患者。尿量减少的处理应采用期待的方法,必要时用 CVP 监测,而不要过多的液体输入。重度子痫前期患者,施行剖宫产术麻醉前不必输入过多的晶体液,因没有任何证据表明晶体液可以预防低血压。

4.子痫的治疗原则

(1)控制抽搐:①安定 10 mg 缓慢静脉推注;继之以安定 20 mg 加入 5% 葡萄糖 250 mL 中缓慢静脉滴注,根据病情调整滴速。②亦可选用冬眠合剂Ⅰ号(氯丙嗪、异丙嗪各 50 mg、哌替啶 100 mg)1/3～1/2 量稀释缓慢静脉注射,1/2 量加入 5% 葡萄糖 250 mL 中缓慢静脉滴注,根据病情调整速度。③或用硫酸镁2.5 g 加5% 葡萄糖 40 mL 缓慢推注;或 25% 硫酸镁 20 mL 加入 5% 葡萄糖 100 mL 中快速静脉滴注,30 分钟内滴完,后继续静脉点滴硫酸镁,以 1～2 g/h 速度维持。注意硫酸镁与镇静剂同时应用时,对呼吸抑制的协同作用。

(2)纠正缺氧和酸中毒:保持呼吸道通畅,面罩给氧,必要时气管插管,经常测血氧分压,预防脑缺氧;注意纠正酸中毒。

(3)控制血压:控制血压方法同重度子痫前期。

(4)终止妊娠:抽搐控制后未能分娩者行剖宫产。

(5)降低颅内压:20% 甘露醇 0.5 mL/kg,静脉滴注,现已少用,因会加重心脏负担。现常用呋塞米20 mg 静脉注射,能快速降低颅内压。

(6)必要时作介入性血流动力学监测(CVP),特别在少尿及有肺水肿可能者。

(7)其他治疗原则同重度子痫前期。Richard 子痫昏迷治疗方案:①立即用硫酸镁控制抽搐,舒张压>14.7 kPa(110 mmHg),加用降压药。②24 小时内常规用地塞米松 5～10 mg,莫斐管内滴注,以减轻脑水肿。③监测血压、保持呼吸道通畅、供氧,必要时气管插管。④经常测血氧分压,预防脑缺氧。⑤终止妊娠,已停止抽搐 4～6 小时不能分娩者急行剖宫产。⑥置患者于 30 度半卧位,降低颅内静脉压。⑦产后如仍不清醒,无反应,注意与脑出血鉴别,有条件医院作 CT 检查。⑧神经反射监护。⑨降低颅内压,20% 甘露醇0.5 mL/kg静脉滴注降低颅内压。

(8)终止妊娠:因妊娠期高血压疾病是孕产妇特有的疾病,随着妊娠的终止可自行好转,故适时以适当的方法终止妊娠是最理想的治疗途径。

终止妊娠时机:密切监护母亲病情和胎儿宫内健康情况,监测胎盘功能及胎儿成熟度,终止妊娠时机。①重度子痫前期积极治疗 2～3 天,为避免母亲严重并发症,亦应积极终止妊娠。②子痫控制 6～12 小时的孕妇,必要时子痫控制 2 小时后亦可考虑终止妊娠。③有明显脏器损害,或严重并发症危及母体者应终止妊娠。④孕 34 周前经治疗无效者,期待治疗延长孕周虽可望改善围产儿的死亡率,但与产妇死亡率相关。对早发型子痫前期孕 32 周后亦可考虑终止妊娠。⑤重度子痫经积极治疗,于孕 34 周后可考虑终止妊娠。

终止妊娠指征:多主张以下几点。①重度子痫前期患者经积极治疗 24～72 小时仍无明显好转;病情有加剧的可能,特别是出现严重并发症者。②重度子痫前期患者孕周已超 34 周。③子痫前期患者,孕龄不足 34 周,胎盘功能减退,胎儿尚未成熟,可用地塞米松促胎肺成熟后终止妊娠。④子痫控制后 2 小时可考虑终止妊娠。⑤在观察病情中遇有下列情况应考虑终止妊娠:胎盘早剥、视网膜出血、视网膜剥离、皮质盲、视力障碍、失明、肝酶明显升高、血小板减少、少尿、无尿、肺水肿、明显胸腹水等、胎儿窘迫;胎心监护出现重度变异减速、多个延长减速和频发慢期减速等提示病情严重的症候时应考虑终止妊娠。

终止妊娠的方法:①阴道分娩。病情稳定,宫颈成熟,估计引产能够成功已临产者,如不存在其他剖宫产产科指征,可以选用阴道分娩。②剖宫产。病情重,不具备阴道分娩条件者,宜行剖宫术。子痫前期患者使用麻醉方式是有争议的,但是如果母亲凝血功能正常,没有存在低血容量,使用硬膜外麻醉是安全、有效的,不会引起全身麻醉所致的血压升高。

产褥期处理:重症患者在产后 24～72 小时,尤其 24 小时内,仍有可能发生子痫,需继续积极治疗,包括应用镇静、降压、解痉等药物。产后检查时,应随访血压、蛋白尿及心肾功能情况,如发现异常,应及时治疗,防止后遗症发生。

(9)其他药物治疗。

心钠素:是人工合成的心钠衍化物,为心肌细胞分泌的活性物质,具有很强的降压利尿作用。主要作用是增加肾血流量,提高肾小球滤过率,降低血管紧张素受体的亲和力,可对抗 AⅡ 的缩血管作用。具有强大的利钠、利尿及扩张血管活性。80 年代有报道,经临床应用人心钠素Ⅲ治疗妊娠期高血压疾病并发心力衰竭,心力衰竭可获得控制,血压下降,水肿消退,蛋白尿转阴,是治疗妊娠期高血压疾病引起心力衰竭的理想药物,近年应用较少,临床资料报道不多。

抗凝血酶(AT-Ⅲ):抗凝血酶对各种凝血机制中的酶具有抑制作用,实验证明抗凝血可以预防妊娠期高血压疾病动物模型上的血压升高和蛋白尿的发生,因此 AT-Ⅲ 很可能可以有效地处理子痫前期患者的临床症状和体征。重度子痫前期时 AT-Ⅲ 下降,如 AT-Ⅲ/C 下降 70% 以下则有出现血栓的危险。一般可静脉滴注,AT-Ⅲ 1 000～3 000 U,血中 AT-Ⅲ/C 上升至 130%～140%。如同时应用小剂量肝素可提高抗凝效果。

血管紧张素转换酶(ACE)抑制剂:卡托普利或厄贝沙坦,其作用是抑制血管紧张素转换酶(ACE)活性,阻止血管紧张素Ⅰ转换成血管紧张素Ⅱ,有明显降低外周阻力,增加肾血流量的作用。但这些药物可导致胎儿死亡、羊水少、新生儿无尿、肾衰竭、胎儿生长迟缓、新生儿低血压和动脉导管未闭,因此任何妊娠妇女均禁忌服用血管紧张素转换酶(ACE)抑制剂,孕期禁止使用。

L-精氨酸(L-Arginine,L-Arg):最近的报道认为 NO 和前列环素的减少可能是妊娠期高血压疾病发病机制的主要原因,与血管舒张因子和收缩因子的不平衡有关。L-Arg 是合成 NO 的底物,它可以刺激血管内皮细胞的 NO 合成酶(NOS)而增加 NO 的合成和释放,通过扩张外周血管发挥降压作用。随着人们对 NO 的了解逐步深入,L-Arg 在临床和基础的研究和应用更加广泛。近年国外已有应用 L-Arg 治疗或辅助治疗高血压的报道。

国内有学者报道:高血压患者静脉滴注 L-Arg(20 g/150 mL/30 分钟)5 分钟后血压开始下降,15 分钟达稳定值,平均动脉压以(15.4±1.3) kPa[(115.4±9.9)mmHg]降至 11.8±1.1 kPa[(88.5±7.6)mmHg]。国外有学者对尿蛋白阴性的妊娠高血压患者及尿蛋白＞300 mg/24 h 的子痫前期患者各 40 例用 L-Arg 治疗;L-Arg 20 g/500 mL 静脉滴注,每天 1 次,连续用 5 天,再跟随 4 g/d，口服 2 周，或安慰剂治疗。结果见在用 L-Arg 治疗组的患者收缩压与安慰剂组相比有明显下降，认为应用 L-Arg 治疗有希望可以延长孕周和降低低体重儿的发生率。但左旋精氨酸在预防子痫前期的发生方面还缺乏大样本的研究。

Rytiewski 报道，应用 L-Arginine 治疗子痫前期，口服 L-arginine3 g/d(L-Arg 组)40 例，安慰剂组 41 例。结果提示应用 L-Arg 组病例的胎儿大脑中动脉的灌注量增加，脑-胎盘血流量比率增加，分娩新生儿 Apgar 评分较高，提供口服 L-Arg 治疗子痫前期的患者似乎有希望延长孕周改善新生儿结局。但还需要大样本的研究以进一步得到证实。总的认为，对子痫前期患者给予 L-Arg 治疗可能通过增加内皮系统和 NO 的生物活性降低血压，认为应用 L-Arg 治疗可能改善子痫前期患者内皮细胞的功能，是一种新的、安全、有效的治疗预防子痫前期的方法。

硝酸甘油(NG)：用于治疗心血管疾病已多年，随着 NO 的研究不断深入，其作用机制得到进一步的认识，目前认为 NG 在体内代谢和释放外源性 NO，促进血管内生成一氧化氮，通过一系列信使介导，改变蛋白质磷酸化产生平滑肌松弛作用。由于有强大的动静脉系统扩张作用，使其对其相关的组织器官产生作用。NG 还能有效地抑制血小板聚集。在先兆子痫患者应用 NG 能降低患者血压和脐动脉搏动指数(PI)。

苏春宏等报道应用 NG 治疗子痫前期，用硝酸甘油 20 mg 加入生理盐水 50 mL 用静脉泵推注，注速 5～20 μg/min，5～7 天，与用 $MgSO_4$ 病例比较，见前者 SBP、DBP、MAP 均较后者低，新生儿低 Apgar 评分，新生儿入 NICU 数 NG 组较 $MgSO_4$ 组低。母亲急性心力衰竭、肺水肿的发生率 NG 组较 $MgSO_4$ 组明显降低。但硝酸甘油作用时间短，停药后数分钟降压作用消失，故宜与长效钙通道阻滞剂合用。

姚细保、黄艳仪等应用 NG 治疗没有并发症的子痫前期，方法为硝酸甘油 25 mg 加入 5％葡萄糖 20～30 mL 用静脉泵推注，以 5～20 μg/min，5～7 天后改用缓释的钙通道阻滞剂拜新同口服，直至分娩，平均治疗时间 2 周。由于孕周延长，新生儿低 Apgar 评分，入 NICU 的病例比用 $MgSO_4$ 治疗组低，母婴预后较好，母体无严重并发症发生。

多项研究认为，NG 治疗子痫前期不仅可扩张母体血管，还可明显降低脐-胎盘血管阻力，有助于改善宫内环境，而且未发现胎心有变化；但 NG 是否会对胎儿的血管张力、血压、外周血管阻力和血小板、左旋精氨酸功能产生不良影响，及其确切疗效有待于进一步的研究。

(10)免疫学方面的治疗。目前研究认为先兆子痫是胎盘免疫复合物的产生超过消除能力而引发的炎症反应，促使大量滋养层细胞凋亡、坏死和氧化应激。这观点引起新的治疗方案的产生，目前针对免疫学的治疗有以下几点研究进展。①抑制补体活化、调整补体治疗炎症反应：认为单克隆抗体 C_3 抑制剂、多抑制素、C_5 结合抗体、C_{5a} 受体阻滞剂可能是预防和治疗先兆子痫的理想药物。②降低免疫复合物的产生：在先兆子痫最有效减少免疫复合物的产生自然方法是娩出胎盘。理论上，减少免疫复合物水平的药物治疗，可以减少患者体内抗体的产生。目前研究认为，通过 CD20 单克隆抗体实现中断 B 细胞抗体产生，美国有研究者用一种治疗自身免疫性疾病的药物——单克隆抗体用于先兆子痫的治疗，推测此单克隆抗体可减少 B 细胞抗体水平，以减少免疫复合物的产生。③免疫炎症反应的调控：控制先兆子痫免疫反应的方法包括抗炎症药物(如地塞米松)及单克隆抗细胞因子抗体，如肿瘤坏死因子(TNF)-α 抗体可溶性肿瘤坏死因子受体(抑制性肿瘤坏死因子)；白细胞介素-1(IL-1)受体阻滞剂已用于试验治疗脓毒症的全身炎症反应。有研究报道指出先兆子痫存在胎盘功能和血清抑制性细胞因子水平如 IL-10 的不足。因此，抑制细胞因子可能对治疗有效。④抑制粒细胞活性：免疫复合物直接活化效应细胞，参与错综复杂的炎症结局过程,在这过程中粒细胞 Fcγ 受体起关键性作用,有研究认为,抑制性受体 FcγRⅡB 上调,提高免疫复合物刺激阈从而与 IgG 抗体反应抑制了炎症反应。临床上有使用静脉注射免疫球蛋白(IVIG)诱导抑制 FcγRⅡB 受体的表达,从而提高免疫复合物激活 FcγRⅡ 受体的刺激阈。Branch 等人研究初步确定了 IVIG 对抗磷脂综合征妊娠妇女及其新生儿的治疗有显著效果。

七、并发症的诊断和治疗

(一)妊娠期高血压疾病并发心功能衰竭

1.妊娠期高血压疾病并发心力衰竭的诱因及诊断

妊娠期高血压疾病时冠状动脉痉挛,可引起心肌缺血、间质水肿及点状出血与坏死,偶见毛细血管内栓塞,心肌损害严重可引起妊娠期高血压疾病性心脏病,心功能不全,甚至心力衰竭、肺水肿。不适当的扩容、贫血、肾功能损害、肺部感染等常为心力衰竭的诱发因素。心力衰竭的临床表现可有脉率快,部分患者可听到舒张期奔马律、肺动脉瓣区 P2 亢进、呼吸困难、胸肺部啰音,颈静脉充盈、肝脏肿大,甚至端坐呼吸。对全身水肿严重的患者,虽无端坐呼吸,应警惕右心衰竭。心电图提示心肌损害,有 T 波改变、减低或倒置,有时呈现 ST 倒置或压低。X 线检查可见心脏扩大及肺纹理增加,甚至肺水肿表现。

妊娠期高血压疾病并发心力衰竭需与各科原因所致心力衰竭鉴别。包括孕前心脏不健康的情况,如先天性心脏病、风湿性心脏病、贫血、甲亢心、胶原组织性疾病引起的心肌损害;孕前健康的心脏,如围产期心肌病、羊水栓塞或肺栓塞。可根据不同病史及心脏特征加以鉴别。围产期心肌病易与妊娠期高血压疾病性心脏病混淆。妊娠期高血压疾病时全身小动脉痉挛,影响冠脉循环,心脏供血不足、间质水肿,致心功能受损,是发生围产期心脏病的原因之一,发生率为 27.2%,为正常孕妇的 5 倍。国外报道发生率高达 60%,说明两者有密切相关。围产期心肌病患者可能会有中度血压升高,中度蛋白尿常诊断为妊娠期高血压疾病。鉴别主要依靠病史及心脏体征。围产期心肌病除有心力衰竭的临床表现外,主要体征包括两肺底湿啰音、奔马律及第三心音、二尖瓣区有收缩期杂音。超声心动图检查所有病例均有左室扩大,腔内径增大,以左室腔扩大最为显著。部分病例由于心腔内附壁血栓脱落,可导致肺动脉栓塞,病情急剧恶化。本院曾有一例重度子痫前期合并围产期心肌病患者,产后第 4 天死于肺栓塞。妊娠期高血压疾病心力衰竭临床表现有较严重高血压、蛋白尿、水肿,当血压显著升高时,冠状动脉痉挛导致心肌缺血,甚至灶性坏死而诱发心功能不全,但无心脏显著扩大,无严重心律失常,常伴有肾损害。妊娠期高血压疾病心力衰竭患者的预后较好。

2.妊娠期高血压疾病心力衰竭的治疗

(1)积极治疗妊娠期高血压疾病:解除小动脉痉挛,纠正低排高阻,减轻心脏前后负荷。

(2)可选用以下一种或两种血管扩张剂:酚妥拉明,10 mg 加入 5% 葡萄糖液 250 mL 内,静脉滴注,0.1~0.3 mg/min;硝酸甘油 10 mg,加入 5% 葡萄糖 25~50 mL 内,微量泵推注,5~20 μg/min,根据血压调整速度;硝普钠 25~50 mg,加入 5% 葡萄糖 50 mL 内,微量泵推注,10~20 μg/min,根据血压调整速度。扩血管治疗后能迅速降压,降低心脏的后负荷,改善心肌缺氧,是治疗妊娠高血压疾病心力衰竭的主要手段。

(3)增强心脏收缩力:用毛花苷 C 0.4 mg,加入 5% 葡萄糖液 20 mL 内,稀释缓慢静脉注射。也可用地高辛,每天 0.125~0.25 mg,口服。非洋地黄类正性肌力药物,如多巴胺、多巴酚丁胺、前列腺素 E(米力农)、门冬氨酸钾镁等。血压高者慎用多巴胺类药物或用小剂量,并与血管扩张剂合用。

(4)利尿剂:呋塞米 20~40 mg,加入 5%葡萄糖液 20 mL,静脉注射,快速利尿。

(5)有严重呼吸困难,可用吗啡 3~5 mg,稀释,皮下注射。

(6)心力衰竭控制后宜终止妊娠。

(7)限制液体入量。

(二)HELLP 综合征

1982 年 Weinstein 报道了重度子痫前期并发微血管病性溶血,并根据其临床三个主要症状:溶血性贫血、转氨酶升高、血小板减少命名为 HELLP 综合征。

(三)溶血性尿毒症性综合征(HUS)

溶血性尿毒症性综合征是以急性微血管病性溶血性贫血、血小板减少及急性肾衰竭三大症状为主的综合征。其发病机制是由于妊娠期,特别是妊娠期高血压疾病时血液处于高凝状态,易有局限性微血栓形成,当红细胞以高速度通过肾小球毛细血管及小动脉时,受血管内纤维网及变性的血管壁内膜的机械性阻碍,红细胞变形、破裂,造成血管内溶血与凝血活酶的释放,促进了血管内凝血的进行。由于纤维沉积于肾小球毛细血管与小动脉内,减少了肾小球的血流灌注量,最终肾衰竭。另外免疫系统的变化及感染因素可诱发 HUS。

1.诊断

(1)临床表现:溶血性贫血、黄疸、阴道流血和瘀斑、瘀点,有些患者会发生心律不齐、心包炎、心力衰竭、心肌梗死、支气管肺炎、抽搐发作等。同时有一过性血尿及血红蛋白尿,尿少,可发展到急性肾衰竭至少尿、无尿。

(2)实验室检查。①末梢血常规显示贫血、红细胞异常、出现形态异常、变形的红细胞及红细胞碎片、网织红细胞增多。②血小板计数减少,常降至 100×10^9/L 以下。③黄疸指数升高:血清胆红素及肝功能 SGPT 增高。④乳酸脱氢酶(HPL)升高达 600 μg/L 以上,表示体内有凝血存在。⑤血红蛋白尿或血尿,尿蛋白及各种管型。⑥氮质血症:血尿素氮、肌酐及非蛋白氮增高。

2.鉴别诊断

(1)单纯性妊娠期高血压疾病:不出现 HUS 的进行性溶血、血小板下降、血红蛋白尿等临床表现和实验室结果。

(2)HELLP 综合征:HUS 和 HELLP 综合征均可在妊娠期高血压疾病患者中出现。而 HUS 以肾损害表现为主,急性肾功损害和血红蛋白尿。而 HELLP 综合征常以肝损害为主。以肝功能转氨酶升高、溶血性黄疸为主。根据临床及实验室检查可以鉴别。

(3)与系统性红斑狼疮性肾炎及急性脂肪肝引起的肾衰竭应以区别。

3.HUS 肾衰竭治疗原则

(1)积极治疗妊娠期高血压疾病。

(2)保持肾功能,应用血管扩张药物,新利尿合剂:酚妥拉明 10~20 mg、呋塞米 100 mg 各自加入 5%葡萄糖 250 mL 静脉滴注(根据病情调整剂量)。

(3)严重少尿、无尿可用快速利尿剂。

(4)终止妊娠。

(5)透析:应早期透析,如少尿、无尿,血钾升高>5.5 mmol/L;尿素氮>17.8 mmol/L(50 mg/L);血肌酐>442 μmol/L(50 mg/L),需用透析治疗,或用连续性肾滤过替代治疗

(CRRT)、静脉-静脉连续滤过(CVVH)。

(四)弥漫性血管内凝血(DIC)

子痫前期、子痫与 DIC 关系密切,重度子痫前期时,全身血管明显痉挛,血液黏度升高,全身组织器官血流量减少,血管内皮损伤引起血管内微血栓形成,患者血液中凝血因子消耗多引起凝血因子减少。子痫前期、子痫本身是一种慢性 DIC 状态。严重 DIC 或产后即会发生出血倾向,如血尿、产后出血等。

1.子痫前期、子痫并发 DIC 的早期诊断

子痫前期、子痫并发 DIC 的临床表现常见有:①多发性出血倾向如血尿、牙龈出血、皮肤瘀斑、针眼出血、产后出血等。②多发性微血管血栓之症状体征,如皮肤皮下栓塞、坏死及早期出现的肾、脑、肺功能不全。

子痫前期、子痫并发 DIC 实验室检查包括:①血小板计数减少$<100\times10^9$/L 或呈进行性减少。②凝血酶原时间比正常延长或缩短 3 秒。③纤维蛋白低于 1.5 g/L(150 mg/dL)或呈进行性下降或超过 4 g/L。④D-二聚体阳性,FDP 超过 0.2 g/L(20 μg/mL),血液中的红细胞碎片超过 2%。⑤有条件可查抗凝血酶Ⅲ(ATⅢ)活性。

2.妊娠期高血压疾病并发 DIC 的治疗

妊娠期高血压疾病并发 DIC 的早期表现主要是凝血因子改变,若能及早检查这些敏感指标,即可早期发现慢性 DIC。及早处理,预后良好。妊娠期高血压疾病合并严重 DIC 发生率不高。治疗以积极治疗原发病,控制子痫前期及子痫的发展,去除病因,终止妊娠为主。根据病情可适当使用新鲜冰冻血浆,低分子肝素或小剂量的肝素(25~50 mg/d),血压过高时不适宜使用肝素,以免引起脑出血。子痫前期、子痫并发 DIC 多较轻,积极治疗后终止妊娠,多能治愈。

(五)胎盘早期剥离

妊娠期高血压疾病患者的子宫底蜕膜层小动脉痉挛而发生急性动脉粥样硬化,毛细血管缺血坏死而破裂出血,产生胎盘后血肿,引起胎盘早期剥离。有人认为在胎盘早期剥离患者中 69% 有妊娠期高血压疾病,可见妊娠期高血压疾病与胎盘早期剥离关系密切。

胎盘早期剥离诊断并不困难,根据腹痛、子宫肌张力增高、胎心消失、阴道少量出血、休克等典型症状可做出诊断。然而典型症状出现时,母婴预后较差。而 B 超往往可早期发现胎盘后血肿存在,从而早期诊断胎盘剥离,故妊娠期高血压疾病患者必须常规做腹部 B 超检查,以早期做出有无合并胎盘早期剥离的诊断。

胎盘早剥引起弥漫性血管内凝血一般多在发病后 6 小时以上,胎盘早剥时间越长,进入母体血循环内的促凝物质越多,被消耗的纤维蛋白原及其他凝血因子也越多。因此早期诊断及时终止妊娠对预防及控制 DIC 非常重要,治疗原则以积极治疗妊娠期高血压疾病、终止妊娠去除病因、输新鲜血、新鲜冰冻血浆、补充凝血因子(包括纤维蛋白原)等措施,可阻断 DIC 的发生、发展。

(六)脑血管意外

脑血管意外包括脑出血、脑血栓形成、蛛网膜下腔出血和脑血栓,是妊娠期高血压疾病最严重的并发症,也是妊娠期高血压疾病最主要的死亡原因。脑血管灌注有自身调节,在较大血压波动范围内仍能保持正常血流。当脑血管痉挛,血压超过自身调节上限值或痉挛导致脑组织水肿、脑血管内皮细胞间的紧密连接就会断裂,血浆及红细胞会渗透到血管外间隙引起脑内点状出血,甚至大面积渗血,脑功能受损。当 MABP≥18.7 kPa(140 mmHg)时脑血管自身调节功能消失。

脑功能受损的临床表现为脑水肿、抽搐、昏迷、呼吸深沉、瞳孔缩小或不等大、对光反射消失、四肢瘫痪或偏瘫。应做仔细的神经系统检查。必要时做脑 CT 或 B 超可明确诊断。

脑水肿、脑血管意外的处理：有怀疑脑出血或昏迷者应做 CT 检查、脑水肿可分次肌内注射或静脉注射地塞米松 20～30 mg/d，减轻脑血管痉挛和毛细血管的通透性，改善意识状态，并可使用快速利尿剂，降低颅内压。大片灶性脑出血在脑外科密切配合下行剖宫产，结束妊娠后遂即行开颅术，清除血肿、减压、引流，则有生存希望。

（刘桂英）

第/九/章

正 常 分 娩

第一节 分娩的因素

决定分娩的因素有四：产力、产道、胎儿及精神因素。产力为分娩的动力，但受产道、胎儿及精神因素制约。产力可因产道及胎儿的异常而异常，或转为异常；产力也可受到产妇精神因素的直接影响，比如：产程开始后，由于胎位异常，宫缩表现持续微弱，或开始良好继而出现乏力；在产妇对分娩有较大的顾虑时，可能从分娩发动之初宫缩就表现为不规律或持续在微弱状态。骨盆大小、形状和胎儿大小、胎方位正常时，彼此不产生不良影响；但如果胎儿过大、某些胎儿畸形或胎位异常，或骨盆径线小于正常或骨盆畸形，则即便产力正常，仍可能导致难产。

一、产力

产力是分娩过程中将胎儿及其附属物逼出子宫的力量，包括宫缩（子宫收缩力）、腹压（腹壁肌肉即膈肌收缩力）和肛提肌收缩力。

(一)子宫收缩力

子宫收缩力是临产后的主要产力，贯穿于整个分娩过程中。临产后的宫缩能迫使宫颈管短缩直至消失，宫口扩张，胎先露部下降、胎儿和胎盘胎膜娩出。

临产后的正常宫缩具有以下特点。

1.节律性

节律性宫缩是临产的重要标志之一。正常宫缩是子宫体部不随意的、有节律的阵发性收缩。每次阵缩总是由弱渐强（进行期），维持一定时间（极期），随后由强渐弱（退行期），直至消失进入间歇期（图 9-1），间歇期子宫肌肉松弛。阵缩如此反复出现，贯穿分娩全过程。

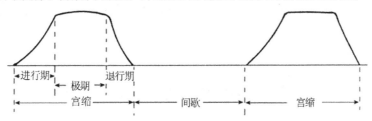

图 9-1 临产后正常节律性宫缩示意图

临产开始时,宫缩持续 30 秒,间歇期 5～6 分钟。随着产程进展,宫缩持续时间逐渐增长,间歇期逐渐缩短。当宫口开全之后,宫缩持续时间可长达 60 秒,间歇期可缩短至 1～2 分钟,宫缩强度也随产程进展逐渐增加,子宫腔内压力于临产初期升高至 3.3～4.0 kPa(25～30 mmHg),于第一产程末可增至 5.3～8.0 kPa(40～60 mmHg),于第二产程可达 13.3～20.0 kPa(100～150 mmHg),而间歇期宫腔压力仅为 0.8～1.6 kPa(6～12 mmHg)。宫缩时子宫肌壁血管及胎盘受压,致使子宫血流量减少,但于子宫间歇期血流量又恢复到原来水平,胎盘绒毛间隙的血流量重新充盈,这对胎儿十分有利。

2.对称性和极性

正常宫缩起自两侧子宫角部,以微波形式迅速向子宫底中线集中,左右对称,此为宫缩的对称性;然后以每秒约 2 cm 的速度向子宫下段扩散,约 15 秒均匀协调地遍及整个子宫,此为宫缩的极性(图 9-2)。

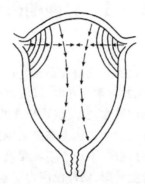

图 9-2 子宫收缩的对称性和极性

宫缩以宫底部最强、最持久,向下则逐渐减弱,子宫底部收缩力的强度几乎是子宫下段的两倍。这一子宫源性控制机制的基础是子宫肌中的起步细胞的去极化。

3.缩复作用

子宫体部的肌肉在宫缩时,肌纤维缩短、变宽,收缩之后,肌纤维虽又重新松弛,但不能完全恢复原状而是有一定的程度缩短,这种现象称为缩复作用或肌肉短滞。缩复作用的结果,使子宫体变短、变厚,使宫腔容积逐渐缩小,迫使胎先露不断下降,而子宫下段逐渐被拉长、扩张,并将子宫向外上方牵拉,颈管逐渐消失,展平。

(二)腹肌及膈肌收缩力(腹压)

腹肌及膈肌收缩力是第二产程时娩出胎儿的重要辅助力量。当宫口开全后,胎先露部已下降至阴道。每当宫缩时前羊水囊或胎先露部压迫盆底组织及直肠,反射性地引起排便感,产妇主动屏气,腹肌和膈肌收缩使腹压升高,促使胎儿娩出。腹压必须在第二产程尤其第二产程末期宫缩时运用最有效,过早地腹压不但无效,反而易使产妇疲劳和宫颈水肿,致使产程延长。在第三产程胎盘剥离后,腹压还可以促使胎盘娩出。

(三)肛提肌收缩力

在分娩过程中,肛提肌收缩力可促使胎先露内旋转。当胎头枕部露于耻骨弓下缘时,由于宫缩向下的产力和肛提肌收缩产生的阻力,两者的合力使胎头仰伸和胎儿娩出。

二、产道

产道是胎儿娩出的通道,分骨产道和软产道两部分。

(一)骨产道

骨产道是指真骨盆,其后壁为骶、尾骨,两侧为坐骨、坐骨棘、坐骨切迹及其切带,前壁为耻骨联合。骨产道的大小、形状与分娩关系密切。骨盆的大小与形态对分娩有直接影响。因此对于分娩预测首先了解骨盆情况是否异常。

(1)骨盆各平面及其径线。

(2)骨盆轴。

(3)产轴。

(4)骨盆倾斜度。

(5)骨盆类型:有时会对分娩过程产生重要影响。目前国际上仍沿用考-莫氏分类法(Cardwell-Moloy classification)。按 X 线摄影的骨盆入口形态,将骨盆分为四种基本类型,即女型、扁平型、类人猿型和男型(图 9-3)。但临床所见多为混合型。

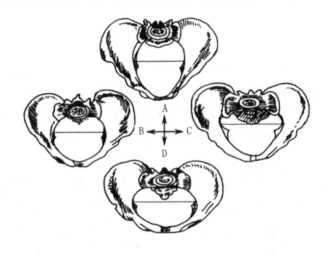

图 9-3　骨盆类型
A.类人猿型骨盆;B.女性型骨盆;C.男性型骨盆;D.扁平骨盆

(二)软产道

软产道是由子宫下段、宫颈、阴道和盆底软组织构成的管道。在分娩过程中需克服软产道的阻力。

1.子宫下段的形成

子宫下段由非孕时长约 1 cm 的子宫峡部形成。妊娠 12 周后,子宫峡部逐渐扩展成为子宫腔的一部分,妊娠末期逐渐被拉长形成子宫下段。临产后进一步拉长达 7～10 cm,肌层变薄成为软产道的一部分。由于肌纤维的缩复作用,子宫上段的肌壁越来越厚,下段的肌壁被牵拉越来越薄,由于子宫上下段肌壁的厚、薄不同,在子宫内面两者之交界处有一环形隆起,称为生理性缩复环(图 9-4)。

2.宫颈的变化

(1)宫颈管消失:临产前的宫颈管长约 2 cm,初产妇较经产妇稍长。临产后由于宫缩的牵拉及胎先露部支撑前羊水囊呈楔形下压,致使宫颈管逐渐变短直至消失,成为子宫下段的一部分。初产妇宫颈管消失于宫颈口扩张之前,经产妇因其宫颈管较松软,则两者多同时进行。

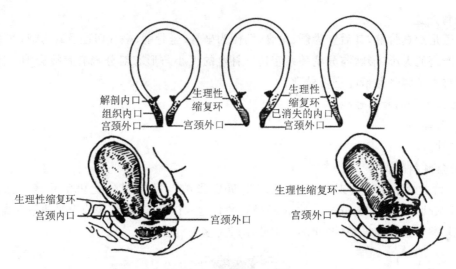

图 9-4　生理性缩复环

（2）宫口扩张：临产前，初产妇的宫颈外口仅容一指尖，经产妇则能容纳一指。临产后宫口扩张主要是宫缩及缩复向上牵拉的结果。此外前羊水囊的楔形下压也有助于宫颈口的扩张。胎膜多在宫口近开全时自然破裂，破膜后胎先露部直接压迫宫颈，扩张宫口的作用更明显。随着产程的进展，宫口开全（10 cm）时，妊娠足月的胎头方能娩出（图 9-5）。

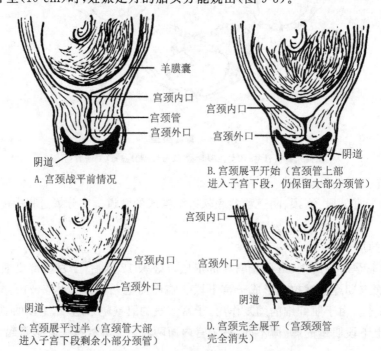

A. 宫颈战平前情况

B. 宫颈展平开始（宫颈管上部进入子宫下段，仍保留大部分颈管）

C. 宫颈展平过半（宫颈管大部进入子宫下段剩余小部分颈管）

D. 宫颈完全展平（宫颈颈管完全消失）

图 9-5　宫颈下段形成和宫口扩张

3.骨盆底、阴道及会阴的变化

在分娩过程中，前羊水囊和胎先露部逐渐将阴道撑开，破膜后先露部下降直接压迫骨盆底，软产道下段形成一个向前弯的长筒，前壁短后壁长，阴道外口开向前上方，阴道黏膜皱襞展平使腔道加宽。肛提肌向下及向两侧扩展,肌束分开,肌纤维拉长,使 5 cm 厚的会阴体变成 2～4 mm 薄的组织,以利胎儿通过。阴道及骨盆底的结缔组织和肌纤维,于妊娠晚期增生肥大,血管变粗,血流丰富。于分娩时,会阴体虽然承受一定的压力,若保护不当,也容易造成裂伤。

三、胎儿

足月胎儿在分娩过程必须为适应产道表现出一系列动作,使之能顺利通过产道这一特殊的圆柱形通道:骨盆入口呈横椭圆形,而在中骨盆及骨盆出口则呈前后椭圆形。在分娩过程中,胎头是最重要的因素,只要头能顺利通过产道,一般分娩可以顺利完成,除非胎儿发育过大,则肩或躯干的娩出可能困难。

(一)胎头

为胎儿最难娩出的部分,受压后缩小程度小。胎儿头颅由三个主要部分组成:颜面、颅底及颅顶。颅底由两块颞骨、蝶骨及筛骨所组成。颅顶骨由左右额骨、左右顶骨及枕骨所组成。这些骨缝之间由膜相连接,故骨与骨之间有一定活动余地甚至少许重叠,从而使胎头具有一定适应产道的可塑性,有利于胎头娩出。

胎头颅缝及囟门名称如下(图 9-6)。①额缝:居于左右额骨之间的骨缝。②矢状缝:左右顶骨之间的骨缝,前后走向,将颅顶分为左右两半,前后端分别连接前、后囟门。通过前囟与额缝连接,通过后囟与人字缝连接。③冠状缝:为顶骨与额骨之间的骨缝,横行,在前囟左右两侧。④人字缝:位于左右顶骨与枕骨之间,自后囟向左右延伸。⑤前囟:位于胎儿颅顶前部,为矢状缝、额缝及冠状缝会合之处,呈菱形,2 cm×3 cm 大。临产时可用于确定胎儿枕骨在骨盆中的位置。分娩后可持续开放 18 个月之久才完全骨化,以利脑的发育。⑥后囟:为矢状缝与人字缝连接之处,呈三角形,远较前囟小,产后 8～12 周骨化。

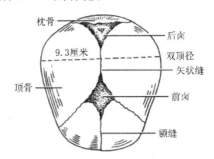

图 9-6　胎头颅缝及囟门

胎儿头颅顶可分为以下各部。①前头(sinciput):亦称额部,为颅顶前部。②前囟:菱形。③顶部(vertex):为前后囟线以上部分。④后囟:三角形。⑤枕部(ociput):在后囟下方,枕骨所在地。⑥下颌(mentum):胎儿下颌骨。

胎头主要径线(图 9-7):径线命名以解剖部位起止点为度。在分娩过程,胎儿头颅受压,径线长短随之发生变化。

(1)胎头双顶径(biparietal diameter,BPD):为双侧顶骨隆起间径,为胎儿头颅最宽径线,妊娠足月平均为 9.3 cm。

(2)枕下前囟径:枕骨粗隆下至前囟中点的长度。当胎头俯屈,颏抵胸前时,胎头以枕下前囟径在产道前进,为头颅前后最小径线,妊娠足月平均 9.5 cm。

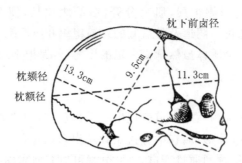

图 9-7　胎头主要径线

(3)枕额径:枕骨粗隆至鼻根部的距离。在胎头高直位时儿头以此径线在产道中前进,平均11.3 cm,较枕下前囟径长。

(4)枕颏径:枕骨粗隆至下颌骨中点间径。颜面后位时,胎头以此径前进,平均为13.3 cm,远较枕下前囟径长,足月胎儿不可能在此种位置下自然分娩。

(5)颏下前囟径:胎儿下颌骨中点至前囟中点,颜面前位以此径线在产道通过,平均为10 cm。故颜面前位一般能自阴道分娩。

(二)胎姿势

指胎儿各部在子宫内所取之姿势。在正常羊水量时,胎儿头略前屈,背略向前弯、下颌抵胸骨。上下肢屈曲于胸腹前,脐带位于四肢之间。在妊娠期间,如果子宫畸形、产妇腹壁过度松弛或胎儿颈前侧有肿物,胎头可有不同程度仰伸,从而无法以枕下前囟径通过产道而导致头位难产。

(三)胎产式

指胎儿纵轴与产妇纵轴的关系,可分为纵产式、斜产式与横产式三种。横产式或斜产式为胎儿纵轴与产妇纵轴垂直或交叉,产妇腹部呈横椭圆形,胎头胎臀各在腹部一侧。纵产式为胎儿纵轴与产妇纵轴平行,可以是头先露或臀先露(图 9-8)。

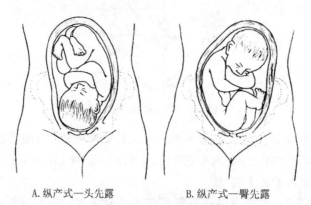

A.纵产式—头先露　　　　B.纵产式—臀先露

图 9-8　头先露或臀先露

(四)胎先露及先露部

胎先露指胎儿最先进入骨盆的部分;最先进入骨盆的部分称为先露部。先露部有三种即头、臀、肩。纵轴位为头先露或臀先露,横轴位或斜轴位为肩先露。如果胎头与胎手同时进入骨盆称为复合先露(图 9-9)。

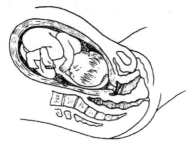

图 9-9　复合先露

1.头先露

头先露占足月妊娠分娩的 96%。由于胎头俯屈和仰伸程度不同,可有四种先露部,即枕先露、前囟先露、额先露及面先露。

(1)枕先露:最常见的胎先露部,此时胎头呈俯屈状,胎头以最小径(枕下前囟径)及其周径通过产道(图 9-10)。

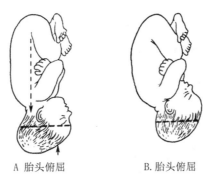

A 胎头俯屈　　　　　　B.胎头俯屈

图 9-10　枕先露

(2)前囟先露:胎头部分俯屈,胎头矢状缝与骨盆入口前后径一致,前囟近耻骨或骶骨(高直位)(图 9-11)。分娩多受阻。

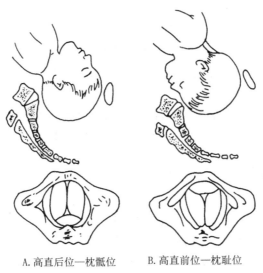

A.高直后位—枕骶位　　　　B.高直前位—枕耻位

图 9-11　胎头高直位

(3)额先露:胎头略仰伸,足月活胎不可能以额先露经阴道分娩。多数人认为,前顶与额先露为分娩过程中一个过渡表现,不能认为是一种肯定的先露,当分娩进展时,胎头俯屈就形成顶先露,仰伸即为面先露。但实际上确有前顶先露与额部先露存在,故还应作为胎先露的一种(图9-12)。

(4)面先露:胎头极度仰伸,以下为颌及面为先露部(图9-13)。

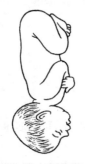
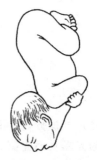

图 9-12　额先露　　　　　　　　　　　　　　图 9-13　面先露

2.臀先露

为胎儿臀部先露(图9-14)。由于先露部不同,可分为单臀先露、完全臀先露及不完全臀先露数种。

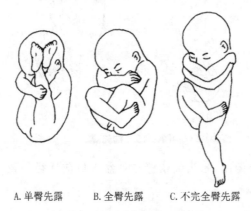

A.单臀先露　　　　　B.全臀先露　　　　　C.不完全臀先露

图 9-14　臀先露

(1)单臀先露:为髋关节屈,膝关节伸,先露部只为臀部。

(2)完全臀先露:为髋关节及膝关节皆屈,以至胎儿大腿位于胎儿腹部,小腿肚贴于大腿背侧,阴道检查时可触及臀部及双足。

(3)不完全臀先露:包括足先露和膝先露。足先露为臀先露髋关节伸,一个膝关节或两个膝关节伸,形成单足或双足先露。膝先露为髋关节伸膝关节屈曲。

3.肩先露

胎儿横向,肩为先露部。临产一段时间后往往一只手先脱出,有时也可以是胎儿背、胎儿腹部或躯干侧壁被迫逼出。

胎位的写法由三方面来表明:①指示点在骨盆的左侧(left,缩写为L)或右侧(right,缩写为R),简写为左或右。②指示点的名称,枕先露为"枕",即"O";臀先露为"骶",即"S";面先露为"颏",即"M";肩先露为"肩",即"Sc";额位即高直位很少见,无特殊代表骨,只写额位及高直位便可。③指示点在骨盆之前、后或横。

如枕先露,枕骨在骨盆左侧,朝前,则胎位为左枕前(LOA),为最常见之胎位。如枕骨位于骨盆左侧边(横),则名为左枕横(LOT),表示胎头枕骨位于骨盆左侧,既不向前也不向后。肩先露时肩胛骨只有左右(亦即胎头所在之侧)或上、下和前、后定位:左肩前、右肩前、左肩后和右肩后。肩先露以肩胛骨朝上或朝后来定胎位。朝前后较易确定,朝上下不如左右易表达,左右又以胎头所在部位易于确定。如左肩前表示胎头在骨盆左侧,(肩胛骨在上),肩(背)朝前。左肩后,胎头在骨盆左侧(肩胛骨在下),肩(背)朝后。

各胎位缩写如下。

(1)枕先露可有六种胎位:左枕前(LOA)(图9-15)、左枕横(LOT)、左枕后(LOP)、右枕前(ROA)、右枕横(ROT)、右枕后(ROP)(图9-15)。

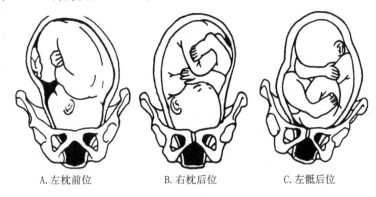

A.左枕前位　　　　　B.右枕后位　　　　　C.左骶后位

图9-15　左枕前位、右枕后位、左骶后位

(2)臀先露也有六种胎位:左骶前(LSA)、左骶横(LST)、左骶后(LSP)(图9-15)、右骶前(RSA)、右骶横(RST)、右骶后(RSP)。

(3)面先露也有六种胎位:左颏前(LMA)、左颏横(LMT)、左颏后(LMP)、右颏前(RMA)、右颏横(RMT)、右颏后(RMP)。

(4)肩先露也有四种胎位:左肩前(LScA)、左肩后(LScP)、右肩前(RScA)、右肩后(RScP)。

枕、骶、肩胛位置与胎儿背在同一方向,其前位,背亦朝前;颏与胎儿腹在同一方向,其前位,胎背向后。

(五)各种胎先露及胎位发生率

近足月或者已达足月妊娠时,枕先露占95%,臀先露3.5%,面先露0.5%,肩先露0.5%。有的报道臀先露在3%~8%,目前我国初产妇比例很大,经产妇,尤其是多产妇很少,所以横产发生率很少。在枕先露中,2/3枕骨在左侧,1/3在右侧。臀位在中期妊娠及晚期妊娠的早期比数远较3%~4%为高,尤其是经产妇。但其中约1/3的初产妇和2/3经产妇在近足月时常自然转成头位。

胎头虽然较臀体积大,但臀部及屈曲于躯干前的四肢的总体积显然大于胎头。由于子宫腔似梨形,上部宽大、下部狭小,故为适应子宫的形状,足月胎儿头先露发生比例远高于臀先露。在妊娠32周前,羊水量相对较多,胎体受子宫形态的束缚较小,因而臀位率相对较高些,以后羊水量相对减少,胎儿为适应宫腔形状而取头先露。若胎儿脑积水,臀产比例也较高,表明宽大的宫体部较适合容纳较大的胎头。某些子宫畸形,如双子宫、残角子宫中发育好的子宫,宫体部有纵隔形成者,也容易产生臀先露。经产妇反复为臀产者应想到子宫有某种畸形的可能。

(六)胎先露及胎方位的诊断

有四种方法:腹部检查、阴道检查、听诊及超声影像检查。

1.腹部检查

为胎先露及胎方位的基本检查方法,简单易行,在大部分产妇可获得正确诊断,但对少见的异常头先露,往往不易确诊。

2.阴道检查

临产前此法不易查清胎先露及胎方位,所以有可能不能确诊;临产后,宫颈扩张,先露部大多已衔接,始能对先露部有较明确了解。阴道检查应在消毒情况下进行,以中、食指查先露部是头、是臀、还是肩部。如为枕先露,宫颈有较大扩张时,可触及骨缝、囟门以明确胎位(颜面位等异常头先露特点及臀位特点在有关难产章节中介绍)。宫颈扩张程度越大,胎位检查越清楚。检查胎方位最好先查出矢状缝走向,手指左右横扫,上下触摸可查出一较长骨缝。矢状缝横置则为枕右或枕左横位,如为斜置或前后置,则为枕前位或后位。如前囟在骨盆前部很易摸到,表示枕骨在骨盆后位。前囟在骨盆左前方,为枕右后位;前囟在骨盆右前方为枕左后位。前囟如果在骨盆后面,阴道检查不易触及,尤其胎头下降胎头俯屈必然较重,后囟较小,用手不易查清。胎头受挤压严重时,骨片重叠,骨缝、囟门也不易触清。另一可靠确定胎方位方法为用手触摸胎儿耳郭,耳郭方向指向枕部,这只有在宫颈口完全扩张时方能实行。

阴道检查时还应了解先露部衔接程度。胎头衔接程度在正常情况下随产程进展而加深。胎头下降程度为判断是否能经阴道分娩的重要指标。胎头下降速度在第一产程比较缓慢,而在第二产程胎头继续下降,速度快于第一产程。一般胎头下降程度是以坐骨棘平面来描述。胎儿头颅骨质部平坐骨棘平面时称为"0"位,高于坐骨棘水平时称为"一"位,如高 1 cm,则标为"-1"直到"-3",再高则表示胎头双顶径尚未进入骨盆入口平面,因为骨盆入口平面至坐骨棘平面约为5 cm,胎头双顶径至胎头顶部约为 3 cm,所以胎头最低骨质部如在坐骨棘平面以上 3 cm,显然胎头双顶径最多是平骨盆入口平面。胎头最低骨质部通过了坐骨棘平面,胎头位置称为"+"位,低于坐骨棘平面 1 cm 称为"+1","+3"时胎头最低点已接近骨盆出口,即在阴道下部,因为坐骨棘平面距离骨盆出口亦约为 5 cm(图 9-16)。在正常女性骨盆坐骨棘并不突出于骨盆侧壁,需经反复检查取得经验方能较准确定位。故可考虑另一较简单而大体可了解胎头衔接程度的方法,即用手指经阴道测胎头骨质最低部距阴道处女膜环的距离。如距离为 5 cm 则表示胎头在坐骨棘水平,低于此为正值,高于此为负值。

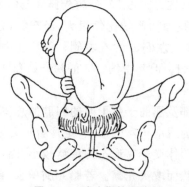

图 9-16　胎头衔接程度图

3.听诊

胎心音位置本身并非诊断胎方位的可靠依据,但可加强触诊的准确性。在枕先露和臀先露,躯干微前屈,胎背较贴近于子宫壁,利于胎心音传导,故在胎儿背部所接触之宫壁处胎心音最强。在颜面位,胎背反屈。胎儿胸部较贴近宫壁,故胎心音在胎儿胸壁侧听诊较清晰。

在枕前位,胎心音一般位于脐与髂前上棘连接中点。枕后位胎心音在侧腹处较明显,有时在小肢体侧听得也清楚。臀位则在脐周围。横位胎心音在枕前位的稍外侧。

4.超声检查

在腹壁厚、腹壁紧张以及羊水过多的情况下,腹部检查等查不清胎先露及胎方位时,超声扫描检查可清楚检查出胎头、躯干、四肢等的部位和形象以及胎心情况,不但有助于胎先露、胎方位的诊断,也有助于胎儿畸形及大小的诊断。

(七)临产胎儿应激变化

胎头受压情况下,阵缩时给予胎头的压力增高,尤其是破膜之后,在第二产程宫腔内压力可高达 26.7 kPa(200 mmHg)。颅内压为(5.3～7.3 kPa)(40～55 mmHg)时,胎心率就可减慢,其原因系中枢神经缺氧,反射性刺激迷走神经之故。有时胎头受压而无胎心率变慢乃系胎膜未破,胎头逐渐受压而在耐受阈之内,这种阵发性改变对胎儿无损。

四、精神心理因素

随着医学模式的改变,人们已经开始关注社会及心理因素对分娩过程的影响。亲朋好友间关于分娩的负面传闻、电影中的恐惧场面使相当数量的初产妇进入临产后精神处于高度紧张,甚至焦虑恐惧状态。研究表明,产妇在分娩过程中普遍焦虑和恐惧倾向导致去甲肾上腺素减少,可使宫缩减弱而对疼痛的敏感性增加,强烈的疼痛又加重产妇的焦虑,从而造成恶性循环导致产妇体力消耗过大,产程延长。抑郁情绪与活跃期、第二产程延长及产后出血有一定的相关性。所以在分娩过程中产妇的精神心理状态可明显的影响产程进展,应予以足够的重视。

(陈振婷)

第二节 分娩的动因

人类分娩发动的原因仍不清楚。目前认为人类分娩的发动是一种自分泌因子/旁分泌因子及子宫内组织分子信号相互作用的结果,使得子宫由静止状态成为活动状态,其过程牵涉复杂的生化和分子机制。

一、妊娠子宫的功能状态

妊娠期子宫可处于四种功能状态。

(一)静止期

在一系列抑制因子作用下,子宫肌组织在妊娠期 95% 的时间内处于功能静止状态。这些抑制因子包括孕激素、前列环素(PGI_2)、松弛素、一氧化氮(NO)、甲状旁腺素相关肽(PTH-rP)、降钙素相关基因肽、促肾上腺素释放激素(CRH)、血管活性肠肽及人胎盘催乳激素等,它们以不同方式增加细胞内的 cAMP 水平,继而减少细胞内钙离子水平并降低肌球蛋白轻链激酶(MLCK,肌纤维收缩所需激酶)的活性,从而降低子宫肌细胞的收缩性。实验证实胎膜可以产生抑制因子,通过旁分泌作用维持子宫静止状态。

(二)激活期

子宫收缩相关蛋白(CAP)基因表达上调,CAP 包括缩宫素受体、前列腺素受体、细胞膜离子通道相关蛋白及细胞间隙连接的重要组成元素结合素-43(connexin-43)等。细胞间隙连接的形成是保证子宫肌细胞协调一致收缩的重要前提。

(三)刺激期

子宫对宫缩剂的反应性增高,在缩宫素、前列腺素(主要为 PGE_2 和 $PGF_{2\alpha}$)的作用下产生协调规律的收缩,娩出胎儿。

(四)子宫复旧期

这一时期缩宫素发挥主要作用。分娩发动主要是指子宫组织由静止状态向激活状态的转化。

二、妊娠子宫转向激活状态的生理变化

(一)子宫肌细胞间隙连接增加

间隙连接(gap junction,GJ)是细胞间的一种跨膜通道,可允许分子量<1 000 的分子通过,如钙离子。间隙连接可使肌细胞兴奋同步化,协调肌细胞的收缩活动,增强子宫收缩力,并可增加肌细胞对缩宫素的敏感性。妊娠早、中期细胞间隙连接数量少,且体积小;妊娠晚期子宫肌细胞具有逐渐丰富的间隙连接,并持续增加至整个分娩过程。间隙连接的表达、降解及其多孔结构由激素调节,孕酮是间隙连接形成的强大抑制剂,妊娠期主要通过孕酮抑制间隙连接的机制维持了子宫肌的静止状态。

(二)子宫肌细胞内钙离子浓度增加

子宫肌细胞的收缩需要肌动蛋白、磷酸化的肌浆球蛋白和能量的供应。子宫收缩本质上是电位控制的,当动作电位传导至子宫肌细胞时,肌细胞发生去极化,胞膜上电位依赖的钙离子通道开放,细胞外钙离子内流入细胞内,降低静息电位,活化肌原纤维,进而诱发细胞收缩。故细胞内的钙离子浓度增加是肌细胞收缩不可缺少的。

三、妊娠子宫功能状态变化的调节因素

(一)母体内分泌调节

1.前列腺素类

长期以来认为前列腺素在人类及其他哺乳动物分娩发动中起了重要的作用。在妊娠任一阶段引产、催产或药物流产均可应用前列腺素发动子宫收缩;相反,给予前列腺素生物合成抑制剂可延迟分娩及延长引产的时间。临产前,蜕膜及羊膜含有大量前列腺素前身物质花生四烯酸、前列腺素合成酶及磷脂酶 A_2,促进释放游离花生四烯酸并合成前列腺素。PGF_2 和 TXA_2 引起平滑肌收缩,如血管收缩和子宫收缩。PGE_2、PGD_2 和 PGI_2 引起血管平滑肌松弛和血管扩张。PGE_2 在高浓度时可抑制腺苷酸环化酶或激活了磷脂酶 C,增加子宫肌细胞内钙离子浓度,引起子宫收缩。子宫肌细胞内含有丰富的前列腺素受体,对前列腺素敏感性增加。前列腺素能促进肌细胞间隙连接蛋白合成,改变膜通透性,使细胞内 Ca^{2+} 增加,促进子宫收缩,启动分娩。

2.缩宫素

足月孕妇用缩宫素成功引产已有很长历史,但缩宫素参与分娩发动的机制仍不完全清楚。缩宫素结合到子宫肌上的缩宫素受体,激活磷脂酶 C,从膜磷脂释放出三磷酸肌醇和二酯酰甘油,升高细胞内钙的水平,使子宫收缩;缩宫素能促进肌细胞间隙连接蛋白的合成;此外,足月时缩宫素刺激子宫内前列腺素生物合成,通过前列腺素驱动子宫收缩。

3.雌激素和孕激素

人类在妊娠期处于高雌激素状态。妊娠末期,孕妇体内雌激可增加间隙连接蛋白和宫缩素受体合成;促进钙离子向细胞内转移;激活蜕膜产生大量细胞因子,刺激蜕膜及羊膜合成与释放前列腺素,促进宫缩及宫颈软化成熟。雌激素通过上述机制促进子宫功能状态转变。而在大多数哺乳动物,维持妊娠期子宫相对静止状态需要孕酮。孕酮可抑制子宫肌间隙连接蛋白的形成。早在 20 世纪 50 年代就有学者提出,分娩时母体血浆内出现孕酮撤退。现在认为分娩前雌/孕激素比值明显增高,或受体水平的孕酮作用下降可能与分娩发动有关。

4.内皮素

内皮素是子宫平滑肌的强诱导剂,子宫平滑肌内有内皮素受体。妊娠晚期在雌激素作用下,兔和鼠的子宫肌内皮素受体表达增加,但在人类中尚未肯定。孕末期,羊膜、胎膜、蜕膜及子宫平滑肌含有大量内皮素,能提高肌细胞内 Ca^{2+} 浓度,前列腺素合成,诱发宫缩;内皮素还能加强有效地降低引起收缩所需的缩宫素阈度。

5.血小板激活因子(platelet-activiting factor,PAF)

PAF 是一种强效的子宫收缩物质和产生前列腺素的刺激剂。随着临产发动,羊膜中 PAF 浓度增高。孕酮可增高子宫组织中的 PAF 乙酰水解酶,而雌激素及炎症细胞因子可降低此酶水平,这些研究提示宫内感染炎症过程使 PAF 增高,促进了子宫收缩。

(二)胎儿内分泌调节

研究显示,人类分娩信号也来源于胎儿。随着胎儿成熟,胎儿丘脑-垂体-肾上腺轴的功能逐渐建立,在促肾上腺皮质激素(ACTH)的作用下,胎儿肾上腺分泌的皮质醇和脱氢表雄酮(DHEA)增加,刺激胎盘的 17-α 水解酶减少孕激素的产生,并增加雌激素的生成,从而使雌激素/孕激素的比值增加;激活蜕膜产生大量细胞因子,如 IL-1、IL-6、IL-8、GCSF、TNF-α、TGF-β 及 EGF 等;还能通过加强前列腺素的合成和分泌,刺激子宫颈成熟和子宫收缩。孕激素生成减少而雌激素生成增加也促进子宫平滑肌缩宫素受体和间隙连接的形成;同时还可促进钙离子向细胞内转移,加强子宫肌的收缩,促使分娩发动。

(三)母-胎免疫耐受失衡

从免疫学角度看,胎儿对母体而言是同种异体移植物,母体却对胎儿产生特异性的免疫耐受使妊娠得以维持。对母-胎免疫耐受机制有大量研究,提出的学说主要包括:①主要组织相容性复合物 MHC-Ⅰ抗原缺乏;②特异的 HLA-G 抗原表达;③Fas/FasL 配体系统的作用;④封闭抗体的作用;⑤Th_1/Th_2 改变等。

一旦以上因素改变,引起母-胎间免疫耐受破坏,可导致母体对胎儿的排斥反应。研究发现,母体对胎儿的免疫反应是流产发生的主要原因之一。因此足月分娩中可能存在同样的机制,即由于母胎间免疫耐受的解除,母体启动分娩,将胎儿排出。

四、机械性理论

尽管内分泌系统的变化及分子的相互作用在分娩发动中占有极其重要的地位,无可否认,其最终是通过影响子宫收缩来达到促使胎儿娩出的目的。故有人认为：随着妊娠的进展，子宫的容积不断增加，且胎儿的增长速度渐渐超过子宫的增大速度使得子宫内压不断增强；此外，在妊娠晚期，胎儿先露部分可以压迫到子宫的下段和宫颈。上述两部分因素使得子宫肌壁和蜕膜明显受压，肌壁上的机械感受器受刺激（尤其是压迫子宫下段和宫颈），这种机械性扩张通过交感神经传递至下丘脑，使得神经垂体释放缩宫素，引起子宫收缩。羊水过多、双胎妊娠容易发生早产是这一理论的佐证。但机械因素并不是分娩发动的始动因素。

（陈振婷）

第三节 第一产程及其处理

一、临床表现

第一产程的产科变化主要为规律宫缩、宫口扩张、胎头下降及胎膜破裂。

(一)规律宫缩

第一产程开始，出现伴有疼痛的子宫收缩，习称"阵痛"。开始时宫缩持续时间较短（20～30秒）且弱，间歇期较长（5～6分钟）。随着产程的进展，持续时间渐长（50～60秒）且强度增加，间歇期渐短（2～3分钟）。当宫口近开全时，宫缩持续时间可达1分钟以上，间歇期仅1分钟或稍长。

(二)宫口扩张

宫口扩张是临产后规律宫缩的结果。在此期间宫颈管变软、变短、消失，宫颈展平和逐渐扩大。宫口扩张分两期：潜伏期及活跃期。潜伏期是从临产后规律宫缩开始，至宫口扩张到3 cm。此期宫颈扩张速度较慢，2～3小时扩张1 cm，需8小时，超过16小时为潜伏期延长。活跃期是指从宫口扩张3 cm至宫口开全。此期宫颈扩张速度显著加快，约需4小时，超过8小时为活跃期延长。活跃期又分为加速期、最大加速期和减速期（图9-17）。加速期是指宫颈扩张3～4 cm，约需1.5小时；最大加速期是指宫口扩张4～9 cm，约需2小时，在产程图上宫口扩张曲线呈直线倾斜上升；减速期是指宫口扩张9～10 cm，约需30分钟。宫口开全后，宫口边缘消失，与子宫下段及阴道形成产道。

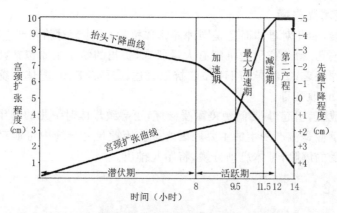

图9-17 宫颈扩张与胎先露下降曲线分期的关系

(三)胎头下降

胎头能否顺利下降,是决定能否经阴道分娩的重要观察项目。胎头下降程度以胎头颅骨最低点与坐骨棘平面的关系标明;胎头颅骨最低点平坐骨棘平面时,以"0"表示;在坐骨棘平面上1 cm时,以"-1"表示;在坐骨棘平面下1 cm时,以"+1"表示,余依此类推(图9-18)。一般初产妇在临产前胎头已经入盆,而经产妇临产后胎头才衔接。随着产程的进展,先露部也随之下降。胎头于潜伏期下降不明显,于活跃期下降加快,平均每小时下降0.86 cm。

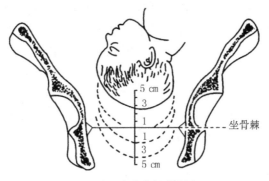

图9-18　胎头高低的判定

(四)胎膜破裂

简称破膜,胎儿先露部衔接后,将羊水分隔成前、后两部分,在胎先露部前面的羊水,称前羊水,约100 mL,其形成的囊称前羊水囊。宫缩时前羊水囊楔入宫颈管内,有助于扩张宫口。随着宫缩继续增强,羊膜腔内压力更高,当压力增加到一定程度时胎膜自然破裂。胎膜多在宫口近开全时破裂。

二、产程观察及处理

入院后首先了解和记录孕妇的病史,全身及产科情况,初步得出是否可以阴道试产或需进行某些处理;外阴部应剃除阴毛,并用肥皂水和温开水清洗;对初产妇及有难产史的经产妇应行骨盆外测量;有妊娠合并症者应给予相应的治疗等。在整个分娩过程中,既要观察产程的变化,也要观察母儿的安危。及时发现异常,尽早处理。

(一)子宫收缩

产程中必须连续定时观察并记录宫缩规律性、持续时间、间歇时间及强度。

1.触诊法

助产人员将手掌放于产妇腹壁上直接检查,宫缩时宫体部隆起变硬,间歇期松弛变软。记录下宫缩持续时间、强度、规律性及间歇期时间。每次至少观察3次宫缩,每隔1~2小时观察一次。

2.电子胎心监护仪

可客观反映宫缩情况,分为外监护和内监护两种类型。①外监护:临床最常用,适用于第一产程任何阶段。将宫缩压力探头固定在产妇腹壁宫体近宫底部,每隔1~2小时连续描记30分钟或通过显示屏连续观察。外监护容易受运动、体位改变、呼吸和咳嗽的影响,过于肥胖的孕妇不适用。外监护可以准确地记录宫缩曲线,测到宫缩频率和每次宫缩持续的时间,但所记录的宫缩强度不完全代表真正的宫内压力。②内监护:适用于胎膜已破,宫口扩张1 cm及以上。

将充满生理盐水的塑料导管通过宫颈口越过胎头置入羊膜腔内,外端连接压力探头记录宫缩产生的压力,测定宫腔静止压力及宫缩时压力变化。内监护可以准确测量宫缩频率、持续时间及真正的宫内压力。但宫内操作复杂,有造成感染的可能,故临床上较少应用。

良好的宫缩应是间隔逐渐缩短,持续时间逐渐延长,同时伴有宫颈相应的扩张。国外建议用 Montevideo 单位(MU)来评估有效宫缩。其计算方法是:计数 10 分钟内每次宫缩峰值压力(mmHg)减去基础宫内压力(mmHg)后的压力差之和;或取宫缩产生的平均压力(mmHg)乘以宫缩频率(10 分钟内宫缩次数)。该法同时兼顾了宫缩频率及宫缩产生的宫内压力,使宫缩强度的监测有了量化标准。如产程开始时宫缩强度一般为 80～100 MU,相当于 10 分钟内有 2～3 次宫缩,每次宫缩平均宫内压力约为 5.3 kPa(40 mmHg);至活跃期正常产程平均宫缩强度可达 200～250 MU,相当于 10 分钟内有 4～5 次宫缩,平均宫内压力则在 6.7 kPa(50 mmHg);至第二产程在腹肌收缩的协同下,宫缩强度可进一步升到 300～400 MU,仍以平均宫缩频率 5 次计算,平均宫内压力可达 8.0～10.7 kPa(60～80 mmHg);而从活跃期至第二产程每次宫缩持续时间相应增加不明显,宫缩强度主要以宫内压力及宫缩频率增加为主,用此方法评估宫缩不仅使产妇个体间的比较有了可比性,也使同一个体在产程不同阶段的变化有了更合理的判定标准。活跃期后当宫缩强度<180 MU 时,可诊断为宫缩乏力。

(二)宫口扩张及胎头下降

描记宫口扩张曲线及胎头下降曲线,是产程图中重要的两项内容,是产程进展的重要标志和指导产程处理的主要依据。可通过肛门检查或阴道检查的方法测得。在国内一般采用肛门检查的方法,当肛门检查有疑问时可消毒外阴作阴道检查。但在国外皆用阴道检查来了解产程进展情况。

1.肛门检查(简称肛查)

(1)方法:产妇取仰卧位,两腿屈曲分开,检查前用消毒纸遮盖阴道口避免粪便污染阴道。检查者站于产妇右侧,以戴指套的右手示指蘸取润滑剂后,轻轻置于直肠内,拇指伸直,其余各指屈曲以利示指深入。示指向后触及尾骨尖端,了解尾骨活动度,再触摸两侧坐骨棘是否突出并确定胎头高低,然后用指端掌侧探查宫口,摸清其四周边缘,估计宫颈管消退情况和宫口扩张厘米数。未破膜者在胎头前方可触到有弹性的前羊水囊;已破膜者能直接触到胎头,若无胎头水肿,还能扪清颅缝及囟门位置,确定胎方位。

(2)时间与次数:适时在宫缩时进行,潜伏期每 2～4 小时查一次;活跃期每 1～2 小时查一次。同时也要根据宫缩情况和产妇的临床表现,适当的增减检查的次数。过频的肛门检查可增加产褥感染的机会。研究提示,肛门检查次数≥10 次的产妇,其阴道细菌种数及计数均显著提高,且肛门检查与阴道细菌变化密切相关,即细菌种数及其计数随肛门检查次数的增加而增加。而检查次数过少在产程进展十分迅速时则可能失去准备接生的时间,这在经产妇尤其应注意。

(3)检查内容:宫颈软硬度、位置、厚薄及宫颈扩张程度;是否破膜;骶尾关节活动度,坐骨棘是否突出,坐骨切迹宽度,骶棘韧带的弹性、韧度及盆底组织的厚度;确定胎先露、胎方位以及胎头下降程度。

2.阴道检查

(1)适应证:于肛查胎先露、宫口扩张及胎头下降程度不清时;疑有脐带先露或脱垂;疑有生殖道畸形;轻度头盆不称经阴道试产 4～6 小时产程进展缓慢者。对产前出血者应慎重,须严格无菌操作,并在检查前做好输液、输血的准备。

（2）方法：产妇排空膀胱后，取截石位，消毒外阴和阴道。检查者戴好口罩，消毒双手，戴无菌手套，铺无菌巾后用左（右）手拇指和示指将阴唇分开，右（左）手示指、中指蘸消毒润滑剂，轻轻插入产妇阴道，注意防止手指触及肛门及大阴唇外侧。因反复阴道检查可增加感染机会，故每次检查应尽量检查清楚，避免反复插入阴道。

（3）内容：测量骨盆对角径、坐骨棘间径、骶骨弧度、耻骨弓和坐骨切迹情况等；胎方位及先露下降程度；宫口扩张程度，软硬度及有无水肿情况；阴道伸展度，有无畸形；会阴厚薄和伸展度等，以决定其分娩方式。

肛查对于了解骨盆腔内的情况比阴道检查更清楚，但肛门检查对宫口、胎先露、胎方位、骨盆入口等情况的了解不及阴道检查直接明了。每次肛查或阴道检查所得的宫颈扩张大小及先露高度的情况均应做详细记录，并绘于产程图上。用红色"○"表示宫颈扩张程度，蓝色"×"表示先露下降水平，每次检查后用红线连接"○"，用蓝线连接"×"，绘成两条曲线。产程图横坐标标示时间，以小时为单位，纵坐标标示宫颈扩张及先露下降程度，以厘米为单位。正常情况下宫口开大与胎头下降是并行的，但胎头下降略为滞后。宫口开大的最大加速期是胎头下降的加速期，而胎头下降的最大加速期是在第二产程。对大多数产妇，尤其是初产妇，在宫口开全时胎头应达坐骨棘平面以下。但应指出，有相当一部分产妇胎头下降与宫口开大并不平行。因此，在宫口近开全时，胎头未下降到坐骨棘水平并不意味着不能经阴道分娩。有些产妇在破膜以后胎头才迅速下降，在经产妇尤为常见。Philpot 介绍了在产程图上增加警戒线和处理线，其原理是根据活跃期宫颈扩张率不得＜1 cm 进行产程估算，如果产妇入院时宫颈扩张为 1 cm，按宫颈扩张率每小时 1 cm 计算，预计 9 小时后宫颈将扩张到 10 cm，因此在产程坐标图上 1 cm 与 10 cm 标志点之处时间相距 9 小时画一斜行连线，作为警戒线，与警戒线相距 4 小时之处再画一条与之平行的斜线作为处理线，两线间为警戒区。临床上实际是以宫颈扩张 3 cm 作为活跃期的起点，因此可以宫颈扩张 3 cm 标志点处取与之相距 4 cm 的坐标 10 cm 的标志点处画一斜行连线，作为警戒线，与警戒线相距 4 小时之处再画一条与之平行的斜线作为处理线（图 9-19）。两线之间为治疗处理时期，宫颈扩张曲线越过警戒线者应进行处理，一般难产因素可纠正者的产程活跃期不超过正常上限，活跃期经过处理仍超过上限时，常提示难产因素不易纠正，需要再行仔细分析，并及时估计能否从阴道分娩。

（三）胎膜破裂及羊水观察

胎膜多在宫口近开全或开全时自然破裂，前羊水流出。一旦胎膜破裂，应立即听胎心，并观察羊水性状、颜色和流出量，记录破膜时间。

羊水粪染与胎儿宫内窘迫的关系目前还有争论。对羊水粪染的发生机制大致可归纳为两种观点，即胎儿成熟理论及胎儿宫内窘迫理论。传统认为羊水粪染是胎儿缺血、缺氧的结果。当胎儿缺血、缺氧时，机体为了保证心、脑等重要脏器的血供，体内循环重新分配，消化系统的血供减少，胃肠道蠕动增加，肛门括约肌松弛，胎粪排出。胎儿成熟理论则认为羊水粪染是一种生理现象。随着妊娠周数增加，胎儿迷走神经张力渐强，胃肠道蠕动渐频，胎粪渐多，羊水粪染率渐增加。

羊水粪染的分度：Ⅰ度，羊水淡绿色、稀薄；Ⅱ度，羊水深绿色且较稠或较稀，羊水内含簇状胎粪；Ⅲ度，羊水黄褐色、黏稠状且量少。Ⅰ度羊水粪染一般不伴有胎儿宫内窘迫，Ⅱ～Ⅲ度羊水粪染考虑有胎儿宫内缺氧的存在。对羊水粪染者应作具体分析，既不要过高估计其严重性，也不要掉以轻心，重要的是应结合其他监测结果，明确诊断，及时处理，以降低围生儿的窒息率。在首次发现羊水粪染时,不论其粪染程度如何,均应作电子胎心监护。若 CST 阳性或者 NST 呈反应型而 OCT 又是阳性,提示胎儿宫内缺氧。如能配合胎儿头皮血 pH 测定而 pH<7.2 时,提示胎儿处于失代偿阶段,需要立即结束分娩。如 CST 为阴性、pH 正常,可暂不过早干预分娩,但必须在电子胎心监护下严密观察产程进展,一旦出现 CST 阳性,则应尽快结束分娩。

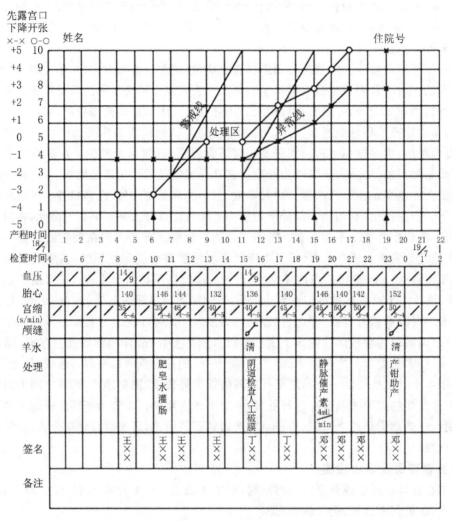

图 9-19 产程图表

注:↑表示重要处理开始时间, ♪ 表示大小卤与矢状缝位置以示胎方位,×-× 表示阴道助产

(四)胎心

临产后应特别注意胎心变化,可用听诊法、胎心电子监护或胎儿心电图等方法观察。在观察胎心时,应注意胎心的频率、规律性和宫缩之后胎心率的变化及恢复的速度等。胎心的规律性和宫缩对胎心的影响较胎心率的绝对数更重要。

1.听诊器听取

有普通听诊器、木质听诊器和电子胎心听诊器 3 种,现在通常使用电子胎心听诊器。胎心听取应在宫缩间歇时,宫缩时听诊不能听到胎心。潜伏期应每隔 1 小时听胎心一次,活跃期宫缩较频时,应每15～30分钟听胎心一次,每次听诊1分钟。如遇有胎心异常,应增加听诊的次数。此法能方便获得每分钟胎心率,但不能分辨胎心率变异、瞬间变化及其与宫缩、胎动的关系。

2.胎心电子监护

多用外监护描记胎心曲线。将测量胎心的探头置于胎心音最响亮的部分,固定于腹壁上;将测量宫压的探头置于产妇腹壁宫体近宫底部,亦固定于腹壁上。观察胎心率变异及其与宫缩、胎动的关系,每次至少记录20分钟,有条件者可应用胎儿监护仪连续监测胎心率。此法能较客观地判断胎儿在宫内的状态,如脐带受压、胎头受压、胎儿缺氧和/或酸中毒等。值得注意的是,在胎头入盆、破膜、阴道检查、肛查及作胎儿内监护安放胎儿头皮电极时,可以发生短时间的早期减速,这是由胎头受骨盆或宫缩压迫所致。

3.胎儿心电图

分为直接法和间接法,因直接法需宫口开大到一定程度而且破膜后才能进行,并有增加感染的可能性,故较少采用。目前较多采用非侵入性的间接法,一般用三个电极,两个放在产妇的腹壁上,另一个置于产妇的大腿内侧。在分娩过程中如出现PR间期明显缩短、ST段偏高和T波振幅加大,是胎儿缺氧的表现。胎儿发生严重的酸中毒时,则T波变形。有研究发现第二产程的胎儿心电图监测与产后胎儿脐动脉血pH及血气含量明显相关。

(五)胎儿酸血症的监测

胎儿头皮血pH与产时异常胎心率的出现,分娩后新生儿脐血pH及Apgar评分间存在着良好的相关性。因此胎儿头皮血pH被认为是判断胎儿是否存在宫内缺氧的最准确方法。胎儿头皮血pH正常值为7.25～7.35。如pH为7.20～7.24为胎儿酸血症前期,应警惕有胎儿窘迫可能,此时应给孕妇吸氧。pH<7.20则表示重度酸中毒,是胎儿危险的征兆,应尽快结束分娩。胎儿头皮血血气分析值在正常各产程中的变化见表9-1。

表9-1 胎儿头皮血血气分析值在正常各产程中的变化

类别	第一产程早期	第一产程末期	第二产程
pH	7.33±0.03	7.32±0.02	7.29±0.04
PCO_2(mmHg)	44.00±4.05	42.00±5.10	46.30±4.20
PO_2(mmHg)	21.80±2.60	21.30±2.10	17.00±2.00
HCO_3(mmol/L)	20.10±1.20	19.10±2.10	17.00±2.00
BE(mmol/L)	3.90±1.90	4.10±2.50	6.40±1.80

胎儿的pH还受母体pH水平的影响。产程中母体饥饿、脱水、体力消耗可致代谢性酸中毒,过度通气可致呼吸性碱中毒,均可影响胎儿。为消除母源性酸中毒对胎儿头皮血血气分析的影响,可根据母儿间血气的差异进行判断。

1.母子间血气pH差值(△pH)

<0.15表示胎儿无酸中毒,0.15～0.20为可疑,>0.20为胎儿酸中毒。

2.母子间碱短缺值

2.0～3.0 mEq/L表示胎儿正常,>3.0 mEq/L为胎儿酸中毒。

3.母子间Hb5 g/dL时的碱短缺值

<0或由正值变为负值表示胎儿酸中毒。

胎儿头皮血pH测定是一种创伤性的检查方法,只能得到瞬时变化而不能连续监测,因而限

制了它的应用。当电子胎心监护初筛异常时,可考虑行胎儿头皮血气测定,如临床及胎心监护已确定重度胎儿宫内窘迫,应迅速终止妊娠而抢救胎儿,不必再做头皮血气测定。

(六)母体情况观察

1.生命体征

测量产妇的血压、体温、脉搏和呼吸频率并记录。一般第一产程期间宫缩时血压升高 0.7~1.3 kPa(5~10 mmHg),间歇期恢复原状。应每隔 4~6 小时测量一次。发现血压升高应增加测量次数。

2.饮食

鼓励产妇少量多次进食,吃高热量易消化食物,并注意摄入足够水分,以保证充沛的精力和体力。

3.活动与休息

宫缩不强且未破膜时,产妇可在室内适当活动,有助于产程进展和减轻产痛。待产时产妇的体位应以产妇感到舒适为准。已破膜者应该卧床,如果胎头已衔接,取平卧位即可,如胎头未衔接或臀位、横位时,应取臀高位,以免发生脐带脱垂。如产妇精神过度紧张,宫缩时喊叫不安,应安慰产妇,在宫缩时指导做深呼吸动作,也可用双手轻揉下腹部或腰骶部。产时镇痛可适当的应用哌替啶 50~100 mg 及异丙嗪 25 mg,可 3~4 小时肌内注射一次。也可选择连续硬膜外麻醉镇痛。

4.排尿与排便

应鼓励产妇每 2~4 小时排尿一次,以免膀胱充盈影响宫缩及胎头下降。因胎头压迫引起排尿困难者,必要时可导尿。初产妇宫口扩张<4 cm,经产妇宫口扩张<2 cm 时可行温肥皂水灌肠,既能避免分娩时粪便污染,又能反射作用刺激宫缩加速产程进展。但胎膜早破、阴道流血、胎头未衔接、胎位异常、有剖宫产史、宫缩很强估计 1 小时内将分娩者或患严重产科并发症、合并症如心脏病等,均不宜灌肠。

(陈振婷)

第四节　第二产程及其处理

一、临床表现

宫口开全后仍未破膜,常影响胎头的下降,应行人工破膜。破膜后宫缩常暂时停止,产妇略感舒适,随后宫缩重现且较前增强,每次持续时间可达 1 分钟,间歇期仅 1~2 分钟。当胎头降至骨盆出口压迫盆底组织时,产妇有排便感,不由自主向下屏气。随着产程进展,会阴会渐渐膨隆和变薄,肛门松弛。于宫缩时胎头露于阴道口,且露出部分不断增大;在宫缩间歇期又缩回阴道内,称为胎头拨露。随产程进展,胎头露出部分逐渐增多,宫缩间歇期胎头不再缩回,称为胎头着冠,此时胎头双顶径超过骨盆出口,会阴极度扩张,应注意保护会阴,娩出胎头。随后胎头复位和外旋转,前肩、后肩和胎体相继娩出,后羊水随之涌出。经产妇第二产程短,有时仅需几次宫缩即可完成胎头娩出。胎儿娩出后产妇顿感轻松。

二、产程的观察和处理

(一)密切监护胎心及产程进展

第二产程宫缩频且强,应密切观察子宫收缩有无异常及胎先露的下降情况。警惕病理性缩复环及强直性子宫收缩的出现,同时密切观察胎心的变化,每5～10分钟听胎心一次(或间隔2～3次宫缩听一次胎心),如有胎心异常则增加听胎心的次数,有条件者应使用胎心电子监护。尤其应注意观察胎心与宫缩的关系,若第二产程在胎头娩出前,由于脐带受压或受到牵引,可出现变异减速,除非反复多次出现中、重度变异减速,否则不被认为对胎儿有害。如出现胎心变慢且在宫缩后不恢复和恢复慢,应尽快结束分娩。发现第二产程延长,应及时查找原因,采取相应措施尽快结束分娩,避免胎头长时间受压,引起胎儿窘迫、颅内出血等并发症发生。

(二)指导产妇用力

宫口开全后,医护人员应指导产妇正确用力。方法是让产妇双膝屈曲外展,双脚蹬在产床上,双手握住产床的把手。一旦出现宫缩,产妇深吸气屏住,并向上拉把手,使身体向下用力如排便状,以增加腹压。子宫收缩间期时,产妇呼气,全身肌肉放松,安静休息。当宫缩再次出现时再用同样的屏气用力动作,以加速产程的进展。当胎头着冠后,宫缩时不应再令产妇用力,以免胎头娩出过快而使会阴裂伤。

指导产妇正确用力十分重要,若用力不当使产妇消耗体力或造成不应有的软产道裂伤。尤其应注意的是宫口尚未开全,不可过早屏气用力,因当胎头位置低已深入骨盆到达盆底时,也可使产妇产生排便感并不自觉地用力。但此时用力非但不利于加速产程的进展,反而使宫颈被挤压在骨盆和胎头之间,从而使宫颈循环障碍而造成宫颈水肿,影响宫口开大而造成难产。

(三)接产准备

初产妇宫口开全,经产妇宫口扩张4 cm且宫缩规律有力时,应将产妇送至产房做好接产准备工作。让产妇仰卧于产床上(或坐于特制的产椅上),两腿屈曲分开,露出外阴部,在臀下放一便盆或塑料布,用消毒纱布球蘸肥皂水擦洗外阴部,顺序是大小阴唇、阴阜、大腿内上1/3、会阴及肛门周围(图9-20)。然后用温开水冲掉肥皂水,为防止冲洗液流入阴道,用消毒干纱布盖住阴道口,最后以0.1%新洁尔灭冲洗或涂以碘附进行消毒,随后取下阴道的纱布球和臀下的便盆或塑料布,铺以消毒巾于臀下。接产者按无菌操作常规洗手后穿手术衣及戴手套,打开产包,铺好消毒巾,准备接产。

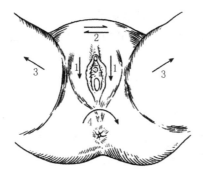

图 9-20　外阴消毒顺序

（四）接产

1.接产的要领

产妇必须与接产者充分合作；保护会阴的同时协助胎头俯屈，让胎头以最小的径线（枕下前囟径）在宫缩间歇时缓慢的通过阴道口，是预防会阴撕裂的关键；控制胎肩娩出速度，胎肩娩出时也要注意保护会阴。

2.产妇的产位

分娩时产妇的体位可分为仰卧位和坐位两种。

（1）仰卧位分娩：目前国内多数产妇分娩取仰卧位。

其优点：①有利于经阴道助产手术的操作如会阴切开术、胎头吸引术、产钳术等；②对新生儿处理较为便利。

但从分娩的生理来说，并非理想体位。

其缺点：①妊娠子宫压迫下腔静脉，使回心血量减少，产妇可出现仰卧位低血压；②仰卧位使骨盆的可塑性受限，且宫缩的效率较低，从而增加难产的机会；③胎儿的重力失去应有的作用，并导致产程延长；④增加产妇的不安和产痛等。

基于上述原因，仰卧位分娩时继发性宫缩乏力和胎儿窘迫的发生率较坐位分娩高，异常分娩也较多。所以它不是理想的分娩体位。

（2）坐位分娩。

其优点：①可提高宫缩效率，缩短产程。由于胎儿的纵轴和产轴一致，故能充分发挥胎儿的重力作用，可使胎头对宫颈的压力增加。②由于子宫胎盘的血供改善，也可使宫缩加强，胎儿窘迫和新生儿窒息的发生率降低。③可减少骨盆的倾斜度，有利于胎头入盆和分娩机制的顺利完成。④X线检查表明，由于仰卧位改坐位时，可使坐骨棘间距平均增加 0.76 cm。骨盆出口前后径增加 1～2 cm，骨盆出口面积平均增加 28％。⑤产妇分娩时感觉较舒适，由于产妇在分娩过程中可以环视周围的一切，并与医护人员保持密切联系，可减轻其紧张和不安的情绪。

其缺点：①分娩时间不宜过长，否则易发生阴部水肿；②坐位分娩时胎头娩出较快，易造成新生儿颅内出血及阴道、会阴裂伤；③接生人员需保护会阴和新生儿处理不便，这也是目前坐位分娩较少采用的主要原因。

自 20 世纪 80 年代以来，已对坐式产床做了不少的改进，其基本的构造包括靠背、座椅、扶手和脚踏板等部分。产床的靠背部分是可调节的，在分娩过程中可根据宫缩的情况和胎头下降的程度适当的调整靠背的角度。在胎头即将娩出时可将靠背放平使产妇改为仰卧位，以便于助产者保护会阴和控制胎头娩出的速度。初产妇宫口开全或近开全，经产妇宫口开大 8 cm 时，在坐式产床上就座，靠背角度为 60°～80°。在上坐式产床后一小时内分娩最好，时间过长容易引起会阴水肿。

3.接产步骤

接产者站在产妇的右侧，当胎头拨露使阴唇后联合紧张时，开始保护会阴。具体方法如下：在会阴部盖上一块消毒巾，接产者右肘支在产床上，右手拇指与其余四指分开，每当宫缩时以手掌大鱼际肌向内上方托住会阴部，同时左手应轻轻下压胎头枕部，协助胎头俯屈，且使胎头缓慢下降。宫缩间歇期，保护会阴的右手应当松弛，以免压迫过久引起会阴部水肿。当胎头枕部在耻骨弓下露出时，左手应按分娩机制协助胎头仰伸。此时若宫缩强，应嘱产妇张口哈气以缓解腹压的作用，让产妇在宫缩间歇期使稍向下屏气，以使胎头缓慢娩出。胎头娩出后，右手仍需保护会阴,不要急于娩出胎肩,而应先以左手自其鼻根向下颌挤压,挤出口、鼻内的黏液和羊水,然后协助胎头复位及外旋转,使胎儿双肩径与骨盆出口前后径相一致。接产者的左手将胎儿颈部向下轻压,使前肩自耻骨弓下先娩出,继之再托胎颈向上,使后肩从会阴前缘缓慢娩出。双肩娩出后,保护会阴的右手方可离开会阴部。最后双手协助胎体和下肢相继以侧位娩出,并记录胎儿娩出时间(图 9-21)。

胎儿娩出后 1~2 分钟内断扎脐带。若当胎头娩出时,见脐带绕颈一周且较松时,可用手将脐带顺胎肩推下或从胎头滑下。若脐带绕颈过紧或绕颈两周或两周以上,可先用两把血管钳将脐带一段夹住并从中间剪断,注意勿伤及胎儿颈部,待松弛脐带后协助胎肩娩出(图 9-22)。

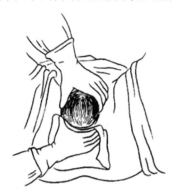
A. 保护会阴,协助胎头俯屈

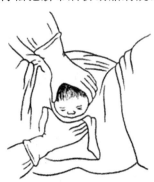
B. 协助胎头仰伸

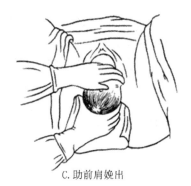
C. 助前肩娩出

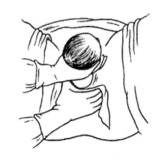
D. 助后肩娩出

图 9-21　接产步骤

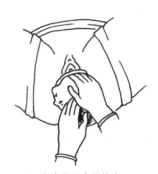
A. 将脐带顺肩部推上

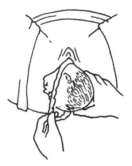
B. 把脐带从头上退下

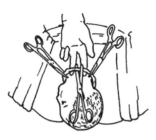
C. 用两把血管钳夹住,从中间剪断

图 9-22　脐带绕颈的处理

4.会阴裂伤的诱因及预防

(1)会阴裂伤的诱因:会阴水肿、会阴过紧缺乏弹力,耻骨弓过低,胎儿过大,胎儿娩出过快等,均易造成会阴撕裂。

(2)会阴裂伤的预防:①指导产妇分娩时正确用力,防止胎儿娩出过快。②及时发现会阴、产道的异常,选择合适的分娩方式。如会阴坚韧、水肿或瘢痕形成,估计会造成严重裂伤时,可作较大的会阴切开术或改行剖宫产术。③提高接生操作技术,正确保护会阴。④初产妇行阴道助产前应作会阴切开,切开大小根据胎儿大小及会阴组织的伸展性。助产时术者与助手要密切配合,要求胎头以最小径线通过会阴,且不能分娩过快、过猛。

5.会阴切开

(1)会阴切开的指征:会阴过紧或胎儿过大,产钳或吸引器助产,估计分娩时会阴撕裂不可避免者,或母儿有病理情况急需结束分娩者。

(2)会阴切开的时间:①一般在宫缩时可看到胎头露出外阴口 3~4 cm 时切开,可以防止产后盆底松弛,避免膀胱膨出,直肠膨出及尿失禁;②也有主张胎头着冠时切开,可以减少出血;③决定手术助产时切开。过早的切开不仅无助于胎儿的娩出,反而会导致出血量的增加。

(3)会阴切开术,包括会阴后-侧切开术和会阴正中切开。常用以下两种术式:①会阴左侧后-侧切开术:阴部神经阻滞及局部浸润麻醉生效后,术者于宫缩时以左手食中两指伸入阴道内撑起左侧阴道壁,右手用钝头剪刀自会阴后联合中线向左侧 45°,在宫缩开始时剪开会阴 4~5 cm。若会阴高度膨隆则需外旁开 60°~70°。若会阴体短则以阴唇后联合上 0.5 cm 处为切口起点。会阴侧切时切开球海绵体肌、会阴深、浅横肌及部分肛提肌,切开后用纱布压迫止血。此法可充分扩大阴道口,适于胎儿较大及辅助难产手术,其缺点为出血多,愈合后瘢痕较大。②会阴正中切开术:局部浸润麻醉后,术者于宫缩时沿会阴后联合正中垂直剪开 2 cm。此法切开球海绵体肌及中心腱,出血少,术后组织肿胀疼痛轻微。但切口有自然延长撕裂肛门括约肌危险,胎儿大或接产技术不熟练者不宜采用。

(4)会阴缝合:一般在胎盘娩出后,检查软产道有无裂伤,然后缝合会阴切口。会阴缝合的关键必须彻底止血,重建解剖结构。缝合完毕后亦行肛指检查缝线是否穿过直肠黏膜,如确有缝线穿过黏膜,则应拆除重缝。

(陈振婷)

第五节　第三产程及其处理

一、胎盘剥离的机制

胎儿娩出后,子宫底降至脐平,产妇有轻松感,宫缩暂停数分钟后再次出现。由于子宫腔容积突然明显缩小,而胎盘不能相应的缩小而与子宫壁发生错位而剥离,剥离面出血,形成胎盘后血肿。由于子宫继续收缩,剥离面积继续扩大,直至胎盘完全剥离而娩出。

二、胎盘剥离的征象

(1)子宫体变硬呈球形,胎盘剥离后降至子宫下段,下段被扩张,子宫体呈狭长形被推向上,宫底升高达脐上。

(2)剥离的胎盘降至子宫下段,使阴道口外露的一段脐带自行延长。

(3)若胎盘从边缘剥离时有少量阴道流血,若胎盘从中间剥离时则无阴道流血。

(4)用手掌尺侧在产妇耻骨联合上方轻压子宫下段时,子宫体上升而外露的脐带不再回缩(图9-23)。

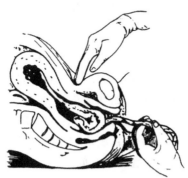

图 9-23　胎盘剥离

三、胎盘娩出方式

胎盘剥离和娩出的方式有两种。

(一)胎儿面娩出式(schulta mechanism)

即胎盘以胎儿面娩出。胎盘从中央开始剥离,然后向周围剥离,剥离血液被包于胎膜内。其特点是胎盘先娩出,随后见少量的阴道流血。这种娩出方式多见。

(二)母体面娩出式(duncan mechanism)

即胎盘以母体面娩出。胎盘从边缘开始剥离,血液沿剥离面流出,最后整个胎盘反转娩出。其特点是先有较多的阴道流血随后胎盘娩出,这种方式较少。

四、第三产程的处理

(一)协助胎盘胎膜娩出

正确处理胎盘娩出,可减少产后出血的发生率。为了使胎盘迅速剥离减少出血,可在胎肩娩出后,静脉注射缩宫素10 U。接产者切忌在胎盘尚未完全剥离之前,用手按揉、下压宫底或牵拉脐带,以免引起胎盘部分剥离出血或拉断脐带,甚至造成子宫内翻(inversion of uterus)。当确认胎盘完全剥离时,于宫缩时以左手握住宫底(拇指置于子宫前壁,其余四指放在子宫后壁)并按压,同时右手轻拉脐带、协助娩出胎盘(图9-24)。

当胎盘娩出至阴道口时,接产者用双手捧住胎盘,向一个方向旋转并缓慢向外牵拉,协助胎膜完整剥离娩出。若在胎盘娩出过程中,发现胎膜部分断裂,可用血管钳夹住断裂上端的胎膜,再继续向原方向旋转,直至胎膜完全娩出。胎盘胎膜娩出后,按摩子宫刺激其收缩以减少出血。在按摩子宫的同时注意观察出血量。

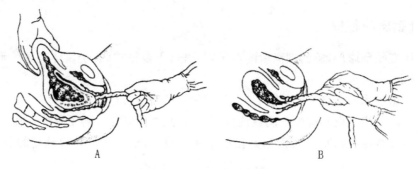

图 9-24   协助胎盘胎膜娩出

(二)检查胎盘胎膜

将胎盘铺平,先检查胎盘母体面的胎盘小叶有无缺损,疑有缺损时可用 Küstener 牛乳测试法(从脐静脉注入牛乳,若见牛乳自胎盘母体面溢出,则溢出部位为胎盘小叶缺损部位)。然后将胎盘提起,检查胎膜是否完整。再检查胎盘胎儿面边缘有无血管断裂,以便及时发现副胎盘。副胎盘为另一个小胎盘,与正常的胎盘分离,但两者间有血管相连(图 9-25)。若有副胎盘、部分胎盘残留或大块胎膜残留,应无菌操作伸手入宫腔内取出残留组织。若仅有少量胎膜残留,可给予子宫收缩剂待其自然排出。详细记录胎盘娩出时间,方式,以及胎盘大小和重量。胎盘娩出后子宫应呈强直性收缩,硬如球状,阴道出血很少。

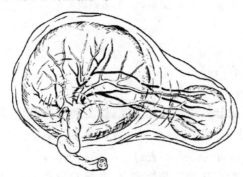

图 9-25   副胎盘

(三)检查软产道

胎盘娩出后,应仔细检查软产道(包括会阴、小阴唇内侧、尿道口周围、前庭、阴道和宫颈)有无裂伤。如有裂伤应立即按原来的解剖位置或层次逐层缝合。

(四)预防产后出血

正常分娩出血量多不超过 300 mL。对既往有产后出血史或易发生产后出血的产妇(如分娩次数≥5 次的多产妇、多胎妊娠、羊水过多、滞产等),可在胎儿前肩娩出后静脉注射麦角新碱0.2 mg,或缩宫素 10 IU 加于 25%葡萄糖液 20 mL 内静脉注射,也可在胎儿娩出后立即经胎盘部脐静脉快速注入加入 10 IU 缩宫素的生理盐水 20 mL,均能促使胎盘迅速剥离减少出血。若胎盘尚未完全剥离而阴道出血多时,应行手取胎盘术。若胎儿已娩出 30 分钟,胎盘仍未排出,出血不多时,应排空膀胱,再轻轻按压子宫及静脉注射缩宫素,仍不能使胎盘排出时,再行手取胎盘术。若胎盘娩出后出血多时,可经下腹部直接注入宫体肌壁内或肌内注射麦角新碱 0.2～0.4 mg,并将缩宫素 20 IU 加于 5%葡萄糖液 500 mL 内静脉滴注。

手取胎盘时若发现宫颈内口较紧者,应肌内注射阿托品 0.5 mg 及哌替啶 100 mg。术者需更换手术衣及手套,外阴再次消毒后,将一手手指并拢呈圆锥状直接伸入宫腔。手掌面向着胎盘母体面,手指并拢以手掌尺侧缘缓慢将胎盘从边缘开始逐渐自子宫壁分离,另一手在腹部压宫底(图 9-26)。待确认胎盘已全部剥离方可取出胎盘,取出后立即肌内注射子宫收缩剂。注意操作必须轻柔,避免暴力强行剥离或用手抓挖宫壁,防止子宫破裂。若找不到疏松的剥离面,不能分离者,可能是植入性胎盘,不应强行剥离。取出的胎盘立即检查是否完整,若有缺损应再次以手伸入宫腔清除残留胎盘及胎膜,应尽量减少进出宫腔次数。必要时可用大刮匙刮宫。

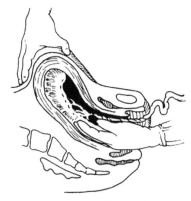

图 9-26　手取胎盘术

(五)产后观察

分娩结束后应仔细收集并记录产时的出血量。产妇应继续留产房观察 2 小时,注意产妇的一般情况、子宫收缩、子宫底高度、膀胱充盈情况、阴道流血量、会阴及阴道有无血肿等,发现异常情况及时处理。产后 2 小时后,将产妇和新生儿送回病房。

(陈振婷)

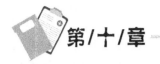

第/十/章

异常分娩

第一节 胎位异常

胎位异常是造成难产的常见因素之一。分娩时枕前位约占 90%,而胎位异常约占 10%。其中胎头位置异常居多。有因胎头在骨盆内旋转受阻的持续性枕横位、持续性枕后位。有因胎头俯屈不良呈不同程度仰伸的面先露、额先露;还有高直位、前不均倾位等。总计占 6%~7%,胎产式异常的臀先露占 3%~4%,肩先露极少见。此外还有复合先露。

一、持续性枕后位(图 10-1)

在分娩过程中,胎头以枕后位或枕横位衔接,在下降过程中,强有力的宫缩多能使胎头向前转 135°或 90°,转成枕前位而自然分娩。如胎头持续不能转向前方,直至分娩后期,仍然位于母体骨盆的后方或侧方,致使发生难产者,称为持续性枕横位(persistent occipito transverse position,POTP)或持续性枕后位(persistent occipito posterior position,POPP)。

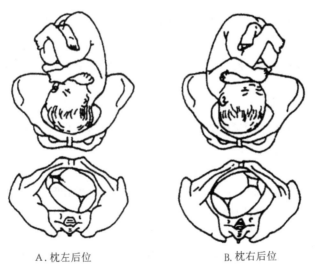

A. 枕左后位　　　　　　　　　B. 枕右后位

图 10-1　持续性枕后位

（一）原因

1.骨盆狭窄

男性型骨盆或类人猿型骨盆,其特点是入口平面前半部较狭窄,后半部较宽大,胎头较容易以枕后位或枕横位衔接,又常伴中骨盆狭窄,影响胎头在中骨盆平面向前旋转,致使成为持续性枕后位或持续性枕横位。

2.胎头俯屈不良

如胎头以枕后位衔接,胎儿脊柱与母体脊柱接近,不利于胎头俯屈,胎头前囟成为胎头下降的最低部位,而最低点又常转向骨盆前方,当前囟转至前方或侧方时,胎头枕部转至后方或侧方,形成持续性枕后位或持续性枕横位。

（二）诊断

1.临床表现

临产后,胎头衔接较晚或俯屈不良,由于枕后位的胎先露部不易紧贴宫颈和子宫下段,常导致宫缩乏力及宫颈扩张较慢;因枕骨持续位于骨盆后方压迫直肠,产妇自觉肛门坠胀及排便感,致使宫口尚未开全时,过早使用腹压,容易导致宫颈前唇水肿和产妇疲劳,影响产程进展,常导致第二产程延长。

2.腹部检查

头位胎背偏向母体的后方或侧方,母体腹部的 2/3 被胎体占有,而肢体占 1/3 者为枕前位,胎体占 1/3 而肢体占 2/3 为枕后位。

3.阴道（肛门）检查

宫颈部分扩张或开全时,感到盆腔后部空虚,胎头矢状缝位于骨盆斜径上,前囟在骨盆右前方,后囟（枕部）在骨盆左后方为枕左后位,反之为枕右后位;当发现产瘤（胎头水肿）、颅骨重叠,囟门触不清时,需借助胎儿耳郭及耳屏位置及方向判定胎位。如耳郭朝向骨盆后方,则可诊断为枕后位;如耳郭朝向骨盆侧方,则为枕横位。

4.B 超检查

根据胎头颜面及枕部的位置,可以准确探清胎头位置以明确诊断。

（三）分娩机制

胎头多以枕横位或枕后位衔接。如在分娩过程中,不能转成枕前位时,可有以下两种分娩机制。

1.枕左后（枕右后）

胎头枕部到达中骨盆向后行 45°内旋转,使矢状缝与骨盆前后径一致,胎儿枕部朝向骶骨成枕后位。其分娩方式有两种。

（1）胎头俯屈较好:当胎头继续下降至前囟抵达耻骨弓下时,以前囟为支点,胎头俯屈,使顶部和枕部自会阴前缘娩出,继之胎头仰伸,相继由耻骨联合下娩出额、鼻、口、颏。此种分娩方式为枕后位经阴道分娩最常见的方式（图 10-2A）。

（2）胎头俯屈不良:当鼻根出现在耻骨联合下缘时,以鼻根为支点,胎头先俯屈,从会阴前缘娩出前囟、顶及枕部,然后胎头仰伸,使鼻、口、颏部相继由耻骨联合下娩出（图 10-2B）。因胎头以较大的枕额周径旋转,胎儿娩出困难,多需手术助产。

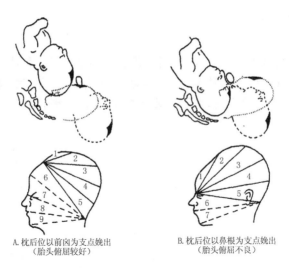

A. 枕后位以前囟为支点娩出
（胎头俯屈较好）

B. 枕后位以鼻根为支点娩出
（胎头俯屈不良）

图 10-2 枕后位分娩机制

2.枕横位

部分枕横位于下降过程中无内旋转动作,或枕后位的胎头枕部仅向前旋转 45°成为持续性枕横位,多数需徒手将胎头转成枕前位后自然或助产娩出。

(四)对母儿的影响

1.对产妇的影响

常导致继发宫缩乏力,产程延长,常需手术助产;且容易发生软产道损伤,增加产后出血及感染的机会;如胎头长时间压迫软产道,可发生缺血、坏死、脱落,形成生殖道瘘。

2.对胎儿的影响

由于第二产程延长和手术助产机会增多,常引起胎儿窘迫和新生儿窒息,使围生儿发病率和死亡率增高。

(五)治疗

1.第一产程

严密观察产程,让产妇朝向胎背侧方向侧卧,以利胎头枕部转向前方。如宫缩欠佳,可静脉滴注缩宫素。宫口开全之前,嘱产妇不要过早屏气用力,以免引起宫颈水肿而阻碍产程进展。如果产程无明显进展,或出现胎儿窘迫,需行剖宫产术。

2.第二产程

如初产妇已近 2 小时,经产妇已近 1 小时,应行阴道检查,再次判断头盆关系,决定分娩方式。当胎头双顶径已达坐骨棘水平面或更低时,可先行徒手转胎头,待枕后位或枕横位转成枕前位,使矢状缝与骨盆出口前后径一致,可自然分娩,或阴道手术助产(低位产钳或胎头吸引器);如转成枕前位有困难时,也可向后转成正枕后位,再以低产钳助产,但以枕后位娩出时,需行较大侧切,以免造成会阴裂伤。如胎头位置较高,或疑头盆不称,均需行剖宫产术,中位产钳禁止使用。

3.第三产程

因产程延长,易发生宫缩乏力,故胎盘娩出后立即肌内注射宫缩剂,防止产后出血;有软产道损伤者,应及时修补。新生儿重点监护。手术助产及有软产道裂伤者,产后给予抗生素预防感染。

二、高直位

胎头以不屈不仰姿势衔接于骨盆入口,其矢状缝与骨盆入口前后径一致,称为高直位。是一种特殊的胎头位置异常:胎头的枕骨在母体耻骨联合的后方,称高直前位,又称枕耻位(图10-3);胎头枕骨位于母体骨盆骶岬前,称高直后位,又称枕骶位(图10-4)。

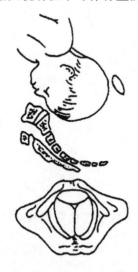

图 10-3　高直前位(枕耻位)

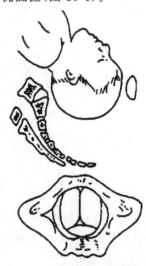

图 10-4　高直后位(枕骶位)

(一)诊断

1.临床表现

临产后胎头不俯屈,胎头进入骨盆入口的径线增大,胎头迟迟不能衔接,胎头下降缓慢或停滞,宫颈扩张也缓慢,致使产程延长。

2.腹部检查

枕耻位时,胎背靠近腹前壁,不易触及胎儿肢体,胎心位置稍高在腹中部听得较清楚;枕骶位时,胎儿小肢体靠近腹前壁,有时在耻骨联合上方,可清楚地触及胎儿下颏。

3.阴道检查

阴道检查发现胎头矢状缝与骨盆前后径一致,前囟在耻骨联合后,后囟在骶骨前,为枕骶位,反之为枕耻位。由于胎头紧嵌于骨盆入口处,妨碍胎头与宫颈的血液循环,阴道检查时常可发现产瘤,其范围与宫颈扩张程度相符合。一般直径为3～5 cm,产瘤一般在两顶骨之间,因胎头由不同程度的仰伸所致。

(二)分娩机制

1.枕耻位

如胎儿较小,宫缩强,可使胎头俯屈、下降,双顶径达坐骨棘平面以下时,可能经阴道分娩;但胎头俯屈不良而无法入盆时,需行剖宫产。

2.枕骶位

胎背与母体腰骶部贴近,妨碍胎头俯屈及下降,使胎头处于高浮状态,迟迟不能入盆。

(三)治疗

1.枕耻位

可给予试产,加速宫缩,促使胎头俯屈,有望阴道分娩或手术助产,如试产失败,应行剖宫产。

2.枕骶位

一经确诊,应行剖宫产。

三、枕横位中的前不均倾位

头位分娩中,胎头不论采取枕横位、枕后位或枕前位通过产道,均可发生不均倾势(胎头侧屈),枕横位时较多见,枕前位与枕后位时较罕见。而枕横位的胎头(矢状缝与骨盆入口横径一致)如以前顶骨先入盆则称为前不均倾。

(一)诊断

1.临床表现

因胎头迟迟不能入盆,宫颈扩张缓慢或停滞,使产程延长,前顶骨紧嵌于耻骨联合后方压迫尿道和宫颈前唇,导致尿潴留,宫颈前唇水肿及胎膜早破。胎头受压过久,可出现胎头水肿,又称产瘤。左枕横时产瘤于右顶骨上;右枕横时产瘤于左顶骨上。

2.腹部检查

前不均倾时胎头不易入盆。临产早期,于耻骨联合上方可扪到前顶部,随产程进展,胎头继续侧屈使胎头与胎肩折叠于骨盆入口处,因胎头折叠于胎肩之后,使胎肩高于耻骨联合平面,于耻骨联合上方只能触到一侧胎肩而触不到胎头。

3.阴道检查

胎头矢状缝在骨盆入口横径上,向后移靠近骶岬,同时前后囟一起后移,前顶骨紧紧嵌于耻骨联合后方,致使盆腔后半部空虚,而后顶骨大部分嵌在骶岬之上(图10-5)。

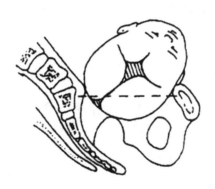

图 10-5 前不均倾位

(二)分娩机制

以枕横位入盆的胎头侧屈,多数以后顶骨先入盆,滑入骶岬下骶骨凹陷区,前顶骨再滑下去,至耻骨联合成为均倾姿势;少数以前顶骨先入盆,由于耻骨联合后面平直,前顶骨受阻,嵌顿于耻骨联合后面,而后顶骨架在骶岬之上,无法下降入盆。

(三)治疗

一经确诊为前不均倾位,应尽快行剖宫产术。

四、面先露

面先露多于临产后发现，是因为胎头极度仰伸，使胎儿枕部与胎背接触。面先露以颏为指示点，有颏左前、颏左横、颏左后、颏右前、颏右横和颏右后六种胎位。以颏左前和颏右后多见，经产妇多于初产妇。

（一）诊断

1.腹部检查

因胎头极度仰伸入盆受阻，胎体伸直，宫底位置较高。颏左前时，在母体腹前壁容易扪及胎儿肢体，胎心由胸部传出，故在胎儿肢体侧的下腹部听得清楚。颏右后时，于耻骨联合上方可触及胎儿枕骨隆突与胎背之间有明显的凹陷，胎心遥远而弱。

2.阴道（肛门）检查

阴道检查可触到高低不平、软硬不均的颜面部，如宫口开大时，可触及胎儿的口、鼻、颧骨及眼眶，并根据颏部所在位置确定其胎位。

（二）分娩机制

1.颏左前

胎头以仰伸姿势入盆、下降，胎儿面部达骨盆底时，胎头极度仰伸，颏部为最低点，故转向前方。胎头继续下降并极度仰伸，当颏部自耻骨弓下娩出后，极度仰伸的胎颈前面处于产道的小弯（耻骨联合），胎头俯屈时，胎头后部能够适应产道的大弯（骶骨凹），使口、鼻、眼、额、前囟及枕部自会阴前缘相继娩出（图 10-6），但产程明显延长。

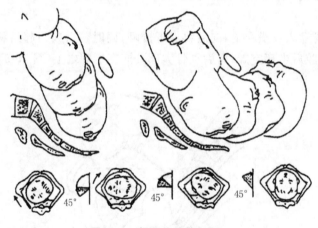

图 10-6　颜面位分娩机制

2.颏右后

胎儿面部达骨盆底后，有可能经内旋转 135°以颏左前娩出（图 10-7A）。如因内旋转受阻，成为持续性颏右后，胎颈极度伸展，不能适应产道的大弯，足月活胎不能经阴道娩出（图 10-7B）。

（三）对母儿的影响

1.对产妇的影响

颏左前时因胎儿面部不能紧贴子宫下段及宫颈，常引起宫缩乏力，致使产程延长，颜面部骨质不能变形，易发生会阴裂伤。颏右后可发生梗阻性难产，如不及时发现，准确处理，可导致子宫破裂，危及产妇生命。

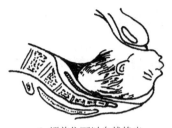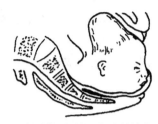

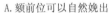

A. 额前位可以自然娩出　　　　　B. 持续性额后位不能自然娩出

图 10-7　额前位及额后位分娩示意图

2.对胎儿和新生儿的影响

胎儿面部受压变形,颜面皮肤青紫、肿胀,尤以口唇为著,影响吸吮,严重时会发生会厌水肿影响呼吸和吞咽。新生儿常于出生后保持仰伸姿势达数天之久。

(四)治疗

1.额左前

如无头盆不称,产力良好,经产妇有可能自然分娩或行产钳助娩;初产妇有头盆不称或出现胎儿窘迫征象时,应行剖宫产。

2.额右后

应行剖宫产术。如胎儿畸形,无论额左前或额右后,均应在宫口开全后,全麻下行穿颅术结束分娩,术后常规检查软产道,如有裂伤,应及时缝合。

五、臀先露

臀先露是最常见的异常胎位,占妊娠足月分娩的 3%～4%。因胎头比胎臀大,且分娩时后出胎头无法变形,往往娩出困难;加之脐带脱垂较常见,使围生儿死亡率增高,为枕先露的 3～8 倍。臀先露以骶骨为指示点,有骶左前、骶左横、骶左后、骶右前、骶右横和骶右后 6 种胎位。

(一)原因

妊娠 30 周以前,臀先露较多见,妊娠 30 周以后,多能自然转成头先露。持续为臀先露原因尚不十分明确,可能的因素有以下几种。

1.胎儿在宫腔内活动范围过大

羊水过多,经产妇腹壁松弛以及早产儿羊水相对偏多,胎儿在宫腔内自由活动形成臀先露。

2.胎儿在宫腔内活动范围受限

子宫畸形(如单角子宫、双角子宫等)、胎儿畸形(如脑积水等)、双胎、羊水过少、脐带缠绕致脐带相对过短等均易发生臀先露。

3.胎头衔接受阻

狭窄骨盆、前置胎盘、肿瘤阻塞盆腔等,也易发生臀先露。

(二)临床分类

根据胎儿两下肢的姿势分为以下几种。

1.单臀先露或腿直臀先露

胎儿双髋关节屈曲,双膝关节直伸。以臀部为先露,最多见。

2.完全臀先露或混合臀先露

胎儿双髋关节及膝关节均屈曲,有如盘膝坐,以臀部和双足为先露,较多见。

3.不完全臀先露

胎儿以一足或双足、一膝或双膝或一足一膝为先露,膝先露是暂时的,随产程进展或破水后发展为足先露,较少见。

(三)诊断

1.临床表现

孕妇常感肋下有圆而硬的胎头,由于胎臀不能紧贴子宫下段及宫颈,常导致宫缩乏力,宫颈扩张缓慢,致使产程延长。

2.腹部检查

子宫呈纵椭圆形,胎体纵轴与母体纵轴一致,在宫底部可触到圆而硬、按压有浮球感的胎头;而在耻骨联合上方可触到不规则、软且宽的胎臀,胎心在脐左(或右)上方听得最清楚。

3.阴道(肛门)检查

在肛查不满意时,阴道检查可扪及软而不规则的胎臀或触到胎足、胎膝,同时了解宫颈扩张程度及有无脐带脱垂发生。如胎膜已破,可直接触到胎臀,外生殖器及肛门,如触到胎足时,应与胎手相鉴别(图 10-8)。

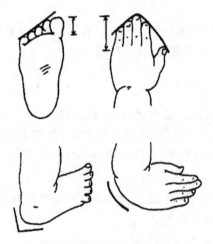

图 10-8 **胎手与胎足的区别**

4.B超检查

B超能准确探清臀先露类型与胎儿大小,胎头姿势等。

(四)分娩机制

在胎体各部中,胎头最大,胎肩小于胎头,胎臀最小。头先露时,胎头一经娩出,身体其他部分随即娩出,而臀先露时则不同,较小而软的胎臀先娩出,最大的胎头则最后娩出。为适合产道的条件,胎臀、胎肩、胎头需按一定机制适应产道条件方能娩出,故需要掌握胎臀、胎肩及胎头三部分的分娩机制,以骶右前为例加以阐述。

1.胎臀娩出

临产后,胎臀以粗隆间径衔接于骨盆入口右斜径上,骶骨位于右前方,胎臀继续下降,前髋下降稍快,故位置较低,抵达骨盆底遭到阻力后,前髋向母体右侧行 45°内旋转,使前髋位于耻骨联合后方,此时粗隆间径与母体骨盆出口前后径一致。胎臀继续下降,胎体侧屈以适应产道弯曲度,后髋先从会阴前缘娩出,随即胎体稍伸直,使前髋从耻骨弓下娩出,继之,双腿双足娩出,当胎臀及两下肢娩出后,胎体行外旋转,使胎背转向前方或右前方。

2.胎肩娩出

当胎体行外旋转的同时,胎儿双肩径衔接于骨盆入口右斜径或横径上,并沿此径线逐渐下降,当双肩达骨盆底时,前肩向右旋转45°转至耻骨弓下,使双肩径与骨盆中、出口前后径一致。同时胎体侧屈使后肩及后上肢从会阴前缘娩出。继之,前肩及前上肢从耻骨弓下娩出。

3.胎头娩出

当胎肩通过会阴时,胎头矢状缝衔接于骨盆入口左斜径或横径上,并沿此径线逐渐下降,同时胎头俯屈,当枕骨达骨盆底时,胎头向母体左前方旋转45°,使枕骨朝向耻骨联合。胎头继续下降。当枕骨下凹到达耻骨弓下缘时,以此处为支点,胎头继续俯屈,使颏、面及额部相继自会阴前缘娩出,随后枕部自耻骨弓下娩出。

(五)对母儿的影响

1.对产妇的影响

胎臀不规则,不能紧贴子宫下段及宫颈,容易发生胎膜早破或继发性宫缩乏力,增加产褥感染与产后出血的风险,如宫口未开全强行牵拉,容易造成宫颈撕裂,甚至延及子宫下段。

2.对胎儿和新生儿的影响

胎臀高低不平,对前羊膜囊压力不均匀,常致胎膜早破,脐带脱垂,造成胎儿窘迫甚至胎死宫内。由于娩出胎头困难,可发生新生儿窒息、臂丛神经损伤及颅内出血等。

(六)治疗

1.妊娠期

妊娠30周前,臀先露多能自行转成头位,如妊娠30周后仍为臀先露应注意寻找形成臀位原因。

2.分娩期

分娩期应根据产妇年龄、胎次、骨盆大小、胎儿大小、臀先露类型以及有无并发症,于临产初期做出正确判断,决定分娩方式。

(1)择期剖宫产的指征:狭窄骨盆、软产道异常、胎儿体重大于3 500 g、儿头仰伸、胎儿窘迫、高龄初产、有难产史、不完全臀先露等。

(2)决定阴道分娩的处理:可根据不同的产程分别处理。

第一产程:产妇应侧卧,不宜过多走动,少做肛查,不灌肠,尽量避免胎膜破裂。一旦破裂,立即听胎心。如胎心变慢或变快,立即肛查,必要时阴道检查,了解有无脐带脱垂。如脐带脱垂,胎心好,宫口未开全,为抢救胎儿,需立即行剖宫产术。如无脐带脱垂,可严密观察胎心及产程进展。如出现宫缩乏力,应设法加强宫缩,当宫口开大4~5 cm时胎足即可经宫口娩出阴道。为了使宫颈和阴道充分扩张,消毒外阴之后,使用"堵"外阴方法。当宫缩时,用消毒巾以手掌堵住阴道口让胎臀下降,避免胎足先下降。待宫口及阴道充分扩张后才让胎臀娩出。此法有利于后出胎头的顺利娩出。在堵的过程中,应每隔10~15分钟听胎心1次,并注意宫口是否开全。宫口已开全再堵易引起胎儿窘迫或子宫破裂。宫口近开全时,要做好接生和抢救新生儿窒息的准备。

第二产程:接生前,应导尿,排空膀胱。初产妇应做会阴侧切术。可有三种分娩方式:①自然分娩。胎儿自然娩出,不做任何牵拉,极少见,仅见于经产妇、胎儿小、产力好、产道正常者。②臀助产术。当胎臀自然娩出至脐部后,胎肩及后出胎头由接生者协助娩出。脐部娩出后,胎头娩出最长不能超过8分钟。③臀牵引术。胎儿全部由接生者牵引娩出。此种手术对胎儿损伤大,不宜采用。

第三产程:产程延长,易并发子宫乏力性出血。胎盘娩出后,应静推或肌内注射缩宫素防止产后出血。手术助产分娩于产后常规检查软产道,如有损伤,应及时缝合,并给抗生素预防感染。

六、肩先露

胎体纵轴和母体纵轴相垂直为横产式,胎体横卧于骨盆入口之上,先露部为肩,称为肩先露。肩先露占妊娠足月分娩总数的0.1%～0.25%,是对母儿最不利的胎位。除死胎和早产儿肢体可折叠娩出外,足月活胎不可能经阴道娩出。如不及时处理,容易造成子宫破裂,威胁母儿生命。根据胎头在母体左(右)侧和胎儿肩胛朝向母体前(后)方,分为肩左前、肩右前、肩左后和肩右后四种胎位。

(一)原因

与臀先露发生原因类似,初产妇肩先露首先必须排除狭窄骨盆和头盆不称。

(二)诊断

1.临床表现

先露部胎肩不能紧贴子宫下段及宫颈,缺乏直接刺激,容易发生宫缩乏力,胎肩对宫颈压力不均匀,容易发生胎膜早破,破膜后羊水迅速外流,胎儿上肢或脐带容易脱出,导致胎儿窘迫,甚至胎死宫内。随着宫缩不断加强,胎肩及胸廓一部分被挤入盆腔内,胎体折叠弯曲,胎颈被拉长,上肢脱出于阴道口外,胎头和胎臀仍被阻于骨盆入口上方,形成嵌顿性或忽略性肩先露(图10-9)。

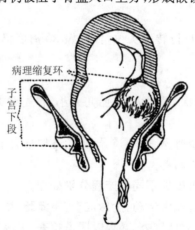

图10-9 忽略性肩先露

宫缩继续加强,子宫上段越来越厚,子宫下段被动扩张越来越薄,由于子宫上下段肌壁厚薄相差悬殊,形成环状凹陷,并随宫缩逐渐升高,甚至可达脐上,形成病理缩复环,是子宫破裂的先兆。如不及时处理,将发生子宫破裂。

2.腹部检查

子宫呈横椭圆形,子宫底高度低于妊娠周数,子宫横径宽,宫底部及耻骨联合上方较空虚,在母体腹部一侧可触到胎头,另侧可触到胎臀。肩左前时,胎背朝向母体腹壁,触之宽大平坦。胎心于脐周两侧听得最清楚。根据腹部检查多可确定胎位。

3.阴道(肛门)检查

胎膜未破者,因胎先露部浮动于骨盆入口上方,肛查不易触及胎先露部;如胎膜已破,宫口已扩张者,阴道检查可触到肩胛骨或肩峰、肋骨及腋窝。腋窝尖端示胎儿头端,据此可决定胎头在母体左(右)侧,肩胛骨朝向母体前(后)方,可决定肩前(后)位。例如胎头于母体右侧,肩胛骨朝向后方,则为肩右后位。胎手若已脱出阴道口外,可用握手法鉴别是胎儿左手或右手,因检查者只能与胎儿同侧手相握,例如肩右前位时左手脱出,检查者用左手与胎儿左手相握。余类推。

4.B超检查

B超检查能准确探清肩先露,并能确定具体胎位。

(三)治疗

1.妊娠期

妊娠后期发现肩先露应及时矫正。可采用胸膝卧位或试行外倒转术转成纵产式(头先露或臀先露)并包扎腹部以固定产式。如矫正失败,应提前入院决定分娩方式。

2.分娩期

根据胎产式、胎儿大小、胎儿是否存活、宫颈扩张程度、胎膜是否破裂、有无并发症等决定分娩方式。

(1)足月,活胎,未临产,择期剖宫产术。

(2)足月,活胎,已临产,无论破膜与否,均应行剖宫产术。

(3)已出现先兆子宫破裂或子宫破裂征象,无论胎儿存活,均应立即剖宫产,术中如发现宫腔感染严重,应将子宫一并切除(子宫次全切除术或子宫全切术)。

(4)胎儿已死,无先兆子宫破裂征象,如宫口已开全,可在全麻下行断头术或毁胎术。术后应常规检查子宫下段、宫颈及阴道有无裂伤。如有裂伤应及时缝合。注意预防产后出血,并需应用抗生素预防感染。

七、复合先露

胎先露部(胎头或胎臀)伴有肢体(上肢或下肢)同时进入骨盆入口,称为复合先露。临床以头与手的复合先露最常见,多发生于早产者,发生率为 1.43‰～1.60‰。

(一)诊断

当产程进展缓慢时,做阴道检查发现胎先露旁有肢体而明确诊断。常见胎头与胎手同时入盆。应注意与臀先露和肩先露相鉴别。

(二)治疗

(1)无头盆不称,让产妇向脱出的肢体对侧侧卧,肢体常可自然缩回。脱出的肢体与胎头已入盆,待宫口开全后于全麻下上推肢体,将其回纳,然后经腹压胎头下降,以低位产钳助娩,或行内倒转术助胎儿娩出。

(2)头盆不称或伴有胎儿窘迫征象,应行剖宫产术。

(陈振婷)

第二节 产 道 异 常

产道包括骨产道(骨盆腔)与软产道(子宫下段、宫颈、阴道、外阴),是胎儿经阴道娩出的通道。产道异常可使胎儿娩出受阻,临床上以骨产道异常多见。

一、骨产道异常

骨盆径线过短或形态异常,致使骨盆腔小于胎先露部可通过的限度,阻碍胎先露部下降,称骨盆狭窄。狭窄骨盆可以为一个径线过短或多个径线同时过短,也可为一个平面狭窄或多个平面同时狭窄。当一个径线狭窄时要观察同一个平面其他径线的大小,再结合整个骨盆腔大小与形态进行综合分析,做出正确判断。

(一)分类

1.骨盆入口平面狭窄

骨盆入口平面狭窄以扁平骨盆为代表,主要为入口平面前后径过短。狭窄分3级:Ⅰ级(临界性),绝大多数可以自然分娩,骶耻外径18 cm,真结合径10 cm;Ⅱ级(相对性),经试产来决定可否经阴道分娩,骶耻外径16.5～17.5 cm,真结合径8.5～9.5 cm;Ⅲ级(绝对性),骶耻外径≤16.0 cm,真结合径≤8.0 cm,足月胎儿不能经过产道,必须行剖宫产终止妊娠。在临床中常遇到的是前两种,我国妇女常见以下两种类型。

(1)单纯扁平骨盆:骨盆入口前后径缩短而横径正常。骨盆入口呈横扁圆形,骶岬向前下突。

(2)佝偻病性扁平骨盆:骨盆入口呈肾形,前后径明显缩短,骨盆出口横径变宽,骶岬前突,骶骨下段变直向后翘,尾骨呈钩状突向骨盆出口平面。髂骨外展,髂棘间径≥髂嵴间径,耻骨弓角度增大(图 10-10)。

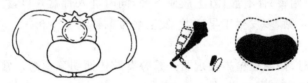

图 10-10 佝偻病性扁平骨盆

2.中骨盆及骨盆出口平面狭窄

狭窄分3级。Ⅰ级(临界性):坐骨棘间径10 cm,坐骨结节间径7.5 cm;Ⅱ级(相对性):坐骨棘间径8.5～9.5 cm,坐骨结节间径6.0～7.0 cm;Ⅲ级(绝对性):坐骨棘间径≤8.0 cm,坐骨结节间径≤5.5 cm。我国妇女常见以下两种类型。

(1)漏斗骨盆:骨盆入口各径线值均正常,两侧骨盆壁向内倾斜似漏斗得名。其特点是中骨盆及骨盆出口平面均明显狭窄,使坐骨棘间径、坐骨结节间径均缩短,耻骨弓角度<90°。坐骨结节间径与出口后矢状径之和<15 cm。

(2)横径狭窄骨盆:骨盆各横径径线均缩短,各平面前后径稍长,坐骨切迹宽,测量骶耻外径值正常,但髂棘间径及髂嵴间径均缩短。中骨盆及骨盆出口平面狭窄,产程早期无头盆不称征象,当胎头下降至中骨盆或骨盆出口时,常不能顺利地转成枕前位,形成持续性枕横位或枕后位造成难产。

3.均小骨盆

骨盆外形属女型骨盆,但骨盆各平面均狭窄,每个平面径线较正常值小2 cm或更多,称均小骨盆。多见于身材矮小、体形匀称的妇女。

4.畸形骨盆

骨盆失去正常形态称畸形骨盆。

(1)骨软化症骨盆:现已罕见,是因为缺钙、磷、维生素D以及紫外线照射不足使成人期骨质矿化障碍,被类骨质组织所代替,骨质脱钙、疏松、软化。由于受躯干重力及两股骨向内上方挤压,使骶岬向前,耻骨联合前突,坐骨结节间径明显缩短,骨盆入口平面呈凹三角形(图10-11)。严重者阴道不能容两指,一般不能经阴道分娩。

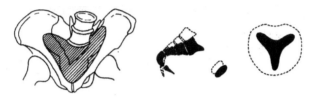

图10-11 骨软化症骨盆

(2)偏斜型骨盆:骨盆一侧斜径缩短,一侧髂骨翼与髋骨发育不良致骶髂关节固定,以及下肢及髋关节疾病(图10-12)。

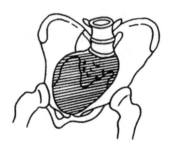

图10-12 偏斜型骨盆

(二)临床表现

1.骨盆入口平面狭窄的临床表现

(1)胎头衔接受阻:一般情况下初产妇在妊娠末期,即预产期前1~2周或临产前胎头已衔接,即胎头双顶径进入骨盆入口平面,颅骨最低点达坐骨棘水平。若入口狭窄,即使已经临产,胎头仍未入盆,经检查胎头跨耻征阳性。胎位异常,如臀先露、面先露或肩先露的发生率是正常骨盆的3倍。

(2)若已临产,根据骨盆狭窄程度、产力强弱、胎儿大小及胎位情况不同,临床表现也不一样。①骨盆临界性狭窄:若胎位、胎儿大小及产力正常,胎头常以矢状缝在骨盆入口横径衔接,多取后不均倾势,即后顶骨先入盆,后顶骨逐渐进入骶凹处,再使前顶骨入盆,则于骨盆入口横径上成头盆均倾势。临床表现为潜伏期活跃早期延长,活跃后期产程进展顺利。若胎头迟迟不入盆,此时常出现胎膜早破,其发生率为正常骨盆的4~6倍。由于胎膜早破母儿可发生感染。胎头不能紧贴宫颈内口诱发宫缩,常出现继发性宫缩乏力。②骨盆绝对性狭窄:若产力、胎儿大小及胎位均正常,但胎头仍不能入盆,常发生梗阻性难产,这种情况可出现病理性缩复环,甚至子宫破裂。如胎先露部嵌入骨盆入口时间长,血液循环障碍,组织坏死,可形成泌尿生殖道瘘。在强大的宫缩压力下,胎头颅骨重叠,可出现颅骨骨折及颅内出血。

2.中骨盆平面狭窄的临床表现

(1)胎头能正常衔接:潜伏期及活跃早期进展顺利,当胎头下降达中骨盆时,由于内旋转受阻,胎头双顶径被阻于中骨盆狭窄部位之上,常出现持续性枕横位或枕后位,同时出现继发性宫缩乏力,活跃后期及第二产程延长甚至第二产程停滞。

(2)胎头受阻于中骨盆:有一定可塑性的胎头开始变形,颅骨重叠,胎头受压,异常分娩使软组织水肿,产瘤较大,严重时可发生脑组织损伤、颅内出血、胎儿窘迫。若中骨盆狭窄程度严重,宫缩又较强,可发生先兆子宫破裂及子宫破裂。强行阴道助产可导致严重软产道裂伤及新生儿产伤。

(3)骨盆出口平面狭窄的临床表现:骨盆出口平面狭窄与中骨盆平面狭窄常同时存在。若单纯骨盆出口平面狭窄,第一产程进展顺利,胎头达盆底受阻,第二产程停滞,继发性宫缩乏力,胎头双顶径不能通过出口横径,强行阴道助产可导致软产道、骨盆底肌肉及会阴严重损伤,胎儿严重产伤,对母儿危害极大。

(三)诊断

在分娩过程中,骨盆是个不变因素,也是估计分娩难易的一个重要因素。狭窄骨盆影响胎位和胎先露部的下降及内旋转,也影响宫缩。在估计分娩难易时,骨盆是首先考虑的一个重要因素。应根据胎儿的大小及骨盆情况尽早做出有无头盆不称的诊断,以决定适当的分娩方式。

1.病史

询问有无佝偻病、脊髓灰质炎、脊柱和髋关节结核以及骨盆外伤等病史。对经产妇应详细询问既往分娩史,如有无难产史或新生儿产伤史等。

2.一般检查

测量身高,孕妇身高<145 cm 时应警惕均小骨盆。观察孕妇体型、步态,有无下肢残疾,有无脊柱及髋关节畸形,米氏菱形窝是否对称。

3.腹部检查

观察腹型,检查有无尖腹及悬垂腹,有无胎位异常等。骨盆入口异常,因头盆不称、胎头不易入盆常导致胎位异常,如臀先露、肩先露。中骨盆狭窄则影响胎先露内旋转而导致持续性枕横位、枕后位等。部分初产妇在预产期前 2 周左右,经产妇于临产后胎头均应入盆。若已临产胎头仍未入盆,应警惕是否存在头盆不称。检查头盆是否相称具体方法:孕妇排空膀胱后,取仰卧,两腿伸直。检查者用手放在耻骨联合上方,将浮动的胎头向骨盆腔方向推压。若胎头低于耻骨联合,表示胎头可入盆(头盆相称),称胎头跨耻征阴性;若胎头与耻骨联合在同一平面,表示可疑头盆不称,称胎头跨耻征可疑阳性;若胎头高于耻骨联合,表示头盆明显不称,称胎头跨耻征阳性。对出现此类症状的孕妇,应让其取半卧位两腿屈曲,再次检查胎头跨耻征,若转为阴性,提示为骨盆倾斜度异常,而不是头盆不称。

4.骨盆测量

(1)骨盆外测量:骶耻外径<18 cm 为扁平骨盆。坐骨结节间径<8 cm,耻骨弓角度<90°为漏斗骨盆。各径线均小于正常值 2 cm 或以上为均小骨盆。骨盆两侧斜径(以一侧髂前上棘至对侧髂后上棘间的距离)及同侧直径(从髂前上棘至同侧髂后上棘间的距离)相差>1 cm 为偏斜骨盆。

(2)骨盆内测量:对角径<11.5 cm,骶骨岬突出为入口平面狭窄,属扁平骨盆。应检查骶骨前面弧度。坐骨棘间径<10 cm,坐骨切迹宽度<2 横指,为中骨盆平面狭窄。如坐骨结节间径<8 cm,则应测量出口后矢状径及检查骶尾关节活动度,如坐骨结节间径与出口后矢状径之和<15 cm,为骨盆出口平面狭窄。

(四)对母儿影响

1.对产妇的影响

骨盆狭窄影响胎头衔接及内旋转,容易发生胎位异常、胎膜早破、宫缩乏力,导致产程延长或停滞。胎先露压迫软组织过久导致组织水肿、坏死形成生殖道瘘。胎膜早破、肛查或阴道检查次数增多及手术助产增加产褥感染机会。剖宫产及产后出血者增多,严重梗阻性难产若不及时处理,可导致子宫破裂。

2.对胎儿及新生儿的影响

头盆不称易发生胎膜早破、脐带脱垂,脐带脱垂可导致胎儿窘迫甚至胎儿死亡。产程延长、胎儿窘迫使新生儿容易发生颅内出血、新生儿窒息等并发症。阴道助产机会增多,易发生新生儿产伤及感染。

(五)分娩时处理

处理原则:根据狭窄骨盆类别和程度、胎儿大小胎心率、宫缩强弱、宫口扩张程度、胎先露下降情况、破膜与否,结合既往分娩史、年龄、产次有无妊娠合并症及并发症决定分娩方式。

1.一般处理

在分娩过程中,应使产妇树立信心,消除紧张情绪和恐惧心理。保证能量及水分的摄入,必要时补液。注意产妇休息,监测宫缩、胎心,观察产程进展。

2.骨盆入口平面狭窄的处理

(1)明显头盆不称(绝对性骨盆狭窄):胎头跨耻征阳性者,足月胎儿不能经阴道分娩。应在临产后行剖宫产术结束分娩。

(2)轻度头盆不称(相对性骨盆狭窄):胎头跨耻征可疑阳性,足月活胎估计体重<3 000 g,胎心正常及产力良好,可在严密监护下试产。胎膜未破者可在宫口扩张 3 cm 时行人工破膜,若破膜后宫缩较强,产程进展顺利,多数能经阴道分娩。试产过程中若出现宫缩乏力,可用缩宫素静脉滴注加强宫缩。试产 2～4 小时胎头仍迟迟不能入盆,宫口扩张缓慢,或伴有胎儿窘迫征象,应及时行剖宫产术结束分娩。若胎膜已破,为了减少感染,应适当缩短试产时间。

(3)骨盆入口平面狭窄的试产:必须以宫口开大 3～4 cm,胎膜已破为试产开始。胎膜未破者在宫口扩张 3 cm 时可行人工破膜。宫缩较强,多数能经阴道分娩。试产过程中如果出现宫缩乏力,可用缩宫素静脉滴注加强宫缩。若试产 2～4 小时,胎头不能入盆,产程进展缓慢,或伴有胎儿窘迫征象,应及时行剖宫产术。如胎膜已破,应适当缩短试产时间。骨盆入口平面狭窄,主要为扁平骨盆的妇女,妊娠末期或临产后,胎头矢状缝只能衔接于骨盆入口横径上。胎头侧屈使其两顶骨先后依次入盆,呈不均倾势嵌入骨盆入口,称为头盆均倾不均。前不均倾为前顶骨先嵌入,矢状缝偏后。后不均倾为后顶骨先嵌入,矢状缝偏前(图 10-13)。当胎头双顶骨均通过骨盆入口平面时,即可顺利地经阴道分娩。

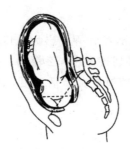

图 10-13　胎头嵌入骨盆姿势——后不均倾

3.中骨盆平面狭窄的处理

在分娩过程中,胎儿在中骨盆平面完成俯屈及内旋转动作。若中骨盆平面狭窄,则胎头俯屈及内旋转受阻,易发生持续性枕横位或持续性枕后位,产妇多表现为活跃期或第二产程延长及停滞、继发性宫缩乏力等。若宫口开全,胎头双顶径达坐骨棘平面或更低,可经阴道徒手旋转胎头为枕前位,待其自然分娩。宫口开全,胎心正常者可经阴道助产分娩。胎头双顶径在坐骨棘水平以上,或出现胎儿窘迫征象,应行剖宫产术。

4.骨盆出口平面狭窄的处理

骨盆出口平面是产道的最低部位,应于临产前对胎儿大小、头盆关系做出充分估计,决定能否经阴道分娩,诊断为骨盆出口平面狭窄者,不能进行试产。若发现出口横径狭窄,耻骨弓角度变锐,耻骨弓下三角空隙不能利用,胎先露部后移,利用出口后三角空隙娩出。临床上常用出口横径与出口后矢状径之和来估计出口大小。出口横径与出口后矢状径之和>15 cm 时,多数可经阴道分娩,有时需阴道助产,应做较大的会阴切开。若两者之和<15 cm 时,不应经阴道试产,应行剖宫产术终止妊娠。

5.均小骨盆的处理

胎儿估计不大,胎位正常,头盆相称,宫缩好,可以试产,通常可通过胎头变形和极度俯屈,以胎头最小径线通过骨盆腔,可能经阴道分娩。若有明显头盆不称,应尽早行剖宫产术。

6.畸形骨盆的处理

根据畸形骨盆种类、狭窄程度、胎儿大小、产力等综合判断。如果畸形严重、明显头盆不称者,应及早行剖宫产术。

二、软产道异常

软产道包括子宫下段、宫颈、阴道及骨盆底软组织构成的弯曲管道。软产道异常所致的难产较少见,临床上容易被忽视。在妊娠前或妊娠早期应常规行双合诊检查,了解软产道情况。

(一)外阴异常

1.外阴白色病变

皮肤黏膜慢性营养不良,组织弹性差,分娩时易发生会阴撕裂伤,宜做会阴后一侧切开术。

2.外阴水肿

某些疾病如重度子痫前期、重度贫血、心脏病及慢性肾炎孕妇若有全身水肿,可同时伴有重度外阴水肿,分娩时可妨碍胎先露部下降,导致组织损伤、感染和愈合不良等情况。临产前可用50%硫酸镁液湿热敷会阴,临产后仍有严重水肿者,在外阴严格消毒下进行多点针刺皮肤放液;分娩时行会阴后一侧切开;产后加强会阴局部护理,预防感染,可用50%硫酸镁液湿热敷,配合远红外线照射。

3.会阴坚韧

会阴坚韧尤其多见于 35 岁以上高龄初产妇。在第二产程可阻碍胎先露部下降,宜做会阴后一侧切开,以免胎头娩出时造成会阴严重裂伤。

4.外阴瘢痕

瘢痕挛缩使外阴及阴道口狭小,且组织弹性差,影响胎先露部下降。如瘢痕的范围不大,可经阴道分娩,分娩时应做会阴后一侧切开。如瘢痕过大,应行剖宫产术。

(二)阴道异常

1.阴道横隔

阴道横隔多位于阴道上段或中段,较坚韧,常影响胎先露部下降。因在横隔中央或稍偏一侧常有一小孔,常被误认为宫颈外口。在分娩时应仔细检查。

(1)阴道分娩:横隔被撑薄,可在直视下自小孔处将横隔做"X"形切开。横隔被切开后因胎先露部下降压迫,通常无明显出血,待分娩结束再切除剩余的隔,用可吸收线将残端做间断或连续锁边缝合。

(2)剖宫产:如横隔较高且组织坚厚,阻碍先露部下降,需行剖宫产术结束分娩。

2.阴道纵隔

(1)伴有双子宫、双宫颈时,当一侧子宫内的胎儿下降,纵隔被推向对侧,阴道分娩多无阻碍。

(2)当发生于单宫颈时,有时胎先露部的前方可见纵隔,可自行断裂,阴道分娩无阻碍。纵隔厚时应于纵隔中间剪断,用可吸收线将残端缝合。

3.阴道狭窄

产伤、药物腐蚀、手术感染可导致阴道瘢痕形成。若阴道狭窄部位位置低、狭窄程度轻,可经阴道分娩。狭窄位置高、狭窄程度重时宜行剖宫产术。

4.阴道尖锐湿疣

分娩时,为预防新生儿患喉乳头瘤,应行剖宫产术。病灶巨大时可能造成软产道狭窄,影响胎先露下降时,也宜行剖宫产术。

5.阴道壁囊肿和肿瘤

(1)阴道壁囊肿较大时,会阻碍胎先露部下降,可行囊肿穿刺,抽出其内容物,待分娩后再选择时机进行处理。

(2)阴道内肿瘤大妨碍分娩,且肿瘤不能经阴道切除时,应行剖宫产术,阴道内肿瘤待产后再行处理。

(三)宫颈异常

1.宫颈外口黏合

宫颈外口黏合多在分娩受阻时发现。宫口为很小的孔,当宫颈管已消失而宫口却不扩张,一般用手指稍加压力分离,黏合的小孔可扩张,宫口即可在短时间内开全。但有时需行宫颈切开术,使宫口开大。

2.宫颈瘢痕

因孕前曾行宫颈深部电灼术或微波术、宫颈锥形切除术、宫颈裂伤修补术等所致。虽可于妊娠后软化,但宫缩很强时宫口仍不扩张,应行剖宫产。

3.宫颈坚韧

宫颈组织缺乏弹性,或精神过度紧张使宫颈挛缩,宫颈不易扩张,多见于高龄初产妇,可于宫颈两侧各注射 0.5％利多卡因 5～10 mL,也可静脉推注地西泮 10 mg。如宫颈仍不扩张,应行剖宫产术。

4.宫颈水肿

宫颈水肿多见于扁平骨盆、持续性枕后位或滞产,宫口没有开全而过早使用腹压,致使宫颈前唇长时间被压于胎头与耻骨联合之间,血液回流受阻引起水肿,影响宫颈扩张。多见于胎位异常或滞产。

(1)轻度宫颈水肿:①可以抬高产妇臀部。②同宫颈坚韧处理。③宫口近开全时,可用手轻轻上托水肿的宫颈前唇,使宫颈越过胎头,能够经阴道分娩。

(2)严重宫颈水肿:经上述处理无明显效果,宫口扩张＜3 cm,伴有胎儿窘迫,应行剖宫产术。

5.宫颈癌

宫颈硬而脆,缺乏伸展性,临产后影响宫口扩张,若经阴道分娩,有发生大出血、裂伤、感染及肿瘤扩散等危险,不应经阴道分娩,应考虑行剖宫产术,术后手术或放疗。

6.子宫肌瘤

较小的肌瘤没有阻塞产道可经阴道分娩,肌瘤待分娩后再行处理。子宫下段及宫颈部位的较大肌瘤可占据盆腔或阻塞于骨盆入口,阻碍胎先露部下降,宜行剖宫产术。

(陈振婷)

第三节 产力异常

产力包括子宫收缩力、腹肌和膈肌收缩力以及肛提肌收缩力,其中以宫缩力为主。在分娩过程中,子宫收缩(简称宫缩)的节律性、对称性及极性不正常或强度、频率有改变时,称为子宫收缩力异常。临床上多因产道或胎儿因素异常造成梗阻性难产,使胎儿通过产道阻力增加,导致继发性产力异常。产力异常分为子宫收缩乏力和子宫收缩过强两类。每类又分协调性宫缩和不协调性宫缩(图 10-14)。

产力异常
- 子宫收缩乏力
  - 协调性(低张性)
    - 原发性
    - 继发性
  - 不协调性(高张性)
- 子宫收缩过强
  - 协调性(急产)
  - 不协调性
    - 强直性子宫收缩(全部子宫肌收缩)
    - 子宫痉挛性狭窄环(部分子宫肌收缩)

图 10-14 子宫收缩力异常的分类

一、子宫收缩乏力

(一)原因

子宫收缩乏力多由几个因素综合引起。

1.头盆不称或胎位异常

胎先露部下降受阻,不能紧贴子宫下段及宫颈,因此不能引起反射性宫缩,导致继发性子宫收缩乏力。

2.子宫因素

子宫发育不良,子宫畸形(如双角子宫)、子宫壁过度膨胀(如双胎、巨大胎儿、羊水过多等),经产妇的子宫肌纤维变性或子宫肌瘤等。

3.精神因素

初产妇尤其是高龄初产妇,精神过度紧张、疲劳均可使大脑皮层功能紊乱,导致子宫收缩乏力。

4.内分泌失调

临产后,产妇体内的雌激素、缩宫素、前列腺素的敏感性降低,影响子宫肌兴奋阈,致使子宫收缩乏力。

5.药物影响

产前较长时间应用硫酸镁,临产后不适当地使用吗啡、哌替啶、巴比妥类等镇静剂与镇痛剂,产程中不适当应用麻醉镇痛等均可使宫缩受到抑制。

(二)临床表现

根据发生时期可分为原发性和继发性两种。原发性宫缩乏力是指产程开始即宫缩乏力,宫口不能如期扩张,胎先露部不能如期下降,产程延长;继发性宫缩乏力是指活跃期即宫口开大3 cm及以后出现宫缩乏力,产程进展缓慢,甚至停滞。子宫收缩乏力有两种类型,临床表现不同。

1.协调性子宫收缩乏力(低张性子宫收缩乏力,hypotonic uterine inertia)

宫缩具有正常的节律性、对称性和极性,但收缩力弱,宫腔压力低(<2.0 kPa),持续时间短,间歇期长且不规律,当宫缩达极期时,子宫体不隆起和变硬,用手指压宫底部肌壁仍可出现凹陷,产程延长或停滞。由于宫腔内压力低,对胎儿影响不大。

2.不协调性子宫收缩乏力(高张性子宫收缩乏力)

宫缩的极性倒置,宫缩不是起自两侧宫角。宫缩的兴奋点来自子宫的一处或多处,节律不协调,宫缩时宫底部不强,而是体部和下段强。宫缩间歇期子宫壁不能完全松弛,表现为不协调性子宫收缩乏力。这种宫缩不能使宫口扩张和胎先露部下降,属无效宫缩。产妇自觉下腹部持续疼痛,拒按,烦躁不安,产程长,可导致肠胀气、排尿困难、胎儿胎盘循环障碍,常出现胎儿窘迫。检查时,下腹部常有压痛,胎位触不清,胎心不规律,宫口扩张缓慢,胎先露部下降缓慢或停滞。

3.产程曲线异常

子宫收缩乏力可导致产程曲线异常(图10-15)。常见以下四种。

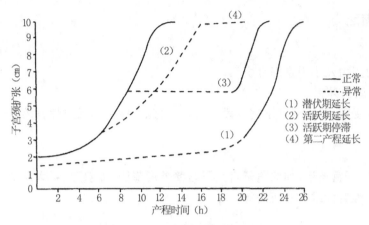

图 10-15　异常的宫颈扩张曲线

(1)潜伏期延长:从临产规律宫缩开始至宫口扩张 3 cm 称为潜伏期,初产妇潜伏期约需 8 小时,最大时限为 16 小时。超过 16 小时称为潜伏期延长。

(2)活跃期延长:从宫口扩张 3 cm 至宫口开全为活跃期。初产妇活跃期正常约需 4 小时,最大时限 8 小时,超过 8 小时为活跃期延长。

(3)活跃期停滞:进入活跃期后,宫颈口不再扩张达 2 小时以上,称为活跃期停滞,根据产程中定期阴道(肛门)检查诊断。

(4)第二产程延长:第二产程初产妇超过 2 小时,经产妇超过 1 小时尚未分娩,称为第二产程延长。

以上 4 种异常产程曲线,可以单独存在,也可以合并存在。当总产程超过 24 小时称为滞产。

(三)对母儿影响

1.对产妇的影响

产程延长,产妇休息不好,精神疲惫与体力消耗,可出现疲乏无力、肠胀气、排尿困难等,还可影响宫缩,严重时还引起脱水、酸中毒。又由于产程延长,膀胱受压在胎头与耻骨联合之间,导致组织缺血、水肿、坏死,形成瘘,如膀胱阴道瘘或尿道阴道瘘。另外,胎膜早破以及产程中多次阴道(肛门)检查均可增加感染机会;产后宫缩乏力,易引起产后出血。

2.对胎儿的影响

宫缩乏力影响胎头内旋转,增加手术机会。不协调子宫收缩乏力不能使子宫壁完全放松,影响子宫胎盘循环。胎儿在宫内缺氧,胎膜早破,还易造成脐带受压或脱垂,造成胎儿窘迫,甚至胎死宫内。

(四)治疗

1.协调性宫缩乏力

无论是原发性或继发性,一旦出现,首先寻找原因,如判断无头盆不称和胎位异常。估计能经阴道分娩者,考虑采取加强宫缩的措施。

(1)第一产程:消除精神紧张,产妇过度疲劳,可给予地西泮 10 mg 缓慢静脉注射或哌替啶 100 mg 肌内注射或静脉注射,经过一段时间,可使宫缩力转强;对不能进食者,可经静脉输液,10%葡萄糖液 500~1 000 mL 内加维生素 C 2 g,伴有酸中毒时可补充 5%碳酸氢钠。经过处理,宫缩力仍弱,可选用下列方法加强宫缩。

人工破膜:宫颈口开大 3 cm 以上,无头盆不称,胎头已衔接者,可行人工破膜。破膜后,胎头紧贴子宫下段及宫颈,引起反射性宫缩,加速产程进展。Bishop 提出用宫颈成熟度评分法估计加强宫缩措施的效果。如产妇得分在≤3 分,加强宫缩均失败,应改用其他方法。4~6 分成功率约为 50%,7~9 分的成功率约为 80%,≥9 分均成功。

缩宫素静脉滴注:适用于宫缩乏力、胎心正常、胎位正常、头盆相称者。将缩宫素 1 U 加入 5%葡萄糖液 200 mL 内,以 8 滴/分,即 2.5 mU/min 开始,根据宫缩强度调整滴速,维持宫缩强度每间隔 2~3 分钟,持续 30~40 秒。缩宫素静脉滴注过程应有专人看守,观察宫缩,根据情况及时调整滴速。经过上述处理,如产程仍无进展或出现胎儿窘迫征象,应及时行剖宫产术。

(2)第二产程:第二产程如无头盆不称,出现宫缩乏力时也可加强宫缩,给予缩宫素静脉滴注,促进产程进展。如胎头双顶径已通过坐骨棘平面,可等待自然娩出,或行会阴侧切后行胎头吸引器或低位产钳助产;如胎头尚未衔接或伴有胎儿窘迫征象,均应立即行剖宫产术结束分娩。

(3)第三产程:为预防产后出血,当胎儿前肩露出于阴道口时,可给予缩宫素 10 U 静脉注射,使宫缩增强,促使胎盘剥离与娩出及子宫血窦关闭。如产程长,破膜时间长,应给予抗生素预防感染。

2.不协调宫缩乏力

处理原则是镇静,调节宫缩,恢复宫缩极性。给予强镇静剂哌替啶 100 mg 肌内注射,使产妇充分休息,醒后多能恢复为协调宫缩。如未能纠正,或已有胎儿窘迫征象,立即行剖宫产术结束分娩。

(五)预防

(1)应对孕妇进行产前教育,解除孕妇思想顾虑和恐惧心理,使孕妇了解妊娠和分娩均为生理过程,分娩过程中医护人员热情耐心,家属陪产均有助于消除产妇的紧张情绪,增强信心,预防精神紧张所致的子宫收缩乏力。

(2)分娩时鼓励及时进食,必要时静脉补充营养。

(3)避免过多使用镇静药物,产程中使用麻醉镇痛应在宫口开全前停止给药,注意及时排空直肠和膀胱。

二、子宫收缩过强

(一)协调性子宫收缩过强

宫缩的节律性、对称性和极性均正常,仅宫缩过强、过频,如产道无阻力,宫颈可在短时间内迅速开全,分娩在短时间内结束,总产程不足 3 小时,称为急产,经产妇多见。

1.对母儿影响

(1)对产妇的影响:宫缩过强过频,产程过快,可致宫颈、阴道以及会阴撕裂伤。接生时来不及消毒,可致产褥感染。产后子宫肌纤维缩复不良易发生胎盘滞留或产后出血。

(2)对胎儿和新生儿的影响:宫缩过强影响子宫胎盘的血液循环,易发生胎儿窘迫、新生儿窒息甚或死亡;胎儿娩出过快,胎头在产道内受到的压力突然解除,可致新生儿颅内出血;来不及消毒接生,易致新生儿感染;如坠地可致骨折,外伤。

2.处理

(1)有急产史的产妇:在预产期前 1~2 周不宜外出远走,以免发生意外,有条件应提前住院待产。

（2）临产后不宜灌肠，提前做好接生和抢救新生儿窒息的准备。胎儿娩出时勿使产妇向下屏气。

（3）产后仔细检查软产道，包括宫颈、阴道、外阴，如有撕裂，及时缝合。

（4）新生儿处理：肌内注射维生素 K_1 每天 2 mg 日，共 3 天，以预防新生儿颅内出血。

（5）如属未消毒接生，母儿均给予抗生素预防感染，酌情接种破伤风免疫球蛋白。

（二）不协调性子宫收缩过强

1.强直性宫缩

强直性宫缩多因外界因素造成，如临产后分娩受阻或不适当应用缩宫素，或胎盘早剥血液浸润子宫肌层，均可引起宫颈内口以上部分子宫肌层出现强直性痉挛性宫缩。

（1）临床表现：产妇烦躁不安，持续性腹痛，拒按，胎位触不清，胎心听不清，有时还可出现病理缩复环、血尿等先兆子宫破裂征象。

（2）处理：一旦确诊为强直性宫缩，应及时给予宫缩抑制剂，如 25％硫酸镁 20 mL 加入 5％葡萄糖液 20 mL 缓慢静脉推注。如属梗阻原因，应立即行剖宫产术结束分娩。

2.子宫痉挛性狭窄环

子宫壁某部肌肉呈痉挛性不协调性收缩所形成的环状狭窄，持续不放松，称为子宫痉挛性狭窄环。多在子宫上下段交界处，也可在胎体某一狭窄部，以胎颈、胎腰处常见（图 10-16）。

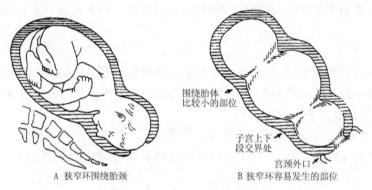

A 狭窄环围绕胎颈　　B 狭窄环容易发生的部位

图 10-16　子宫痉挛性狭窄环

（1）原因：多因精神紧张、过度疲劳以及不适当地应用宫缩剂或粗暴地进行产科处理所致。

（2）临床表现：产妇出现持续性腹痛，烦躁不安，宫颈扩张缓慢，胎先露下降停滞。胎心时快时慢，阴道检查可触及狭窄环。子宫痉挛性狭窄环特点是此环不随宫缩上升。

（3）处理：认真寻找原因，及时纠正。禁止阴道内操作，停用缩宫素。如无胎儿窘迫征象，可给予哌替啶 100 mg 肌内注射，一般可消除异常宫缩。当宫缩恢复正常，可行阴道手术助产或等待自然分娩。如经上述处理，狭窄环不缓解，宫口未开全，胎先露部高，或已伴有胎儿窘迫，应立即行剖宫产术。如胎儿已死亡，宫口开全，则可在全麻下经阴道分娩。

（朱荣坤）

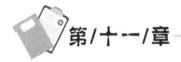

第十一章

妇产科疾病的中医治疗

第一节 痛 经

痛经指妇女在经期及其前后，出现小腹或腰部疼痛，甚至痛及腰骶，每随月经周期而发，严重者可伴恶心呕吐、冷汗淋漓、手足厥冷，甚至晕厥，给工作生活带来影响。好发于15～25岁及初潮后的6个月至两年内，是妇科最常见的症状之一。痛经分为原发性和继发性两类，原发性痛经是指生殖器官无器质性病变的痛经，占痛经90％以上；继发性痛经是指盆腔器质性疾病引起的痛经。本节主要叙述原发性痛经。本病中医亦称为"痛经"，或称为"经行腹痛"。

一、病因病机

中医学认为痛经的发生与素体因素及经期、经期前后特殊的生理环境有关。非行经期间，冲任气血平和，致病因素不能引起冲任、胞宫瘀滞或不足，故不发生疼痛，而在经期或经期前后，血海由满盈而泄溢，胞宫气血由气盛血旺至经后暂虚，气血变化急骤，致病因素乘时而作，使气血运行不畅，胞宫经血流通受阻，以致不通则痛；或致冲任胞宫失于濡养不荣而痛。

（一）气滞血瘀

素多抑郁，或经期前后伤于情志，以致"经欲行而肝不应，则拂其气而痛生"（《傅青主女科》）；或经期产后（包括堕胎、小产、人工流产），余血内留，离经之血内蓄于胞中而成瘀。气滞血瘀，不通则痛。

（二）寒凝血瘀

经行产后，冒雨涉水，贪食生冷或坐卧湿地，寒湿伤于下焦，客于冲任，与经血相结，阻于胞脉，经行不畅，"寒湿满二经而内乱，两相争而作痛"（《傅青主女科》）。

（三）湿热瘀互结

经期产后感受湿热之邪（如洗涤不洁、不禁房事等），或宿有湿热内蕴，流注冲任，搏结于胞脉而留瘀，致经行不畅，发为痛经。

（四）气血虚弱

禀赋不足，或脾胃素弱，生化乏源，或大病久病，耗损气血，经期阴血下泻为经，势必更虚，"血海空虚气不收也"（《胎产证治》），冲任胞脉失于濡养而发痛经。

（五）肝肾不足

先天禀赋不足，肝肾本虚，或多产房劳，损及肝肾。精亏血少，冲任不足，胞脉失养，经将净血海更虚,故而作痛。

二、临床表现

(一)症状

1.腹痛

(1)一般于初潮后数月出现,也有发生在初潮后 2～3 年的年轻妇女。

(2)疼痛多自月经来潮后开始,最早出现在经前 12 小时,以行经第 1 天疼痛最剧烈,持续2～3 天后缓解。疼痛常呈痉挛性,通常位于下腹部耻骨上,可放射至腰骶部和大腿内侧。

(3)腹痛剧烈时,可伴有面色苍白、出冷汗、手足发凉,甚至晕厥、虚脱等。

2.胃肠道症状

恶心、呕吐、腹泻及肠胀气或肠痉挛等。一般可持续数小时,1～2 天后症状逐渐减轻、消失。

(二)体征

下腹部可有压痛,一般无腹肌紧张或反跳痛。妇科检查常无异常发现。

(三)常见并发症

经前期综合征月经来潮前 7～10 天出现以躯体及精神症状为特征的综合征,除了腹痛外,还伴有头痛、乳房胀痛、紧张、压抑或易怒、烦躁、失眠、水肿等一系列症状,月经来潮后症状即自然消失。

(四)痛经的程度

一般可分为轻、中、重三度。

1.轻度

行经期或其前后,小腹疼痛明显,或伴腰部酸痛,但尚可坚持工作和学习,有时需服止痛药。根据月经期下腹坠痛,妇科检查无阳性体征,临床即可诊断。诊断时需与子宫内膜异位症、子宫腺肌病、盆腔炎性疾病引起的继发性痛经相鉴别。

2.中度

行经期或月经前后,小腹疼痛难忍,或伴腰部疼痛、恶心呕吐、四肢不温,采用止痛措施疼痛可缓解。

3.重度

行经期或其前后,小腹疼痛难忍,坐卧不安,不能坚持工作和学习。多伴有腰骶疼痛,或兼有呕吐、泄泻、肛门坠胀、面色苍白、冷汗淋漓、四肢厥冷、低血压等,甚至昏厥。

三、原发性痛经与继发性痛经的区别

区别要点在于生殖器官有无器质性病变。原发性痛经属功能性痛经,生殖器官无器质性病变,常发生在初潮或初潮后不久,多见于未婚或未孕妇女,在正常分娩后疼痛可缓解或消失;继发性痛经常发生在月经初潮后数年,常有月经过多、不孕、放置宫内节育器或盆腔炎性疾病病史,妇科检查有异常发现,如处女膜孔过小、子宫颈管过于狭窄、子宫位置过于前倾或后屈,或子宫发育不良、子宫内膜异位症、子宫肌腺病、盆腔炎症和宫腔粘连等。必要时需行宫腔镜、腹腔镜检查加以鉴别。

四、鉴别诊断

(一)异位妊娠破裂

异位妊娠破裂之腹痛,多有停经史及妊娠资料可查,孕后可有一侧少腹隐痛,不规则阴道流血史,发作时突然腹痛如撕裂,剧痛难忍,伴面色苍白、冷汗淋漓、手足厥冷,或伴有恶心呕吐。但亦有无明显停经史即发生异位妊娠破裂者。

(二)先兆流产

先兆流产有停经史及早孕反应,可见阴道流血,妊娠试验阳性,B超检查子宫腔内有孕囊,而痛经则无上述妊娠征象。

(三)肿瘤蒂扭转、破裂、变性

除有卵巢肿瘤病史和可触及盆腔肿物外,疼痛往往突然发作,过去并无明显之周期性痛经史,此次发作时亦与月经周期无关。

(四)卵泡破裂或黄体破裂

卵泡破裂或黄体破裂也可致腹腔内出血而出现突发性下腹痛。前者多发生于月经周期的中段,后者则发生于经前或妊娠早期,一般有诱因可查,如性交、剧烈运动或腹部挫伤等。

(五)急性盆腔炎

除腹部胀痛外,多伴有高热、烦渴等热证表现,并有带下异常等。

上述几种妇科痛证均与月经周期性发作无甚关系,应详加鉴别。其他内、外科之腹痛,如急性阑尾炎、胃肠出血等,亦需根据病史、症状、体征等仔细鉴别。

五、治疗

痛经的治疗原则总以调理冲任气血为主。治疗分两个阶段进行:月经期行气和血止痛以治其标,由通着手,虚则补而通之,实则泻而通之;平时审证求因以治本,以调为法,调气和血,调理冲任。同时还应兼顾素体情况,或调肝,或益肾,或扶脾,使之气顺血和,冲任流通,经血畅行则痛自止。

此外,因痛经与月经关系密切,故不论对何种病因病机的痛经,均宜在月经来潮前夕加用理气药,月经期中加用理血药,月经净后加用养血和血药。经期不宜用滋腻或过于寒凉的药物以免滞血。治疗时间一般主张3个周期以上,并应预防用药,经前3~5天即开始治疗。

(一)内治法

1.辨证治疗

痛经的辨证要点是根据疼痛的性质、部位、程度、时间,结合月经的期、量、色、质与兼证、舌脉,辨明寒、热、虚、实。

疼痛的性质、程度:掣痛、绞痛、刺痛、拒按属实证;隐痛、坠痛、喜揉喜按属虚证;下腹冷痛,得温痛减,属于寒证;下腹痛如针刺,得热痛剧,属于热证;胀甚于痛,矢气则舒,属于气滞;痛甚于胀,经行血块排出,腹痛减轻,属于血瘀。

疼痛的时间:发生于经前或经潮1~2天内多属实证;经后腹痛绵绵多是虚证。

疼痛的部位:痛在两侧少腹病多在肝;小腹痛引腰脊者病多在肾。

总而言之,痛经病位在冲任胞宫,变化在气血。临床上寒证多而热证少,实证多而虚证少,夹虚者多,而全实者少。审因论治,方能药到病除。

(1)气滞血瘀。证候特点：每于经前 1～2 天或经期小腹胀痛，胀甚于痛，拒按，或伴乳房胀痛、胸胁胀满不适；或月经先后无定期，量少，或经行不畅，经色紫暗有块，血块排出后痛减；常伴有烦躁易怒，甚或恶心呕吐，舌紫暗或瘀点，脉弦滑或弦涩。治法：理气活血，祛瘀止痛。

推荐方剂：膈下逐瘀汤。

(2)寒凝血瘀。证候特点：经前或经期小腹冷痛拒按，得热痛减，或经期延后，月经量少，经色瘀暗有块，或畏寒身痛，手足欠温，面色青白，舌暗苔白润或腻，脉沉紧。治法：温经散寒，化瘀止痛。

推荐方剂：少腹逐瘀汤。

(3)湿热瘀互结。证候特点：经前或经期小腹疼痛拒按，有灼热感，或伴腰骶胀痛，或平时即感小腹疼痛，经期加剧，或低热起伏，伴有月经先期、月经过多或经期延长，经色暗红，质稠有块，或平时带下黄稠、阴痒，小便黄短，大便不爽，舌红苔黄腻，脉弦数或滑数。治法：清热除湿，化瘀止痛。

推荐方剂：清热调血汤。

(4)气血虚弱。证候特点：经期或经后 1～2 天，小腹隐隐作痛，喜按，伴见小腹或阴部空坠，经血量少、色淡、质清稀，或月经后期，面色萎黄无华，神疲倦怠，气短懒言，舌淡苔白，脉细弱。治法：益气养血，调经止痛。

推荐方剂：八珍汤。

(5)肝肾不足。证候特点：经期或经后少腹绵绵作痛，腰部酸胀，月经色淡量少质稀薄，或有潮热，或耳鸣，或头晕目眩，舌淡，苔薄白或薄黄，脉细弱。治法：滋养肝肾，和营止痛。

推荐方剂：归肾丸。

2.中成药

(1)田七痛经胶囊：通调气血，止痛调经。适用于各类型痛经，尤其是因寒致痛者。胶囊，每次 3～5 粒，每天 3 次，经期或经前 5 天服用。或每次 3～5 粒，每天 2～3 次，经期后继续服用，以巩固疗效。

(2)金佛止痛丸：行气止痛，疏肝和胃，祛瘀。适用于各类型痛经，每次 5～10 g，每天 2～3 次。寒证者须用姜汤送服。

(3)七制香附丸：开郁顺气，调经养血。适用于肝郁气滞，气血运行不畅所致的痛经。每次 1 丸，每天 2 次。

(4)痛经丸：温经活血，调经止痛。适用于气滞寒凝，血行不畅的痛经。每次 6 g，每天 2 次。

(5)济坤丸：调经养血，和胃安神。适用于气滞血瘀而兼有心脾两虚之痛经。每次 1 丸，每天 2 次。

(6)散结镇痛胶囊：软坚散结，化瘀定痛。适用于各类型痛经。每次 4 粒，每天 3 次。

(二)外治法

1.针灸

(1)体针，选取合谷、三阴交。方法：实证用泻法，虚证用补法。方义：合谷乃手阳明经原穴，功善行气止痛，三阴交为足三阴经的交会穴，与合谷相配可达行气调血止痛之功效。加减：夹血块者加血海；湿邪重者加阴陵泉、太冲、行间；肝郁者加太冲、气海、内关；气血虚弱者加足三里、脾俞、血海；肝肾不足者加关元、肝俞、肾俞。

(2)电针，选取中极、关元、三阴交、血海、地机、足三里穴，针刺得气后，接上电针治疗仪，通以疏密波或连续波,电量以中度刺激为宜,每次通电 15～30 分钟,每天 1～2 次。于经前 3 天施治,至疼痛缓解为止。

(3)灸法:取关元、气海、曲骨、上髎、三阴交,每次取 3 个穴,于经前 3 天用艾条温和灸,每穴施灸 20 分钟,每天一次,连续治疗,4 天为 1 个疗程,适用于各型痛经。

(4)穴位注射:取当归注射液 4 mL,于双侧三阴交穴位注射,一般 10 分钟后疼痛可缓解,若气滞血瘀可配太冲;寒湿凝滞配内关;气血虚弱配足三里;肝肾不足配关元。

(5)梅花针:用梅花针从腰椎至尾椎,脐部至耻骨联合处轻叩(不出血为宜),可调节冲、任、督脉之气,以达行气止痛之功。每次月经前 3～5 天开始,每天 1 次,每次 15 分钟,连用 3 个周期。

2.敷脐疗法

神阙为冲任经气汇聚之地,且渗透力强,采取敷脐疗法可达到调理冲任气血以止痛的治疗目的,可选用当归、川芎、吴茱萸等研为细末,加白酒和凡士林调为膏糊状,于经前 3 天敷脐部,经至敷关元穴,可疏通经络,祛寒止痛。

3.耳穴治疗

取耳穴皮质下、内分泌、交感、子宫、卵巢,于月经来前 3～5 天,用王不留行籽或小磁珠压穴,每天按揉数次,调和气血以止痛;疼痛较重者可用埋针法。气滞血瘀可加耳穴肝、神门;痰湿凝滞加耳穴脾、胃;湿热瘀滞加耳穴三焦、腹;气血虚弱加耳穴心、脾;肝肾亏虚加耳穴肝、肾。

六、预防与调护

(一)预防

1.正确地认识和对待痛经

月经是生理现象,一般盆腔充血可能出现轻度腰酸、下坠感、嗜睡、疲倦等不适,但当行经前后出现的疼痛或不适影响个人的工作、学习和生活就是一种病理状态。原发性痛经患者如按照月经前后的保健原则,采用多层次和综合性防治保健措施,痛经症状可明显减轻甚至消失。

2.制订科学的个体化保健计划

原发性痛经患者科学的个体化保健计划应在医师指导下制订,其内容包括良好的生活方式和饮食习惯、健康的精神心理、科学的营养补充、恰当的运动量、避免环境刺激和有害物质的摄入和坚持定期体检等。定期行妇科普查,妇科普查应每年进行 1 次,内容包括妇科、内科、内分泌科。特别注意子宫、卵巢、乳腺和内分泌疾病的防治。所有药物治疗均应在医师的指导下进行。

(二)调护

1.生活调护

(1)加强卫生宣教,广泛宣传月经生理和月经期卫生知识,使妇女了解月经来潮正常的生理过程,消除其顾虑和精神负担。

(2)积极参加适当的体育锻炼,增强体质,增强抵抗力,防止痛经。

(3)注意劳逸结合,睡眠充足,生活规律,经期避免过度疲劳和紧张,避免重体力劳动和剧烈体育运动。

(4)避免寒凉,经期不宜当风感寒,冒雨涉水,冷水洗脚或冷水浴等。

(5)保持外阴清洁,月经期禁止性交、盆浴和游泳。

2.饮食调养

痛经患者要注意少吃寒凉生冷,以免经脉凝涩,血行受阻;避免咖啡因,咖啡、茶、可乐、巧克力中含有咖啡因;禁酒。均衡饮食,避免过甜或过咸的食品,多吃蔬菜、水果、鸡、鱼、瘦肉等。注意补充维生素及矿物质。

3.精神调理

(1)大力开展心理健康教育,普及相关卫生知识。帮助患者了解月经来潮的变化规律,告知患者月经来潮时正常的生理现象。

(2)家属朋友协助配合:使患者家属朋友协助配合,给予同情、安慰和鼓励。

(3)社会调节:医务人员应耐心解答病者提出的问题,并给予指导解决。

(孙丽敏)

第二节　闭　　经

闭经分原发性闭经和继发性闭经。原发性闭经为女性年龄超过 14 岁,第二性征未发育;或者年龄超过 16 岁,第二性征已发育,月经还未来潮。继发性闭经为女性正常月经周期建立后,月经停止 6 个月以上;或按自身原有月经周期停止 3 个周期以上。按生殖轴病变和功能失调的部位分为下丘脑性闭经、垂体性闭经、卵巢性闭经、子宫性闭经以及下生殖道发育异常性闭经。按照发病原因,闭经又可分为生理性与病理性,生理性闭经有青春期前、妊娠期、哺乳期与绝经后。病理性闭经中,原发性闭经约占 5%,以先天性疾病多见,如各种性发育异常等;继发性闭经多考虑后天发生的疾病。

本节讨论的闭经主要包括中枢神经、下丘脑、垂体、卵巢、子宫、子宫内膜或甲状腺等功能性病变引起的闭经。肿瘤等器质性病变所致闭经、生殖器官先天发育异常或后天损伤所致闭经不属本节重点讨论范围。

中医妇科与西医妇科的闭经概念基本相同,只是继发性闭经的诊断时间中医妇科既往以停经 3 个月为诊断依据,目的主要为早期诊断和治疗,满足患者需求。

一、病因病机

中医学认为闭经的病因有虚实之分,虚者主要是经血匮乏致胞宫胞脉空虚,无血可下;实者多为胞宫胞脉壅塞致经血的运行受阻,或经隧不通,或气血郁滞。虚实可单独为病,也可相兼为病。

(一)精血不足,血海空虚

1.肾气亏虚

禀赋不足、肾气未盛、精气未充,或多产、堕胎、房劳伤肾,或久病及肾,肾气亏虚,生精乏源,以致精血匮乏,冲任空虚。

2.肝肾阴虚

若素体肝肾阴虚,阴血不足,冲任血少,或多产房劳,肾精暗耗,肾阴虚损,肾水不足,肝木失养,肝肾阴虚,冲任血少,胞脉空虚。

3.气血虚弱

脾胃素弱,或饮食劳倦,或忧思过度,或谷食不足,或节食减重,以致气血化源不足;或吐血、下血、堕胎、小产失血，或哺乳过长过久，或患虫疾耗血，以致失血伤血而不足。

4.阴虚血燥

素体阴虚，或失血伤阴，或久病耗血伤阴，或过食辛燥伤阴，阴虚不足，虚热又生，热邪复伤阴，从而加重阴伤，营阴不足，阴血亏虚。

(二)冲任瘀阻，经血不泻

1.气滞血瘀

素性郁闷，或精神紧张，或七情内郁，或病久抑郁，肝郁不舒，气机郁滞，冲任气血瘀阻。

2.痰湿阻滞

素多痰湿，或嗜食肥甘厚味，酿生痰湿，或肥胖之人，多痰多湿，或脾虚失运，痰湿内生，下注冲任，冲任壅塞，气血运行受阻。

3.寒凝血瘀

素体阳虚，或过食生冷，或经产之时，血室正开，或冒雨涉水，寒邪外袭，或过用寒凉之品，或久病伤阳，寒从内生，血为寒凝，瘀滞冲任。

(三)虚实夹杂，脏虚血瘀

肾精匮乏，精不化血，血少气虚，血运不畅，冲任瘀滞；或肾阴虚亏，阴血不足，冲任涩滞；或肾阳素虚，寒从内生，虚寒滞血，冲任不畅；或肾气不足，行血无力，冲任瘀滞；或手术伤损冲任，不能传送脏腑化生气血，离经之血瘀滞冲任。冲任既虚且瘀，故经血不得泻。

从上可见，闭经的病因病机虚者多责之肾、肝、脾之虚损，精、气、血之不足，血海空虚，经血无源以泄；实者多责之气血、寒、痰之瘀滞，胞脉不通，经血无路可行；尚有虚实相兼为病的。本病虚多实少，虚实可并见或转换。

二、临床表现

(一)症状

1.主要症状

无月经或月经停闭。表现为女性年龄超过 14 岁，第二性征未发育；或者年龄超过 16 岁，第二性征已发育，月经还未来潮；女性正常月经周期建立后，月经停止 6 个月以上；或按自身原有月经周期停止 3 个周期以上。

2.伴随症状

常可见阴道干涩，带下量少，或有腰酸腿软，头晕耳鸣，畏寒肢冷，神疲乏力，汗多，睡眠差，心烦易怒，食欲缺乏，厌食，小腹胀痛或冷痛，大便溏薄或干结，小便黄或清长等全身症状。

3.与病因有关的症状

(1)宫颈宫腔粘连综合征闭经可见周期性下腹疼痛。

(2)垂体肿瘤闭经可见溢乳，头痛。

(3)空泡蝶鞍综合征闭经可见头痛。

(4)席汉综合征闭经可见无力、嗜睡、脱发、黏液水肿、怕冷。

(5)丘脑及中枢神经系统病变所致闭经可见嗅觉丧失、体重下降。

(6)多囊卵巢综合征闭经可见痤疮、多毛。

(7)卵巢早衰闭经可见绝经综合征的症状。

（二）体征

体质瘦弱或肥胖，第二性征发育不良，可有多毛、胡须、溢乳、皮肤干燥、毛发脱落、面目肢体水肿等。

三、诊断要点

闭经是一种症状，其诊断需要结合病史，症状，辅助检查，寻找闭经原因，确定病变部位，再明确具体疾病所在。

（一）病史

根据原发性闭经和继发性闭经的不同了解相关情况。对于原发性闭经，应询问幼年时健康情况，是否曾患过某些严重急、慢性疾病，第二性征发育情况，家族情况等。对于继发性闭经，应询问既往月经情况（初潮年龄、月经周期、经期、经量、闭经期限及伴随症状等）、有无诱因（如精神因素、环境改变、体重增减、饮食习惯、运动、各种疾病及用药情况、手术史、职业等）、避孕药服用情况。已婚妇女询问生育史及产后并发症史等。

（二）症状

详见临床表现。

（三）辅助检查

1.体格检查

检查全身发育情况，尤其是第二性征发育状况以及内、外生殖器官有无畸形、缺陷等。

2.其他根据病因的检查

诊断性刮宫、子宫输卵管造影等用于了解子宫及子宫内膜状态与功能的检查；基础体温测定、阴道脱落细胞检查、宫颈黏液结晶检查、甾体激素测定、卵巢兴奋试验、B超监测等了解卵巢功能检查；垂体兴奋试验、催乳素及垂体促性腺激素测定、CT 及 MRI 等了解垂体功能检查；染色体，血 T_3、T_4、TSH 检查等其他检查。

四、鉴别诊断

闭经的鉴别诊断主要与生理性的闭经相鉴别。

（一）青春期停经

少女月经初潮后，可有一段时间月经停闭，此属正常现象。

（二）妊娠期停经

已婚妇女或已有性生活史妇女原本月经正常，突然停经、或伴晨吐、择食等早孕反应，妊娠试验阳性，脉多滑数。

（三）哺乳期停经

产后正值哺乳期，或哺乳日久，月经未潮，妊娠试验阴性，妇科检查子宫正常大小。

（四）自然绝经

已近更年期，原本月经正常或先有月经紊乱，继而月经停闭，伴有更年期综合征表现，妇科检查子宫正常大小或稍小，妊娠试验阴性。

（五）特殊月经生理

避年，月经一年一行，无不适，不影响受孕；暗经是终身无月经，但有生育能力。

五、治疗

闭经的治疗目的是建立或恢复正常连续自主有排卵的月经,或有周期规律的月经。对于育龄期妇女,尤其是有生育要求者,需中医或中西医结合方法促卵泡发育及促排卵,以达到根本治疗目的,对暂时无生育要求的育龄妇女,在治疗过程中要注意避孕。

(一)内治法

1.辨证治疗

闭经的辨证,首先根据局部及全身症状,结合闭经的病史、病程及诱因进行虚实辨证,在此基础上,再进行脏腑气血辨证。闭经的治疗原则,是根据病证的虚实寒热,虚者补而通之,或补益肝肾,或调养气血;实者泻而通之,或活血化瘀,或理气行滞,或化痰调经,如有实证,亦不可一味峻补,反而留邪,而阻滞精血。辨证要点如下。①辨虚证:特点为年逾16周岁尚未行经,或已行经而月经渐少、经色淡;或先有经期延后,继而停闭,伴或不伴全身其他症状;病程长者也多属虚;因骤伤精血、冲任损伤而月经突然停闭者也属虚(如刮宫太过、内膜基底层受损等)。属虚者多有先天不足或后天亏损或失血、房劳多产、多次人工流产刮宫病史,多见形体偏瘦,面色少华,伴见头晕失眠、疲倦乏力、纳食不佳、带下量少、阴道干涩、潮热汗出、烦躁等症,舌淡或红,脉细或弱,或细数。②辨实证:多为平素月经正常,骤然停闭,或伴有其他实象。属实者,有感寒饮冷、涉水、郁怒等诱因,尤出现在经前或行经之初,多见于形体壮实或丰腴,或伴胸胁胀满、腰腹疼痛或脘闷痰多等症,脉多有力。

闭经的辨证治疗,重点在于引经与调经的辨证治疗。

(1)肾气不足:年逾16周岁尚未行经,或初潮偏晚而常有停闭,或月经已潮而又后期量少至停闭,或体质纤弱,第二性征发育不良,或腰膝酸软,头晕耳鸣,或夜尿频多,或四肢不温,倦怠乏力,性欲淡漠,面色晦暗,眼眶暗黑,舌淡红,苔薄白,脉多沉弱。

治法:补肾益气,养血调经。

推荐方剂:加减苁蓉菟丝子丸加淫羊藿、紫河车。

(2)肝肾阴虚:经量减少,色鲜红,质黏稠,既往月经正常,由于堕胎、小产、分娩后,或大病久病后,或月经骤然停闭,或月经逐渐减少、延后以至停闭。或腰酸腿软,或足跟痛,或带下量少,或阴道干涩,或手足心热,心烦少寐,或形体瘦削,头晕耳鸣,两目干涩,面色少华,毛发脱落,神疲倦怠,舌暗淡,苔薄白或薄黄,脉弦细而数或沉细无力。

治法:补益肝肾,养血通经。

推荐方剂:育阴汤。

(3)阴虚血燥:月经周期延后,经量少,经色红、质稠,渐至停闭,潮热或五心烦热,颧红唇干,咽干舌燥,甚则盗汗骨蒸,形体消瘦,干咳或咳嗽咯血,大便燥结,舌红,苔少,脉细数。

治法:滋阴益血,养血调经。

推荐方剂:加减一阴煎加丹参、黄精、女贞子、制香附。

(4)气血虚弱:月经周期逐渐延长,月经量逐渐减少,经色淡而质薄,继而经闭。或有头晕眼花,心悸气短,食少,面色萎黄或苍白,神疲体倦,眠差多梦,毛发不泽或早见白发,舌淡,苔少或白薄,脉沉缓或细弱。

治法:益气养血,调补冲任。

推荐方剂:滋血汤加紫河车粉。

(5)气滞血瘀:既往月经正常,突然停闭不行,伴情志抑郁或烦躁易怒,胁痛及乳房胀满或小腹胀痛拒按,嗳气叹息,舌质正常或暗或有瘀斑,苔正常或薄黄,脉沉弦。

治法:理气活血,祛瘀通经。

推荐方剂:膈下逐瘀汤加川牛膝。

(6)痰湿阻滞:月经量少、延后渐至停闭,色淡,质黏稠,形体日渐肥胖,或面部生痤疮,或面浮肢肿,或带下量多色白质稠,或胸胁满闷,或呕恶痰多,或神疲倦怠,心悸短气,舌淡胖嫩,苔白腻多津,脉滑或沉。

治法:健脾燥湿化痰,活血调经。

推荐方剂:苍附导痰丸加皂角刺、菟丝子。

(7)寒凝血瘀:月经停闭半年以上,胞宫感寒,小腹冷痛拒按,得热则痛缓,形寒肢冷,面色青白,小便清长,舌紫暗,苔白,脉沉紧。

治法:温经散寒,活血调经。

推荐方剂:温经汤(《妇人大全良方》)。

(8)肾虚血瘀:月经初潮较迟,或月经后期量少渐至闭经,或有多次流产史,或无全身症状,或伴腰酸腿软、头晕耳鸣、性欲淡漠、带下量少或无、阴道干涩疼痛,舌淡暗,苔白或少苔,脉沉细。

治法:补肾化瘀。

推荐方剂:左归丸去鹿角胶、龟甲胶,加丹参、红花、生山楂。

经上述治疗后有首次月经来潮者,当根据患者出现的证候继续辨证调经治疗(参见辨证治疗),或施以周期治疗,以经后期滋补肾精、补养气血,经间期补肾活血、疏肝理气,经前期温补肾阳、健脾疏肝,经期行气活血、化瘀通经为法。

2.中成药

(1)少腹逐瘀丸:温经活血,散寒止痛。用于寒凝血瘀型闭经。口服,每次1丸,每天2次。

(2)血府逐瘀丸:活血祛瘀,行气止痛。用于气滞血瘀型闭经。口服,每次1丸,每天2次。空腹用红糖水送服。

(3)坤灵丸:调经养血,逐瘀生新。用于月经不调,或多或少,行经腹痛,子宫寒冷,久不受孕,习惯性流产,赤白带下,病久气虚,肾亏腰痛。口服,每次15丸,每天2次。

(4)八珍益母丸:益气养血,活血调经。用于气血两虚兼有血瘀证所致月经不调。每次1丸,每天3次。

(5)八宝坤顺丸(大蜜丸):益气养血调经。用于气血虚弱所致的月经不调、痛经。口服,每次1丸,每天2次。

(6)妇科金丸:调经活血。用于体虚血少,月经不调,腰酸背痛等症。每次1丸,每天2次。

(7)乌鸡白凤丸(大蜜丸):补气养血,调经止带。用于月经不调,疲乏无力,心慌气短,腰腿酸软,白带量多。口服,每次1丸,每天2次。

(8)艾附暖宫丸:理血补气,暖宫调经。用于子宫虚寒,月经量少、后错,经期腹痛,腰酸带下等。每次1丸,每天2次。

(二)外治法

1.针灸

(1)气血虚弱,选取关元、足三里、归来、气海、脾俞、胃俞。操作:手法宜轻柔。足三里直刺0.5～1寸,提插或捻转,补法,至局部酸胀感。关元、气海、归来直刺0.5寸,轻轻提插或徐徐捻转,至小腹部胀重感。脾俞、胃俞均斜刺 0.5～1 寸,捻转补法,至局部酸胀感。留针 20 分钟,隔天治疗一次。

(2)肝肾不足,选取关元、足三里、归来、肾俞、肝俞。操作:关元、归来直刺 0.5～1 寸,提插捻转补法,至小腹胀重感。足三里直刺 0.5～1 寸,提插或捻转,补法,至局部酸胀感。肾俞直刺 1.5～2 寸,提插捻转运针,至局部酸胀感。肝俞斜刺 1 寸,捻转补法,至局部胀感。留针 20 分钟,隔天治疗一次。

(3)阴虚血燥,选取关元、足三里、归来、太溪。操作:关元、归来直刺 0.5～1 寸,提插捻转补法,至小腹胀重感。足三里直刺 0.5～1 寸,提插或捻转,补法,至局部酸胀感。太溪直刺 0.5～1 寸,捻转补法,至局部胀感。留针 20 分钟,隔天治疗一次。

(4)气滞血瘀,选取中极、三阴交、归来、合谷、血海、太冲。操作:中极、归来直刺 1 寸,提插平补平泻法,至小腹部胀麻感。三阴交向上斜刺 1～1.5 寸,提插泻法,使针感沿小腿内侧向上放散。合谷直刺 0.5～1 寸,提插泻法,至局部胀重感或向指端放散。血海直刺 1 寸,提插或捻转泻法。太冲直刺 0.5～1 寸,提插泻法,至局部胀感向趾端放散。留针 20 分钟,间歇行针。

(5)痰湿阻滞,选取中极、三阴交、归来、阴陵泉、丰隆。操作:中极、归来直刺 1 寸,提插平补平泻法,至小腹部胀麻感。三阴交向上斜刺 1～1.5 寸,提插泻法,使针感沿小腿内侧向上放散。丰隆直刺 1～1.5 寸,提插泻法,使针感向足部放散。留针 20 分钟间歇行针。

2.按摩

全身推运,腰骶部加擦法,以透热为度;少腹部则震颤,摩腹,揉腹。取穴内关、合谷、肾俞、关元、中极、足三里、三阴交等。按摩垂体、甲状腺、肾上腺、生殖腺、子宫、腹腔神经丛等反射区。以上每天 1 次,15 次为 1 个疗程。

3.穴位埋线

选取主穴:天枢、带脉、子宫、脾俞、胃俞、肾俞、足三里均为双侧,关元、中极、中脘。操作:取消毒的弯盘、剪刀、镊子、纱布、3-0 医用羊肠线、7 号注射针头、35 mm×40 mm 针灸针。将羊肠线分别剪成长约 1 cm 的一小段放在 95% 的乙醇中,埋线时取出放在纱布上。局部皮肤消毒后,将针灸针穿入注射针头内,稍向后退少许,将羊肠线用镊子夹起,放进注射针头前端,羊肠线不要露出针头,然后倾斜地持注射针头及针灸针,快速将注射针头刺入皮内,针尖达患者肌肉层后,将注射针头稍向上提,同时将针灸针向下刺入,将羊肠线推入肌肉内,当针灸针针下有松动感时,说明羊肠线已进入肌肉内,即可将注射针头及针灸针一起拔出,再用棉签按压针孔片刻至血止。1 个月治疗 1 次,6 个月为 1 个疗程。

六、预后与转归

长期闭经或不排卵,易于发生子宫内膜癌,且对生育功能及骨代谢有影响,如性生活障碍、不育、早绝经、骨质疏松等。近代研究还发现低雌激素与高胰岛素及高血脂密切相关,因此,长期闭经患者将来发生血管硬化、高血压、心脏疾病的概率远高于非闭经患者。

(孙丽敏)

第三节 崩 漏

一、崩漏的概念

崩漏,乃经血非时暴下不止或淋漓不尽,大量下血不止者谓之崩中;量少而淋漓不尽者谓之漏下,是妇科较常见的血证。《黄帝内经》中已有对"崩"的记载,《素问·阴阳别论》说"阴阳搏谓之崩"。在历代医家的论述中,明代著名医家张介宾在《景岳全书·妇人规》首先把崩漏归入经脉类,即月经病的范畴。指出:"崩漏不止,经乱之甚者也。"这是在辨病诊断上的一个进步。我们现在对崩漏的认识应该更为明确,首先是"经血"的非时而下,即月经周期的严重紊乱,再加上"暴下不止"或"淋漓不尽"的情况,就是经期和经量的严重失常,即"经乱之甚"。这种情况,与无排卵性功能失调性子宫出血的表现基本一致。可以说,无排卵功血就属于崩漏的范畴。

二、病因病机

关于崩漏的病机,后世多遵循《黄帝内经》"阴虚阳搏"之说,但偏重于"阳搏","阳搏"则热,热则迫血妄行,因而认为血热是崩漏的主要机制。其实,阴虚阳搏,阴虚是本。阴不维阳则阳亢,虚是本,亢是标,这是阴阳二气失去平衡之机制。李东垣指出:"妇人血崩是肾水阴虚不能镇守胞络相火,故血走而崩也。"所谓阴虚阳搏,应理解为肾阴虚损,阴不维阳,从而导致肝火、心火偏亢,阴阳不平衡的主要矛盾在于阴虚,阳亢是其表面现象。《沈氏女科辑要笺正》说:"崩中一证,因火者多,因寒者少,然即使是火,亦是虚火,非实火可比。"虚火,由真阴亏损引起,即阴虚阳亢。另一方面,由于阴损及阳,或体虚、久病而导致肾阳虚,肾火不足以温煦脾阳,脾不统血,也是崩漏的重要病机。若经期、产后余血未尽,或身体虚弱,感染邪气,邪与血搏结,瘀阻胞脉,以致血不归经,漏下日久不止,亦为崩漏的病机之一。概括而言,体虚,尤其是肾阴虚、脾气虚,是致病之本,血热、血瘀则为标。崩漏的病程往往较长,血热或血瘀只是其中某一阶段的证候,阴虚或气虚、阳虚才是起主导作用的因素。

三、辨证论治

辨证首先求因,要详细询问病史与起病过程,尤其注意排除妊娠、肿瘤、外伤所致的子宫出血。确定是月经紊乱的问题,而不是器质性疾病所致。崩漏多见于青春期的少女和绝经前的妇女,前者由于肾气未充,尚未建立规律的排卵周期,子宫藏泻无期;后者则肾气始衰,天癸将竭,故周期紊乱,多有脾肾两虚或肝肾亏损的表现。这两种情况,大多数属于无排卵性功血。而育龄期妇女,亦有因多囊性卵巢综合征造成长期不排卵,而出现崩漏的情况;或素有功血病史,未经系统诊治,婚后因不孕而求治者。

在发病过程中,崩与漏往往是互相转化,由于反复交替发作,出血迁延日久,必然耗损气血。从辨证上来说,"虚"是病变的本质,"热"或"瘀"是病变过程的一种兼见现象,故治法上应以补虚为主。《医宗金鉴·妇科心法要诀》说:"若去血过多,则热随血去,当以补为主。"《傅青主女科》也指出:"必须于补阴之中,行止崩之法。"这是治疗的基本原则。但由于各人的体质不同,病变也比较复杂,虚中夹实是常有的。在治疗过程中,本质的问题固然要重点解决,但兼见的现象也不能忽略。

明代方约之对崩漏的治疗提出"塞流、澄源、复旧"的三步治法。塞流,即针对暴崩或久漏的情况及时、有效地止血;澄源,即根据辨证原则从病理上控制其继续出血;复旧,即从根本上调整月经周期,以恢复其按期排卵的生理常态。

当其大出血时,则应以止血为急务。对崩漏的止血以固气为先,兼顾血热或血瘀。因下血量多,则热随血去,气随血泄,即使有热,也是虚火居多,且一般都有不同程度的气虚表现,故止血必先固气。止血之后,重在固肾以治本,并需调整月经周期,则以调补脾肾,益气养血为主。

(一)出血期的治疗

1.治法

暴崩久漏之际,塞流止血是关键。岭南地区温暖潮湿,其人体质以阴虚或气虚、湿热多见,在治法上要注意顾及气阴。选择药物时,由于阴虚相火易动,不宜用芎、归之类辛燥走窜之品,以免动血,反增加其出血量。应选首乌、桑寄生等守而不走的药物,以滋养并止血。而补气之药,亦以平为期,使血海宁静,不宜过于升散。如人参能固本止血,随阳药则入阳分,随阴药则入阴分,固气以摄血。尤以野生人参和东北红参为佳,可救危固脱。如非危重症,则可重用党参以代之。而气阴两虚者,则可用西洋参,或配太子参、怀山药之类以益气养阴。

2.方药

(1)在出血较多的阶段,用二稔汤补气摄血:岗稔 30～50 g,地稔根 30 g,续断 15 g,制首乌 30 g,党参 20～30 g,白术 15～20 g,熟地黄 15～20 g,棕榈炭 10～15 g,炙甘草 9～15 g,桑寄主 15～31 g,赤石脂 20 g。

加减法:血块多者加益母草 15～30 g,血色鲜红者加墨旱莲 20～25 g,紫珠草 30 g,血色淡红者加艾叶 15 g,或以姜炭易棕榈炭。血量特多者加五倍子 10 g,阿胶 12 g,并予高丽参 3～6 g 咀嚼吞服或6～10 g 炖服。

除服药外,同时艾灸隐白或大敦,配三阴交,双侧交替悬灸 15～20 分钟,或直接灸 7～11 壮,以收止血之效。

方解:二稔汤有补气摄血和补血止血之功。岗稔为桃金娘科桃金娘属植物桃金娘的果或根,地稔为野牡丹科野牡丹属植物的根,均为华南地区常用的草药,性味均属甘、涩、平,具有补血摄血的作用。首乌养肝肾而益精血,药性温敛,滋而不腻,补而不燥,是妇科出血症补血的理想药物。桑寄生补肝肾而益血,续断补肝肾而止崩,兼有壮筋骨的功效,故能兼治腰膝酸疼。熟地补血滋肾,党参、白术、炙甘草均能补气健脾,取其补气以摄血,甘草含甘草次酸,具有肾上腺皮质激素样作用,对月经病、艾迪生病、尿崩病等均有疗效。惟用量要稍重,但大量、长期限用,可引起水钠潴留、血钾降低,以致下肢浮肿、血压升高等不良反应,与应用去氢皮质酮者相似。棕榈炭、赤石脂均能敛涩止血,以收塞流之效。

(2)若阴道出血已减缓,仍有漏下现象者,用滋阴固气汤:熟地黄 20 g,续断 15 g,菟丝子 20 g,制首乌 30 g,党参 20 g,黄芪 20 g,白术 15 g,岗稔子 30 g,阿胶 12 g,牡蛎 30 g,山萸肉 15 g,炙甘草 10 g。

加减法:出血仍稍多者,可适当加入炭类药以涩血,或其他固摄之品如海螵蛸、鹿角霜、赤石脂之类。有虚热证候者,去黄芪加女贞子。

(二)止血后的治疗

1.治法

出血得到控制以后,应着重对因治疗,巩固疗效,并重新建立周期,即所谓"澄源"和"复旧"。根据本症发病的主要原因为肝肾阴虚、脾肾不固的机制,应以滋养肝肾为主,兼以固气益血。

2.方药

此时可用补肾调经汤:熟地黄25 g,菟丝子25 g,续断15 g,党参20~25 g,炙甘草10 g,白术15 g,制首乌30 g,枸杞子15 g,金樱子20 g,桑寄生25 g,黄精25 g,鹿角霜15 g。

(1)加减法:预计将排卵期间,可加入温补肾阳之品如淫羊藿、破故纸、仙茅、巴戟之类以促其排卵;腰酸痛明显者,可加入金狗脊、杜仲、乌药之类;月经逾期一周以上不潮而非妊娠者,可加入牛膝、当归之类,以助其及早来潮。

(2)方解:用熟地草、续断、菟丝子、山茱萸以滋养肝肾;党参、黄芪、白术、炙甘草以补气健脾;首乌、岗稔子、阿胶以养血涩血;牡蛎以镇摄收敛。全方兼顾肾、肝、脾、气、血,以恢复整体之功能,巩固疗效。经过两三个周期的调理,身体逐渐强健,正常周期可冀恢复。

四、小结

(一)地域、体质与治法的差异

纵横比较古今南北论治崩漏的文献,北方多因阳气不足,而以寒证为主,自仲景之温经汤至傅青主之固本止崩汤,均善用温药;金元四大家之李东垣则着重"脾统血"的病机,多用补脾摄血之法治疗。而南方则常因气阴不足,故多热证,故岭南医家常常使用滋阴固气之品,而忌用辛燥动血的芎、归之类。这是地域与体质的差异所致。

(二)应用止血药的要领

在止血药中,有凉血止血者,如牡丹皮、焦栀子、藕节;有温经止血者,如艾叶、炮姜、鹿角霜;有养血止血者,如阿胶、岗稔、地稔;养阴止血,如墨旱莲、龟甲胶、女贞子;亦有祛瘀止血者,如益母草、蒲黄、田七、大黄炭;固涩止血,如赤石脂、乌梅、五倍子。均可根据证候的寒、热、虚、实而选用。惟炭类止血药过用可致血脉凝涩而留瘀,故不宜过多、过久使用。

清热止血法适用血热证,如子宫内膜炎所致的月经过多。功能性子宫出血虽或有热,往往属于虚热,即阴虚生内热。因此,对本病不宜使用凉血清热,而以寓清热于养阴之中较为稳妥,大量出血者,往往热随血泄,使用凉血清热之剂,便成无的之矢,且犯"虚虚"之禁。

祛瘀止血法适用于瘀阻以致崩漏者,《千金要方》谓"瘀结占据血室,而致血不归经。"久漏不止者,亦常常夹瘀。但本病在辨证上虽或有瘀,往往是虚中有实,瘀去以后,亦须补虚,或者寓攻(祛瘀)于补,以求虚实兼顾。因此,祛瘀以止血,在某个阶段虽可适当采用,但不是本病的根本治法,更不能长期采用。只属于塞流或澄源的范畴,决非复旧固本的原则。

出血期间,应慎用当归、川芎。当归虽说是妇科调经补血"圣药",但根据临床实践,却不宜用于功能性子宫出血的出血期间,尤其是阴虚或血热者,否则反而增加其出血。张山雷在《沈氏女科辑要笺正》中指出:"当归一药,富有脂液,气味俱厚,向来视为补血要剂,固亦未可厚非,在阳气不足之体,血行不及。得此温和流动之品,助其遄行,未尝非活血益血之良药,唯其气最雄,走而不守,苟其阴不涵阳而为失血,则辛温助阳,实为大禁。"《景岳全书》说,当归"气辛而动,故欲其静者当避之",这是经验之谈。据药理研究,当归含挥发油、水溶性不挥发性生物碱等。当归对子宫有兴奋和抑制两种作用,兴奋子宫的作用是非挥发性成分所致,抑制子宫的作用是挥发性成分所致,但以兴奋子宫的成分为主。川芎亦是性味辛温、活血行气之药,《景岳全书》说:"芎归俱属血药,而芎之散动,尤甚于归。"故在功能性子宫出血之出血期,用之往往增加出血,亦属忌用之药。不能以为四物汤是补血剂,胶艾汤是止血剂而泛用于功能性子宫出血之出血期,这些方剂中虽有地黄、白芍、阿胶、艾叶、炙甘草等滋阴或止血药,但因有川芎、当归之行血活血,却会得不偿失的。

(三)必须重视复旧调周

崩漏之下血缓解后,应根据其证候以澄源、复旧。古代医家对崩漏的论述主要着眼于止血,对复旧调经的论述较少。止血之法虽可取效于一时,但非治本之计。若不加以巩固,并进一步调整周期,促进排卵,以恢复正常月经周期,则容易反复发作,不能根治,这是未有从肾为冲任之本这一机制来考虑。而现代医家则注意了病证的鉴别,并强调要补脾肾调经以固本。这是历史的进步。

肾主先天,五脏之阴气,靠肾阴来滋养,五脏之阳气,赖肾阳来生发;月经的正常出现与停止,更取决于肾气的盛衰。从临床实践体验,对本病的治法,补脾必须补肾。在出血期间,可先以补气健脾为主,而收固气摄血之效;出血缓止后,则应着重补肾,兼理肝脾气血,以巩固疗效而调整周期,这才是固本之治。

澄源重在辨证论治,复旧旨在调补脾肾。因脾主统摄,肾主闭藏,冲任之本在肾。脾肾功能失常,冲任不固,血脉失于统摄和闭藏,则经血妄行而成崩漏。故复旧固本之法,是在去除血热、血瘀等标证后,着重补肾健脾,调理阴阳,促使月经周期恢复正常。前面介绍了"补肾调经汤"的应用,就是以菟丝子、桑寄生、续断等平补肾阴阳,辅以补气养血之品,兼顾脾肾气血以调经。还要根据月经周期的不同阶段有所侧重,因势利导,提高疗效。

(孙丽敏)

第四节 带 下 病

带下量明显增多或减少,色、质、气味异常,或伴有全身或局部症状者,称带下病,古代又称为"白沃""赤沃""白沥""赤沥""下白物"等。本病首见于《素问·骨空论》:"任脉为病,女子带下瘕聚"。带下有广义和狭义之分,广义带下泛指经、带、胎、产等多种妇科疾病,因其多发生在带脉以下而名,故古人称妇产科医师为带下医。狭义带下指妇女阴中分泌的一种阴液。又有生理和病理之别,生理性带下是指女性发育成熟后,阴道内分泌的少量无色无臭的黏液,有润泽阴道的作用。妇女在月经期前后、经间期、妊娠期带下稍有增多者,或绝经前后带下减少而无明显不适者,均为生理现象,不作疾病论。带下病是妇科的常见病、多发病,常缠绵反复、不易速愈,且易并发月经不调、阴痒、闭经、不孕、癥瘕等病证。临床上带下过多以白带、黄带、赤白带、五色带为常见,但也有带下过少者,亦属带下病的范畴。本节所讨论的是带下病中的带下过多。

西医学的"阴道炎""子宫颈炎""盆腔炎"等所致的白带增多,属于本病范畴。

一、病因病机

本病主要病因是湿邪为患,伤及任、带二脉,使任脉不固,带脉失约而致。湿邪又有内湿、外湿之分。内湿主要涉及脾、肾、肝三脏,脾虚失运,水湿内生;肾阳虚衰,气化失常,水湿内停;肝郁侮脾,湿热下注等均可产生内湿。外湿多因久居湿地,或冒雨涉水或不洁性交等感受湿邪引起。

(一)脾虚湿困

素体脾虚,或劳倦过度,或饮食所伤,或思虑太过,皆可损伤脾气,致其运化失职,水液不运,聚而生湿。湿性趋下,流注下焦,伤及任带,使任脉不固,带脉失约,故致带下过多。

(二)肾虚

先天禀赋不足,或年老体虚,或房劳过度,或早婚多产,或久病伤肾,致肾阳亏虚,命门火衰,寒湿内生,使带脉失约,任脉不固,而为带下病;或因肾气亏损,封藏失职,阴精滑脱,而致带下过多;亦有素体肾阴偏虚,或年老真阴渐亏,或久病伤阴,相火偏旺,虚热扰动,或复感湿邪,湿郁化热,伤及任带,任带约固失司,而为带下病。

(三)湿热下注

经行产后,胞脉空虚,摄生不洁,或淋雨涉水,居处潮湿等,皆可感受湿邪,蕴久化热;或因脾虚生湿,湿蕴化热;或肝气郁结,久而化热,肝郁乘脾,肝热脾湿,湿热互结,流注下焦,损伤任带二脉,而为带下过多。

(四)热毒蕴结

经期产后,胞脉空虚,摄生不慎,或房室不禁,或阴部手术消毒不严,或手术损伤,感染热毒,或湿热蕴久成毒,热毒损伤任带二脉,而为带下过多。

二、诊断要点

(一)临床表现

带下量明显增多,并伴带下色、质、气味的异常,或伴有阴部瘙痒、灼热、疼痛、坠胀,或兼有尿频、尿痛、小腹痛、腰骶痛等局部和全身症状。

(二)妇科检查

可见各类阴道炎、子宫颈炎症、盆腔炎性疾病等炎症体征,也可发现肿瘤。

(三)辅助检查

外阴及阴道炎患者因病原体不同,阴道分泌物特点、性质也不一样,可通过阴道分泌物涂片检查以区分滴虫阴道炎、外阴阴道假丝酵母菌病、细菌性阴道病等。怀疑盆腔肿瘤或盆腔炎症者,可做宫颈刮片、B超等项检查以明确诊断。急性或亚急性盆腔炎时,血白细胞计数增高。

三、鉴别诊断

(1)带下呈赤色时,应与经间期出血、漏下鉴别。①经间期出血:经间期出血是在两次月经之间出现周期性的阴道少量出血,一般持续2～3天能自行停止。赤带者,绵绵不断而无周期性,且为似血非血之黏液。②漏下:漏下是对经血非时而下,量少淋漓不断,无正常月经周期而言。赤带者,是似血非血的赤色黏液,且月经周期正常。

(2)带下呈赤白带或黄带淋漓时,应与阴疮、子宫黏膜下肌瘤鉴别。①阴疮:阴疮为阴户生疮,伴有阴户红肿热痛,或积结成块,溃破时可有赤白样分泌物,甚至疮面坚硬肿痛、臭水淋漓等。带下浓浊似脓者,仍是由阴中分泌而由阴道而出的一种黏液,分泌物的分泌部位不相同,且无阴疮的局部症状。②子宫黏膜下肌瘤:子宫黏膜下肌瘤突入阴道时,可见脓性白带或赤白带,或伴臭味,与黄带、赤带相似。可通过妇科检查、B超检查加以鉴别。

(3)带下呈白色时,应与白淫、白浊鉴别。①白淫:是指欲念过度,心愿不遂时;或纵欲过度,过贪房事时,突然从阴道内流出的白色液体,有的偶然发作,有的反复发作,与男子遗精相类似。②白浊:是指由尿窍流出的混浊如米泔样物的液体,多随小便排出,可伴有小便淋漓涩痛。而带下过多出自阴道。此外,带下五色间杂,如脓似血,臭秽难闻者,应警惕子宫颈癌、宫体癌、或输卵管癌。可借助妇科检查,阴道细胞学检查,或宫颈、子宫内膜病理检查,B超、宫腔镜、腹腔镜等检查作出鉴别。

四、辨证论治

本病主要以带下的量、色、质、气味的异常情况为依据,并结合全身症状、舌脉来辨清虚、实、寒、热。一般而论,量多、色淡、质稀者,多属虚、属寒;量多、色黄、质稠、有臭秽者,多属实、属热;带下量多、色黄或赤白带下,或五色带、质稠如脓、有臭味或腐臭难闻者,多为热毒。

治疗以除湿为主。一般治脾宜运、宜升、宜燥;治肾宜补、宜涩;治肝宜疏、宜达;湿热和热毒宜清、宜利。还可配合其他疗法以提高疗效。

(一)脾虚湿困

1.主要证候

带下量多,色白或淡黄,质稀薄,或如涕如唾,绵绵不断,无气味。面白无华,四肢不温,腹胀纳少,便溏,肢倦,或肢体浮肿。舌淡胖、苔白或腻,脉缓弱。

2.证候分析

脾虚运化失职,水湿下注,伤及任带,使任脉不固,带脉失约,故致带下量多,色白或淡黄,质稀薄,或如涕如唾,绵绵不断;脾虚中阳不振,则见面白无华,四肢不温;脾虚失运,化源不足,机体失养,则肢倦,腹胀纳少,便溏,或肢体浮肿;舌淡胖、苔白或腻,脉缓弱,皆为脾虚湿困之征。

3.治法

健脾益气,升阳除湿。

4.方药

完带汤(《傅青主女科》):白术、山药、人参、白芍、苍术、甘草、陈皮、黑芥穗、柴胡、车前子。

方中重用白术、山药以健脾益气止带;人参、甘草补气扶中;苍术健脾燥湿;白芍、柴胡、陈皮舒肝解郁,理气升阳;车前子利水除湿;黑芥穗入血分,祛风胜湿。全方脾、胃、肝三经同治,寓补于散之内,寄消于升之中,补虚而不滞邪,以达健脾升阳,除湿止带之效。

若肾虚腰痛者,加杜仲、菟丝子、鹿角霜、覆盆子等温补肾阳;若兼见四肢不温,畏寒腹痛者,加黄芪、香附、艾叶、小茴香以温阳益气,散寒止痛;若带下日久,正虚不固者,加金樱子、芡实、乌贼骨、白果、莲肉、龙骨之类以固涩止带;纳呆者,加砂仁、厚朴以理气醒脾;便溏、肢肿者,加泽泻、桂枝以助阳化气利水。若脾虚湿郁化热,症见带下量多,色黄,质稠,有臭味者,宜健脾祛湿,清热止带,方用易黄汤(《傅青主女科》)。

(二)肾虚

1.肾阳虚

(1)主要证候:带下量多,清冷如水,绵绵不断。腰膝酸软冷痛,形寒肢冷,小腹冷感,面色晦暗,小便清长,或夜尿增多,大便溏薄。舌淡、苔白润,脉沉弱,两尺尤甚。

(2)证候分析:肾阳亏虚,命门火衰,气化失职,寒湿内生,任带不固,故见带下量多,质稀;腰为肾之府,肾虚腰膝失于温养,则腰膝酸软冷痛;阳虚寒盛,则形寒肢冷;小腹为胞宫所居之处,胞络系于肾,肾阳虚,胞宫失于温煦,故小腹有冷感;肾阳虚不能上温脾阳,下暖膀胱,则见大便溏薄,小便清长,或夜尿增多;面色晦暗,舌淡、苔白润,脉沉弱,两尺尤甚,为肾阳不足之象。

(3)治法:温肾助阳,固任止带。

(4)方药:内补丸(《女科切要》)。鹿茸、菟丝子、沙苑子、黄芪、肉桂、桑螵蛸、肉苁蓉、制附子、白蒺藜、紫菀茸。

方中鹿茸、菟丝子、肉苁蓉温肾阳、益精髓,固任止带;黄芪益气固摄;沙苑子、桑螵蛸涩精止带;肉桂、制附子温肾壮阳;白蒺藜疏肝祛风;紫菀茸温肺益肾。全方共奏温补肾阳,涩精止带之效。

若便溏者,去肉苁蓉,加补骨脂、肉豆蔻、炒白术以补肾健脾,涩肠止泻;若小便清长或夜尿增多者,加益智仁、乌药、覆盆子以温肾缩尿;若畏寒腹冷甚者,加艾叶、小茴香以温中止痛;若带下如崩者,加人参、鹿角霜、煅牡蛎、巴戟天、金樱子以补肾益气,涩精止带。

2.肾阴虚

(1)主要证候:带下量或多或少,色黄或赤白相兼,质稠,或有臭气。阴部干涩,有灼热感或瘙痒,腰膝酸软,头晕耳鸣,五心烦热,咽干口燥,失眠多梦,或面部烘热。舌质红、苔少或黄腻,脉细数。

(2)证候分析:肾阴不足,虚火内生,复感湿邪,损伤任带二脉,故致带下量较多,带下色黄或赤白相兼、质黏稠,有臭气;阴精亏虚,阴部失荣,则阴部干涩、有灼热感或瘙痒;腰为肾之府,脑为髓海,肾阴虚腰膝、清窍失养,则腰膝酸软,头晕耳鸣;肾阴不足,虚热内生,故见五心烦热,咽干口燥;虚热扰乱心神,则失眠多梦;阴虚不能制阳,虚阳上扰,则见面部烘热;舌红、苔少或黄腻,脉细数,为阴虚夹湿之征。

(3)治法:滋阴益肾,清热止带。

(4)方药:知柏地黄丸(《医宗金鉴》)加芡实、金樱子。组成为熟地黄、山茱萸、山药、牡丹皮、茯苓、泽泻、知母、黄柏、芡实、金樱子。

知柏地黄丸原方可滋阴降火,再加芡实益肾固精,健脾祛湿;金樱子固涩止带。诸药合用,共奏滋肾清热,除湿止带之功。

若兼失眠多梦者,加柏子仁、酸枣仁、远志、麦冬以养心安神;若咽干口燥甚者,加麦冬、沙参、玄参以养阴生津;若五心烦热甚者,加地骨皮、银柴胡以清退虚热;兼头晕目眩者,加旱莲草、女贞子、白菊花、龙骨以滋阴清热,平肝潜阳;带下较多者,加乌贼骨、桑螵蛸固涩止带。

(三)湿热下注

1.主要证候

带下量多,色黄或呈脓性,质黏稠,有臭气,或带下色白质黏,如豆腐渣状。外阴瘙痒,小腹作痛,脘闷纳呆,口苦口腻,小便短赤。舌质红、苔黄腻,脉滑数。

2.证候分析

湿热蕴积于下,或湿毒之邪直犯阴器胞宫,损伤任带二脉,故见带下量多,色黄或呈脓性,质黏稠,有臭气,或带下色白,质黏,如豆腐渣状,阴痒;湿热阻遏气机,则小腹作痛;湿热阻于中焦,则见脘闷纳呆,口苦口腻;湿热郁于膀胱,则小便短赤;舌红、苔黄腻,脉滑数,均为湿热内盛之征。

3.治法

清热利湿止带。

4.方药

止带方(《世补斋·不谢方》):猪苓、茯苓、车前子、泽泻、茵陈、赤芍、牡丹皮、黄柏、栀子、牛膝。

方中茯苓、猪苓、泽泻利水渗湿止带；赤芍、丹皮凉血活血；车前子、茵陈清热利水，使湿热之邪从小便而泄；黄柏、栀子泻热解毒，燥湿止带；牛膝引诸药下行，直达病所，以除下焦湿热。

若带下有臭气者，加土茯苓、苦参以清热燥湿；腹痛者，川楝子、延胡索以理气活血止痛；兼阴部瘙痒者，加苦参、蛇床子以清热杀虫止痒。若肝经湿热下注，带下量多，色黄或黄绿，质黏稠，呈泡沫状，有臭气，阴部瘙痒，烦躁易怒，头晕目眩，口苦咽干，便结尿赤，舌边红、苔黄腻，脉弦滑数。治宜清肝除湿止带，方用龙胆泻肝汤（《医宗金鉴》）。

(四)热毒蕴结

1.主要证候

带下量多，黄绿如脓，或赤白相兼，或五色杂下，质黏稠，气臭秽。小腹疼痛拒按，腰骶酸痛，口苦咽干，大便干结，小便短赤。舌质红、苔黄或黄腻，脉滑数。

2.证候分析

热毒损伤任带二脉，故带下量多，赤白相兼，或五色杂下；热毒蕴蒸，则带下质黏如脓，且有臭气；热毒蕴结，瘀阻胞脉，则小腹、腰骶疼痛；热毒伤津，则见口苦咽干，大便干结，小便短赤；舌质红、苔黄或黄腻，脉滑数，均为热毒内蕴之象。

3.治法

清热解毒。

4.方药

五味消毒饮（《医宗金鉴》）加半枝莲、白花蛇舌草、土茯苓、薏苡仁、败酱草。

五味消毒饮：蒲公英、金银花、野菊花、紫花地丁、紫背天葵子。

方中蒲公英、金银花、野菊花、紫花地丁、紫背天葵子清热解毒；加半枝莲、白花蛇舌草、土茯苓、薏苡仁、败酱草既能清热解毒，又可利水除湿。全方合用，共奏清热解毒，除湿止带之功。

若热毒炽盛，可酌加丹皮、赤芍以凉血化瘀；若腰骶酸痛，带下恶臭难闻者，加穿心莲、半枝莲、鱼腥草、椿根白皮以清热解毒除秽；若小便淋痛，兼有白浊者，加土牛膝、虎杖、车前子、甘草梢以清热解毒，利尿通淋。必要时应中西医结合治疗。

五、其他疗法

1.外治法

(1)洁尔阴、妇炎洁等洗剂外洗，适用于黄色带下。

(2)止带栓塞散：苦参 20 g，黄柏 30 g，威灵仙 30 g，百部 15 g，冰片 5 g，蛇床子 30 g，雄黄 5 g。共为细末调匀，分 30 等份。每份用纱布包裹如球状，用长线扎口备用。用前消毒，每晚睡前，将药球纳入阴道内，线头留置于外，第 2 天拉出药球。经期禁用。适用于黄色带下。

(3)川椒 10 g，土槿皮 15 g。煎水坐浴。适用于白色带下。

(4)蛇床子 30 g，地肤子 30 g，黄柏 15 g。煎水坐浴。适用于黄色带下。

2.热熨法

电灼、激光等作用于宫颈病变局部，使病变组织凝固、坏死、脱落、修复、愈合而达到治疗的目的。适用于因子宫颈炎而致带下过多者。

3.针灸疗法

(1)体针：主穴取关元、气海、归来。配穴根据肝郁、肾虚、脾虚之不同，分别取肝俞、肾俞、脾俞等穴。快速进针,用补法,得气之后不留针,每天 1 次,10 次为 1 个疗程。

(2)艾条灸:取穴隐白、大都。将艾条点燃,靠近穴位施灸,灸至局部红晕温热为度。每穴施灸 10 分钟左右,隔天 1 次,10 次为 1 个疗程。适用于治疗脾肾阳虚的带下病。

4.中成药

(1)乌鸡白凤丸:每次 1 丸,每天 2 次,口服。10 天为 1 个疗程。适用于脾肾虚弱者。

(2)愈带丸:每次 3~4 片,每天 3 次,口服。10 天为 1 个疗程。适用于湿热下注者。

(3)知柏地黄丸:每次 5 g,每天 2 次,儿服。10 天为 1 个疗程。适用于阴虚夹湿者。

六、预防与调摄

(1)注意个人卫生,保持外阴清洁干燥,勤换内裤。经期产后勿冒雨涉水或久居阴湿之地,以免感受湿邪。

(2)饮食有节,不宜过食肥甘厚味或辛辣之品,以免滋生湿热。

(3)调节情志,积极消除不良情志因素的刺激。

(4)避免房劳多产及多次人工流产等。

(5)定期进行妇科普查,发现病变及时治疗。

(6)反复发作者,应检查性伴侣有无感染,如有交叉感染,应同时接受治疗。

(7)医护人员应严格执行消毒隔离常规,以避免医源性交叉感染。

（孙丽敏）

第五节　不　孕　症

凡生育年龄的妇女,配偶生殖功能正常,婚后同居一年以上,未采取避孕措施而未能受孕者;或曾经受孕而一年又不再受孕者,称为不孕症。前者称为原发性不孕;后者称为继发性不孕。

"不孕"一词早在两千多年前的中医经典著作《内经》中已有论述,《素问·骨空论》曰:"督脉者……此生病……其女子不孕。"《山海经》中称为"无子",《备急千金要方》中称"全无子",又称"断绪"。历代医家对不孕症的论述,散见于"求嗣""种子""子嗣""嗣育"等篇章中。

一、病因病机

《妇科玉尺·求嗣》中引万全曰:"男子以精为主,女子以血为主,阳精溢泻而不竭,阴血时下而不愆,阴阳交畅,精血合凝,胚胎结而生育滋矣。"由此可见,生殖的根本是以肾气、天癸、男精女血作为物质基础。

《备急千金要方》指出夫妇双方的疾病可致不孕:"凡人无子,当为夫妇具有五劳七伤,虚羸百病所致,故有绝嗣之殃。"女性不孕原因复杂。《石室秘录·子嗣论》云:"女子不能生子,有十病。"十病者为:胞宫冷、脾胃寒、带脉急、肝气郁、痰气盛、相火旺、肾水衰、督脉病、膀胱气化不利、气血虚。《圣济总录》记有:"女子所以无子者,冲任不足,肾气虚寒也""胞络者系于肾""肾者,主蛰,封藏之本,精之处也""肾主冲任,冲为血海,任主胞胎",故肾虚是不孕症的重要原因。由于脏腑经络之间的生克制化,寒、湿、痰、热、瘀之间的相互影响及其转化,临床上有多种病因,产生不同的证候,这些原因导致肾和冲任的病变,不能摄精受孕而致病。结合前人的认识和临床实际,导致不孕症的常见证候有肾虚、血虚、肝郁、痰湿、湿热、血瘀等,六个证候临床上常单一出现,亦可多元复合出现,最终导致不孕症。

二、诊断要点

导致不孕症的原因较多且复杂。临床诊断上,通过各种检查手段和方法,查找出不孕的原因是治疗不孕症的关键。检查需要按计划、有步骤地进行。

(一)病史

应详细询问年龄、婚育史、同居时间、性生活情况、避孕情况、月经史、结核病史、生殖道炎症病史、其他内分泌疾病史、手术史、免疫性疾病史、既往病史、家族史及以往诊治经过,特别检查记录,均应详细记录。

(二)症状

婚后夫妇同居,性生活正常,配偶生殖功能正常,未避孕未孕 1 年;或曾孕育过,未避孕且 1 年以上未再受孕。

(三)体征

注意身高与体重,生长发育,第二性征发育情况,有无泌乳,甲状腺大小,毛发分布情况等。注意下丘脑、垂体、肾上腺、甲状腺等内分泌失调所引起的体态变异或皮肤色素异常等。

(四)妇科检查

检查内、外生殖器发育情况,外阴有无畸形及炎症;处女膜有无闭锁及阴道口是否存在狭小或特敏感情况等;阴道是否通畅,有无隔膜、肿瘤、炎症,黏膜颜色是否正常;有无子宫颈口狭小、炎症、糜烂、息肉、赘生物等,同时做真菌、滴虫、pH 检查;必要时做涂片检查有无致病菌,或做淋菌、支原体、衣原体培养。检查子宫发育情况,大小、位置是否异常,有无畸形、增大、变硬、压痛,是否存在可疑肌瘤;有无子宫细小或无子宫或双子宫。子宫直肠陷凹及宫骶韧带处有否触及结节或瘢痕性增厚,子宫颈向前提托时有无疼痛。探测子宫腔深度和弯曲方向,子宫壁是否光滑,子宫颈与子宫体比例,是否存在纵隔或单角子宫畸形。卵巢是否增大,输卵管有无增厚、变硬、扭曲、积水,有无压痛。盆腔内有无囊性或实性肿块,有无压痛等。

三、治疗

借鉴历代医籍对不孕症的理论指导,结合临床实际,不孕症的中医治疗应以补肾气、益精血、养冲任、调月经为总原则。但由于证有虚实,虚者又有阴阳之别,实者亦有痰湿、瘀血、肝郁之别,又有虚中夹实,故当临证细审,治疗因人而异。同时可根据不同病因辅以手术治疗及西医治疗。此外,尚需情志舒畅,房事有节,起居有常。

(一)内治法

1.辨证治疗

(1)肾阳虚:婚久不孕,月经后期、量少、色淡,或闭经,少腹冷坠,面色晦暗无华,腰酸肢冷,小便清长或夜尿,性欲淡漠,舌质淡,脉沉迟。

治法:温肾暖宫,益冲种子。

推荐方剂:右归丸合二仙汤加减。

(2)肾阴虚:婚后不孕,月经先期或后期,月经色红、无血块、量少,或闭经,头晕眼花,五心烦热,舌红,苔少,脉细。

治法:滋肾益精,养冲种子。

推荐方剂:左归丸合二至丸加减。

(3)气血虚弱:婚后不孕,月经后期、量少、色淡,或闭经,头晕眼花,心悸怔忡,肌肤不润,面色白无华或萎黄,舌淡,苔白,脉细弱。

治法:益气养血,调经种子。

推荐方剂:毓麟珠加减。

(4)肝气郁结:婚后多年不孕,月经先后无定期,月经色暗、有血块,经前乳胀,精神抑郁,心烦易怒,舌淡暗,苔薄白,脉弦。

治法:疏肝解郁,调冲种子。

(5)气滞血瘀:婚久不孕,经行腹痛,月经失调,经色瘀暗夹块,瘀块排出后痛减,乳胀,或宿有癥瘕,舌暗边有紫斑,脉弦。

治法:理气活血,化瘀种子。

代表方剂:膈下逐瘀汤加减。

(6)寒凝血瘀:婚久不孕,面色白,肢冷,少腹冷,经色淡暗有块,常伴痛经,舌质淡暗,脉沉涩。
治法:温通散寒,化瘀种子。

推荐方剂:少腹逐瘀汤加减。

(7)瘀热互结:婚久不孕,少腹痛,痛有定处,灼热感或低热起伏,伴带下量多、色黄,口干口苦,大便结,舌暗红,苔黄,脉弦略数。

治法:活血化瘀,清冲种子。

推荐方剂:解毒活血汤加减或血府逐瘀汤加减。

(8)气虚血瘀:婚久不孕,面色白无华,神疲肢倦,小腹坠痛,月经量多、有块,舌淡暗,苔白,脉细弱。

治法:补益气血,化瘀种子。

推荐方剂:当归补血汤加味。

(9)湿热蕴结:婚久不孕,带下量多、色黄、质稠或有臭气,或伴阴痒,舌红,苔黄厚腻,脉濡。

治法:化湿解毒,清冲种子。

推荐方剂:五味消毒饮加减。

(10)痰湿:多年不孕,肥胖多痰,月经不调,带下量多、色白如涕,面色白,胸脘闷胀,倦怠乏力,舌淡,苔白腻,脉滑。

治法:健脾燥湿,化痰种子。

推荐方剂:苍附导痰丸。

2.中成药

(1)滋肾育胎丸:治疗脾肾亏虚的自然流产、月经不调、女性排卵障碍性不孕及免疫性不孕以及围绝经期疾病、男性不育症。适用于脾肾两虚证。小蜜丸,每次6g,每天3次。

(2)参茸鹿胎丸:治疗月经不调,行经腹痛,四肢无力,子宫寒冷,赤白带下,久不受孕,骨蒸劳热,产后腹痛。适用于肾阳虚证。大蜜丸,每次1丸,每天1~2次,早晚服。

(3)女宝:治疗月经不调,行经腰腹疼痛,四肢无力,带下,产后腹痛。适用于肾虚血瘀证。胶囊,每次4粒,每天3次。

（4）归肾丸：治疗肾阴不足，精衰血少，腰酸脚软，形容憔悴，阳痿遗精。适用于肝肾阴虚证。大蜜丸，每次 1 丸，每天 2 次，早晚服。

（5）左归丸：治疗自汗盗汗，头晕眼花，耳聋失眠，口燥舌干，腰酸腿软，遗精滑泄，舌红少苔，脉细。适用于肝肾阴虚证。大蜜丸，每次 1 丸，每天 2 次，早晚服。

（6）女金丹：治疗子宫寒冷，经期不准，腹痛腰酸，四肢无力。适用于气血两虚证。大蜜丸，每次 1 丸，每天 2 次，早晚服。

（7）逍遥丸：治疗肝气不舒，胸胁胀痛，头晕目眩，食欲减退，月经不调。适用于肝郁脾虚证。小蜜丸，每次 6～9 g，每天 3 次。

（8）艾附暖宫丸：治疗血癖，子宫虚寒，经血不调，小腹时痛，赤白带下。适用于胞宫虚寒证。小蜜丸，每次 1 丸，每天 3 次。

（9）参桂鹿茸丸：治疗体质虚弱，腰膝酸软，头晕耳鸣，自汗盗汗，失眠多梦，肾寒精冷，宫寒带下，月经不调。适用于气虚血亏，肝肾不足证。大蜜丸，每次 1 丸，每天 2 次，早晚服。

（二）外治法

1.针灸

（1）用于无排卵型不孕。取穴第一次：关元、归来、三阴交；第二次：中极、气海、足三里；第三次：命门、承浆、血海。分别于月经周期的第 12、13、14 天针刺为 1 个疗程，中等刺激，可诱发排卵。

（2）用于无排卵型不孕：取穴关元、中极、子宫、三阴交；或取穴肝俞、第十七椎下、三阴交；平补平泻，两组交替，留针 20～30 分钟，每周 3 次，连续 3 个月为 1 个疗程。

（3）高催乳素血症：能使催乳素的分泌减少，有助于排卵功能的恢复。针刺双侧三阴交、足三里及大椎，平补平泻。

（4）用于子宫内膜异位症不孕。选取穴位分两组：①关元、中极、子宫（双）、血海（双）；②八髎、三阴交（双）。于月经干净后，每天选取一组穴位交替使用，连续针灸 10 天，间歇 5 天再行针灸，至月经来潮为止，经期不针灸。根据病情，治疗 3～9 个周期。均采用捻转泻法，以活血化瘀，调理冲任。

（5）用于输卵管不通所致不孕：第一组取三阴交、血海、肾俞；第二组取肝俞、足三里、脾俞。每天 1 次，两组交替，均用泻法，并服中药通经散。

（6）用于子宫后位所致不孕症：第一组取三阴交（双）、气海、关元、中极、子宫（双）；第二组取八髎、肾俞。于经净后 1～3 天取第一组穴，经净后 4 天取第 2 组穴，2 组穴用完为 1 个疗程，均用平补平泻法连续治疗 2 个疗程，每次留针 20～30 分钟。

（7）用于黄体功能不全所致不孕：取穴关元、神阙、气门、子宫穴、三阴交。治疗方法如下。①艾条灸，每穴5～10 分钟，每天 1 次；②隔姜灸，中等艾炷 3～5 壮，隔天 1 次；③神阙隔盐灸，中、大等艾炷 3～5 壮，隔天 1 次。

2.穴位敷贴

（1）取穴关元，中药外敷方：生附子 30 g，透骨草 60 g，丹参 120 g，吴茱萸 60 g，小茴香 30 g，芒硝 50 g，路路通 30 g，桂枝 60 g，艾叶 30 g。将上药用白酒浸透、拌匀，装入 20 cm×8 cm 的纱布袋内，入蒸笼中蒸 1 小时，取出用干毛巾包住，置于关元穴上，保温热敷 60 分钟，以下腹部微汗出为佳，经来第 1 天放置，每晚 1 次，连敷 15 天。3 个月为 1 个疗程。敷药期间注意避孕。

（2）取巴戟天 6 g、鹿角霜 6 g、王不留行 5 g、公丁香 3 g、小茴香 3 g，研为细末，醇酒调湿，作成钱币大薄饼,于经净后第二天敷贴于中极、会阴、长强、命门等穴,药饼干后加酒湿润再敷,连敷10天为1个疗程。敷药期间禁性生活。

3.耳针

取穴:内分泌、肾、子宫、皮质下、卵巢等耳穴。

(1)毫针刺法:中等刺激,每天1次,每次选上穴2~3个。

(2)埋针:上穴选2~3个,每周1次,双耳交替使用。

(3)耳穴贴压:每周2次,双耳交替使用。亦可达到协助治疗不孕症的目的。

4.中药保留灌肠疗法

(1)用于急慢性盆腔炎:复方毛冬青灌肠液含毛冬青、大黄、黄芪、莪术等,制成药液50 mL,加温水至100 mL保留灌肠,每天1次,可连续应用,月经期暂停。

(2)用于子宫内膜异位症:莪棱灌肠液含莪术、三棱、丹参等,制成药液50 mL,加温水至100 mL保留灌肠,每天1次,可连续应用,月经期暂停。

(3)用于急慢性盆腔炎。康宁汤含紫花地丁、蒲公英、败酱草、白花蛇舌草、苦参,浓煎100 mL保留灌肠,每天1次,可连续应用,月经期暂停。

5.中药外敷

(1)四黄水蜜:用于输卵管炎性不孕、子宫内膜异位症不孕。用四黄散(含大黄、黄芩、黄柏、黄连)适量,加温开水拌匀搅成饼状,表面涂以蜜糖,用保鲜膜包好,药物面外敷下腹部,每天1~2次,10次为1个疗程,可连续应用,月经期暂停。

(2)双柏水蜜:用于输卵管炎性不孕、子宫内膜异位症不孕、输卵管妊娠切开取胎术后或保守治疗后不孕。用双柏散(含侧柏叶、大黄、黄柏、泽兰、薄荷)适量加温开水拌匀搅成饼状,表面涂以蜜糖,用保鲜膜包好,药物面外敷下腹部,每天1~2次,10次为1个疗程,可连续应用,月经期暂停。

(3)妇炎散:用于输卵管炎性不孕、子宫内膜异位症不孕、输卵管妊娠切开取胎术后或保守治疗后不孕。药用大黄、姜黄、败酱草、丹参、赤芍、乳香、延胡索、羌活、独活、千年健、透骨草,切细末温水加酒调成糊状敷下腹,每天1~2次,10次为1个疗程,可连续应用,月经期暂停。

(孙丽敏)

第六节 产后缺乳

产后乳汁甚少,或逐渐减少,或全无,称为产后缺乳。产后缺乳多发生在产后数天至半个月内,也可发生在整个哺乳期。我国目前产后1个月纯母乳喂养率为47%~62%,产后4个月纯母乳喂养率为16%~34.4%,其主要原因之一就是乳量不足。产后1个月内及以后母乳喂养失败,因乳量不足者约占34.39%,且有上升趋势。本病又称"产后乳汁不行""无乳""乳难""乳汁不通""乳无汁""乳汁不足""乳汁不下""乳迟不来"等。

一、病因病机

产后缺乳的病因及发病机制较为复杂。其主要原因是乳汁化源不足和乳汁运行不畅两方面。中医学认为,产后失血,或素体脾虚,脾失健运,或先天禀赋不足等,均可致乳汁生化乏源,则无乳可下;或产后忧思过度,肝失条达,或产后恣食膏粱厚味、辛辣刺激,损伤脾胃,痰湿内阻,或产后瘀血阻滞,或产后外邪侵袭留滞等,均可致乳络壅滞不通,则乳不得下。以上原因均可导致产后缺乳。

二、临床表现

(一)症状

产后开始哺乳即见乳汁量少清稀,甚至点滴皆无,乳房无胀感;或哺乳期期间乳汁本足而突见减少,或泌乳不畅,甚或全无,乳房胀痛。

(二)体征

乳腺发育正常或欠佳,乳房柔软,挤压乳汁点滴而出,质稀;或乳房丰满,按之松软,乳汁不多,质稀;或乳房胀硬,或有积块,皮色不变,挤压乳房疼痛,乳汁难出,质稠。

(三)常见并发症

产后缺乳一般很少有并发症发生。若产后缺乳属因乳腺腺叶或小叶的导管堵塞或不良哺乳习惯(不按需哺乳、乳汁不吸空)致乳汁未能排空等,可并发积乳囊肿。此外,若乳汁郁积得不到及时疏通者,则易于继发感染,可表现为乳汁缺少,伴恶寒发热,乳房红肿热痛,有块或有波动感,继而化脓成痈,由此并发急性乳腺炎。

三、诊断要点

根据病史(先天乳腺发育不良;产后失血过多;产后情志不畅;产后过食肥甘;劳逸失常;哺乳不当——开乳过迟、未按需哺乳、产后乳汁不足或点滴皆无,不能满足哺乳的需要,即可明确诊断。

四、治疗

对于产后缺乳的治疗,目前西医尚缺乏有效的治疗方法。相比之下,中医治疗产后缺乳有着悠久的历史,积累了丰富的治疗经验,有明显优势。除中药治疗外,还应配合饮食疗法、针灸疗法、推拿按摩、情志调理等,综合多种方法治疗。

(一)内治法

1.辨证治疗

产后缺乳不外乎虚实两端。虚者,多为气血虚弱,而致乳汁化源不足;实者,则因肝郁气滞,或瘀血阻滞,或痰浊壅阻而致乳汁不行。临床治疗以"虚者补而行之,实者疏而通之"为总的治疗原则。但是,由于缺乳的病因复杂,涉及面广,因此临床上不能拘泥于一方一法,必须细加分析,灵活辨证。

(1)气血虚弱。

证候特点:产后乳汁不足,量少清稀,甚或全无,乳房柔软而无胀感;或乳汁自行漏出,伴面色少华,神疲乏力,气短懒言,头昏眼花,心悸怔忡,纳少便溏。舌质淡白或淡胖,舌苔薄白,脉细弱。

治法:补气养血,佐以通乳。

推荐方剂:通乳丹(《傅青主女科》)加减。

(2)肝郁气滞。

证候特点:产后情志抑郁寡欢,泌乳不畅或不行,质稠,乳房胀痛或有积块,伴口苦咽干,胸胁胀满,嗳气食少,舌质暗红或尖边红,苔薄白,脉弦。

治法:疏肝理气,通络下乳。

推荐方剂:下乳涌泉散(《清太医院配方》)加减。

(3)痰浊壅阻。

证候特点:产后乳汁稀少或点滴全无,乳房肥大,按之柔软无胀感,形体肥胖,胸闷呕恶,大便溏或黏滞不爽,舌质胖,苔白腻,脉弦滑。

治法:健脾化痰,通络下乳。

推荐方剂:苍附导痰丸(《叶天士女科证治秘方》)加减。

(4)瘀血阻滞。

证候特点:产后乳汁不行,乳房硬痛拒按或乳房柔软,少腹疼痛拒按,恶露不行或恶露不绝而量少,色紫暗而有块,面色青白,舌质暗紫,或舌边有瘀斑,脉沉紧或弦涩。

治法:活血祛瘀通乳。

推荐方剂:加味生化汤(《胎产秘书》)加减。

2.中成药

(1)增乳保育膏:通络催乳,补血和阴,行气开郁。适用于产后血虚而致缺乳。每次25 mL,每天3次,饭后开水冲服。

(2)补血生乳颗粒:益气补血、通络生乳。适用于气血亏虚之产后缺乳。每次4 g,每天2次,温开水冲服。

(3)乳泉颗粒:通经,活血,下乳。适用于产后肝郁气滞之乳少乳汁不畅。每次4 g,每天2次,温开水冲服。

(4)通络生乳糖浆通经活络下乳。适用于肝郁气滞之产后乳汁不行,乳少不畅。每次40 mL,每天3次,温开水冲服。

(5)香砂六君子丸:益气健脾,和胃降逆。适用于脾虚痰滞之产后缺乳。每次6 g,每天2次。

(二)外治法

1.体针

主穴:膻中、乳根、少泽。配穴:气血虚弱证加足三里、脾俞、三阴交穴;肝郁气滞证加太冲、肝俞、期门穴;痰浊壅阻证加内关、丰隆;虚证加足三里、脾俞;瘀血阻滞证加血海、三阴交穴。手法:每次选3~4个穴位。实证用泻法,或于少泽穴点刺放血;虚证用补法,或加灸法。虚实夹杂用平补平泻针刺法。得气后留针30分钟,每10分钟行针1次,或加电针。每天1次,一般3~5次为1个疗程。

2.穴位注射

主穴:膻中、乳根。配穴:肝俞、脾俞、液门、期门、足三里、三阴交。药物:当归注射液、复方丹参注射液。方法:每次选用主穴及1~3个配穴,上述注射液各选一种(亦可将当归注射液和复方丹参注射液混合使用),于注射针刺入穴位得气后,每穴各注入1 mL药液。每天1次,一般3~5次为1个疗程。

3.耳穴贴压

取穴:胸、乳、内分泌、交感、神门、皮质下、脑、肝、脾、胃。材料:王不留行籽、磁珠等。方法:上述耳穴辨证伍用,每次双侧各选取3~5个穴位,用王不留行籽或磁珠贴压,于哺乳前30分钟

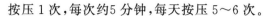

按压1次,每次约5分钟,每天按压5～6次。

4.耳针

取穴:同上述"耳穴贴压"。针具:宜选用26～28号0.5～1寸毫针。方法:上述耳穴辨证伍用,每次双侧各选取3～5个穴位。常规消毒,针刺得气后,施先泻后补手法,每隔10分钟行针1次,留针30分钟,出针后用乙醇棉球按压针孔。每天治疗1次。

5.按摩疗法

用温湿毛巾揉拭乳房5分钟,再用拇指及另外四指指腹轻轻揉抓乳房,从乳房周围向乳头方向缓慢按摩,每次5～10分钟,每天2～3次。用于各型缺乳。

6.走罐法

嘱患者脱去上衣,骑在椅子上,两手交叉放在椅把上,下颌压住上肢,头尽量向下低,两腿向前伸。从颈后脊椎两边,由内向外排着拔罐,每罐向下走至腰部,连走3～4遍。再用中型罐于下肢足三里穴拔罐,向下顺着足阳明经的循行至踝部。每天1次或隔天1次,一般3～5天可见效。

7.其他

(1)橘叶、葱白适量,煎汤熏洗双乳,每天1次。洗后用手掌来回轻揉乳房。

(2)双柏散(黄檗、侧柏叶、大黄、薄荷、泽兰)水蜜调敷双乳,每天1～2次。

(3)乳房结块胀痛者:①用仙人掌(剪去刺)切薄片贴敷局部,或生马铃薯捣烂成糊状外敷患处,干则调换,不可中断,1～2天可消肿痛。②局部用金黄膏外敷,每天1次。③局部用蒲公英捣烂外敷,每天2次。

五、预后与转归

除极少数因先天性乳腺乳头发育不良者外,只要及早治疗,合理调理,大多可取得良效。对于因乳汁运行不畅而致的缺乳,临床上往往因乳汁淤积而伴见乳房结块,此时若未能及时排尽积乳,则可致乳汁氧化、腐败,易发生细菌感染,有变生乳痈之虞。

六、预防与调护

(一)预防

(1)母婴同室,尽早开乳。一般认为,早期母乳有无及泌乳量多少,在很大程度上与哺乳开始的时间及泌乳反射建立的迟早有关。有人通过比较,发现1小时内即予哺乳,产妇的泌乳量较多,哺乳期也较长。

(2)保证睡眠充足。

(3)对扁平乳头及凹陷乳头,做伸展及牵拉练习,用注射器抽吸乳头效果更佳。

(4)对乳头过大,应做牵拉练习。

(二)调护

1.生活调护

(1)养成良好的哺乳习惯,勤吸乳,改变定时哺乳为按需哺乳的观念,一侧乳房吸空后再改为另侧。若乳儿未吸空,或哺乳后仍感乳胀者,应将多余的乳汁挤出或用吸奶器吸出。

(2)乳头皲裂者,用清水擦洗乳房,避免用肥皂或乙醇等刺激物清洗。鼓励产妇克服怕疼心理,指导正确喂哺方法。乳头皲裂较重者,暂停哺乳24小时,挤出乳汁喂养婴儿。

(3)母婴患病,不能哺乳,应先将乳汁挤出,每天挤奶至少6次,以保持泌乳。待去除疾病后,继续母乳哺养。

2.饮食调养

气血的化生源于水谷精微,水谷来源于饮食。饮食对乳汁的质与量以及母婴健康均有直接影响。饮食不当或营养不足是导致缺乳的原因之一,治疗从调养饮食着手,既能补养气血以充乳源,又能温通经络以促乳行,以获通乳催乳之良效。我国向来有重视产后饮食调理的传统,积累了丰富的经验。

(1)摄入充足的热能和各种营养、水分,以满足乳母自身和哺乳的需要。尤其要保证产后第一二天有足够的液体摄入量,以保持小便通利,1～2小时排小便一次,以及饮用热汤后即汗出为标准,说明气血津液通畅,营卫调和。

(2)饮食宜清淡而富有营养且容易消化之品,不宜服寒凉或辛热刺激性食物及坚硬、煎炸、肥甘厚腻之品。

(3)哺乳期间加强营养,少食多餐,多食新鲜蔬菜、水果,多饮汤水(如骨头汤、鱼汤、鸡汤等),多食催乳食品,如猪蹄、鲫鱼、鲤鱼、墨鱼、鲢鱼、鲶鱼、河虾、淡菜、紫河车、赤小豆、花生、黄花菜、莴苣、莴苣子、无花果、芝麻、葱白、豆腐、甜米酒等,以促进乳汁的分泌。但要注意合理调配,避免过分油腻碍胃。

(4)改变不良的饮食习惯,整个哺乳期乳母的膳食都要保持充足的营养。"坐月子"期间,大量进肥甘之品,加之卧床休息活动少,脾胃虚弱,易影响食欲,不利于消化,坐完"月子",不能突然将饮食降低到平时水平,以免影响"坐月子"后乳汁分泌的数量和质量。

(5)乳汁不畅引起乳房肿胀而致乳汁不足者,宜先通乳,后予以催乳。

3.精神调理

(1)产妇宜保持乐观、舒畅的心情,减少不良因素刺激。

(2)对于哺乳信心不足的产妇,应多谈经验,举实例,使之相信自己的奶量是充足的,帮助产妇树立哺乳信心。

(孙丽敏)

参 考 文 献

[1] 朱瑞珍.妇产科学理论与临床实践[M].北京:科学技术文献出版社,2020.

[2] 华春梅.实用妇产科学临床进展[M].上海:上海交通大学出版社,2020.

[3] 刘红霞.妇产科疾病诊治理论与实践[M].昆明:云南科技出版社,2020.

[4] 王艳.临床妇产疾病诊疗与护理[M].南昌:江西科学技术出版社,2020.

[5] 李玮.实用妇产科诊疗新进展[M].西安:陕西科学技术出版社,2021.

[6] 吕刚.妇产科疾病诊治与进展[M].天津:天津科学技术出版社,2020.

[7] 刘杨.妇产科疾病诊疗及辅助生殖技术[M].哈尔滨:黑龙江科学技术出版社,2021.

[8] 孙国强,肖梅,陈湘漪.产科诊疗常规[M].武汉:华中科技出版社,2021.

[9] 苏翠红.妇产科常见病诊断与治疗要点[M].北京:中国纺织出版社,2021.

[10] 李卫燕,武香阁,董爱英,等.现代妇产科进展[M].哈尔滨:黑龙江科学技术出版社,2022.

[11] 张海红.妇产科临床诊疗手册[M].西安:西北大学出版社,2021.

[12] 陈翠平.妇产与儿科疾病诊断与治疗[M].青岛:中国海洋大学出版社,2021.

[13] 李庆丰,郑勤田.妇产科常见疾病临床诊疗路径[M].北京:人民卫生出版社,2021.

[14] 郑洋洋.妇产科疾病临床诊治[M].长春:吉林科学技术出版社,2020.

[15] 赵文芳,田艳春,王照英,等.妇科常见病与产科并发症[M].青岛:中国海洋大学出版社,2021.

[16] 郝翠云,申妍,王金平,等.精编妇产科常见疾病诊治[M].青岛:中国海洋大学出版社,2021.

[17] 董萍萍.妇产科疾病诊疗策略[M].北京:中国纺织出版社,2022.

[18] 温菁,张莉.简明妇产科学[M].北京:科学出版社,2020.

[19] 詹银珠.妇产科学基础与临床[M].天津:天津科学技术出版社,2020.

[20] 谭娟.妇产科疾病诊断基础与诊疗技巧[M].北京:中国纺织出版社,2020.

[21] 胡相娟.妇产科疾病诊断与治疗方案[M].昆明:云南科技出版社,2020.

[22] 李光凤.临床妇产实践技术[M].长春:吉林科学技术出版社,2020.

[23] 刘萍.现代妇产科疾病诊疗学[M].开封:河南大学出版社,2020.

[24] 李奇洙.新妇产科学[M].哈尔滨:黑龙江科学技术出版社,2020.

[25] 石一复,郝敏.妇产科症状鉴别诊断学[M].北京:人民卫生出版社,2021.

[26] 成立红.妇产科疾病临床诊疗进展与实践[M].昆明:云南科技出版社,2020.

［27］刘辉,张楠,王素平,等.现代妇产科基础与临床［M］.哈尔滨:黑龙江科学技术出版社,2022.

［28］李明梅.临床妇产科疾病诊治与妇女保健［M］.汕头:汕头大学出版社,2020.

［29］王艳萍.实用妇产科疾病诊疗［M］.北京:中国人口出版社,2020.

［30］文爱东,菅凌燕,奚苗苗.妇产专业［M］.北京:人民卫生出版社,2020.

［31］刘巍,王爱芬,吕海霞.临床妇产疾病诊治与护理［M］.汕头:汕头大学出版社,2021.

［32］李佳琳.妇产科疾病诊治要点［M］.北京:中国纺织出版社,2021.

［33］汪期明.常见妇产科疾病诊断学［M］.天津:天津科学技术出版社,2020.

［34］张秋香.妇产科疾病诊疗思维［M］.沈阳:沈阳出版社,2020.

［35］贾娜莎,李小丹,籍霞.实用临床妇产科诊疗学［M］.汕头:汕头大学出版社,2022.

［36］邓宇鲲.超声筛查妇科肿瘤的价值及意义［J］.癌症进展,2020,18(18):1852,1884.

［37］娄红梅.腹腔镜治疗卵巢肿瘤患者的临床效果及其对卵巢功能的影响［J］.中国现代药物应用,2021,15(2):78-80.

［38］赖锡妹.黄体酮软胶囊治疗闭经与无排卵性异常子宫出血的临床效果研究［J］.中国现代药物应用,2021,15(15):212-214.

［39］李瑞,师少乐,张辉,等.241例腹壁子宫内膜异位症临床分析［J］.现代妇产科进展,2021,30(7):508-513,519.

［40］陈旭璇.妇科炎症感染中几种微生物检验方法的效果分析［J］.当代医学,2021,27(4):94-96.